现代常见护理技术与应用

■ 主编 高 欣 刘士云 刘海燕 王 慧
郭圣洁 王凌志 付莹莹

黑龙江科学技术出版社
HEILONGJIANG SCIENCE AND TECHNOLOGY PRESS

图书在版编目（CIP）数据

现代常见护理技术与应用 / 高欣等主编. -- 哈尔滨：
黑龙江科学技术出版社，2024.4
ISBN 978-7-5719-2368-6

Ⅰ．①现… Ⅱ．①高… Ⅲ．①常见病－护理 Ⅳ．
①R47

中国国家版本馆CIP数据核字（2024）第070039号

现代常见护理技术与应用
XIANDAI CHANGJIAN HULI JISHU YU YINGYONG

主　　编　高　欣　刘士云　刘海燕　王　慧　郭圣洁　王凌志　付莹莹
责任编辑　包金丹
封面设计　宗　宁
出　　版　黑龙江科学技术出版社
　　　　　地址：哈尔滨市南岗区公安街70-2号　邮编：150007
　　　　　电话：（0451）53642106　传真：（0451）53642143
　　　　　网址：www.lkcbs.cn
发　　行　全国新华书店
印　　刷　黑龙江龙江传媒有限责任公司
开　　本　787 mm×1092 mm　1/16
印　　张　20.75
字　　数　522千字
版　　次　2024年4月第1版
印　　次　2024年4月第1次印刷
书　　号　ISBN 978-7-5719-2368-6
定　　价　238.00元

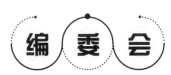

编委会

主　编

高　欣　刘士云　刘海燕　王　慧

郭圣洁　王凌志　付莹莹

副主编

欧利芳　杨　硕　苑淑平　韩雪琴

刘　娟　赵聪慧

编　委（按姓氏笔画排序）

王　慧（曹县人民医院）

王凌志（乐陵市人民医院）

付莹莹（滨州医学院附属医院）

刘　娟（阳谷县人民医院）

刘士云（山东省滕州市龙泉社区卫生服务中心）

刘海燕（潍坊市人民医院）

杨　硕（山东中医药大学附属医院）

苑淑平（滨州医学院附属医院）

欧利芳（山东省莘县人民医院）

赵聪慧（邯郸市中心医院）

高　欣（枣庄市中医医院）

郭圣洁（菏泽市定陶区人民医院）

韩雪琴（新疆医科大学第四附属医院）

前　言

　　护理安全是医疗安全的重要组成部分,护理技术操作规范、切实有效是保障护理安全的重要环节。由于患者自身病情、各种器材使用、仪器设备作用和操作者人为因素等原因,在各种护理技术操作的过程中均有可能发生相关的并发症。如何减少护理技术操作过程中可能的并发症,进而将其不良影响降到最低限度,是值得广大临床护理工作者探讨的主题。如何积极推行"以患者为中心"的整体护理模式,保障患者安全,为患者提供优质护理服务是当前每位临床护理工作者,特别是护理管理者面临的使命和挑战。为使广大护理工作者尽快适应现代医学及护理学的更新与发展,在临床护理过程中切实保障患者安全,我们特组织一批资深的临床护理专家,在参考相关专业书籍的基础上编写了《现代常见护理技术与应用》一书。

　　本书在编写的过程中坚持以患者安全为核心,尊重护士认知特点,秉持知识适度、临床操作性强、覆盖面宽、综合要求高的原则,突出临床护理技术操作规范,并着重介绍常见疾病的护理,针对疾病概念、病因、发病机制、诊断与鉴别诊断、临床表现等方面仅简要讲解,强调每种疾病的护理评估、护理目标、护理措施等内容。本书知识系统全面,内容实用,详略得当,通俗易懂,是一本面向临床一线护理工作者的参考书。

　　在编写过程中,虽然编者精益求精,对书中内容反复斟酌、修改,但是由于时间和编写水平有限,书中难免存在不足之处,恳请广大读者见谅,望能提出宝贵意见和建议,以便再版时修订。

《现代常见护理技术与应用》编委会
2024 年 1 月

目 录

第一章 护理学绪论

第一节 护患关系

护理服务过程中涉及多方面的人际关系,但其本质是以患者为中心延伸开来的,即护患关系。护患关系是护理人际关系的核心,也是影响护理人际关系平衡的最重要因素。因此,了解护患关系的内容、特征等,可以很好地认识其存在的问题,对建立和谐的护患关系具有重要意义。

一、护患关系的性质

护患关系是一种人际关系,是帮助者与被帮助者之间的关系。有时还是两个系统之间的关系,即帮助系统(包括与患者相互作用的护士和其他工作人员)和被帮助系统(包括寻求帮助的患者和其亲属、重要成员等)之间的关系。每个人在不同时期可以成为帮助者或被帮助者,如朋友之间相互帮助,父母是子女的主要帮助者,但子女有时也可帮助父母。护患关系的特点是护士对患者的帮助一般是发生在患者无法满足自己的基本需要的时候,其中心是帮助患者解决困难,通过执行护理程序,使患者能够克服病痛,生活得更舒适。因而作为帮助者的护士是处于主导地位的,这就意味着护士的行为可能使双方关系健康发展,有利于患者恢复健康,但也有可能是消极的,使关系紧张,患者的病情更趋恶化。

护患关系是一种专业性的互动关系,通常还是多元化的,即不仅是限于两方之间的关系。由于护患双方都有属于他们自己的知识、感觉、情感、对健康与疾病的看法以及不同的生活经验,这些因素都会影响互相的感觉和期望,并进一步影响彼此间的沟通和由此所表现出来的任何行为和所有行为,即护理效果。

护士作为一个帮助者有责任使其护理工作达到积极的、建设性的效果,而起到治疗的作用,护患关系也就成为治疗性的关系。治疗性的护患关系不是一种普通的关系,它是一种有目标的、需要谨慎执行、认真促成的关系。由于治疗性关系是以患者的需要为中心,除了一般生活经验等上述因素有影响外,护士的素质、专业知识和技术也将影响到治疗性关系的发展。

二、护患关系的基本内容

和谐的护患关系是良好护理人际关系的主体,并能影响其他人际关系。护患关系主要包括以下几个方面。

(一)技术性关系

技术性关系是指护患双方在一系列的护理技术活动中所建立起来的,以护士拥有相关护理知识及技术为前提的一种帮助性关系。护士一般是具有专业知识和技能的人,处于主动地位,在技术上帮助患者(输液、注射等),是护患关系的基础。如果技术熟练,则很快博得患者的信任;相反,患者则很难信任。

(二)非技术性关系

非技术性关系是指护患双方受社会、心理、教育、经济等多方面的影响,在护患交往过程中所形成的道德、利益、法律、价值等多方面的关系。

1.道德关系

道德关系是非技术关系中最重要的内容。由于护患双方所处的地位、环境、利益、文化教育以及道德修养的不同,在护理活动中,对一些问题和行为的看法及要求也会有所不同,为了协调矛盾,必须按照一定的道德原则和规范来约束自己的行为。另外,建立良好的护患关系,护患双方一要尊重对方的人格、权利和利益,二要注意适度,掌握好分寸,禁止与患者拉关系、谈恋爱,要自尊、自重、自爱。

2.利益关系

利益关系是在相互关心的基础上发生的物质和精神方面的利益关系。患者的利益表现在支付了一定的费用之后,满足了解除病痛、求得生存、恢复健康等切身利益的需要。护理人员的利益表现在付出了身心劳动后所得到的工资、奖金等经济利益,以及由于患者的康复所得到的精神上的满足和欣慰,提高了自己工作上的满意度。

3.法律关系

患者接受护理和护理人员从事护理活动都受到法律保护,侵犯患者和护理人员的正当权利都是法律所不容许的。

4.价值关系

护理人员运用护理知识和技能为患者提供优质服务,履行了对他人的道德责任和社会义务,实现了个人的社会价值,对社会做出了贡献。而患者恢复了健康,重返了工作岗位,又能为社会做出贡献,实现其社会价值。

在医疗服务过程中,技术和非技术两方面的交往是相互依赖、相互作用、相互联系的。非技术交往的成功可以增进患者对护理的依赖性及护士对工作的热忱,从而有利于技术性交往,而技术性交往的失败,如护士打错针、发错药等,也会影响非技术性交往。

三、护患关系的基本模式

1976年,美国学者萨斯和荷伦德提出了3种医患关系模式,这些模式同样也适用于护患关系。一般根据护患双方在共同建立及发展护患关系过程中所发挥的主导作用、各自所具有的心理方位、主动性及感受性等因素的不同,可以将护患关系分为3种基本模式。

(一)主动-被动型(最古老的护患关系模式——纯护理型)

主动-被动型是一种最常见的、单向性的,以生物医学模式及疾病的护理为主导思想的护患关系模式,这种护理模式的特征为"护士为服务对象做什么",患者无法参与意见,不能表达自己的愿望,患者的积极性调动不出来。所以,对于这类全依赖型的患者,护士要增强责任心,勤巡视。但目前一般来说,不提倡采用这种模式。

这种模式主要适用于对昏迷、休克、全麻、有严重创伤及精神病的服务对象进行护理时的护患关系,一般此类服务对象部分或完全失去正常思维能力,需要护士有良好的护理道德、高度的工作责任心及对服务对象的关心和同情,使服务对象在这种单向的护患关系中能够很快战胜疾病,早日康复。

(二)指导-合作型(指引型)

指导-合作型是一种微弱单向,以生物医学-社会心理及疾病的护理为指导思想的护患关系,其特征是"护士教会服务对象做什么"。护患双方在护理活动中都应当是主动的,其中以执行护士的意志为基础,但患者可以向护士提供有关自己疾病的信息,同时也可提出要求和意见。目前提倡采用这种模式,这种模式主要适用于清醒的、急性、较严重的患者。因为此类服务对象神志清楚,但病情重,病程短,对疾病的治疗和护理了解少,需要依靠护士的指导以便更好地配合治疗及护理。此模式的护患关系需要护士有良好的护理道德,高度的工作责任心,良好的护患沟通及健康教育技巧,使服务对象能在护士的指导下早日康复。

(三)共同参与型(自护型)

共同参与型是一种双向性的,以生物医学-社会心理模式及健康为中心的护患关系模式。其特征为"护士帮助服务对象自我恢复",这种模式的护患关系是一种新型的平等合作的护患关系,护患双方共同探讨护理疾病的途径和方法,在护理人员的指导下充分发挥患者的积极性,并主动配合,亲自参与护理活动。

这种模式主要适用于对慢性病患者的护理。服务对象不仅清醒,而且对疾病的治疗及护理比较了解。此类疾病的护理常会涉及帮助服务对象改变以往的生活习惯、生活方式、人际关系等。因此,需要护士不仅了解疾病的护理,而且要了解疾病对服务对象的生理、社会心理、精神等方面的影响,设身处地地为服务对象着想,以服务对象的整体健康为中心,尊重服务对象的自主权,给予服务对象充分的选择权,以恢复服务对象在长期慢性的疾病过程中丧失的信心及自理能力,使服务对象在功能受限的情况下有良好的生活质量。

以上3种护患关系模式在临床护理实践中不是固定不变的,护士应根据患者的具体情况、患病的不同阶段,选择适宜的护患关系模式,以达到满足患者需要、提高护理水平、确保护理服务质量的目的。

四、护患关系的建立过程

护患关系是一种以服务对象康复为目的的特殊人际关系,其建立与发展并非由于护患之间相互吸引,而是护士出于工作的需要,服务对象出于需要接受护理而建立起来的一种工作性的帮助关系。因此,护患关系的建立既要遵循一般的人际关系建立的规律,又与一般的人际关系的建立及发展过程有一定的区别。良好护患关系的建立与发展一般分为以下3个阶段。

(一)观察熟悉期

观察熟悉期指服务对象与护士初期的接触阶段。护患关系初期的主要任务是护士与服务对象之间建立相互了解及信任关系。护患双方在自我介绍的基础上从陌生到认识,从认识到熟悉。护士在此阶段需要向服务对象介绍病区的环境及设施、医院的各种规章制度、与治疗护理有关的人员等。护士也需要初步收集有关服务对象的身体、心理、社会文化及精神等方面的信息及资料。在此阶段,护士与服务对象接触时所展现的仪表、言行及态度,在工作中体现出的爱心、责任心、同情心等第一印象,都有利于护患间信任关系的建立。

(二)合作信任期

护士与服务对象在信任的基础上开始了护患合作。此期的主要任务是应用护理程序以解决服务对象的各种身心问题,满足服务对象的需要。因此,护士需要与服务对象共同协商制订护理计划,与服务对象及有关人员合作完成护理计划,并根据服务对象的具体情况修改及完善护理计划。在此阶段,护士的知识、能力及态度是保证良好护患关系的基础。护士应该对工作认真负责,对服务对象一视同仁,尊重服务对象的人格,维护服务对象的权利,并鼓励服务对象充分参与自己的康复及护理活动,使服务对象在接受护理的同时获得有关的健康知识,逐渐达到自理及康复。

(三)终止评价期

护患之间通过密切合作,达到了预期的护理目标,服务对象康复出院时,护患关系将进入终止阶段。护士应该在此阶段来临前为服务对象做好准备。护士需要进行有关的评价,如评价护理目标是否达到,服务对象对自己目前健康状况的接受程度及满意程度,对所接受的护理是否满意等。护士也需要对服务对象进行有关的健康教育及咨询,并根据服务对象的具体情况制订出院计划或康复计划。

五、建立良好护患关系对护士的要求

护患关系是护理人员与患者为了医疗护理的共同目标而发生的互动现象。在医院这个特定的环境中,护患关系是护理人员所面临的诸多人际关系中最重要的关系。在护理实践中,护患关系与护理效果密切相关。因此,良好的护患关系能使患者产生良好的心理效应,缩短护患距离,有助于按时按质完成各种治疗,促进患者早日康复。

(一)重视和患者的沟通与交流

护士要更新护理观念,要按生理-心理-社会的医学模式去处理与患者的关系,在日常工作中,经常与患者沟通。护士应做到仪表端庄、举止大方、服饰整洁、面带微笑、语言和蔼,这样才容易得到患者的信任。

(二)需要具备一些基本的沟通技巧

护士要成功地沟通,关键是掌握与患者沟通的技巧。一方面,护士要扩充自己的知识,训练并提高自己的语言表达能力,注意自己的谈吐和解说技巧;另一方面,在护患沟通过程中护士还要学会倾听,善于倾听,运用移情,即设身处地站在对方的位置,并通过认真倾听和提问,确切地理解对方的感受。

(三)有高超的护理工作能力

护理工作者要提高自身的护理工作技能和水平,增进患者对自己工作的信赖感,才能为良好护患关系的建立提供最有力的保障。

(四)有足够的自信心

想要促进顺畅的交流、建立良好的护患关系,拥有足够的自信心是必不可少的。过硬的护理技能、丰富的护理学知识和科学人文知识、崭新的护理理念不仅能极大地为患者减轻痛苦,为患者解决诸多的疑难困惑,而且能赢得患者对护士的尊重、赞扬和信任,从而极大地增强护士在工作中的自信心,进而有利于良好的护患沟通与交流,促进良好护患关系的建立。

(王　慧)

第二节 护患沟通

护患沟通从狭义来讲是指护士与患者的沟通，从广义来讲是指护理人员与患者、患者家属亲友等的沟通。护患关系是一种帮助性的人际关系，良好的护患关系可帮助患者获得或维持理想的健康状态。而良好的护患沟通则是建立和发展护患关系的基础，它贯穿于护理工作的每个步骤中，有助于加强护患之间的配合，增强患者对护理工作的满意度。在护患沟通中，抱怨沟通占据着主导地位。本节将重点介绍护理人员沟通技能的培养，建立良好护患沟通的途径，护理实践中的常用语以及沟通在健康促进中的作用。

一、护患沟通在健康促进中的作用

随着社会的进步，人们对健康的需求越来越高，医学科学发展的目标也是尽可能地去解决人群的健康问题和满足人们的健康需求。但在实际医疗护理服务中，需求与满足需求之间存在着矛盾，如果处理不好，轻者将影响医患、护患关系，重者可能导致医疗纠纷。其主要表现在人们对健康需求的无止境性与医学科学的局限性之间的矛盾，从而形成医学责任的有限性。目前在卫生服务系统存在的现象：①人们的健康问题并没有随着医学的进步而减少；②医患纠纷并没有随医学的发展而下降；③人们对健康的需求永不满足，但医学研究的范围并不能涵盖人类所有的健康问题，医学自身有限的理论和技术能力只能解决部分的健康问题，并非所有的健康问题都能通过医学技术手段解决，人们的期望和实际的结果有差异时，容易出现医疗纠纷。面对医疗护理服务的现实情况，迫切需要卫生服务提供者与被服务对象之间的支持与理解，而沟通则是双方理解的桥梁。

古希腊著名医师希波克拉底曾经说过："医师有两种东西能治病，一种是药物，另一种是语言。"医务人员和患者及其家属之间的沟通、理解和信任则是有效建立和维持医务人员与患者及其家属之间良好人际关系的关键。

医疗护理服务系统中的沟通将从以下几个方面发挥作用。

（一）沟通有利于建立帮助性人际关系

护患关系是一种帮助性的人际关系，表现在患者寻求医疗护理帮助以获得理想的健康状态，护理人员的中心工作就是最大限度地帮助人们获得健康。护理人员的许多帮助性照顾行为就是通过与患者的沟通来完成和实现的。

（二）沟通有利于提高临床护理质量

良好的护患沟通是做好一切护理工作的基础。由于护理的对象是人，很多的护理工作都需要患者的密切配合，发挥患者的主观能动性，使医疗护理活动能顺利地进行。护患之间的良好配合能增强护理效果，有利于患者尽快地恢复健康，从而增强患者对护理工作的满意度。

（三）沟通有利于营造良好的健康服务氛围

人与人之间良好的沟通会产生良好的社会心理氛围，使护患双方心情愉悦。在这种环境中，护患双方相互理解、相互信任，患者和医护人员双方的心理需求得到满足，医护人员会投入更高的热情到工作中，患者会更主动地配合治疗和护理，促使患者早日康复。

(四)沟通有利于健康教育

健康教育是护理活动中全面促进人群健康的一个重要的方面。护士可以通过与患者进行评估性沟通,了解其现有的健康知识需求,并针对患者的个体情况向患者传递有关的健康知识和技能,达到提高患者及家属自我保健的能力。

(五)沟通有利于适应医学模式的转变

生物医学模式从局部和生物的角度去界定健康与疾病,忽略了人的社会属性,不利于护理工作的进行。现代医学模式不仅把患者看成是生物的人,也是心理的社会的人。参与社会活动与他人交往和沟通是人类重要的心理-社会需求,要求护理人员从整体的观念出发,主动关心患者,与患者进行良好的沟通,了解患者的心理精神状态,从整体的角度满足患者的综合要求。

二、护理活动中的治疗性沟通

护士与患者之间的沟通成功与否,除了护患双方本身的因素外,还存在沟通技能的问题。护理活动中的沟通必须是双向的,既需要接收信息,又需要发送信息,才能达到预期的沟通效果。人与人之间由于年龄、性别、背景、受教育程度、生活环境、种族文化差异等因素,使人形成不同的价值观念和生活方式,这些价值观念和生活方式的差异,将直接影响护患之间的沟通效果。认识这些因素,将有助于沟通的成功。

(一)治疗性沟通的含义与特点

治疗性沟通是指护患之间、护理人员之间、护理人员与医师及其他医务人员之间,围绕患者的治疗问题并能对治疗起积极作用而进行的信息传递和理解。治疗性沟通是一般沟通在护理实践中的应用,除一般沟通的特征外,还具有以下自身的特征。

1.以患者为中心

在日常生活中,沟通的双方处于平等互利的地位,沟通的双方能关注对方的动机、情绪,并能根据对方的反应做出相应的改变。在这种沟通中,双方是平等的、无主动与被动之分。而在治疗性沟通中信息传递的焦点是围绕着患者进行的,在护理服务过程中,应以满足患者的需求为主要沟通目的。

2.治疗性沟通有明确的目的性

治疗性沟通的目的在于:①建立和维护良好的护患关系,有利于护理工作的顺利进行。②收集患者的资料,进行健康评估,确定患者的健康问题。③针对患者存在的健康问题实施护理活动。④了解患者的心理精神状态,对患者实施心理护理,促进患者的心理健康。⑤共同讨论确定解决患者的护理问题。医疗护理活动中所有的沟通内容都是为了解决患者的健康问题,达到恢复、促进、维持患者健康的目的,这是治疗性沟通的一个重要特征。

3.沟通过程中的护患自我暴露的要求

沟通过程中的护患自我暴露的要求是与一般性沟通的重要区别。一般来说,在社交性沟通中,沟通双方都会有一定程度和内容的自我暴露,虽然在暴露的量和程度上不一定对等,而在治疗性沟通中,比较注重的是促进患者的自我暴露,以增加患者对自我问题的洞察力和便于护理人员了解患者实际情况,评估患者的需求。而对护理人员,则要求在患者面前尽量减少自我暴露,以免患者反过来担心护理人员而增加患者的压力。

(二)评估患者的沟通能力

评估患者的沟通能力是有效进行治疗性沟通的基础条件。人的沟通能力是不同的,影响患者沟通能力的因素很多,除了不同的经济文化背景、价值观因素外,患者自身的生理、心理状况等因素也会影响患者的沟通能力。护理人员只有充分了解患者沟通能力方面的有关信息,才能有的放矢地进行沟通,达到预期目的。患者沟通能力评估主要包括以下几方面。

1.听力

一定程度的听力是语言沟通应具备的基本条件。当患者的听觉器官受到损伤后,会出现听力的缺陷,直接影响与患者进行有声语言的沟通。除了各种原因引起的耳聋外,老年人随着年龄的增长,也会出现听力下降。

2.视力

据统计,人的信息 80% 以上是通过视觉获得,视力的好坏,直接影响患者的非语言沟通,良好的视力能提高沟通的效率。

3.语言表达能力

每个人的语言表达能力不同。如对同一件事情的陈述,有些人描述得很清楚,而有些人却不知道怎样叙述。语言表达能力还受到个体年龄、教育文化背景、个体患病经验等因素的影响。

4.语言的理解能力

良好的沟通,不仅仅需要良好的表达能力,而且需要良好的理解能力。如有些人听不懂外语、方言,容易造成沟通困难。人的理解能力同样受到文化教育等因素的影响。

5.病情和情绪

患者病情的轻重和情绪直接影响沟通的效果。患者病重时无兴趣和精力,甚至不能进行语言沟通。护士可以通过观察患者的身体语言获取信息,评估患者,制订护理计划,进行护理干预。

(三)如何引导患者谈话

1.护士要有同情心

护士是否关心患者,对患者是否有同情心,是患者是否愿意与护士沟通的基础和关键。对患者而言,患病后总认为自己的病情很严重,希望护士特别关注、关心、照顾,以他为中心,一切以他为重。但事实上护士不能满足患者的所有要求。因为一个护士不仅要照顾这个特定的患者,同时还要护理其他患者。但护士要从态度和行为上表现出对患者的关心和同情,并对患者做适当的解释,如"请稍候,等我把手里的事处理完就来"。

2.使用开放式谈话方式

开放式谈话原则上是向患者提出问题,即询问患者,患者根据其实际情况回答。而不是由护士提供答案,让患者在几个答案中选择。

例如,患者:"我可以留陪护吗?"护士:"不行,这是医院的规定。"这样,患者与护士的谈话就结束了。这是一种封闭式谈话,护士只能获取少量信息。如果改变问话方式,谈话就会进行下去,并且能获取更多信息。

护士:"按医院规定是不能留陪护的,请问你为什么想留陪护?"患者:"我明天手术,心里有些紧张,希望家属能陪伴我。"这样,护士就可以获得患者紧张的信息,并采取相应措施缓解患者的紧张情绪。

3.学会询问

在医疗护理实践中护理人员可向患者提出一些问题,并采用鼓励的语言促使患者把自己的真实感受讲出来,询问可帮助医护人员获取信息和确认有关健康问题,以保证医疗护理措施的有效进行。

(四)其他常用护患沟通策略

1.了解患者的价值观、情感和态度

患者的文化程度、生活环境、文化背景、信仰和价值观,直接影响患者对某些事件的看法和采取的行为。护理人员只有在充分了解患者情况的基础上,才能与患者进行很好的沟通,避免误解。

2.尊重患者

每个患者都有尊严,护士应该以礼貌、尊重的态度对待他们,以真心、爱心赢得患者的信任。尊重患者是与患者进行良好沟通并建立良好护患关系的先决条件。病重或视力差的患者,存在生活部分或完全不能自理等问题,易产生孤独、焦虑、自卑的情绪,护士应主动关心患者,多与其沟通,了解和满足患者的需要。

3.掌握谈话节奏

不同的患者,其谈话和反应的节奏不同,有快有慢,护士应根据患者的具体情况,注意掌握沟通的节奏,尽量与患者保持一致,而不能强迫患者与护士保持一致。如与某患者的沟通一直都很顺利,按计划今天护士要与患者进行某个问题的沟通,但患者拒绝回答,或干脆不理睬。这时,护士就要考虑是否交谈进行得太快导致患者不能适应,是否应该调整谈话节奏或进程。

4.合理分配时间

与患者的沟通需要进行时间安排,如果是比较正式的沟通,如对患者进行评估,进行健康教育,则要有一定的时间计划,如这个话题将要花多长时间,是否需要事先约定。如对糖尿病患者实施胰岛素的自我注射方法教育,在时间安排上注意与主要的治疗和其他护理的时间错开,有足够的时间实施教育计划而不被打断,才能保证健康教育顺利和有效。

5.积极的倾听态度

护士认真、积极的倾听态度,表示出对患者的谈话感兴趣,愿意听患者诉说,是鼓励患者继续交谈下去的动力。如果是正式谈话,需事先安排合适的时间,不要让其他事情分散自己的注意力。仔细倾听患者的诉说,不轻易打断患者的陈述。护士应用自己的眼睛、面部表情、话语传递出对患者的关注。在与患者交谈的过程中,护士注意观察患者的面部表情、姿势、动作、说话的语调等,有时患者的身体语言更能表达患者的真实意思。沟通中最重要的技巧是关注对方,关注患者的需要,而不是关注护士的需要。谈话过程中注意不要有东张西望和分散注意力的小动作,如不停地看表、玩弄手指或钥匙等,这些会使对方认为你心不在焉,影响沟通的进行。同时,护士应及时回应患者,对视力好或有残余视力的患者,可用点头等身体语言示意;对视力差的患者应给予口头上的反应,如"是吗""你说得对"等话语,以促进沟通的继续进行。

6.传递温暖的感觉

护士在与患者沟通时,尽量在各方面使患者感到舒适,如安排谈话的时间、地点、沟通的方式等。在日常护理工作中,护士应表现出愿意与患者接触,愿意帮助他、关心他的行为和态度,使患者感到被尊重、被关心和被重视。真诚对待患者,赢得患者的信任。护患之间只有建立较深的信任感,才能达到较高层次的沟通。

7.巧用非语言沟通

护士的手势、面部表情、语调等也能传递出对患者的关心和对沟通的关注等信息。在患者行走时搀扶他(她),痛苦时抚慰他(她),紧张时握住他(她)的双手以及帮助患者整理用物,将其用物放在患者易于取拿之处,这些行为都是无声的语言,传递着护士的关心和爱心。

8.注意观察患者的非语言表达方式

护士可通过观察患者的面部表情、姿势、眼神等，了解患者的真实信息。患者可能并没有用语言表达自己的情绪，但从患者的表情中护士也可以得到一些信息，如从患者捂住腹部的姿势上，护士能判断出患者可能有腹部不适等。

9.保护患者的隐私

如谈话的内容涉及患者的隐私，不要传播给与治疗和护理无关的医务人员，更不能当笑料或趣闻四处播散。如有必要转达给他人时，应告诉患者并征得其同意。如患者告诉护士她的人工流产情况，若与治疗方案的选择有关，需转告医师时，护士要向患者说明将把这一信息告诉医师并解释转告医师的必要性。

10.理解患者的感觉

人是经验主义的，对于人和事的理解高度依赖于自己的直接经验。人的思维常常以自我为中心，没有切身体验过的事往往觉得难以理解。只有当别人经历的情感是自己曾经体验过或正在体验的，才能真正理解。因此，自我经验的丰富无疑是护理人员理解和同情患者的前提。但是，由于受年龄、阅历和生活视野等因素的限制，人们亲身体验、亲眼所见的事物总是不够的，这就需要靠"移情"来补偿。移情不是指情感的转移，而是对人更高一层的理解与同情。它的含义包括：①用对方的眼光来看待对方世界。②用对方的心灵来体会对方的世界。在护理队伍中，绝大多数护士都不曾体会疾病缠身对人的身心折磨，也未曾遭遇更多的人生坎坷与磨难，故对患者的某些要求及表现缺乏同情和理解。如果我们能设身处地从患者的角度理解患者的疾苦，倾听他们的诉说并给予真诚的关怀，就能使护理工作更有成效。

11.对患者的需要及时做出反应

在绝大多数情况下，护士与患者交谈都带有一定的目的性。患者的一般需要和情感需要将得到回应。如患者诉说某处疼痛，护士应立即评估患者的疼痛情况，并给予及时处理；如问题严重，护士不能单独处理时，应及时通知医师进行处理，不能因有其他事情而怠慢患者。

12.向患者提供健康有关的信息

护理活动中，护士应尽量利用和患者接触的时间，向患者提供有关信息，解答患者的疑问。在向患者提供信息时，应使用通俗易懂的语言，尽量不用或少用医学专业术语。

对一时不能解答的问题，护士应如实告诉患者，并及时、努力地寻求答案，切忌对患者说谎或胡乱解答，对一些可能医师才了解的信息，护士可告诉患者会去问医师，或建议患者直接去问医师。

三、建立良好的护患沟通途径

由于护患之间存在个体差异和群体差异，如儿童与老年患者就有其年龄特点，在沟通过程中既具有一般人际沟通共同的特点，也具有护患沟通独有的特点和途径，了解和掌握好这些特殊年龄段患者的特点，将有利于进行护患沟通，提高护理措施的有效性，促进患者的康复。

特殊年龄段主要是指儿童和老年人，他们在沟通方面具有一定的特点，如不了解他们的特点，将不能进行有效的沟通，甚至会导致沟通的失败。

(一)儿童与青少年的特点及沟通要求

与儿童进行沟通需要一些特别的考虑，才能与儿童及其家长建立良好的治疗性人际关系。不同年龄段的儿童有不同的沟通特点，护士只有了解这些特殊年龄段患者的特点，才能与他们进行有效的沟通。

1.婴儿的特点和沟通技巧

婴儿阶段的患者不具备用语言进行沟通和表达个体感受的能力,常以哭、笑、动作等非语言形式表达自己的舒适与否、好恶等。护士在与婴儿沟通时应避免过大和刺耳的声音,不要突然移动,动作应轻缓,轻柔的抚摸有助于使婴儿安静下来。沟通时,护士应面带微笑、在婴儿的视野范围内。多与婴儿接触,特别是将他们抱在胸前,让他们熟悉护士,使他们感到安全和温暖。

2.幼儿或学龄前儿童的特点和沟通技巧

此年龄段的幼儿能用语言和非语言的形式简单地表达自己的意见和感受,他们自我中心意识较强,说话和思维是具体的,不抽象。与这个年龄段的儿童沟通,重点是关注孩子的个人需要和兴趣。告诉孩子他(她)应该怎样做,怎样去感觉,允许孩子自己去探索周围环境(如玩听诊器、压舌板等,但须注意安全)。在与孩子谈话时注意用简单的短句、熟悉的词语和具体形象的解释。注意避免使用含糊不清的话语,直截了当的语言更利于他们的理解,如直接对孩子说"现在该吃药了"。

3.学龄期儿童的特点和沟通技巧

学龄期儿童能使用语言进行沟通。他们有较强的求知欲,对周围世界感兴趣,关心自己身体的完整性。在与学龄期儿童交往时,护士应对其感兴趣的事物给予简单的说明和解释,必要时给他们示范怎样操作一些仪器和设备,如给洋娃娃打针,以帮助他们克服对打针的恐惧;鼓励他们表达自己的兴趣、爱好、恐惧等,便于护士针对性地进行护理。

4.少年的特点和沟通技巧

少年人群的抽象思维、逻辑判断能力和行为介于成人和儿童之间,喜欢独立行事。护士应允许他们有自己的想法,不要强迫他们;认真倾听他们的诉说,了解他们的想法。在这个阶段的孩子可能有他们年龄段的一些独特的词语,所以护士应熟悉并且能运用这些独特的词语,以便更好地与孩子进行沟通。

值得注意的是,儿童特别是年龄较小的儿童,对非语言信息比语言信息更敏感,他们往往对一定的姿势和移动的物体更有兴趣,突然的移动或威胁的动作可能会使儿童惊吓,所以护士的任何动作都必须轻缓,温柔、友善和平缓的语调能使患儿感到舒适和容易接受。

儿童也有被尊重的需要,当大人以俯视姿势与他们谈话时,他们会感到不高兴。所以在与儿童交谈时,护士的眼睛应尽量与他们的眼睛处于一个水平面。当孩子患病后,他们会感到无助,护士在与他们交谈时,应坐在矮椅子上或蹲下身来,有时甚至可以将他们抱在怀里或放在腿上。

任何时候,护士在给患儿做解释或指导时,都应使用简单的和直接的语言,并且告诉患儿你希望他怎样做。为了减少儿童的恐惧和焦虑,给儿童的一些解释应该在操作前进行,一般不提早告知。

绘画和游戏是与幼儿有效沟通的两种重要方式。绘画给儿童提供了非语言表达(绘画)和语言表达(解释画面)的机会。儿童的绘画通常能显示出他们自己的经历、喜好等信息,有时候可以作为心理分析的资料。护士也可以从儿童的绘画上开始与他们的交谈。游戏是一种独特的沟通方式。在游戏过程中,儿童与护士逐渐熟悉,戒备和恐惧心理得到缓解,护士就能了解儿童的真实情况。治疗性的游戏能减轻患儿的焦虑和因疾病引起的不适。在给患儿进行体格检查前,先与他们游戏,再进行体格检查,可取得他们的配合。

儿童与他们的父母接触的时间最多,如果患儿不能表达或表达不清,患儿的相关信息就可以从他们的家长处得到核实或由家长提供。

(二)老年人的特点及沟通要求

老年人是社会中一个特殊的群体,随着社会的老龄化,老年人口会越来越多。老年人患病率和住院率也高于其他人群,所以与老年人的沟通是做好老年患者护理服务的关键。

1.老年人的沟通特点

老年人随着机体的生理性老化,感觉器官的功能也逐渐减退或出现病变,如老年性白内障、青光眼、黄斑变性、糖尿病视网膜病变、眼底血管性病变以及老年聋等,加上老年患者的记忆力下降,将严重影响患者与他人的沟通。一般老年人的共同特点如下。①视力差:老年人视力减退的程度和持续时间各异,但都不同程度地影响与他人沟通的能力,特别是患者对他人身体语言的感受。人从外界环境接受各种信息时,有80%以上的信息是从视觉通道输入,由于视力受损,患者接受信息的能力减弱和变慢,所以老年患者对护士所给信息的反应速度不及年轻人快。②反应变慢:老年人对外界事物的灵敏性和反应速度下降,会不同程度地影响老年人与他人的沟通。③记忆力下降:会直接影响老年人对某些信息的记忆和回忆,从而影响沟通效果。④听力下降:也会直接影响沟通双方口头语言信息的传递和理解。

2.与老年人沟通时的注意事项

(1)选择适当的沟通方式:通过评估老年人的沟通能力,选择适当的方式与老年人进行沟通。如交谈、表情与手势、书写等,强化沟通效果。

(2)语速要慢:因为老年人的反应速度减慢,在与老年人进行沟通时,要适当减缓语言速度,说完一句话后应给一定的时间让老年人反应,切忌催促。

(3)创造一个适宜沟通的环境:如患者舒适的体位,安静的环境,没有人打断,时间充裕。

(4)简短、重复:在与老年人沟通时,注意语句简短,一次交代一件事情,以免引起老年人的混淆。对重要的事情,有必要重复交代,直到老年人理解、记住为止,必要时可用书面记录提示或告知其家属,协助老年人完成。

(王 慧)

第三节 健 康 教 育

一、概述

(一)健康教育的基本概念

1.健康教育的概念

健康教育是通过信息传播和行为干预,帮助个人和群体掌握卫生保健知识,树立健康观念,合理利用资源,采纳有利于健康行为和生活方式的教育活动与过程。其目的是消除或减轻影响健康的危险因素,预防疾病,促进健康,提高生活质量。它是一种有计划、有组织,有评价的系统干预活动,以调查研究为前提,以传播健康信息为主要措施,以改善对象的健康相关行为为目标,从而达到预防疾病、促进健康、提高生活质量的最终目的。

2.健康教育与"卫生宣教"的联系与区别

我国当前的健康教育是在过去卫生宣教的基础上发展起来的,卫生宣教是健康教育发展的基础。二者的区别在于以下几方面。

(1)健康教育不是简单的、单一方向的信息传播,而是既有调查研究又有计划、组织、评价的系统干预活动。

(2)健康教育的目标是改善对象的健康相关行为,从而防治疾病,增进健康,而不是作为一种辅助方法为卫生工作某一时间的中心任务服务。

(3)健康教育在融合医学科学、行为科学、传播学、管理科学等学科理论知识的基础上,已初步形成了自己的理论和方法体系。

(二)健康教育的目的及意义

1.健康教育的目的

健康教育是一种有效的患者管理方法和手段,在临床护理实践过程中其目的是通过评估、计划、干预、评价等过程有目标地改善患者行为,提高或维护健康,增强自我管理及保健能力,预防非正常死亡、疾病和残疾的发生。

2.健康教育的意义

(1)健康教育是医疗服务的组成部分和有效易行的治疗手段。作为医疗服务的组成部分,教育可贯穿于三级预防,提高患者健康意识和自我保健能力,改善从医行为。

(2)健康教育可提高患者对医护人员的信任感和依从性。信任是医患关系的重要基础,也是患者形成健康理念,产生从医行为的必要前提。通过沟通和交流可使患者和家属建立对医护人员的信任,遵从医嘱,主动配合治疗,从而促进康复,提高医疗质量。

(3)健康教育可实现对患者的心理保健。它可在一定程度上满足患者心理需求,消除由于相关疾病知识缺乏而导致的心理恐惧及焦虑,帮助他们建立战胜疾病的信心。

(4)健康教育可以改变医护人员的知识结构,提升医护人员的综合素质。

(5)树立医院形象,提高医院声誉,可在一定程度上减少医患纠纷的发生率。

(三)健康教育的基本原则

健康教育是一项系统工程,涉及内容广、难度大,特别是在医疗机构中需要极强的专业性。因此在实施健康教育的过程中要明确应遵循以下基本原则,以便在实施教育的过程中能够很好地体现。

1.优先满足患者需要原则

对急诊、病情危重或急性发作期的患者,教育的原则是首先考虑满足患者生存、休息、睡眠等基本的生理需要,待病情允许时,可做简短的、必要的说明。

2.因人施教原则

由于患者所患疾病种类、所处疾病状态、年龄、受教育程度等不同,因此在制订教育计划和实施教育过程中要体现出"个体化"原则,有针对性地落实教育需求。

3.以目标为导向原则

目标设定是健康教育程序中的重要环节,其本质是希望健康教育能够达成预定的效果。因此在实施健康教育的过程中,不论是教育内容设置还是教育方式的选择都应积极围绕目标达成的原则,设置在住院期间能够实现的目标,并考虑目标的现实性和可测量性。

4.实用原则

在学习过程中,患者最感兴趣的是与自身疾病特征直接相关的健康知识,如外科患者最关心的是术后疼痛的处理、并发症的预防、功能的恢复,以及出院后的饮食、活动等。因此,确定教学目标时应遵循实用、切题的原则,尽量满足患者的学习需要。

5.患者与家属参与原则

患者是被教育的主体,但是由于患者自身能力和疾病状态所限,实现自身管理往往有一定的难度,特别在慢性病管理中,家庭支持与配合至关重要,因此鼓励家庭成员参与教育非常必要。一方面为患者提供必要的支持与帮助,另一方面可借助获得的知识起到监督指导的作用。

6.循序渐进原则

任何健康教育内容的讲解都不是一朝一夕能完成的。为了使受教育者更好地掌握教育内容,阶梯式教育是非常有效的一种方法,即遵循"由简到繁""由易到难"的原则开展教育工作。

7.直观性原则

许多医学知识对患者来说都是陌生的、抽象的。护士可通过床边演示、录像,以及图文并茂的教育手册和现场观摩等教学手段,使患者更加有效、直接地学习,提高学习效果。

8.科普化原则

健康教育不同于学校教育,专业性弱于后者,主要目的是传播健康信息,改善患者的健康行为。由于教育对象多为普通居民,因此教育内容及使用的语言应做到通俗化以便于患者理解和接受。

9.激励原则

激励教育是最能够抓住患者心理,为患者提供教育享受的一种手段,在激励教育过程中,患者常会增强学习的动力,提高学习的兴趣,特别是对已取得的成绩有很强的心理满足,这些都是激发患者再学习、取得最佳学习效果的必备条件。

10.动机导向原则

该原则与目标导向原则有异曲同工之处,本质都是希望健康教育能够达成预定的效果。只是在教育过程中更加体现目的性,也可称为目的导向原则。如围术期的外科患者,其术前、术后、出院前的护理有明显的阶段性和目的性。

(四)健康教育的组成要素

健康教育需要诸多因素组成,每个因素都在教育的过程中发挥着自身的作用。尤其是人员和工具。二者是教育所需的基本要素,缺一不可。

1.人员组成要素

(1)教育者:是实施健康教育工作的主体和核心,是教育项目设计的重要成员,对整个教育活动起领导作用。

(2)教育对象:覆盖面很广,可以是城镇居民、患者或患者家属等。往往与教育内容、教育目的、社会需要等有关。在面对不同疾病、不同环境时,每个人都有机会成为被教育对象。

(3)专业人员:是教育效果保障的关键,专业人员可以提供最先进、最专业的技术支持,可和教育者配合共同解决教育对象存在的一些专业问题。

(4)相关人员和组织:正如前面概念中所提到的教育不是简单地宣教,而是有目的、有计划、有组织、有干预、有效果评价的项目活动,因此仅靠教育者和专业人士是远远不够的,需要有协调、组织人员的参与,保障教育活动的多个环节能够紧密结合,保证教育效果的顺利达成。

2.教育工具的配置与应用

教育工具是实施教育必不可少的组成要素,好的教育工具能够为教育者带来极大的便利,引导患者积极地参与教育,使教育达到事半功倍的效果。

（1）基础教育工具的配置：计算机、投影仪、幕布、教育场地、激光笔等。

（2）示教型教育工具：可根据教育的目的、内容合理配置，如在讲述胰岛素注射技术时可将胰岛素笔、笔用针头、模拟注射部位、消毒物品等配置齐全，便于被教育者在学习时有直观的感受甚至可以现场亲自操作。

（3）信息教育平台：是当今社会非常便捷及实用的教育工具，其优点是覆盖面广，受众人数多而且获取信息及反馈及时，是满足多层次需求的理想工具。

（五）教育者应具备的能力

教育者是健康教育的核心，在教育过程中起主导作用。教育者能力的高低将直接影响教育效果的取得，因此教育者能力建设至关重要。

1.学习能力

学习是教育者获取新知识和技能的重要手段，学习能力的高低与否对于教育者专业水平的提高至关重要。

2.教育能力

教育能力是教育者从事教育工作最基本和最重要的能力。教育能力直接影响教育效果，教育能力强可以调动患者及家属的学习动力，激发他们积极参与学习的热情，从而达到理想的教育效果。

3.沟通能力

沟通能力是教育者必备的重要能力之一，好的沟通能力可以及时发现患者存在的问题，建立良好的护患关系，取得对方的信任，对于达成好的效果至关重要。

4.专业技能

专业技能是教育者应具备的基本能力。专业技能强才能保障传授知识的准确，使受教育者获得正确的信息，保障教育的效果。

5.科研能力

科研能力是发现问题、分析问题、解决问题，或在解决问题时有所创造的能力。科研能力的取得对于教育者而言能够使他们更细致地发现问题，理性全面地分析问题，及时总结教育中的经验从而保障教育的科学实施。

二、护理人员在健康教育中的作用

随着医学模式的转变，实施"以患者为中心"的整体护理已全面展开。整体护理工作不仅需要护理人员做好患者的身心照护，更要在实施照护的过程中融入健康教育，不仅为患者住院期间的生活质量提供保障，更为延续护理奠定良好基础。

（一）护理人员在健康教育中的作用

1.桥梁作用

护理健康教育是一种特殊的教学活动，护理人员作为教育者不同于一般意义上的教师。其所体现的教育职能之一就是在患者不健康行为与健康行为之间架起一座传授知识和矫正态度的桥梁。这种桥梁作用要求护理人员必须把教学重点放在帮助患者建立健康行为上。

2.组织作用

护理人员是护理健康教育的具体组织者和实施者。护理健康教育计划的制订，教育内容、教育方法的选择和教学进度的调控都由护理人员来完成。有目的、有计划、有评价的教育活动需要通过护理人员的组织来实现。因此护理人员必须掌握护理健康教育的基本原则和基本技能,创造性地做好患者护理健康教育的组织工作。

3.协调作用

护理健康教育是一个完整的教育系统,虽然护理健康教育计划由护理人员来制订,但在实施护理健康教育计划的过程中需要各类人员的密切配合。护理人员在对各类人员的组织协调中处于十分重要的位置,扮演着举足轻重的角色。护理人员作为联络者应担负起与医师、专职教育人员、营养师、物理治疗师等相关人员协调的责任以满足患者对护理健康教育的需求。

4.教育作用

护理人员是健康教育的主要实施者,在实施过程中承担主体责任,不仅为患者提供科学有效的健康管理信息,而且指导患者实践健康行为。

(二)护理健康教育与整体护理的关系

护理健康教育是整体护理的重要组成部分,其在临床实践中的具体实施丰富了整体护理的内涵,使护理人员和患者有机联系在一起,通过健康教育使患者更加理解护理工作的内涵,提高配合护理工作的质量,使整体护理更加落实到位。而且健康教育还可作为整体护理向纵深发展的抓手,提供进一步发展的可操作性平台。

(三)健康教育实施中应注意的法律问题

1.保持医护健康教育的一致性

在医院健康教育义务往往由医护共同承担,虽然教育内容侧重不同,但在开展教育的过程中,有许多知识涉及疾病的病生理变化和转归。因此,医护教育应保持一致,避免引发医患、护患纠纷。

2.掌握语言沟通的技巧

沟通解释不当容易导致患者的误解,因此在健康教育的过程中适当地使用解释性语言十分重要。除了应用通俗易懂的大众化语言外,更要掌握措辞婉转的语言艺术,切忌说话生、冷、硬,引发不必要的纠纷。

3.正确处理好患者知情同意权和保护性医疗制度之间的关系

对实施保护性医疗的患者,护理人员不应对保密的内容进行讲解,以免加重患者的心理负担导致病情加重等不良后果的出现。

4.明确职责范围

正确对待健康教育中医护分工协作问题。随着医疗纠纷的增加,医疗护理的责任及风险也在不断增加,作为护理人员应准确了解其工作职责的法律范围,明确哪些教育工作自身可以独立完成,哪些须有医嘱或在医师指导下进行,防止发生法律纠纷。

三、护理健康教育的程序与常见类型

健康教育是一项系统工作,它与简单的宣教工作有着本质的不同,高水平的教育工作有着科学的流程,严谨、规范教育程序的落实是教育效果取得的关键。因此对于护理人员而言,以下的程序是需要掌握的,以便在教育活动的实施中能够很好地应用。

(一)护理健康教育的程序

1.评估教育需求

评估是健康教育工作的起点,是教育者发现问题、了解患者需求的有效环节。此阶段工作的重点包括明确患者急需解决的问题、患者最重要的需求、患者是否做好了接受教育的准备、患者学习的能力如何、目前具备的条件如何等内容。

2.确定教育目标

健康教育目标是希望教育活动后患者能够达到的健康状态或行为的结果,也是评价教育效果的一种标准。教育目标的制定应遵循"SMART"原则,即 S(special,特异性)、M(measurable,可测量)、A(achievable,经过努力能达到的或是能完成的)、R(reliability,可靠性)、T(time bound,在明确规定时间内完成)。

3.制订教育计划

教育计划的制订是一个非常缜密的环节,涉及内容比较全面,是健康教育落实达到教育目标的基础,对教育者而言是很好的能力考验。

(1)教育计划应包含教育时间、地点、受教育对象、主要教育者、教育重点内容、教育方法及应用辅助工具、评价方法等要素及内容。

(2)教育计划制订应遵循目标导向原则、鼓励患者积极参与原则、可行性及灵活性等原则。

4.实施教育计划

实施教育计划是健康教育的核心环节。此环节除了考验教育者专业技能外,沟通能力也在此环节得以充分展现,特别是一些重要的技巧也会用到。如教育过程中应注重教育信息的双向沟通,给患者提问的机会;适当重复重点内容加深患者的记忆,可以采用不同方式加以强化;使用适宜的教育辅助材料,调动患者参与的热情,同时增加直观性和趣味性;根据疾病特点设计不同的教育方式,以提高健康教育的效果。

5.评价教育效果

教育效果评价是考核教育效果及目标是否达成的关键环节,是完善和修改教育计划更有针对性满足患者健康需求的必备过程。评价过程可根据教育内容在不同时间完成,可进行阶段性评价,也可进行结果评价或过程评价。

(二)健康教育常见类型

1.门诊教育

门诊教育是指在门诊就诊期间对患者实施的教育。由于患者所患疾病特点不同,教育方式可灵活选择。

(1)教育处方:受就诊时间、空间限制,对于就诊时间短、疾病知识极度缺乏或者记忆能力降低的老年患者,教育处方可以以医嘱的形式对患者的行为和生活方式予以指导。

(2)候诊教育:在一些条件较好或候诊区相对独立的门诊区域,可针对候诊知识及该科的常见疾病的防治进行相关教育,不仅可以缓解患者就诊等待焦虑的情绪,而且可增加相关疾病的防控知识。

(3)随诊教育与管理:随诊教育与管理是非常有效的一种教育管理方式,它具有连续性、延续性特点。在随诊过程中不仅可根据发现的问题及时给予必要的教育指导,而且还可以做好阶段性评价工作。

(4)设立教育门诊:教育门诊是一种新型的教育管理方式,其特点是可为门诊就诊患者提供个体化、有针对性的健康教育。目前它是健康教育系统模式的一种典型代表,也是教育效果最佳的表现形式。

2.住院教育

住院教育主要目的是提升患者对自身疾病、治疗与护理的认识程度从而提高依从性,巩固住院治疗的效果,提高患者自我管理能力,进一步促进机体康复。

(1)入院教育:是住院教育的起点,其目的在于使住院患者积极调整心态,尽快适应医院环境从而配合治疗和护理。主要内容涉及病房环境、相关制度、与疾病相关的一些风险等。

(2)在院教育:指医护人员在患者住院期间进行的教育。此阶段教育的内容较系统,教育内容往往是循序渐进,根据患者健康需要的轻重缓急、治疗护理特点有针对性地选择和实施。涉及内容主要包括疾病的病因、发病机制、症状、并发症、治疗原则、饮食、心理作用等,其主要目的是提高患者的依从性,更好地配合治疗。

(3)术前及术后教育:是保证手术效果有效的途径之一。术前教育可有效缓解患者心理压力,减少神秘感所带来的焦虑,为手术实施做好相应的准备;术后教育对术后康复、减少并发症意义重大。

(4)出院教育:是延续护理的起点,为患者院外能够实施自我管理奠定良好的基础。出院教育涉及的内容较为广泛,包括患者自身行为管理、药物管理、疾病随诊、家庭支持、社会支持等诸多方面。

四、护理健康教育的内容及常用方法

护理涉及健康教育的内容与方法和通常意义上的健康教育,其内容会因教育目的不同略有差异,前者更有针对性,特殊性更加突出,而后者普适性更为明显,因此在教育内容的选择上侧重点会有所不同。

(一)护理健康教育的内容

1.疾病的防治知识

疾病的防治知识是护理健康教育的基本内容。护理人员面对的教育对象多为患者,这些受教育对象往往患有不同的疾病,为了取得患者的配合,提高疾病治愈的速度,做好相关疾病防治,知识教育内容的选择至关重要。

2.各种仪器及器械治疗的知识

随着医学的发展和进步,越来越多的仪器设备应用于临床,为临床带来更多的诊治手段。但是由于患者对一些仪器设备的作用和功能缺乏了解,常常会出现不同程度的问题,对患者和仪器本身造成负面的影响。因此做好仪器使用方面的健康指导,不仅能使患者了解仪器使用的意义,同时可减少使用风险产生的不良后果。

3.各种检查化验的知识

化验检查是临床常用的一种诊查手段,是体现患者病情状态的客观依据。然而很多患者并不知晓所做化验指标所代表的意义,忽视甚至拒绝医师的建议,因此通过各种检查化验知识的教育,一方面使患者对检验指标意义有所认识,另一方面可通过指标对自身疾病有正确的认识,配合治疗,主动根据自身病情需要完成相关检验,为合理治疗提供依据。

4.合理用药的知识

药物治疗是最重要的治疗手段,是医护患三方均关注的医疗问题。药物的合理使用是保证患者用药安全取得最佳治疗效果的基础。合理用药知识的教育可使患者掌握自身用药的作用、意义,积极配合治疗,同时减少患者在院外用药不当造成的风险,提高治疗的安全性。

5.有利于健康行为与行为训练的知识

健康行为是预防各种疾病、保障生命健康的基础。然而随着经济的发展,人们的生活方式发生了巨大的变化,使得健康行为渐渐被人们所忽视甚至远离,随之而来的是各种急慢性疾病的暴发。然而很多人包括患者对健康行为对疾病的影响并不了解或知之甚少,因此开展这方面的教育意义重大,它可切断疾病发生的根源,减少疾病的再发。

(二)健康教育常用的方法

1.一对一教育

一对一教育目前是临床中非常有效的一种教育手段。它可以根据患者实际需求进行"量身定制",目的性强,在征集患者存在健康问题的基础上,能够根据患者意愿确定优选问题并与患者共同制订教育计划、干预措施及目标,有的放矢解决患者存在的问题。

2.小组教育

小组教育是目前在临床中常用的一种教育模式,与一对一教育相比,既能节省教育者人力,同时又能覆盖较多的被教育者。在教育过程中可以对大家感兴趣的同一主题或内容进行讨论,达成共识并分享经验。

3.集体教育

常见的形式多为大课堂教育,它可覆盖更多更广的人群,有一定的声势,会产生较大的影响力。

4.同伴支持教育

同伴支持教育是近年来比较有影响力的一种教育模式,其特点是将有相似或相同病情或疾病经历的患者组织在一起,相互之间无等级,他们可将共同的疾病经历和感受进行分享,做到彼此聆听、自由讨论,进而产生共鸣。

由于健康教育所处的环境不同,面对的教育对象也各有差异,因此健康教育方法的选择也应因人而异、因地制宜。健康教育的方法也不是单一的,必要时可以评估患者具体情况和需求,将几种方法结合在一起使用,互相弥补、取长补短,使健康教育的效果达到最大化。

(郭圣洁)

第二章 护理理论

第一节 系统理论

系统论是研究系统的模式、性能、行为和规律的一门科学。它为人们认识各种系统的组成、结构、性能、行为和发展规律提供了一般方法论的指导。系统论的创始人是美籍奥地利理论生物学家和哲学家路德维格·贝塔朗菲。系统是由若干相互联系的基本要素构成的，它是具有确定的特性和功能的有机整体。世界上的具体系统是纷繁复杂的，必须按照一定的标准，将千差万别的系统分门别类，以便分析、研究和管理，如教育系统、医疗卫生系统、宇航系统、通信系统等。如果系统与外界或它所处的外部环境有物质、能量和信息的交流，那么这个系统就是一个开放系统，否则就是一个封闭系统。护理专业既是一个封闭的系统又是一个开放的系统。

一、系统论概述

系统概念中常见的关键名词有：开放系统与封闭系统；输入、输出及反馈；微观与宏观。所谓开放系统是指能与环境进行能量交换，可重建或破坏其原有组合，在过程中有输入和输出。在这种状态下，开放系统可以达到一种瞬间独立的状态，称之为稳定状态。因此人是一个开放系统，开放系统会对环境中的外来刺激做出反应，对于环境的侵入刺激，可产生组织上的改变。封闭系统是一个与环境没有任何物质、信息和能量交换之系统。人有时在行为表现上也有封闭系统的倾向。封闭系统是相对的、暂时的，绝对的封闭系统是不存在的。开放系统具有自我调控能力。

人们研究和认识系统的目的之一，就在于有效地控制和管理系统。控制论则为人们对系统的管理和控制提供了一般方法论的指导，它是数学、自动控制、电子技术、数理逻辑、生物科学等学科和技术相互渗透而形成的综合性科学。根据系统论的观点，护理的服务对象是人，是一个系统，由生理、心理、社会、精神、文化等部分组成，同时人又是自然和社会环境中的一部分。人的内部各系统之间，以及人与外部环境中各种系统间都相互作用和影响。

系统论对护理实践具有重要的指导作用，促进了整体护理思想的形成，是护理程序的理论框架，作为护理理论或模式发展的框架，为护理管理者提供理论依据。许多护理理论家应用系统论的观点发展了护理理论或模式,如纽曼(Neuman)的系统模式、罗伊(Roy)的适应模式等,这些理论模式又为护理实践提供了科学的理论指导,也为护理科研提供了理论框架和假设的理论依据。

医院护理管理系统是医院整体系统的一个子系统,与其他子系统(如医疗、行政、后勤等)和医院整体系统相互联系、相互作用和相互制约。因此,护理管理者在实施管理过程中应运用系统方法,调整各部门关系,不断优化系统结构,得到医院行政领导、医疗和后勤等部门的支持和配合,使之协调发展,高效运行,为病患提供高质量的护理服务。

罗杰斯在1970年根据人类学、社会学、天文学、宗教学、哲学、历史学等知识,提出了一个护理概念结构。由于人是护理的中心,其概念结构也就着眼于人,并且以一般系统理论为基础。她把人描述为一个协调的整体,人的生命过程是一个动态的过程,并且是一个持续的、有创新的、进化的、具有高度差异的和不断变换形态的过程,所以罗杰斯护理理论被称为生命过程模式。

护理程序是一个开放系统,构成系统的要素有患者、护士、其他医务人员及医疗设备、药物等。这些要素通过相互作用和与环境的相互作用,给予护理对象计划性、系统、全面整体的护理,使其恢复或增进健康。护理程序系统运行过程包括评估、诊断、计划、实施、评价5个步骤。其中护理评估是护理程序的首要环节,而且贯穿在护理活动的全过程。护理评估的科学性直接影响护士对病情的正确判断和护理措施的制订,全面正确的评估是保证高质量护理的先决条件,所以护理评估在护理工作中起到了灵魂的作用。在护理程序中的评估部分,应收集所有个人和环境的有关情况,由于我们的测量手段和收集资料的工具有限,因此所收集的资料常是孤立或局限的,但分析资料应能反映全面情况,所以需要补提问题和从收集的资料中寻求反应。在用生命过程模式理论评估患者时,可使用动态原则做指导以预测个体发展的性质与方向,这样可使护理工作促进人与环境间的融洽结合,加强人能量场的力量及整体性,改进人和环境场的形式以实现最佳健康状态。

罗杰斯生命过程模式的主要内容如下。

(一)四个主要概念

1.人

人是一个有组织、有独特形态的能量场,在与环境能量场不断地进行物质和能量的交换中,导致人与环境不断更换形态,因而增加了人的复杂性和创新性。人的行为包括生理、心理、社会、文化和精神等属性,并按不可分割的整体性反映整个人。

2.环境

环境包括个体外界存在的全部形态,是四维能量场,与人能量场一样具有各种形态和整体性,并且是一个开放系统。

3.健康

健康不是一种静止的状态,健康是形态的不断创新和复杂性的增加。健康和疾病都是有价值的,而且是不可分离的,是生命过程的连续表达方式。

4.护理

护理是一种艺术和科学,它直接服务于整体的人。帮助个体利用各种条件加强人与环境的关系,使人的整体性得到提高。维持健康、促进健康、预防与干预疾病以及康复都属护理的范畴。

(二)生命过程的四个基本特征

1.能量场

能量场是生命体和非生命体的基本单位,是对有生命的和无生命的环境因素的统一概念,具有变化的动态的内在能力,能量场是无界限的,又是不可分割的,并可延伸至无穷大。它分为人场和环境场。①人场:是统一整体的人,由整体所特有的形态和表现特征确定。②环境场:由形态确定,且与人场进行整合,每个环境场对于每个人场来说都是特定的。人场和环境场都在不断地、创新地变化,两者没有明确的界限。

2.开放性

人场和环境场之间处于持续的相互作用过程,两者之间有能量流动,没有界限,没有障碍能阻碍能量的流动。

3.形态

形态是一个能量场的突出特征,能量场之间的交换有一定的形态,是以"单波"的形式传播。这些形态不是固定的,而是随情景需要而变化。具体来说,形态通过能量场的行为、品质和特征来表现,不断形成新的形态的动态过程称为塑型,即不断创新的过程,使能量场持续表现出各种新的形态。在护理领域,护士的主要任务是进行健康塑型,即帮助患者在知情的情况下参与治疗和护理,促进统一体向健康的方向发展。

4.全方位性

能量场的交换是一个非线性范畴,不具备空间的或时间的属性,体现了能量场的统一性和无限性。

(三)生命过程的体内动态原则

1.整体性

整体性是指人场和环境场之间的持续的、共有的、同时进行的互动过程。由于人类与其环境的不可分离性,因此在生命过程中的系列变化就是他们互动中出现的持续修正。在两个统一体之间长期进行的相互作用和相互变化中,双方也同时进行着塑造。

2.共振性

共振性是对人场与环境场之间出现的变化性质而言,而人场与环境场的形态变化则是通过波动来传播。人的生命过程可以比作各种不同频率、有节奏的波组成的交响乐,人类对环境的体验是他们在和世界进行结合时的一种共振波。共振性是人场和环境场的特征,其波动形态表现为低频长波至高频短波的持续变化。

3.螺旋性

螺旋性指的是人场与环境场之间所发生变化的方向。此原则是说明人与环境变化的性质和方向是以不断创新和必然性为特征,是沿着时间—空间连续体呈螺旋式纵轴前进的。在人场与环境场之间进行互动时,人与环境的形态差别不断增加。但其节奏不会重复,如人的形态不会重复,而是以更复杂的形式再现。因而在生命过程中出现的系列变化就成为不断进行重新定型、逐渐趋向复杂化的一个单向性现象,并对达到目的有一定必然性的过程。总之,体内动态原则是从整体来看人的一种方法。整体性体现了人场和环境场发生相互作用的可能性;共振性是指它们发生了相互作用;而螺旋性是相互作用的结果和表现形式。

二、系统论在护理实践中的应用

罗杰斯认为,个体与环境不断地互相交换物质、信息和能量,环境是指个体以外的所有因素,两者之间经常交换使双方都具有开放系统的特点。在应用生命过程模式理论对患者进行护理评估时,所收集的资料应体现体内动态原则,主要是了解在不同实践阶段,环境是如何影响人的行为形态的。护理评估是对整体的人,而不是对某一部分情况的评估,是对个人的健康与潜在健康问题的评估,而不是对疾病过程的评估。

（高　欣）

第二节　自　理　理　论

奥瑞姆是美国著名的护理理论学家之一。她在长期的临床护理、教育和护理管理以及研究中,形成和完善了自理模式,强调护理的最终目标是恢复和增强人的自护能力,对护理实践有着重要的指导作用。

一、自理理论概述

奥瑞姆的自理模式主要包括自理理论、自理缺陷理论和护理系统理论。

(一)自理理论

每个人都有自理需要,而且因不同的健康状况和生长发育的阶段而不同。自理理论包括自我护理、自理能力、自理的主体、治疗性自理需要和自理需要等五个主要概念。

(1)自我护理是个体为维持自身的结构完整和功能正常,维持正常的生长发育过程,所采取的一系列自发的调节行为。人的自我护理活动是连续的、有意义的。完成自我护理活动需要智慧、经验和他人的指导与帮助。正常成人一般可以进行自我护理活动,但是婴幼儿和那些不能完全自我护理的成人则需要不同程度的帮助。

(2)自理能力是指人进行自我护理活动的能力,也就是从事自我照顾的能力。自理能力是人为了维护和促进健康及身心发展进行自理的能力,是一个趋于成熟或已成熟的人的综合能力。人为了维持其整体功能正常,根据生长发育的特点和健康状况,确定并详细叙述自理需要,进行相应的自理行为,满足其特殊需要,比如人有预防疾病和避免损伤的需要,在患病或受损伤后,有减轻疾病或损伤对身心损害的需要。奥瑞姆认为自理能力包括 10 个主要方面:①重视和警惕危害因素的能力:关注身心健康,关注健康危害的因素,建立自理的生活方式。②控制和利用体能的能力:人往往有足够的能力进行工作和日常生活,但疾病会不同程度地降低此能力,患病时人会感到乏力,无足够的能量进行肢体活动。③控制体位的能力:当感到不适时,有改变体位或减轻不适的能力。④认识疾病和预防复发的能力:患者知道引发疾病的原因、过程、治疗方法以及预后,有能力采取与疾病康复和预防复发相关的自理行为,如改善或调整原有的生活方式,避免诱发因素、遵医嘱服药等。⑤动机:是指对疾病的态度。若积极对待疾病,患者有避免各种危险因素的意向或对恢复工作回归社会有信心等。⑥对健康问题的判断能力:当身体健康出现问题时,能做出决定,及时就医。⑦学习和运用与疾病治疗和康复相关的知识和技能的能力。

⑧与医护人员有效沟通,配合各项治疗和护理的能力。⑨安排自我照顾行为的能力,能解释自理活动的内容和益处,并合理安排自理活动。⑩从个人、家庭和社会各方面寻求支持和帮助的能力。

(3)自理的主体:是指完成自我护理活动的人。在正常情况下,成人的自理主体是本身,但是儿童、患者或残疾人等的自理主体部分是自己,部分为健康服务者或是健康照顾者,如护士等。

(4)治疗性自理需要:指在特定时间内,以有效的方式进行一系列相关行为以满足自理需要,包括一般生长发育的和健康不佳时的自理需要。

(5)自理需要:为了满足自理需要而采取的所有活动,包括一般的自理需要,成长发展的自理需要和健康不佳的自理需要。

一般的自理需求:与生命过程和维持人体结构和功能的整体性相关联的需求:①摄取足够的空气、水和食物;②提供与排泄有关的照料;③维持活动与休息的平衡;④维持孤独及社会交往的平衡;⑤避免对生命和健康有害的因素;⑥按正常规律发展。

发展的自理需求:与人的成长发展相关的需求。不同的发展时期有不同的需求;有预防和处理在成长过程中遇到不利情况的需求。

健康不佳时的自理需求:个体在身体结构和功能、行为和日常生活习惯发生变化时出现的自理需求。包括:①及时得到治疗;②发现和照顾疾病造成的影响;③有效地执行诊断、治疗和康复方法;④发现和照顾因医护措施引起的不适和不良反应;⑤接受并适应患病的事实;⑥学习新的生活方式。

(6)基本条件因素:反映个体特征及生活状况的一些因素包括年龄、健康状况、发展水平、社会文化背景、健康照顾系统、家庭、生活方式、环境和资源等。

(二)自理缺陷理论

自理缺陷是奥瑞姆理论的核心,是指人在满足其自理需要方面,在质或量上出现不足。当自理需要小于或等于自理主体的自理能力时,人就能进行自理活动。当自理主体的自理能力小于自理需要时,就会出现自理缺陷。这种现象可以是现存的,也可以是潜在的。自理缺陷包括两种情况:当自理能力无法全部满足治疗性自理需求时,即出现自理缺陷;另一种是照顾者的自理能力无法满足被照顾者的自理需要。自理缺陷是护理工作的重心,护理人员应与患者及其家属进行有效沟通,保持良好的护患关系,以确定如何帮助患者,与其他医疗保健专业人士和社会教育性服务机构配合,形成一个帮助性整体,为患者及其家属提供直接帮助。

(三)护理系统理论

护理系统是在人出现自理缺陷时护理活动的体现,是依据患者的自理需要和自理主体的自理能力制订的。

护理力量是受过专业教育或培训的护士所具有的护理能力,即了解患者的自理需求及自理力量,并做出行动、帮助患者,通过执行或提高患者的自理力量来满足治疗性自理需求。

护理系统也是护士在护理实践中产生的动态的行为系统,奥瑞姆将其分为三个系统,即全补偿护理系统、部分补偿护理系统、辅助-教育系统。各护理系统的适用范围、护士和患者在各系统中所承担的职责如下所述。

1.全补偿护理系统

患者没有能力进行自理活动;患者神志和体力上均没有能力;神志清楚,知道自己的自理需求,但体力上不能完成;体力上具备,但存在精神障碍,无法对自己的自理需求做出判断和决定,这些患者需要护理给予全面的帮助。

2.部分补偿护理系统

满足治疗性自理需求,既需要护士提供护理照顾,也需要患者采取自理行动。

3.辅助-教育系统

患者能够完成自理活动,同时也要求其完成;需要学习才能完成自理,没有帮助就不能完成。护士通过对患者提供教育、支持、指导,提高患者的自理能力。

这三个系统类似于我国临床护理中一直沿用至今的分级护理制度,即特级和一级护理、二级护理和三级护理。

奥瑞姆理论的特征:理论结构比较完善而有新意;相对简单而且易于推广;与其他已被证实的理论、法律和原则是一致的;强调了护理的艺术性以及护士应具有的素质和技术。

二、自理理论在护理实践中的应用

奥瑞姆的自理理论被广泛应用于护理实践中,她将自理理论与护理程序有机地联系在一起,通过设计好的评估方法和工具评估患者的自理能力及自理缺陷,以帮助患者更好地达到自理。她将护理程序分为以下三步。

(一)评估患者的自理能力和自理需要

在这一步中,护士可以通过收集资料来确定病种存在哪些自理缺陷以及引起自理缺陷的原因,评估患者的自理能力与自理需要,从而确定患者是否需要护理帮助。

1.收集资料

护士收集的资料包括患者的健康状况,患者对自身健康的认识,医师对患者健康的意见,患者的自理能力,患者的自理需要等。

2.分析与判断

在收集自理能力资料的基础上,确定以下问题:①患者的治疗性自理需要是什么;②患者在满足自身治疗性自理需要方面存在哪些缺陷;③如果有缺陷,由什么原因引起;④患者在完成自理活动时具备的能力有哪些;⑤在未来一段时间内,患者参与自理时具备哪些潜在能力,如何制定护理目标。

(二)设计合适的护理系统

根据患者的自理需要和能力,在完全补偿系统、部分补偿系统和辅助-教育系统中选择一个合适的护理系统,并依据患者智力性自理需求的内容制订详细的护理计划,给患者提供生理和心理支持及适合于个人发展的环境,明确护士和患者的角色功能,以达到促进健康、恢复健康、提高自理能力的目的。

(三)实施护理措施

根据护理计划实施适当的护理措施,帮助和协调患者恢复和提高自理能力,满足患者的自理需要。

(高　欣)

第三节 适 应 理 论

卡利斯塔·罗伊是美国护理理论家,她提出了适应模式。罗伊对适应模式的研究始于1964 年,她分析并创造性地运用了一般系统理论、行为系统模式、适应理论、压力与应激理论、压力与应对模式以及人类基本需要理论的有关理论观点,从而构建了罗伊适应模式。

一、适应理论概述

(一)罗伊适应模式的假设

该理论主要源于系统论、整体论、人性论和 Helson 适应理论的哲学观点:人是具有生物、心理和社会属性的有机整体,是一个适应系统。在系统与环境间存在着持续的信息、物质与能量的交换;人与环境间的互动可以引起自身内在或者外部的变化,而人在这变化环境中必须保持完整性,因此每个人都需要适应。

(二)罗伊适应模式的主要概念

1.刺激

刺激是来自外界环境或人体内部的可以引起反应的一个信息、物质或能量单位。

(1)主要刺激:指当时面对的需要立即适应的刺激,通常是影响人的一些最大的变化。

(2)相关刺激:所有内在的或外部的对当时情境有影响的刺激,这些刺激是可观察到的、可测量的,或是由本人主动诉说的。

(3)固有刺激:原有的,构成本人特征的刺激,这些刺激与当时的情境有一定关联,但不易观察到及客观测量到。如:某患者因在室外高温下工作引起心肌缺氧,出现胸疼。其中主要刺激:心肌缺氧;相关刺激:高温、疼痛感、患者的年龄、体重、血糖水平和冠状动脉的耐受程度等;固有刺激:吸烟史和与其职业有关的刺激。

2.适应水平

人对刺激以正常的努力进行适应性反应的范围。每个人的反应范围都是不同的,受个人应对机制的影响而不断变化。

(三)罗伊的适应模式

罗伊的适应模式是以人是一个整体性适应系统的理论观点为理论构架的。应用应对机制来说明人作为一个适应系统面临刺激时的内在控制过程。适应系统的内在控制过程,也就是应对机制,包括生理调节和心理调节。①生理调节:是遗传的,机体通过神经-化学物质-内分泌途径进行应答。②心理调节:是后天习得的,机体通过感觉、加工、学习、判断和情感等复杂的过程进行应答。

生理调节和心理调节作用于效应器即生理功能、自我概念、角色功能以及相互依赖,形成四种相应的适应方式。①生理功能:氧合功能、营养、排泄、活动与休息、皮肤完整性、感觉、体液、电解质与酸碱平衡、神经与内分泌功能等。②自我概念:个人在特定时间内对自己的看法与感觉,包括躯体自我与个人自我两部分。③角色功能方面:描述个人在社会中所承担角色的履行情况,分为三级,一级角色与机体的生长发育有关;二级角色来源于一级角色;三级角色由二级角色衍生出来。④相互依赖:陈述个人与其重要关系人及社会支持系统间的相互关系。

罗伊认为护理是一门应用性学科,她通过促进人与环境的互动来增进个体或人群的整体性适应。强调护理的目标是:①促进适应性反应。即应用护理程序促进人在生理功能、自我概念、角色功能及相互依赖这四个方面对健康有利的反应。②减少无效性反应:护理活动是以健康为目标,对作用于人的各种刺激加以控制以促进适应反应;扩展个体的适应范围,使个人能耐受较大范围的刺激。罗伊对健康的认识为处于和成为一个完整的和全面的人的状态和过程。人的完整性则表现为有能力达到生存、成长、繁衍、主宰和自我实现;健康也是人的功能处于对刺激的持续适应状态,健康是适应的一种反映。罗伊认为环境是围绕着和作用于人的和群体的发展和行为的所有情况、事实和影响。环境主要是来自人内部和环绕于人周围的一些刺激;环境中包含主要刺激、相关刺激和固有刺激。

二、罗伊适应模式在护理中的应用

罗伊的适应模式是目前各国护理工作者广泛运用的护理学说。它从整体观点出发,着重探讨了人作为一个适应系统面对环境中各种刺激的适应层面与适应过程。为增进有效适应护理,应不失时机地对个体的适应问题以及引起问题产生的刺激因素加以判断和干预,从而促进人在生理功能、自我概念、角色功能与社会关系方面的整体性适应,提高健康水平。

适应模式一经提出便博得护理界广为关注和极大兴趣,广泛应用于护理教育、研究和临床护理中。在护理教育中,先后被多个国家用作护理本科课程、高级文凭课程的课程设置理论框架。应用该模式为框架课程设置模式有三个优点:使学生明确护理的目的就是要促进和改善不同健康或疾病状态下的人在生理功能、自我概念、角色功能和相互依赖四个方面的适应能力与适应方法;体现了有别于医学的护理学课程特色,便于分析护理学课程与医学课程的区别与联系;有利于学生验证理论和发展对理论价值的分析和洞悉能力。

在科研方面,适应模式被用于多个护理定性和定量研究的理论框架,例如,患者及其家属对急慢性疾病适应水平及适应方式的描述性研究,吸毒妇女在寻求帮助方面的适应性反应,手术患者家属的需求,丧偶的适应过程研究等。

在临床护理实践中,适应模式在国外已用于多种急、慢性患者的护理,包括哮喘、慢性阻塞性肺部疾病、心肌梗死、肝病、肾病、癌症等,同时此模式也用于指导康复护理,家庭和社区护理。近年来,在我国也有相关的文献报道,应用适应模式对乳腺癌患者进行护理等。

根据适应模式,罗伊将护理的工作方法分为六个步骤:一级评估、二级评估、护理诊断、制定目标、干预和评价。

(一)一级评估

一级评估是指收集与生理功能、自我概念、角色功能和相互依赖四个方面有关的行为,又称为评估。通过一级评估,护士可以确定患者的行为是适应性反应还是无效性反应。

(二)二级评估

二级评估是对影响患者行为的三种刺激因素的评估,具体内容包括以下几点。

1.主要刺激

主要刺激是对当时引起反应的主要原因的评估。

2.相关刺激

相关刺激包括吸烟、药物、饮酒、生理功能、自我概念、角色功能、相互依赖、应对机制及方式、生理及心理压力、社交方式、文化背景及种族、信仰、社会文化经济环境、物理环境、家庭结构及功能等。

3.固有刺激

固有刺激包括遗传、性别、信仰、态度、生长发育的阶段、特性及社会文化方面的其他因素。通过二级评估,可以帮助护士明确引发患者无效性反应的原因。

(三)护理诊断

护理诊断是对个体适应状态的陈述或诊断,护士通过一级和二级评估,可明确患者的无效反应及其原因,进而推断出护理问题或护理诊断。

(四)制定目标

目标是对患者经过护理干预后达到的行为结果的陈述,包括短期目标和长期目标,制定目标时护士应注意一定以患者的行为反应为中心,尽可能与患者及其家属共同制定并尊重患者的选择,且制定可观察、可测量和可达到的目标。

(五)护理干预

干预是护理措施的制订和落实,罗伊认为护理干预可以通过控制或改变各种作用于适应系统的刺激,使其全部作用于个体适应范围内。控制刺激的方式有消除刺激、增强刺激、减弱刺激或改变刺激,干预也可着重于提高个体的应对能力,扩大适应的范围,尽量使全部刺激作用于适应范围以内,以促进适应性反应。

(六)护理评价

在此过程中,护士应将干预后患者的行为改变与目标行为相比较,判断既定的护理目标是否达到,衡量其中差异,找出未达到的原因,根据评价结果再调整,并进一步计划和采取措施。

(高　欣)

第四节　健康系统理论

贝蒂·纽曼1970年提出了健康系统模式,后经两年的完善,于1972年在《护理研究》杂志上发表了《纽曼健康系统模式》一文。经过多次修改,于1988年再版的《纽曼系统模式在护理教育与实践中的应用》中完善地阐述了纽曼的护理观点,并被广泛地应用于临床护理及社区护理实践中。

一、健康系统理论概述

纽曼健康系统模式主要以格式塔特心理学为基础,并应用了贝塔朗菲的系统理论、席尔压力与适应理论及凯普兰三级预防理论,主要概念如下。

(一)个体

个体是指个体的人,也可为家庭、群体或社区。是与环境持续互动的开放系统,亦称为服务对象系统。

1.正常防御线

正常防御线是指每个个体经过一定时间逐渐形成的对外界反应的正常范围,即通常的健康/稳定状态。是由生理的、心理的、社会文化的、发展的、精神的技能所组成,用来对付应激原的。这条防御线是动态的,与个体随时需要保持稳定有关。一旦压力源入侵正常防线,个体发生压力反应,表现为稳定性减低和产生疾病。

2.抵抗线

抵抗线是防御应激原的一些内部因素,其功能是使个体稳定并恢复到健康状态(正常防御线),可保护基本结构,当环境中的应激原侵入或破坏正常防御线时,抵抗线被激活,例如免疫机制,如果抵抗线的作用(反应)是有效的,系统可以重建;但如果抵抗线的作用(反应)是无效的,其结果是能量耗尽,系统灭亡。

3.弹性防御线

弹性防御线为外层的虚线,也是动态的,能在短期内迅速发生变化。当环境施加压力时,它是正常防御线的缓冲剂,而当环境给以支持并有助于成长和发展时,它是正常防御线的过滤器。其功能会因一些变化如失眠、营养不良或其他日常生活变化而降低。

当这个防御线的弹性作用不能再保护个体对抗应激原时,应激原就会破坏正常防御线而导致疾病。当弹性防御线与正常防御线之间的距离增加,表明系统保障程度增强。

以上三种防御机制,既有先天赋予的,又有后天习得的,抵抗效能取决于心理、生理、社会文化、生长发育、精神等五个变量的相互作用。三条防御线的相互关系是:弹性防御线保护正常防御线,抵抗线保护基本结构。当个体遇到压力源时,弹性防御线首先激活以防止压力源入侵。若弹性防御线抵抗不消,压力源侵入正常防御线,人体发生反应,出现症状。此时,抵抗线被激活。当抵抗有效,个体又恢复到正常防御线未遭受入侵时的健康状态。

(二)应激原

纽曼将应激原定义为能够产生紧张及潜在地引起系统失衡的刺激。系统需要应对一个或多个刺激。纽曼系统模式中强调的是确定应激原的类型、本质和强度。

1.个体外的

指发生在个体以外的力量。如失业,是受同事是否接受(社会文化力量)、个人对失业的感受(心理的)以及完成工作的能力(生理的、发展的、心理的)所影响。

2.个体间的

指发生在一个或多个个体之间的力量。如夫妻关系,常受不同地区和时代(社会文化)、双方的年龄和发展水平(生理和发展的)和对夫妻的角色感觉和期望(心理的)所影响。

3.个体内的

指发生在个体内部的力量。如生气,是一种个体内部力量,其表达方式是受年龄(发展的)、体力(生理的)、同伴们的接受情况(社会文化的)以及既往应对生气的经历(心理的)所影响。应激原可以对此个体有害,但对另一个体无害。因而仔细评估应激原的数量、强度、相持时间的长度以及对该系统的意义和既往的应对能力等,对护理干预是非常重要的。

(三)反应

纽曼认为保健人员应根据个体对应激原反应情况进行以下不同的干预。

1.初级预防

初级预防是指在只有怀疑有或已确定有应激原而尚未发生反应的情况下就开始进行的干预。初级预防的目的是预防应激原侵入正常防御线或通过减少与应激原相遇的可能性和增强防御线来降低反应的程度。如减轻空气污染、预防免疫注射等。

2.二级预防

如果反应已发生,干预就从二级预防开始。主要是早期发现病例、早期治疗症状以增强内部抵抗线来减少反应。如进行各种治疗和护理。

3.三级预防

三级预防是指在上述治疗计划后,已出现重建和相当程度的稳定时进行的干预。其目的是通过增强抵抗线维持其适应性以防止复发。如进行患者教育、提供康复条件等。

二、纽曼系统模式在护理中的应用

纽曼系统模式自正式发表以来得到了护理学术界的一致认同,已被广泛用于护理教育、科研和临床护理实践中。

纽曼系统模式的整体观、三级预防概念以及于个人、家庭、群体、社区护理的广泛适应性,为中专、大专、本科、硕士等不同层次护理专业学生的培养提供了有效的概念框架。除了用于课程设置,此系统模式还可作为理论框架设计护理评估、干预措施和评价工具供学生在临床实习中使用,且具有可操作性。

在护理科研方面,纽曼系统模式既已用于指导对相关护理现象的定性研究,又已作为对不同服务对象预防性干预效果的定量研究的理论框架,而此方面报道最多的是应用纽曼系统模式改善面对特定生理、心理、社会、环境性压力源患者的护理效果研究。

在临床护理实践方面,大量文献报道,纽曼系统模式可用于从新生儿到老年处于不同生长发育阶段人的护理。它不仅在精神科使用,也在内外科、重症监护室、急诊、康复病房、老年护理院等使用。纽曼系统模式已被用于对多种患者的护理,如慢性阻塞性肺病、多发性硬化、高血压、肾脏疾病、癌症、急慢性脊髓损伤、矫形整容手术等患者,甚至也用于对艾滋病和一些病情非常危重复杂,如多器官衰竭、心肌梗死患者。

（高　欣）

第三章 临床护理技术

第一节 皮 下 注 射

一、目的

(1)注入小剂量药物,用于不宜口服给药而需在一定时间内发生药效时。

(2)预防接种。

(3)局部供药,如局部麻醉用药。

二、评估

(一)评估患者

(1)双人核对医嘱。

(2)核对患者床号、姓名、住院号和腕带(请患者自己说出床号和姓名)。

(3)评估患者病情、意识状态、配合能力、用药史、药物过敏史、不良反应史等。

(4)向患者解释操作目的和过程,取得患者配合。

(5)查看注射部位皮肤情况(皮肤颜色,有无皮疹、感染)。

(6)协助患者取舒适坐位或卧位。

(二)评估环境

安静整洁,宽敞明亮,必要时遮挡。

三、操作前准备

(一)人员准备

仪表整洁,符合要求。洗手,戴口罩。

(二)按医嘱配制药液

(1)操作台上放置注射盘、纸巾、无菌治疗巾、无菌镊子、2 mL注射器、医嘱用药液、安尔碘、75%乙醇、无菌棉签。

(2)双人核对药液标签、药名、浓度、剂量、有效期、给药途径。

(3)检查瓶口有无松动、瓶身有无破裂、药液有无混浊、沉淀、絮状物和变质。

(4)检查注射器、安尔碘、75%乙醇、无菌棉签等,包装无破裂,在有效期内。

(5)按正规操作抽吸药液,并贴好标识,置于无菌盘内。

(6)再次核对药液,记录时间并签名。

(三)物品准备

治疗车上层放置无菌盘(内置抽吸好的药液)、治疗盘(安尔碘、75%乙醇)、注射单、快速手消毒剂,以上物品符合要求,均在有效期内。治疗车下层放置生活垃圾桶、医疗废物桶、锐器盒。

四、操作程序

(1)携用物推车至患者床旁,核对床号、姓名、住院号和腕带(请患者自己说出床号和姓名)。

(2)根据注射目的选择注射部位(上臂三角肌下缘、两侧腹壁、后背、股前侧和外侧等)。

(3)常规消毒皮肤,待干。

(4)二次核对患者床号、姓名和药名。

(5)排尽空气;取干棉签夹于左手示指与中指之间。

(6)一手绷紧皮肤,另一手持注射器,示指固定针栓,针头斜面向上,与皮肤呈30°~40°(过瘦患者可捏起注射部位皮肤,并减小穿刺角度)快速刺入皮下,深度为针梗的1/2~2/3;松开绷紧皮肤的手,抽动活塞,如无回血,缓慢推注药液。

(7)注射毕用无菌干棉签轻压针刺处,快速拔针后按压片刻。

(8)再次核对患者床号、姓名和药名,注射器按要求放置。

(9)协助患者取舒适体位,整理床单位,并告知患者注意事项。

(10)快速手消毒剂消毒双手,记录时间并签名。

(11)推车回治疗室,按医疗废物处理原则处理用物。

(12)洗手,根据病情书写护理记录单。

五、注意事项

(1)遵医嘱和药品说明书使用药品。

(2)长期注射者应注意更换注射部位。

(3)注射中、注射后观察患者不良反应和用药效果。

(4)注射<1 mL 药液时须使用1 mL 注射器,以保证注入药液剂量准确无误。

(5)持针时,右手示指固定针栓,但不可接触针梗,以免污染。

(6)针头刺入角度不宜超过45°,以免刺入肌层。

(7)尽量避免应用对皮肤有刺激作用的药物作皮下注射。

(8)若注射胰岛素时,需告知患者进食时间。

(王凌志)

第二节 肌内注射

一、目的

注入药物,用于不宜或不能口服或静脉注射,且要求比皮下注射更快发生疗效时。

二、评估

(一)评估患者

(1)双人核对医嘱。

(2)核对患者床号、姓名、住院号和腕带(请患者自己说出床号和姓名)。

(3)评估患者病情、治疗情况、意识状态、用药史、药物过敏史、不良反应史、肢体活动能力和合作程度。

(4)向患者解释操作目的和过程,取得患者配合。

(5)查看注射部位皮肤情况(皮肤颜色,有无皮疹、感染和皮肤划痕阳性)。

(6)协助患者取舒适坐位或卧位。

(二)评估环境

安静整洁,宽敞明亮,必要时遮挡。

三、操作前准备

(一)人员准备

仪表整洁,符合要求。洗手,戴口罩。

(二)按医嘱配制药液

(1)操作台:注射盘、无菌盘、2 mL注射器、5 mL注射器、医嘱所用药液、安尔碘、无菌棉签。如注射用药为油剂或混悬液,需备较粗针头。

(2)双人核对药物标签、药名、浓度、剂量、有效期、给药途径。

(3)检查瓶口有无松动、瓶身有无破裂、药液有无混浊、变质。

(4)检查无菌注射器、安尔碘、无菌棉签等,包装无破裂,在有效期内。

(5)按正规操作抽吸药液,并贴好标识,置于无菌盘内。

(6)再次核对药液,记录时间并签名。

(三)物品准备

治疗车上层放置无菌盘(内置抽吸好药液)、安尔碘、注射单、无菌棉签、快速手消毒剂,以上物品符合要求,均在有效期内。治疗车下层放置生活垃圾桶、医疗废物桶、锐器盒。

四、操作程序

(1)携用物推车至患者床旁,核对床号、姓名、住院号和腕带(请患者自己说出床号和姓名)。

(2)协助患者取舒适体位,暴露注射部位,注意保暖,保护患者隐私,必要时可遮挡。

（3）选择注射部位（臀大肌、臀中肌、臀小肌、股外侧和上臂三角肌）。

（4）常规消毒皮肤，待干。

（5）再次核对患者床号、姓名和药名。

（6）拿取药液并排尽空气，取干棉签，夹于左手示指与中指之间，以一手拇指和示指绷紧局部皮肤，另一手持注射器，中指固定针栓，将针头迅速垂直刺入，深度约为针梗的 2/3。

（7）松开紧绷皮肤的手，抽动活塞。如无回血，缓慢注入药液，同时观察反应。

（8）注射毕，用无菌干棉签轻按进针处，快速拔针，按压片刻。

（9）再次核对患者床号、姓名和药名。

（10）协助患者取舒适体位，整理床单位，注射后观察用药反应。

（11）快速手消毒剂消毒双手，记录时间并签名。

（12）推车回治疗室，按医疗废物处理原则处理用物。

（13）洗手，根据病情书写护理记录单。

五、常用肌内注射定位方法

(一)臀大肌肌内注射定位法
注射时应避免损伤坐骨神经。

1.十字法

从臀裂顶点向左或右侧画一水平线，然后从髂嵴最高点作一垂线，将一侧臀部划分为 4 个象限，其外上象限并避开内角为注射区。

2.连线法

从髂前上棘至尾骨作一连线，其外 1/3 处为注射部位。

(二)臀中肌、臀小肌肌内注射定位法
（1）以示指尖和中指尖分别置于髂前上棘和髂嵴下缘处，在髂嵴、示指、中指之间构成一个三角形区域，示指与中指构成的内角为注射部位。

（2）髂前上棘外侧三横指处（以患者手指的宽度为标准）。

(三)股外侧肌肌内注射定位法
在股中段外侧，一般成人可取髋关节下 10 cm 至膝关节的范围。此处大血管、神经干很少通过，且注射范围广，可供多次注射，尤适用于 2 岁以下的幼儿。

(四)上臂三角肌肌内注射定位法
取上臂外侧，肩峰下 2～3 横指处。此处肌肉较薄，只可做小剂量注射。

(五)体位准备
1.卧位

臀部肌内注射时，为使局部肌肉放松，减轻疼痛与不适，可采用以下姿势。

（1）侧卧位：上腿伸直，放松，下腿稍弯曲。

（2）俯卧位：足尖相对，足跟分开，头偏向一侧。

（3）仰卧位：常用于危重和不能翻身的患者，采用臀中肌、臀小肌肌内注射法较为方便。

2.坐位

为门诊患者接受注射时常用体位。可供上臂三角肌或臀部肌内注射时采用。

六、注意事项

(1)遵医嘱和药品说明书使用药品。

(2)药液要现用现配,在有效期内,剂量要准确。选择两种药物同时注射时,应注意配伍禁忌。

(3)注射时应做到"两快一慢"(进针、拔针快,推注药液慢)。

(4)选择合适的注射部位,避免刺伤神经和血管,无回血时方可注射。

(5)注射时切勿将针梗全部刺入,以防针梗从根部衔接处折断。若针头折断,应先稳定患者情绪,并嘱患者保持原位不动,固定局部组织,以防断针移位,同时尽快用无菌血管钳夹住断端取出;如断端全部埋入肌肉,应速请外科医师处理。

(6)对需长期注射者,应交替更换注射部位,并选择细长针头,以避免或减少硬结的发生。如因长期多次注射出现局部硬结时,可采用热敷、理疗等方法予以处理。

(7)2岁以下婴幼儿不宜选用臀大肌内注射,因其臀大肌尚未发育好,注射时有损伤坐骨神经的危险,最好选择臀中肌和臀小肌肌内注射。

(刘海燕)

第三节 静 脉 注 射

一、目的

(1)所选用药物不宜口服、皮下、肌内注射,又需迅速发挥药效时。

(2)注入药物做某些诊断性检查,如对肝、肾、胆囊等造影时需静脉注入造影剂。

二、评估

(一)评估患者

(1)双人核对医嘱。

(2)核对患者床号、姓名、住院号和腕带(请患者自己说出床号和姓名)。

(3)了解患者病情、意识状态、配合能力、药物过敏史、用药史。

(4)评估患者穿刺部位的皮肤状况、肢体活动能力、静脉充盈度和管壁弹性。选择适合静脉注射的部位,评估药物对血管的影响程度。

(5)向患者解释静脉注射的目的和方法,告知所注射药物的名称,取得患者配合。

(二)评估环境

安静整洁,宽敞明亮。

三、操作前准备

(一)人员准备

仪表整洁,符合要求。洗手,戴口罩。

(二)物品准备

1.操作台

治疗单、静脉注射所用药物、注射器。

2.按要求检查所需用物,符合要求方可使用

(1)双人核对药物名称、浓度、剂量、有效期、给药途径。

(2)检查药物的质量、标签,液体有无沉淀和变色,有无渗漏、混浊和破损。

(3)检查注射器和无菌棉签的有效期、包装是否紧密无漏气,安尔碘是否在有效期内。

3.配制药液

(1)安尔碘棉签消毒药物瓶口,掰开安瓿,瓶帽弃于锐器盒内。

(2)打开注射器,将外包装袋置于生活垃圾桶内,固定针头,回抽针栓,检查注射器,取下针帽置于生活垃圾桶内,抽取安瓿内药液,排气,置于无菌盘内。在注射器上贴上患者床号、姓名、药物名称、用药方法的标签。

(3)再次核对空安瓿和药物的名称、浓度、剂量、用药方法和时间。

4.备用物品

治疗车上层治疗盘内放置备用注射器一支、安尔碘、无菌棉签,无菌盘内放置配好的药液、垫巾。以上物品符合要求,均在有效期内。治疗车下层放置生活垃圾桶、医疗废物桶、锐器盒,含有效氯 250 mg/L 消毒液桶。

四、操作程序

(1)携用物推车至患者床旁,核对床号、姓名、住院号和腕带(请患者自己说出床号和姓名)。

(2)向患者说明静脉注射的方法、配合要点、注射药物的作用和不良反应。

(3)协助患者取舒适体位,充分暴露穿刺部位,放垫巾于穿刺部位下方。

(4)在穿刺部位上方 5~6 cm 处扎压脉带,末端向上,以防污染无菌区。

(5)安尔碘棉签消毒穿刺部位皮肤,以穿刺点为中心向外螺旋式旋转擦拭,直径>5 cm。

(6)再次核对患者床号、姓名和药名。

(7)嘱患者握拳,使静脉充盈,左手拇指固定静脉下端皮肤,右手持注射器与皮肤呈 15°~30°自静脉上方或侧方刺入,见回血可再沿静脉进针少许。

(8)保留静脉通路者安尔碘棉签消毒静脉注射部位三通接口,以接口处为中心向外螺旋式旋转擦拭。

(9)静脉注射过程中,观察局部组织有无肿胀,严防药液渗漏,如出现渗漏立即拔出针头,按压局部,另行穿刺。

(10)拔针后,指导患者按压穿刺点 3 分钟,勿揉,凝血功能差的患者适当延长按压时间。

(11)再次核对患者床号、姓名和药名。

(12)将压脉带与输液垫巾对折取出,输液垫巾置于生活垃圾桶内,压脉带放于含有效氯 250 mg/L 消毒液桶中。整理患者衣物和床单位,观察有无不良反应,并向患者讲明注射后注意事项。快速手消毒剂消毒双手,推车回治疗室,按医疗废物处理原则整理用物。

(13)洗手,在治疗单上签名并记录时间。按护理级别书写护理记录单。

五、注意事项

(1)严格执行查对制度,需双人核对医嘱。

(2)严格遵守无菌操作原则。

(3)了解注射目的、药物对血管的影响程度、给药途径、给药时间和药物过敏史。

(4)选择粗直、弹性好、易固定的静脉,避开关节和静脉瓣。常用的穿刺静脉为肘部浅静脉:贵要静脉、肘正中静脉、头静脉。小儿多采用头皮静脉。

(5)根据患者年龄、病情和药物性质掌握注入药物的速度,并随时听取患者主诉,观察病情变化。必要时使用微量注射泵。

(6)对需要长期注射者,应有计划地由小到大、由远心端到近心端选择静脉。

(7)根据药物特性和患者肝肾或心脏功能,采用合适的注射速度。随时听取患者主诉,观察体征和其病情变化。

(刘海燕)

第四节　静　脉　输　液

一、准备

(1)仪表:着装整洁,佩戴胸牌,洗手、戴口罩。

(2)用物:注射盘内放干棉球缸、一次性输液器、网套、止血带、橡皮小枕及一次性垫巾、弯盘、0.75%碘酊、棉签、胶布、启盖器、药液瓶外贴输液标签(上写患者姓名、床号、输液药品、剂量、用法、日期、时间、输液架)。

二、操作步骤

(1)根据医嘱备齐用物,携至床旁查对床号、姓名、剂量、用法、时间、药液瓶和面貌,并摇动药瓶对光检查。

(2)做好解释工作,询问大小便,备胶布。

(3)开启铝盖中心部分(如备物时加完药可省去)套网套,消毒瓶塞中心及瓶颈,挂于输液架上,检查输液器并打开,插入瓶塞至针头根部。

(4)排气,排液 3～5 mL 至弯盘内。

(5)选择血管、置小枕及垫巾,扎止血带、消毒皮肤,待干。

(6)再次查对床号、姓名、剂量、用法、时间、药液瓶和面貌。

(7)再次检查空气是否排尽,夹紧,穿刺时左手绷紧皮肤并用拇指固定静脉,见回血,松止血带及螺旋夹。

(8)胶布固定,干棉球遮盖针眼,调节滴速,开始 15 分钟应慢,无异常调至正常速度。

(9)交代注意事项,整理床单位及用物。

(10)爱护体贴患者,协助至舒适体位。

(11)洗手、消毒用物。

三、临床应用

(一)静脉输液注意事项

(1)严格执行无菌操作和查对制度。

(2)根据病情需要,有计划地安排轮流顺序,如需加入药物,应合理安排,以尽快达到输液目的,注意配伍禁忌。

(3)需长期输液者,要注意保护和合理使用静脉,一般从远端小静脉开始。

(4)输液前应排尽输液管及针头内空气,药液滴尽前要按需及时更换溶液瓶或拔针,严防造成空气栓塞。

(5)输液过程中应加强巡视,耐心听取患者的主诉,严密观察注射部位皮肤有无肿胀、针头有无脱出、阻塞或移位、针头和输液器衔接是否紧密、输液管有无扭曲受压、输液滴速是否适宜以及输液瓶内溶液量等,及时记录在输液卡或护理记录单上。

(6)需 24 小时连续输液者,应每天更换输液器。

(7)颈外静脉穿刺置管,如硅胶管内有回血,须及时用稀释肝素溶液冲注,以免硅胶管被血块堵塞;如遇输液不畅,须注意是否存在硅胶管弯曲或滑出血管外等情况。

(二)常见输液反应及防治

1.发热反应

(1)减慢滴注速度或停止输液,及时与医师联系。

(2)对症处理,寒战时适当增加盖被或用热水袋保暖,高热时给予物理降温。

(3)按医嘱给抗过敏药物或激素治疗。

(4)保留余液和输液器,必要时送检验室细菌培养。

(5)严格检查药液质量、输液用具的包装及灭菌有效期等,防止致热物质进入体内。

2.循环负荷过重(肺水肿)

(1)立即停止输液,及时与医师联系,积极配合抢救,安慰患者,使患者有安全感和信任感。

(2)为患者安置端坐位,使其两腿下垂,以减少静脉回流,减轻心脏负担。

(3)加压给氧,可使肺泡内压力增高,减少肺泡内毛细血管渗出液的产生;同时给予20%～30%乙醇湿化吸氧,因乙醇能减低肺泡内泡沫的表面张力,使泡沫破裂消散,从而改善肺部气体交换,迅速缓解缺氧症状。

(4)按医嘱给予镇静药、扩血管药物和强心药如洋地黄等。

(5)必要时进行四肢轮流结扎,即用止血带或血压计袖带作适当加压,以阻断静脉血流,但动脉血流仍通畅。每隔5～10分钟轮流放松一侧肢体的止血带,可有效地减少静脉回心血量,待症状缓解后,逐步解除止血带。

(6)严格控制输液滴速和输液量,对心、肺疾病患者及老年、儿童尤应慎重。

3.静脉炎

(1)严格执行无菌操作,对血管壁有刺激性的药物应充分稀释后应用,并防止药物溢出血管外。同时,要有计划地更换注射部位,以保护静脉。

(2)患肢抬高并制动,局部用 95% 乙醇或 50% 硫酸镁行热湿敷。

(3)理疗。

(4)如合并感染,根据医嘱给予抗生素治疗。

4.空气栓塞

(1)立即停止输液,及时通知医师,积极配合抢救,安慰患者,以减轻恐惧感。

(2)立即为患者置左侧卧位和头低足高位(头低足高位在吸气时可增加胸内压力,以减少空气进入静脉;左侧位可使肺的位置低于右心室,气泡侧向上漂移到右心室,避开肺动脉口。由于心脏搏动将空气混成泡沫,分次小量进入肺动脉内)。

(3)氧气吸入。

(4)输液前排尽输液管内空气,输液过程中密切观察,加压输液或输血时应专人守护,以防止空气栓塞发生。

(刘海燕)

第五节　中心静脉置管

一、概述

中心静脉置管(central venous catheter,CVC)是指经锁骨下静脉、颈内静脉、股静脉置管,尖端位于上腔静脉或下腔静脉的导管。作为需要大量补液的输注通道,同时监测大手术或危重患者血容量的动态变化,判断是否存在血容量不足或心功能不全。

二、病情观察与评估

(1)监测生命体征,观察患者有无发热、脉搏增快等表现。

(2)观察管路是否通畅。

(3)观察穿刺点有无发红、肿胀、脓性分泌物、破溃。

(4)评估患者有无因意识不清、烦躁导致非计划拔管的风险。

三、护理措施

(一)置管前准备

(1)告知患者及家属中心静脉置管的目的,签署中心静脉置管知情同意书。

(2)根据病情选择单腔、双腔或三腔中心静脉导管及准备好其他用物。

(二)置管时护理配合

(1)协助医师安置患者体位:颈内静脉置管,患者去枕平卧,头偏向一侧;锁骨下静脉置管,去枕平卧,肩部垫薄枕;股静脉置管,患者穿刺侧肢体外展,充分暴露穿刺部位。

(2)穿刺过程中密切观察患者心率、血压、氧饱和度变化。

(三)置管后护理

(1)固定与标识:用无菌透明敷贴妥善固定导管,标识并记录导管的名称、留置时间和导管插入的深度,每班交接。更换敷贴后注明更换的日期。

(2)穿刺点护理:观察穿刺点有无红肿、渗血、渗液及脓性分泌物。一般每周更换无菌敷贴

1次,如有污染、潮湿、松动、脱落及时更换。消毒穿刺点及周围皮肤8~10 cm,操作时动作轻柔,防止导管移位或脱出。

(3)保持导管通畅:避免导管打折、移位。输液前回抽导管,如无回血,先用肝素盐水冲洗管道,经多次抽吸冲洗后仍无回血,阻力大,可能是导管阻塞,不得再使用该导管。输液完毕,用0.9%氯化钠注射液10~20 mL 或 0~10 U/mL 肝素盐水脉冲式正压封管。

(4)预防非计划拔管:烦躁患者适当约束双上肢或遵医嘱镇静,翻身及其他操作治疗时避免牵拉导管,防止非计划拔管。

(四)拔管

每天评估留置导管的必要性,病情允许时及早拔出中心静脉导管。拔管后,用无菌纱布压迫穿刺点约5分钟,防止发生血肿。如怀疑导管相关感染,留取导管尖端5 cm 做培养。

四、健康指导

(1)告知患者及家属留置中心静脉导管的目的。

(2)保持穿刺部位皮肤清洁干燥,勿抓挠。

(3)指导患者选用开衫衣服,正确穿脱上衣,防止管道拉出。

(刘海燕)

第六节　脑室穿刺技术

经颅骨钻孔穿刺侧脑室称为脑室穿刺。用于对脑部疾病的检查、诊断、治疗及测定压力、检查脑脊液成分,确定病变的性质以及对严重颅内压增高患者通过脑室穿刺,行体外引流,降低颅压缓解症状,为手术治疗争取时机。

一、适应范围

适用于急、慢性枕骨大孔疝,中线部位、脑室内及颅后窝肿瘤和脑室系统梗阻引起的颅内压增高的急救及脑室内注入药物行局部治疗。

二、操作准备

(一)患者准备

穿刺前向患者说明脑室穿刺的意义,取得患者的同意与合作,并检查患者皮肤有无破损或毛囊炎。无异常时头部备皮、为患者更换清洁衣服,做青霉素、普鲁卡因过敏试验,按时观察反应并记录。穿刺前4~6小时禁食,必要时可适量给镇静剂。

(二)物品准备

无菌快速细孔钻颅器,无菌洞巾、无菌手套2副、5 mL注射器1副、2%普鲁卡因(或2%利多卡因)脑室穿刺包。如果行脑室引流时备无菌脑室引流瓶或引流袋、无菌引流管2条,75%酒精、0.25%碘酊等。

三、操作护理

操作护理:①协助患者取去枕仰卧位适当固定头部。②选择穿刺点,一般取右侧额部发际内2 cm(或冠状缝前2 cm)与中线旁2.5 cm相交处。③术者用2.5%碘酊和75%酒精局部消毒。④协助医师铺无菌洞巾、戴无菌手套,抽吸2%普鲁卡因或2%利多卡因局部麻醉后用快速钻颅器,钻通颅骨及脑膜,然后用脑针或穿刺引流管沿着钻通的颅骨双外耳道连线的鼻根方向进行穿刺,深度一般5～6 cm,可到达脑室,拔出针芯或导针即有脑脊液流出,证明穿刺成功。⑤放出适量脑脊液,若需颅内用药,应协助医师将备好的药物经穿刺针注入脑室。需行脑室体外引流的患者,应备好引流装置,并连接引流管。穿刺毕,拔出穿刺针后,局部用无菌棉球压迫15分钟以防脑脊液漏。⑥穿刺过程应帮助患者稳定情绪,随时询问患者自我感觉,并观察其意识、瞳孔的变化。如意识模糊、瞳孔大小不等应及时通知医师采取应急措施。

四、注意事项

(1)穿刺时,严格无菌操作。熟练掌握穿刺方法,刺入脑室后缓慢放出脑脊液,不可过快过多,以免引起小脑扁桃体疝。

(2)术后需脑室引流的患者,应严密观察病情变化。引流瓶(袋)的高度应距脑室平面15 cm,即侧脑室额角到引流瓶的距离,不得随意改变。每天记录引流量。

(3)术后常规给予止血和抗感染药物,预防颅内出血和感染。脑室引流时间不宜过久,在明确诊断后尽早手术切除病变或疏通脑脊液循环通路。

(4)引流管留置时间不超过7天,拔管前先夹闭引流管1～2天,若病情无加重方可拔管。

(刘海燕)

第七节 口腔护理技术

白血病是临床上常见的一种造血系统恶性肿瘤,白血病患者在疾病发展过程中常伴有发热、脱水等,使口腔唾液浓缩、变稠,口腔黏膜清洁作用丧失,自洁能力下降,细菌迅速繁殖并分解糖类,使堆积于齿缘软垢以及嵌塞于牙间隙和龋齿内的食物发酵腐败,产生吲哚、硫氢基和氨类物质等,引起口腔肿胀、溃疡、糜烂。在临床护理工作中做好白血病患者的口腔护理,不仅能够保持口腔的清洁,消除口腔异味,使患者感到舒适,增进食欲,而且能增加抗病能力,可预防和减少口腔并发症的发生。因此,患者用药期间,护士应密切关注其口腔黏膜情况,积极采取措施,减少口腔疾病的发生。

一、操作目的

(1)保持口腔清洁,预防或减少口腔感染的发生。

(2)观察口腔内的变化,提供病情变化的信息。

(3)促进患者舒适。

二、操作步骤

(一)评估

1.时段

入院时、化疗期间、粒细胞缺乏期。

2.顺序

口唇、口角、齿龈、双颊、上颚、舌面、舌下、咽部。

(二)操作前护理

1.患者准备

检查生命体征稳定,了解操作的目的、方法。

2.用物准备

一次性弯盘、水杯、pH 试纸、液状石蜡、棉棒、漱口液、一次性垫布、手电筒等。

(三)操作方法

1.小化疗

牙龈器冲洗剂,晨起、睡前含漱 3 分钟,碳酸氢钠、制霉菌素饭前、饭后含漱。

2.大剂量化疗

牙龈炎冲洗剂、碳酸氢钠、制霉菌素在睡前、晨起、进食前后、用药前后半小时交替含漱,每次 3～5 分钟,每次 2～3 口。

3.大剂量甲氨蝶呤

亚叶酸钙稀释液含漱并吞咽,每天分 3～4 次,每次 3 口,第 1、2 口含漱后吐掉,第 3 口吞下。

(四)操作后护理

(1)协助患者舒适卧位。

(2)漱口结束,物品按医疗垃圾处理。

三、口腔感染

(一)临床表现

牙龈增生、肿胀、触痛,也可蔓延到咽部、扁桃体等部位,口腔局部黏膜苍白或充血,伴有疼痛性的隆起或破溃。

(二)机制

(1)强烈的化疗可加重白血病患者的细胞和体液免疫功能缺陷,引发严重感染。

(2)细胞毒药物易导致口腔的生理屏障受损,引起口腔炎、舌炎、咽炎,原有的致病菌可通过上述创面引起局部或全身的感染。

(3)化疗药物对黏膜上皮细胞有直接损伤作用,通过抑制 DNA 合成而影响细胞再生、成熟和修复过程,引起口腔黏膜溃疡。

(4)化疗后骨髓造血功能受抑,常伴有中性粒细胞减少,造成口腔局部感染。

(5)化疗后由于胃肠道毒副作用使患者饮水、进食减少,口腔内寄生的正常菌群大量繁殖,口腔自洁作用减弱,产生吲哚、硫氢基、胺类等破坏口腔内环境,导致口腔黏膜受损而形成溃疡。

(6)由于大量抗生素及糖皮质激素的应用,使口腔正常菌群受抑,某些致病菌、真菌异常繁殖,引起口腔溃疡感染。

(7)有研究证实早期口腔溃疡与单纯性疱疹病毒Ⅰ型有关,为机体内潜伏病菌被激活所致。

(三)常用口腔护理液及用途

1.饱和生理盐水

缓解口腔黏膜水肿。

2.4%碳酸氢钠漱口液

改变口腔pH,使口腔成碱性环境预防真菌感染。

3.制霉菌素漱口液

用制霉菌素5片研磨成粉后用生理盐水化开,可用于预防和治疗口腔真菌感染。

4.亚叶酸钙漱口液

大剂量甲氨蝶呤(MTX)化疗患者由于MTX阻断二氢叶酸还原酶易导致DNA合成障碍,使口腔黏膜严重破坏,继发黏膜炎,故除常规口腔护理外,还要加用亚叶酸钙漱口液含漱及吞服。

5.贝复剂

促进上皮细胞增生和黏膜组织修复。

6.口腔溃疡糊

可使口腔黏膜表面麻醉,缓解疼痛,保护创面。

7.牙龈炎冲洗器

广谱抗细菌和病毒。

8.碘伏液

碘和表面活性剂结合而成的水溶液,对细菌、真菌、病毒、原虫有广谱杀菌作用并能持续较长作用。

(四)漱口方法

教会正确的漱口方法:漱口液含在口中流动震荡、冲击,同时用舌在齿、颊、腭各方面搅动,使漱口液充分和口腔黏膜接触。漱口时间不应<3分钟。

(五)常见口腔问题的处理方法

1.口腔黏膜水肿

饭后半小时使用饱和生理盐水含漱3～5分钟,紫草泡水饮用。

2.口腔出血

齿龈渗血者使用无菌棉球或吸收性明胶海绵局部压迫止血,或用2%碘甘油涂于齿龈边缘处,有消炎止痛和止血作用。去甲肾上腺素稀释液、云南白药对口腔出血均有效。口腔黏膜及舌部有多个血泡者,口腔护理动作应轻柔,用冰水和冰盐水漱口可使血管收缩减少出血。严重出血者,血小板计数较低者应及时输入血小板悬液。

3.口腔溃疡

(1)破溃表浅者,用含0.25%有效碘的碘棉球湿敷,贝复剂局喷,口腔溃疡糊局涂,微波照射每天2次。

(2)破溃深者用2%过氧化氢溶液清洁溃疡周围皮肤后,用生理盐水清洁溃疡部位,用含0.25%有效碘的碘棉球湿敷每天2～3次,康复新液棉球湿敷每天2～3次,贝复剂局喷,口腔溃疡糊局涂,微波照射每天2～3次。

4.口腔疱疹

阿昔洛韦软膏局涂,每天3次,遵医嘱静脉注射或口服抗病毒药;0.25%有效碘的碘棉球湿敷,每天 2 次。

5.口腔透明小水疱

阿昔洛韦 0.25 g 加入生理盐水 250 mL 稀释后分次漱口,遵医嘱静脉注射或口服抗病毒药。

6.牙龈红肿

碘甘油棉球局敷,每天 2~3 次、替硝唑漱口液漱口。

7.舌苔异常

舌苔白膜或舌苔发黑厚腻,用棉棒蘸取制霉菌素漱口液轻刮舌苔,两性霉素 B 25 mg 用 5％ 葡萄糖注射液 10 mL 化开后浸湿小纱布,分次咀嚼,5~10 分钟后吐掉。

(付莹莹)

第八节　心肺复苏术

心肺复苏术(cardiopulmonary resuscitation,CPR)是针对心搏、呼吸停止所采取的抢救措施,即应用胸外按压形成暂时的人工循环并恢复心脏自主搏动和血液循环,用人工呼吸代替自主呼吸并恢复自主呼吸,达到恢复自主循环和挽救生命的目的。

一、适应证

心搏、呼吸停止的患者。

二、操作过程

心肺复苏的基本程序是"C、A、B",分别指胸外按压、开放气道、人工呼吸。

(一)快速识别和判断心搏骤停

在环境安全情况下,轻拍或摇动患者双肩,大声呼叫:"喂,你怎么了?",以判断患者有无反应,同时快速检查有无有效呼吸,应在 10 秒内完成。

(二)启动急救反应系统

如果患者没有反应、无有效呼吸,应立即呼救,启动急救反应系统,在院外拨打"120",院内应呼叫其他医护人员,尽快获取除颤仪及抢救物品和药品,并组成抢救团队。

(三)循环支持(circulation,C)

1.判断大动脉搏动

成人检查颈动脉的搏动,方法是使用 2 个或 3 个手指找到气管,将手指滑到气管和颈侧肌肉之间的沟内即可触及,触摸时间至少 5 秒,但不超过10秒。儿童和婴儿可检查其肱动脉或股动脉。如果触摸不到动脉搏动,应立即进行胸外按压。

2.胸外按压

成人按压部位在胸部正中,胸骨的中下部位,两乳头连线之间的胸骨处。操作者在患者一侧,一只手的掌根部放在胸骨两乳头连线处,另外一只手叠加在其上,两手手指交叉紧紧相扣,手指尽量向上,避免触及胸壁和肋骨,减少按压时发生肋骨骨折的可能性。按压者身体稍前倾,双肩在患者胸骨正上方,双臂绷紧伸直,按压时以髋关节为支点,应用上半身的力量垂直向下用力快速按压。按压频率在每分钟 100～120 次,胸骨下陷至少 5 cm,胸骨下压时间及放松时间基本相等,放松时应保证胸廓充分回弹,尽量减少对胸壁施加残余压力,但手掌根部不能离开胸壁。尽量减少胸外按压间断,或尽可能将中断控制在 10 秒以内。婴儿按压部位在两乳头连线之间的胸骨处稍下方。8 岁以下儿童患者按压深度至少达到胸廓前后径的 1/3,婴儿大约 4 cm,儿童大约为 5 cm。成人心肺复苏,不论是单人还是双人 CPR,胸外按压/通气比例均为 30∶2。单人儿童和婴儿 CPR 亦如此,但双人 CPR 时,儿童和婴儿的胸外按压与通气比例为 15∶2。

(四)开放气道(airway,A)

1.仰头抬颏(颌)法

方法是将一手小鱼际置于患者前额,使头部后仰,另一手的示指与中指置于下颌角处,抬起下颏(颌)。注意手指勿用力压迫下颌部软组织,防止造成气道梗阻。

2.托颌法

操作者站在患者头部,肘部可支撑在患者躺的平面上,双手分别放置在患者头部两侧,拇指放在下颏处,其余四指握紧下颌角,用力向上托起下颌,如患者紧闭双唇,可用拇指把口唇分开。

(五)人工呼吸(breathing,B)

每次通气应在 1 秒以上,通气量使胸廓轻微起伏即可。如果患者有自主循环存在,但需要呼吸支持,人工呼吸的频率为 10～12 次/分,即每 5～6 秒给予人工呼吸 1 次。婴儿和儿童 12～20 次/分,每 3～5 秒给予通气 1 次。没有自主循环存在时,已建立高级气道者,人工呼吸的频率为 8～10 次/分,即每 6～8 秒给予人工呼吸 1 次。

(六)心肺复苏效果的判断

复苏有效时,可见瞳孔由散大开始回缩,面色由发绀转为红润,颈动脉搏动恢复,患者有眼球活动,睫毛反射与对光反射出现,甚至手脚开始抽动,自主呼吸出现等表现。

三、注意事项

(一)高质量的心肺复苏

按压频率为每分钟 100～120 次(15～18 秒按压 30 次),按压深度至少 5 cm,保证胸廓充分回弹,尽量减少中断,避免过度通气。

(二)按压者的更换

多个复苏者时,可每 2 分钟换一位按压者,换人操作时间应在 5 秒内完成,以减少胸部按压间断的时间。

(韩雪琴)

第九节 鼻 饲 术

一、鼻饲目的

对不能由口进食者或者拒绝进食者,提供足够的热量和蛋白质等多种营养素和药物,以满足其对营养和治疗的需求。

二、操作流程

(一)评估

(1)患者的病情及治疗情况,是否能承受插入导管的刺激。

(2)患者的心理状态与合作程度,既往是否接受过类似的治疗,是否紧张,是否了解插管的目的,是否愿意配合和明确如何配合插管。

(3)患者鼻腔黏膜有无肿胀、炎症,有无鼻中隔偏曲,有无鼻息肉等。

(二)操作

(1)清洁鼻孔,戴手套,测量插管长度(自前额发际到剑突的长度),必要时以胶布粘贴做标记,相当于 45～55 cm。

(2)润滑胃管前段,左手托住胃管,右手持胃管前端,沿一侧鼻孔缓缓插入,到咽喉部时(约15 cm),嘱患者做吞咽动作,同时将胃管送下至所需长度,暂用胶布固定于鼻翼。

(3)抽吸胃液,若有胃液证实胃管是在胃中,将胃管用胶布固定于面颊部。

(4)注入少量温水,再注入流质,注毕以少量温水冲洗胃管,提起胃管末端使水进入胃内。

(5)折胃管开口端,用纱布包好,夹子夹紧,再用别针固定于枕旁。

(三)为昏迷患者插胃管

插管前应先撤去患者枕头,头向后仰,可避免胃管误入气管,当胃管插入 15 cm 时,将患者头部托起,使下颌靠近胸骨柄,以增大咽喉部通道的弧度,便于胃管顺利通过会厌部缓缓插入胃管至预定长度。

(四)确认胃管在胃内的方法

(1)连接注射器于胃管末端进行抽吸,抽出胃液。

(2)置听诊器于患者胃部,快速经胃管向胃内注入 10 mL 空气,能听到气过水声。

(3)将胃管末端置于盛水的治疗碗内,无气泡逸出。

三、并发症的预防及处理流程

(一)腹泻、腹痛

腹泻患者大便次数增多,部分呈水样便,肠鸣音亢进,部分患者有腹痛。

1.处理

(1)及时清理,保持肛周皮肤清洁干燥。

(2)腹泻严重者,遵医嘱应用止泻药物,必要时停用。

(3)菌群失调患者,可口服乳酸菌制剂。

2.预防

(1)鼻饲液现用现配,配制过程中防止污染。

(2)营养液浓度适宜,灌注的速度不能太快,温度以 37～42 ℃最为适宜。

(二)胃食管反流

胃潴留腹胀,鼻饲液输注前抽吸胃液可见潴留量＞150 mL,严重者可引起胃食管反流。

1.处理

(1)鼻饲前常规检查胃潴留量,＞150 mL 时应暂停鼻饲。

(2)协助患者进行腹部环形按摩,促进肠蠕动。

(3)胃潴留的重病患者,遵医嘱给予甲氧氯普胺,加速胃排空。

2.预防

(1)每次鼻饲量不超过 200 mL,间隔时间不少于 2 小时。

(2)鼓励患者床上及床边活动,促进胃肠功能恢复。

(3)进行腹部环形按摩,促进肠蠕动。

(4)鼻饲前常规检查胃潴留量,>150 mL 时应暂停鼻饲。

(三)血压下降、休克

胃出血胃管内可抽出少量鲜血,出血量较多时,患者排柏油样便,严重者血压下降,脉搏细速,出现休克。

1.处理

(1)出血量小者,可暂停鼻饲,密切观察出血量。

(2)出血量大者,可用冰盐水洗胃,减轻出血。

2.预防

(1)鼻饲前抽吸力量避免过大,以免损伤胃黏膜引起出血。

(2)胃管位置适当,固定牢固,躁动不安的患者遵医嘱适当使用镇静剂。

(四)呛咳、气喘、呼吸困难

胃食管反流、误吸在鼻饲过程中出现呛咳、气喘、心动过速、呼吸困难的症状,严重者肺内可闻及湿性啰音和水泡音。

1.处理

(1)出现反流误吸,立即帮助患者清除误吸物,必要时进行吸引。

(2)告知医师,根据误吸程度进行对症处理。

2.预防

(1)鼻饲时床头应抬高,避免反流误吸。

(2)选用管径适宜的胃管,匀速注入。

(3)管饲前后半小时应禁止翻身扣背,以免胃受机械性刺激而引起反流。

(4)管饲前应吸净气管内痰液,以免吸痰时腹内压增高引起反流。

四、注意事项

(1)插管动作应轻稳,特别是在通过食管 3 个狭窄处时。

(2)须经鼻饲管使用药物时,应将药片研碎,溶解后再灌入。

(3)每次鼻饲量不超过 200 mL,间隔时间不少于 2 小时,温度 39~41 ℃。

(4)长期鼻饲者,应每天进行口腔护理,胃管应每周更换(晚上拔出),第二天清晨再由另一鼻孔插入。

(欧利芳)

第十节 气管插管术

气管插管术是指将气管导管经口或鼻插入气管内以建立有效气道的技术。其目的是保持气道的畅通;便于呼吸道管理及进行辅助或控制呼吸;清除呼吸道分泌物或异物;解除上呼吸道阻塞,减少气道阻力及无效腔;防止胃内容物、血液及分泌物导致的误吸;提供复苏药物的给药途径。

根据插管时是否用喉镜显露声门,分为经口明视插管术和经鼻插管术。临床急救中最常用的是经口明视插管术。

一、适应证

(1)呼吸、心搏骤停行心肺复苏者。
(2)呼吸功能衰竭需行有创机械通气者。
(3)气道梗阻者。
(4)气道分泌物不能自行咳出而需直接清除或吸出气管内痰液者。

二、禁忌证

气管插管没有绝对的禁忌证,但当患者有下列情况时应考虑慎重操作:①喉头水肿、气道炎症、咽喉部血肿、脓肿。②胸主动脉瘤压迫或侵犯气管壁。③颈椎骨折或脱位。④严重出血倾向。⑤面部骨折。

三、操作前护理

(一)患者准备
取仰卧位,头后仰,使口、咽、气管呈一条直线,喉头暴露不好,可在肩背部或颈部垫一小枕,使头尽量后仰。插管前使用简易呼吸器给予患者纯氧数分钟,以免因插管费时而加重缺氧。检查患者牙齿是否松动或有无义齿,如有义齿应事先取出并妥善保存。

(二)物品准备
气管导管、喉镜、气管导管芯、牙垫、注射器、吸痰管、吸引器、呼吸面罩及呼吸气囊、开口器等。气管导管多采用带气囊的导管,婴幼儿选用无气囊导管。喉镜:分成人、儿童、幼儿3种规格;镜片有直、弯两种类型,常用为弯形片,因其在暴露声门时不必挑起会厌,可减少对迷走神经的刺激。检查所需物品齐全、性能良好,如喉镜光源、导管气囊等。

(三)用药准备
根据医嘱使用镇静药、肌松剂或局部麻醉剂。

四、操作过程

(1)体位:将患者安置于仰卧位,头后仰,充分开放气道。
(2)准备导管:将管芯插入气管导管内并确保管芯位于导管前端开口1 cm处。

(3)暴露声门:操作者右手拇指推开患者的下唇和下颌,示指抵住上门齿,使嘴张开。左手持咽喉镜,从右嘴角置入,将舌体推向左侧,此时可见到腭垂(此为声门暴露的第一个标志)。顺舌背将喉镜前进至舌根,即可看到会厌的边缘(此为声门暴露的第二个标志),看到会厌边缘后,可继续稍作深入,使喉镜片前端置于会厌与舌根交界处,上提喉镜即可看到声门。操作过程中应注意以左手腕为支撑点,而不能以上门齿作为支撑点。

(4)清理气道,插入导管使用吸痰管充分吸引视野处分泌物。操作者右手持气管导管,对准声门,在吸气末(声门开放时),轻柔地插入导管过声门1 cm左右,迅速拔除管芯,导管继续旋转深入气管,深度为成人4~6 cm,小儿2~3 cm。

(5)判断导管位置,安置牙垫,退出喉镜。连接简易呼吸器进行通气,观察胸廓有无起伏,同时听诊两肺呼吸音是否对称,确定插管是否成功。有条件可应用二氧化碳浓度量化波形图判断。

(6)固定导管,封闭气道用长胶布妥善固定导管和牙垫。将气管导管囊内充气,一般需注入5~10 mL气体。

(7)连接人工通气装置。

五、操作后护理

(一)气管插管的护理

随时了解气管导管的位置及固定情况,防止气管导管脱出。保持气管导管通畅,及时吸出口腔及导管中的分泌物。按时给予雾化吸入,保持气道内的湿润。

(二)病情观察

严密观察患者生命体征、血氧饱和度及两侧胸廓起伏等变化。

六、注意事项

(1)插管前使用简易呼吸器给予患者纯氧数分钟,以免因插管费时而加重缺氧。

(2)根据患者的性别、体重、身高等因素选择合适型号的气管导管,男性患者一般选用7.5~8.5 mm导管,女性一般用7~8 mm导管。小儿气管导管内径的选择,可利用公式做出初步估计:导管内径ID(mm)=4.0+(年龄÷4)。

(3)插管时,动作轻柔、准确,以防造成损伤。

(4)确定气管导管插入深度,自门齿起计算,通常男性22~24 cm,女性20~22 cm。气管导管顶端距气管隆嵴大约2 cm。

(杨　硕)

第十一节　气管切开术

气管切开术系切开颈段气管前壁,使患者经过新建立的通道进行呼吸的一种手术。通过气管切开,可以防止或迅速解除呼吸道梗阻或取出不能经喉取出的较大的气管内异物,增加有效通气量,也便于吸痰、气管内滴药、加压给氧等。

一、评估

(一)评估患者

(1)双人核对医嘱。

(2)核对患者床号、姓名、病历号和腕带(请患者自己说出床号和姓名)。

(3)评估患者目前病情,生命体征、意识状态和合作程度。

(4)评估患者双肺呼吸音是否清晰、有无痰鸣音。

(5)评估患者对自身疾病及气管切开的认识,有无紧张、焦虑、恐惧等。

(6)告知患者及家属操作目的、方法和过程。

(7)检查口腔有无异物,取出活动义齿。

(二)评估环境

环境安静,空气、地面均清洁,光线明亮。

二、操作前准备

(一)人员准备

仪表整洁,符合要求。洗手,戴口罩。

(二)物品准备

治疗车上层放置气管切开包、气管切开套管、无菌手套、氯己定皮肤消毒液、1‰利多卡因、肾上腺素 1 支、生理盐水 100 mL、10 mL 注射器 1 支、无菌纱布两包、负压吸引装置、吸痰管、吸氧装置,遵医嘱准备镇静剂、肌松剂、局部麻醉剂等抢救药物,快速手消毒剂。以上物品符合要求,均在有效期内。治疗车下层放置医疗废物桶、生活垃圾桶、锐器盒。

三、操作程序

(1)核对患者床号、姓名、病历号和腕带(请患者自己说出床号和姓名)。

(2)开放气道,吸净患者口腔分泌物。

(3)协助患者取仰卧位,肩部垫高,头后仰,充分暴露气管切口的位置。

(4)配合医师行气管切开术。

(5)手术过程中及时观察供氧情况。

(6)气管套管置入过程中及时吸痰,保持气道通畅。

(7)气管切开后,用 Y 型无菌纱布垫于套管下,气管套管两端用系带固定,松紧度以通过一指为宜。

(8)使用呼吸机的患者,气管套管连接呼吸机,保持呼吸机管道通畅,观察患者呼吸情况,核对并确认呼吸机参数。

(9)未使用呼吸机患者可采用合适的气道湿化方法持续气道湿化。

(10)注意伤口出血及切口周围有无皮下气肿、纵隔气肿、气胸等并发症。

(11)快速手消毒剂消毒双手。按医疗废物分类处理原则处理用物,整理床单位。

(12)洗手,书写护理记录单。

四、注意事项

(1)应严密观察气管出血、渗血情况。气管切开后因咳嗽、吞咽动作和进行机械通气时,套管前端极易擦伤气管前壁黏膜而致气管渗血,甚至可磨破气管前壁及附近的无名动脉,引起大出血,危急患者生命。

(2)气管切开后观察患者有无进行性呼吸困难,警惕纵隔气肿、气胸。

(3)对意识不清且躁动者,向家属说明,适当采取保护性约束措施,以防患者自行将套管拔出。

(4)凡为传染病、耐药菌感染者,用物及操作均按隔离措施处理。

(5)保持伤口处清洁、干燥,及时更换潮湿、污染敷料。

(6)外套管固定带应打死结。内套管应每3～4小时清洗、消毒1次。

(7)密切巡视患者,一旦发现脱管,应立即通知医师,用气管撑开钳撑开切口,迅速插入套管。

(8)做好拔管前后病情观察。拔管前,应先试行堵管。当痰液减少、呼吸及咳嗽功能明显恢复,病情稳定,试行堵塞内套管1～2天;如无呼吸困难和缺氧等征象,再行完全堵塞套管2～4天;如患者发声良好,呼吸、排痰功能正常,自觉呼吸通畅,即可考虑拔管。拔管后,继续观察呼吸情况,一旦出现呼吸困难,应及时报告和处理。

(杨　硕)

第十二节　灌　肠　法

灌肠法是将一定量的液体由肛门经直肠灌入结肠,以帮助患者清洁肠道、排便、排气或由肠道供给药物或营养,达到确定诊断和治疗目的的方法。根据灌肠的目的,分为保留灌肠和不保留灌肠;根据灌入的液体量,将不保留灌肠分为大量不保留灌肠和小量不保留灌肠。如为了达到清洁肠道的目的,而反复使用大量不保留灌肠,则为清洁灌肠。

一、适应证

(1)各种原因引起的便秘及肠胀气。

(2)结肠、直肠及大手术前的准备。

(3)高热降温。

(4)分娩前准备。

二、禁忌证

(1)急腹症和胃肠道出血。

(2)肠道手术。

(3)肠伤寒。

(4)严重心脑血管疾病。

三、操作方法

(一)操作前准备

(1)操作者衣帽整洁,修剪指甲,洗手,戴口罩。酌情关闭门窗,屏风遮挡患者,保持合适的室温,光线充足或有足够的照明。

（2）评估患者的年龄、病情、临床诊断、意识状态、心理状况、排便情况、理解配合能力。向患者及家属解释灌肠的目的、操作方法、注意事项及配合要点。

（3）用物准备：一次性灌肠器包（内有灌肠筒、引流管、肛管一套，垫巾、孔巾，肥皂冻1包，纸巾数张，手套）、弯盘、水温计、输液架、医嘱单、手消毒液、便器及便巾，生活垃圾桶（袋）、医疗垃圾桶（袋）。

（二）操作步骤

以大量不保留灌肠为例。

（1）携用物至患者床旁，核对患者身份；协助患者取左侧卧位，双膝屈曲，脱裤至膝部，臀部移至床沿（不能自控排便的患者可取仰卧位，臀下垫便盆），盖好被子，暴露臀部；操作者消毒双手。

（2）检查灌肠器包并打开，取出垫巾铺在患者臀下，孔巾铺在患者臀部，暴露肛门，置弯盘于患者臀部旁边，备好纸巾。

（3）取出灌肠筒，关闭开关；将灌肠液倒入灌肠筒中，挂灌肠筒于输液架上，筒内液面高于肛门40～60 cm；戴手套；润滑肛管前端，排尽管内气体。

（4）左手垫纸巾分开臀部，暴露肛门，嘱患者深呼吸，右手将肛管轻轻插入直肠7～10 cm（小儿插入深度4～7 cm），固定肛管。

（5）打开开关，使液体缓缓流入；灌入过程中密切观察筒内液面下降速度和患者的情况；待灌肠液即将流尽时夹管，用纸巾包裹肛管轻轻拔出；擦净肛门，脱下手套，消毒双手。

（6）协助患者取舒适卧位；嘱其尽量保留5～10分钟后再排便；对不能下床的患者给予便盆，协助能下床的患者上厕所排便。

（7）清理用物；根据需要留取标本送检；协助患者取舒适体位，整理床单位；消毒双手，记录灌肠的结果。

四、注意事项

（一）特殊情况

肝性脑病患者禁用肥皂水灌肠；充血性心力衰竭和水钠潴留患者禁用生理盐水灌肠。

（二）准确选用灌肠溶液

（1）大量不保留灌肠常用灌肠溶液为0.1%～0.2%的肥皂液，生理盐水。成人每次用量为500～1 000 mL，小儿200～500 mL。溶液温度一般为39～41 ℃，降温时为28～32 ℃，中暑患者灌肠溶液温度为4 ℃。

（2）小量不保留灌肠常用"1、2、3"溶液（50%硫酸镁30 mL、甘油60 mL、温开水90 mL）、甘油50 mL加等量温开水或各种植物油，溶液温度通常为38 ℃；液面距肛门通常不超过30 cm；灌注溶液后，嘱患者保留10～20分钟。

（3）保留灌肠常用10%水合氯醛及各种抗生素溶液，溶液量一般不超过200 mL，温度通常为38 ℃；慢性细菌性痢疾病者取左侧卧位，阿米巴痢疾取右侧卧位；灌注溶液前在臀下垫治疗巾，使臀部抬高10 cm；排气后将肛管插入肛门15～20 cm；开水5～10 mL，嘱患者尽量保留药液1小时以上。降温灌肠时溶液要保留30分钟，排便后30分钟测量体温并记录。

（4）灌肠时，灌肠溶液流速和压力适宜。患者如有腹胀或便意时，应嘱患者做深呼吸，以减轻不适。伤寒患者灌肠时溶液不得超过500 mL，压力要低，液面不得超过肛门30 cm。

（5）灌肠过程中，随时观察患者病情变化，如发现脉速、面色苍白、出冷汗、剧烈腹痛、心慌气急时，应立即停止灌肠并及时采取急救措施。

（苑淑平）

第四章　呼吸内科护理

第一节　急性上呼吸道感染

急性上呼吸道感染是鼻腔、咽或喉部急性炎症的总称。常见病原体为病毒,仅有少数由细菌引起。本病全年皆可发病,但冬春季节多发,具有一定的传染性,有时引起严重的并发症,应积极防治。

一、护理评估

(一)病因及发病机制

急性上呼吸道感染有 70％～80％由病毒引起,其中主要包括流感病毒、副流感病毒、呼吸道合胞病毒、腺病毒、鼻病毒等。由于感染病毒类型较多,又无交叉免疫,人体产生的免疫力较弱且短暂,同时在健康人群中有病毒携带者,故一个人可有多次发病。细菌感染占 20％～30％,可直接或继病毒感染之后发生,以溶血性链球菌最为多见,其次为流感嗜血杆菌、肺炎球菌和葡萄球菌等。偶见革兰阴性杆菌。当全身或呼吸道局部防御功能降低时,尤其是年老体弱或有慢性呼吸道疾病者更易患病,原先存在于上呼吸道或外界侵入的病毒和细菌迅速繁殖,引起本病。通过含有病毒的飞沫或被污染的用具传播,引起发病。

(二)健康史

有无受凉、淋雨、过度疲劳等使机体抵抗力降低等情况,应注意询问本次起病情况,既往健康情况,有无呼吸道慢性疾病史等。

(三)身体状况

急性上呼吸道感染主要症状和体征个体差异大,根据病因不同可有不同类型,各型症状、体征之间无明显界定,也可互相转化。

1.普通感冒

普通感冒又称急性鼻炎或上呼吸道卡他,以鼻咽部卡他症状为主要表现,俗称"伤风"。成人多为鼻病毒所致,起病较急,初期有咽干、咽痒或咽痛,同时或数小时后有打喷嚏、鼻塞、流清水样鼻涕,2～3天后分泌物变稠,伴咽鼓管炎可引起听力减退,伴流泪、味觉迟钝、声嘶、少量咳嗽、低热不适、轻度畏寒和头痛。检查可见鼻腔黏膜充血、水肿、有分泌物,咽部轻度充血。如无并发症,一般经 5～7 天痊愈。

2.流行性感冒

流行性感冒(简称流感)则由流感病毒引起,起病急,鼻咽部症状较轻,但全身症状较重,伴高热、全身酸痛和眼结膜炎症状,而且常有较大或大范围的流行。

流行性感冒应及早应用抗流感病毒药物:起病 1～2 天内应用抗流感病毒药物治疗,才能取得最佳疗效。目前抗流感病毒药物包括离子通道 M_2 阻滞剂和神经氨酸酶抑制剂两类。①离子通道 M_2 阻滞剂包括金刚烷胺和金刚乙胺,主要对甲型流感病毒有效。金刚烷胺类药物是治疗甲型流感的首选药物,有效率达 70％～90％。金刚烷胺的有神经质、焦虑、注意力不集中和轻微头痛等中枢神经系统不良反应,一般在用药后几小时出现,金刚乙胺的毒副作用较小。胃肠道反应主要为恶心和呕吐,停药后可迅速消失。肾功能不全的患者需要调整金刚烷胺的剂量,对于老年人或肾功能不全者需要密切监测不良反应。②神经氨酸酶抑制剂:奥司他韦,作用机制是通过干扰病毒神经氨酸酶保守的唾液酸结合位点,从而抑制病毒的复制,对 A(包括 H5N1)和 B 不同亚型流感病毒均有效。奥司他韦成人每次口服 75 mg,每天 2 次,连服 5 天,但须在症状出现 2 天内开始用药。奥司他韦不良反应少,一般为恶心、呕吐等消化道症状,也有腹痛、头痛、头晕、失眠、咳嗽、乏力等不良反应的报道。

3.病毒性咽炎和喉炎

临床特征为咽部发痒、不适和灼热感、声嘶、讲话困难、咳嗽、咳嗽时咽喉疼痛,无痰或痰呈黏液性,有发热和乏力,伴有咽下疼痛时,常提示有链球菌感染,体检发现咽部明显充血和水肿、局部淋巴结肿大且触痛,提示流感病毒和腺病毒感染,腺病毒咽炎可伴有眼结膜炎。

4.疱疹性咽峡炎

疱疹性咽峡炎主要由柯萨奇病毒 A 引起,夏季好发。有明显咽痛、常伴有发热,病程约 1 周。体检可见咽充血,软腭、腭垂、咽和扁桃体表面有灰白色疱疹及浅表溃疡,周围有红晕。多见儿童,偶见于成人。

5.咽结膜热

咽结膜热常为柯萨奇病毒、腺病毒等引起。夏季好发,游泳传播为主,儿童多见。表现为发热、咽痛、畏光、流泪、咽及结膜明显充血。病程 4～6 天。

6.细菌性咽-扁桃体炎

细菌性咽-扁桃体炎多由溶血性链球菌感染所致,其次为流感嗜血杆菌、肺炎球菌、葡萄球菌等引起。起病急,咽痛明显、伴畏寒、发热,体温超过 39 ℃。检查可见咽部明显充血,扁桃体充血肿大,其表面有黄色点状渗出物,颌下淋巴结肿大伴压痛,肺部无异常体征。

本病如不及时治疗可并发急性鼻窦炎、中耳炎、急性气管-支气管炎。部分患者可继发病毒性心肌炎、肾炎、风湿热等。

(四)实验室及其他检查

1.血常规检查

病毒感染者白细胞计数正常或偏低,淋巴细胞比例升高;细菌感染者白细胞计数和中性粒细胞增高,可有核左移现象。

2.病原学检查

病原学检查可做病毒分离和病毒抗原的血清学检查,确定病毒类型,以区别病毒和细菌感染。细菌培养及药物敏感试验,可判断细菌类型,并可指导临床用药。

3.X 线检查

胸部 X 线片多无异常改变。

二、主要护理诊断及医护合作性问题

(一)舒适的改变

鼻塞、流涕、咽痛、头痛与病毒和/或细菌感染有关。

(二)潜在并发症

鼻窦炎、中耳炎、心肌炎、肾炎、风湿性关节炎。

三、护理目标

患者躯体不适缓解,日常生活不受影响;体温恢复正常;呼吸道通畅;睡眠改善;无并发症发生或并发症被及时控制。

四、护理措施

(一)一般护理

注意隔离患者,减少探视,避免交叉感染。患者咳嗽或打喷嚏时应避免对着他人。患者使用的餐具、痰盂等用具应按规定消毒,或用一次性器具,回收后焚烧弃去。多饮水,补充足够的热量,给予清淡易消化、高热量、丰富维生素、富含营养的食物。避免刺激性食物,戒烟、酒。患者以休息为主,特别是在发热期间。部分患者往往因剧烈咳嗽而影响正常的睡眠,可给患者提供容易入睡的休息环境,保持病室适宜温度、相对温度和空气流通。保证周围环境安静,关闭门窗。指导患者运用促进睡眠的方式,如睡前泡脚、听音乐等。必要时可遵医嘱给予镇咳、祛痰或镇静药物。

(二)病情观察

关注疾病流行情况、鼻咽部发生的症状、体征及血常规和 X 线胸片改变。注意并发症,如耳痛、耳鸣、听力减退、外耳道流脓等提示中耳炎;如头痛剧烈、发热、伴脓涕、鼻窦有压痛等提示鼻窦炎;如在恢复期出现胸闷、心悸、眼睑水肿、腰酸和关节痛等提示心肌炎、肾炎或风湿性关节炎,应及时就诊。

(三)对症护理

1.高热护理

体温超过 37.5 ℃,应每 4 小时测体温 1 次,观察体温过高的早期症状和体征,体温突然升高或骤降时,应随时测量和记录,并及时报告医师。体温>39 ℃时,要采取物理降温。降温效果不好可遵照医嘱选用适当的解热剂进行降温。患者出汗后应及时处理,保持皮肤的清洁和干燥,并注意保暖。鼓励多饮水。

2.保持呼吸道通畅

清除气管、支气管内分泌物,减少痰液在气管、支气管内的聚积。指导患者采取舒适的体位进行有效咳嗽。观察咳痰情况,如痰液较多且黏稠,可嘱患者多饮水,或遵照医嘱给予雾化吸入治疗,以湿润气道、利于痰液排出。

（四）用药护理

1.对症治疗

选用抗感冒复合剂或中成药减轻发热、头痛，减少鼻、咽充血和分泌物，如对乙酰氨基酚、银翘解毒片等。干咳者可选用右美沙芬、喷托维林等；咳嗽有痰可选用复方氯化铵合剂、溴己新，或雾化祛痰。咽痛者可含服喉片或草珊瑚片等。气喘者可用平喘药，如特布他林、氨茶碱等。

2.抗病毒药物

早期应用抗病毒药有一定疗效，可选用利巴韦林、奥司他韦、金刚烷胺、吗啉胍和抗病毒中成药等。

3.抗生素

如有细菌感染，最好根据药物敏感试验选择有效抗生素治疗，常可选用大环内酯类、青霉素类、氟喹诺酮类及头孢菌素类。

根据医嘱选用药物，告知患者药物的作用、可能发生的不良反应和服药的注意事项，如按时服药；应用抗生素者，注意观察有无迟发变态反应发生；对于应用解热镇痛药者注意避免大量出汗引起虚脱等。发现异常及时就诊等。

（五）心理护理

急性呼吸道感染预后良好，多数患者于1周内康复，仅少数患者可因咳嗽迁延不愈而发展为慢性支气管炎，患者一般无明显心理负担。但如果咳嗽较剧烈，加之伴有发热，可能会影响患者的休息、睡眠，进而影响工作和学习，个别患者产生急于缓解咳嗽等症状的焦虑情绪。护理人员应与患者进行耐心、细致的沟通，通过对病情的客观评价，解除患者的心理顾虑，建立治疗疾病的信心。

（六）健康指导

1.疾病知识指导

帮助患者和家属掌握急性呼吸道感染的诱发因素及本病的相关知识，避免受凉、过度疲劳，注意保暖；外出时可戴口罩，避免寒冷空气对气管、支气管的刺激。积极预防和治疗上呼吸道感染，症状改变或加重时应及时就诊。

2.生活指导

平时应加强耐寒锻炼，增强体质，提高机体免疫力。有规律生活，避免过度劳累。室内空气保持新鲜、阳光充足。少去人群密集的公共场所。戒烟、酒。

五、护理评价

患者舒适度改善，睡眠质量提高，未发生并发症或发生后被及时控制。

（刘士云）

第二节　急性气管-支气管炎

急性气管-支气管炎是由生物、物理、化学刺激或变态反应等因素引起的气管-支气管黏膜的急性炎症。临床主要症状有咳嗽和咳痰。本病常见于寒冷季节或气候突变时，可以由病毒、细菌直接感染,也可由病毒或细菌引发的急性上呼吸道感染慢性迁延不愈所致。

一、病因

(一)生物性因素

急性气管-支气管炎生物性病因中最重要的是病毒感染,包括腺病毒、冠状病毒、流感病毒甲和乙、副流感病毒、呼吸道合胞病毒、柯萨奇病毒 A21、鼻病毒等。肺炎支原体、肺炎衣原体和百日咳杆菌,也可以是本病的病原体,常见于年轻人。呼吸道感染的常见病原菌有肺炎球菌、流感嗜血杆菌,金黄色葡萄球菌和卡他莫拉菌也常怀疑为本病的致病菌,但除新生儿、人工气道或免疫抑制患者外,至今没有"细菌性支气管炎"的确切证据。

(二)非生物性因素

非生物性致病因子有矿、植物粉尘,刺激性气体(强酸、氨、某些挥发性溶液、氯、硫化氢、二氧化硫和溴化物等),环境刺激物包括臭氧、二氧化氮、香烟和烟雾等。

二、诊断要点

(1)常见症状有鼻塞、流涕、咽痛、畏寒、发热、声嘶和肌肉酸痛等。

(2)咳嗽为主要症状。开始为干咳、胸骨下刺痒或闷痛感。1~2 天后有白色黏痰,以后可变脓性,甚至伴血丝。

(3)胸部听诊呼吸音粗糙,并有干、湿性啰音。用力咳嗽后,啰音性质可改变或消失。

(4)外周血常规正常或偏低,细菌感染时外周血白细胞计数升高。痰培养如检出病原菌,则可确诊病因。

(5)X 线胸部检查正常或仅有肺纹理增粗。

三、鉴别要点

(1)流行性感冒起病急骤,发热较高,有全身酸痛、头痛、乏力的全身中毒症状,有流行病史。

(2)急性上呼吸道感染一般鼻部症状明显,无咳嗽、咳痰。肺部无异常体征。

(3)其他如支气管肺炎、肺结核、肺癌、肺脓肿、麻疹、百日咳等多种肺部疾病可伴有急性支气管的症状,通过详细询问病史、体格检查,多能做出诊断。

四、治疗

(一)一般治疗

休息、保暖、多饮水、补充足够的热量。

(二)对症治疗

一般可根据患者的症状予以对症治疗。

1.干咳无痰者

可用喷托维林 25 mg,每天 3 次,口服;或可卡因 15~30 mg,每天 3 次,口服。

2.咳嗽有痰不易咳出者

可选用氨溴素 30 mg,每天 3 次,口服;也可服用棕色合剂 10 mL,每天 3 次,口服。

3.伴喘息发生支气管痉挛

可用平喘药如氨茶碱 100 mg 或沙丁胺醇 2~4 mg,每天 3 次,口服。

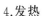

4.发热

可用解热镇痛药,如复方阿司匹林片,每次 1 片,每天 3～4 次。口服。

(三)抗感染治疗

根据感染的病原体及药物敏感试验选择抗生素治疗。如有明显发热或痰转为脓性者,应选用适当抗生素治疗。常用青霉素 80 万单位,每天 2 次,肌内注射,或酌情选用大环内酯类及头孢类抗生素。退热1～3 天后即可停药。

五、护理措施

(一)保持心身舒适

(1)保持室内空气新鲜,通风 1～2 次/天,室内湿度在 60％～65％,温度在 20～25 ℃。

(2)鼓励患者多饮水,高热时每天摄入量应为 3 000～4 000 mL,心、肾功能障碍时,每天饮水量应在 1 500～2 000 mL。

(3)指导患者选择高维生素、清淡易消化的食物,如瘦肉、豆腐、蛋、鱼、水果、新鲜蔬菜等。

(4)急性期应绝对卧床休息,治疗和护理操作尽量集中在同一时间内,使患者有充足的时间休息。

(二)病情观察

(1)观察咳嗽、咳痰、喘息的症状及诱发因素,尤其是痰液的性质和量。

(2)有无胸闷、发绀、呼吸困难等症状。

(三)保持呼吸道通畅

(1)对痰多黏稠、较难咳出的患者,指导采取有效的咳嗽方式,协助翻身、叩背和体位引流,嘱其多饮水,遵医嘱雾化吸入。

(2)根据患者的缺氧程度、血气分析结果调节氧流量。

(刘士云)

第三节　慢性支气管炎

慢性支气管炎是由于感染或非感染因素引起气管、支气管黏膜及其周围组织的慢性非特异性炎症。临床以咳嗽、咳痰或伴有喘息反复发作为特征,每年持续 3 个月以上,且连续 2 年以上。

一、病因和发病机制

慢性支气管炎的病因极为复杂,迄今尚有许多因素还不够明确,往往是多种因素长期相互作用的综合结果。

(一)感染

病毒、支原体和细菌感染是本病急性发作的主要原因。病毒感染以流感病毒、鼻病毒、腺病毒和呼吸道合胞病毒常见;细菌感染以肺炎链球菌、流感嗜血杆菌和卡他莫拉菌及葡萄球菌常见。

(二)大气污染

化学气体如氯气、二氧化氮、二氧化硫等刺激性烟雾,空气中的粉尘等均可刺激支气管黏膜,使呼吸道清除功能受损,为细菌入侵创造条件。

(三)吸烟

吸烟为本病发病的主要因素。吸烟时间的长短与吸烟量决定发病率的高低,吸烟者的患病率较不吸烟者高 2~8 倍。

(四)变态反应因素

喘息型支气管患者,多有过敏史。患者痰中嗜酸性粒细胞和组胺的含量及血中 IgE 明显高于正常。此类患者实际上应属慢性支气管炎合并哮喘。

(五)其他因素

气候变化,特别是寒冷空气对慢支的病情加重有密切关系。自主神经功能失调,副交感神经功能亢进,老年人肾上腺皮质功能减退,慢性支气管炎的发病率增加。维生素 C 缺乏,维生素 A 缺乏,易患慢性支气管炎。

二、临床表现

(一)症状

患者常在寒冷季节发病,出现咳嗽、咳痰,尤以晨起显著,白天多于夜间。病毒感染痰液为白色黏液泡沫状,继发细菌感染,痰液转为黄色或黄绿色黏液脓性,偶可带血。慢性支气管炎反复发作后,支气管黏膜的迷走神经感受器反应性增高,副交感神经功能亢进,可出现变态反应现象而发生喘息。

(二)体征

早期多无体征。急性发作期可有肺底部闻及干、湿性啰音。喘息型支气管炎在咳嗽或深吸气后可闻及哮鸣音,发作时,有广泛哮鸣音。

(三)并发症

(1)阻塞性肺气肿:为慢性支气管炎最常见的并发症。

(2)支气管肺炎:慢性支气管炎蔓延至支气管周围肺组织中,患者表现寒战、发热、咳嗽加剧、痰量增多且呈脓性;白细胞总数及中性粒细胞增多;X 线胸片显示双下肺野有斑点状或小片阴影。

(3)支气管扩张症。

三、诊断

(一)辅助检查

1.血常规检查

白细胞总数及中性粒细胞数可升高。

2.胸部 X 线检查

单纯型慢性支气管炎,X 线片检查阴性或仅见双下肺纹理增多、增粗、模糊、呈条索状或网状。继发感染时为支气管周围炎症改变,表现为不规则斑点状阴影,重叠于肺纹理之上。

3.肺功能检查

早期病变多在小气道,常规肺功能检查多无异常。

(二)诊断要点

凡咳嗽、咳痰或伴有喘息,每年发作持续 3 个月,连续 2 年或 2 年以上者,并排除其他心、肺疾病(如肺结核、肺尘埃沉着病、支气管哮喘、支气管扩张症、肺癌、肺脓肿、心脏病、心功能不全等)、慢性鼻咽疾病后,即可诊断。如每年发病不足 3 个月,但有明确的客观检查依据(如胸部 X 线片、肺功能等)亦可诊断。

(三)鉴别诊断

1.支气管扩张

多于儿童或青年期发病,常继发于麻疹、肺炎或百日咳后,并有咳嗽、咳痰反复发作的病史,合并感染时痰量增多,并呈脓性或伴有发热,病程中常反复咯血。在肺下部周围可闻及不易消散的湿性啰音。晚期重症患者可出现杵状指(趾)。胸部 X 线上可见双肺下野纹理粗乱或呈卷发状。薄层高分辨 CT(HRCT)检查有助于确诊。

2.肺结核

活动性肺结核患者多有午后低热、消瘦、乏力、盗汗等中毒症状。咳嗽痰量不多,常有咯血。老年肺结核的中毒症状多不明显,常被慢性支气管炎的症状所掩盖而误诊。胸部 X 线上可发现结核病灶,部分患者痰结核菌检查可获阳性。

3.支气管哮喘

支气管哮喘常为特质性患者或有变态反应性疾病家族史,多于幼年发病。一般无慢性咳嗽、咳痰史。哮喘多突然发作,且有季节性,血和痰中嗜酸性粒细胞常增多,治疗后可迅速缓解。发作时双肺布满哮鸣音,呼气延长,缓解后可消失,且无症状,但气道反应性仍增高。慢性支气管炎合并哮喘的患者,病史中咳嗽、咳痰多发生在喘息之前,迁延不愈较长时间后伴有喘息,且咳嗽、咳痰的症状多较喘息更为突出,平喘药物疗效不如哮喘等可资鉴别。

4.肺癌

肺癌多发生于 40 岁以上男性,并有多年吸烟史的患者,刺激性咳嗽常伴痰中带血和胸痛。胸部 X 线检查肺部常有块影或反复发作的阻塞性肺炎。痰脱落细胞及支气管镜等检查,可明确诊断。

5.慢性肺间质纤维化

慢性咳嗽,咳少量黏液性非脓性痰,进行性呼吸困难,双肺底可闻及爆裂音(Velcro 啰音),严重者发绀并有杵状指。X 线胸片见中下肺野及肺周边部纹理增多紊乱呈网状结构,其间见弥漫性细小斑点阴影。肺功能检查呈限制性通气功能障碍,弥散功能降低,PaO_2 下降。肺活检是确诊的手段。

四、治疗

(一)急性发作期及慢性迁延期的治疗

以控制感染、祛痰、镇咳为主,同时解痉平喘。

1.抗感染药物

及时、有效、足量,感染控制后及时停用,以免产生细菌耐药或二重感染。一般患者可按常见致病菌用药。可选用青霉素 G 80 万单位肌内注射;复方磺胺甲噁唑(SMZ),每次 2 片,2 次/天;阿莫西林 2~4 g/d,3~4 次口服;氨苄西林 2~4 g/d,分 4 次口服;头孢氨苄 2~4 g/d 或头孢拉定 1~2 g/d,分 4 次口服;头孢呋辛 2 g/d 或头孢克洛 0.5~1 g/d,分 2~3 次口服。亦可选择新一代大环内酯类抗生素,如罗红霉素,0.3 g/d,2次口服。抗菌治疗疗程一般7~10天,反复感染病例可适当延长。严重感染时,可选用氨苄西林、环丙沙星、氧氟沙星、阿米卡星、奈替米星或头孢菌素类联合静脉滴注给药。

2.祛痰镇咳药

刺激性干咳者不宜单用镇咳药物,否则痰液不易咳出。可给盐酸溴环己胺醇30 mg或羧甲基半胱氨酸500 mg,3次/天口服。乙酰半胱氨酸及氯化铵甘草合剂均有一定的疗效。α-糜蛋白酶雾化吸入亦有消炎祛痰的作用。

3.解痉平喘

解痉平喘主要为解除支气管痉挛,利于痰液排出。常用药物为氨茶碱0.1~0.2 g,8次/小时口服;丙卡特罗50 mg,2次/天;特布他林2.5 mg,2~3次/天。慢性支气管炎有可逆性气道阻塞者应常规应用支气管舒张剂,如异丙托溴铵气雾剂、特布他林等吸入治疗;阵发性咳嗽常伴不同程度的支气管痉挛,应用支气管扩张药后可改善症状,并有利于痰液的排出。

(二)缓解期的治疗

缓解期的治疗应以增强体质,提高机体抗病能力和预防发作为主。

(三)中药治疗

中药治疗采取扶正固本原则,按肺、脾、肾的虚实辨证施治。

五、护理措施

(一)常规护理

1.环境

保持室内空气新鲜,流通,安静,舒适,温湿度适宜。

2.休息

急性发作期应卧床休息,取半卧位。

3.给氧

持续低流量吸氧。

4.饮食

给予高热量、高蛋白、高维生素易消化饮食。

(二)专科护理

1.解除气道阻塞,改善肺泡通气。

及时清除痰液,神志清醒患者应鼓励咳嗽,痰稠不易咳出时,给予雾化吸入或雾化泵药物喷入,减少局部淤血水肿,以利痰液排出。危重体弱患者,定时更换体位,叩击背部,使痰易于咳出,餐前应给予胸部叩击或胸壁震荡。

方法:患者取侧卧位,护士两手手指并拢,手背隆起,指关节微屈,自肺底由下向上,由外向内叩拍胸壁,震动气管,边拍边鼓励患者咳嗽,以促进痰液的排出,每侧肺叶叩击3~5分钟。对神志不清者,可进行机械吸痰,需注意无菌操作,抽吸压力要适当,动作轻柔,每次抽吸时间不超过15秒,以免加重缺氧。

2.合理用氧减轻呼吸困难。

根据缺氧和二氧化碳潴留的程度不同,合理用氧,一般给予低流量、低浓度、持续吸氧,如病情需要提高氧浓度,应辅以呼吸兴奋剂刺激通气或使用呼吸机改善通气,吸氧后如呼吸困难缓解、呼吸频率减慢、节律正常、血压上升、心率减慢、心律正常、发绀减轻、皮肤转暖、神志转清、尿量增加等,表示氧疗有效。若呼吸过缓,意识障碍加深,需考虑二氧化碳潴留加重,必要时采取增加通气量措施。

(刘士云)

第四节　慢性阻塞性肺疾病

慢性阻塞性肺疾病(chronic obstructive pulmonary disease,COPD)是一种以不完全可逆性气流受限为特征,呈进行性发展的肺部疾病。COPD 是呼吸系统疾病中的常见病和多发病,由于患者数多,病死率高,社会经济负担重,已成为一个重要的公共卫生问题。在世界范围内,COPD 的死亡率居所有死因的第四位。根据世界银行/世界卫生组织发表的研究,至 2020 年 COPD 成为世界疾病经济负担的第五位。在我国,COPD 同样是严重危害人民群体健康的重要慢性呼吸系统疾病,1992 年对我国北部及中部地区农村 102 230 名成人调查显示,COPD 约占 15 岁以上人群的 3%,近年来对我国 7 个地区 20 245 名成年人进行调查,COPD 的患病率占 40 岁以上人群的 8.2%,患病率之高是十分惊人的。

COPD 与慢性支气管炎及肺气肿密切相关。慢性支气管炎(简称慢支)是指气管、支气管黏膜及其周围组织的慢性、非特异性炎症。如患者每年咳嗽、咳痰达 3 个月以上,连续两年或以上,并排除其他已知原因的慢性咳嗽,即可诊断为慢性支气管炎。阻塞性肺气肿(简称肺气肿)是指肺部终末细支气管远端气腔出现异常持久的扩张,并伴有肺泡壁和细支气管的破坏而无明显肺纤维化。当慢性支气管炎和/或肺气肿患者肺功能检查出现气流受限并且不能完全可逆时,可视为 COPD。如患者只有慢性支气管炎和/或肺气肿,而无气流受限,则不能视为 COPD,而视为COPD 的高危期。支气管哮喘也具有气流受限。但支气管哮喘是一种特殊的气道炎症性疾病,其气流受限具有可逆性,它不属于 COPD。

一、护理评估

(一)病因及发病机制
确切的病因不清,可能与下列因素有关。

1.吸烟

吸烟是最危险的因素。国内外的研究均证明吸烟与慢支的发生有密切关系,吸烟者慢性支气管炎的患病率比不吸烟者高 2～8 倍,吸烟时间越长,量越大,COPD 患病率越高。烟草中的多种有害化学成分,可损伤气道上皮细胞使巨噬细胞吞噬功能降低和纤毛运动减退;黏液分泌增加,使气道净化能力减弱;支气管黏膜充血水肿、黏液积聚,而易引起感染。慢性炎症及吸烟刺激黏膜下感受器,引起支气管平滑肌收缩,气流受限。烟草、烟雾还可使氧自由基增多,诱导中性粒细胞释放蛋白酶,抑制抗蛋白酶系统,使肺弹力纤维受到破坏,诱发肺气肿形成。

2.职业性粉尘和化学物质

职业性粉尘及化学物质,如烟雾、变应原、工业废气及室内污染空气等,浓度过大或接触时间过长,均可导致与吸烟无关的 COPD。

3.空气污染

大气污染中的有害气体(如二氧化硫、二氧化氮、氯气等)可损伤气道黏膜,并有细胞毒作用,使纤毛清除功能下降,黏液分泌增多,为细菌感染创造条件。

4.感染

感染是 COPD 发生发展的重要因素之一。长期、反复感染可破坏气道正常的防御功能,损伤细支气管和肺泡。主要病毒为流感病毒、鼻病毒和呼吸道合胞病毒等;细菌感染以肺炎链球菌、流感嗜血杆菌、卡他莫拉菌及葡萄球菌为多见,支原体感染也是重要因素之一。

5.蛋白酶-抗蛋白酶失衡

蛋白酶对组织有损伤和破坏作用;抗蛋白酶对弹性蛋白酶等多种蛋白酶有抑制功能。在正常情况下,弹性蛋白酶与其抑制因子处于平衡状态。其中 α_1-抗胰蛋白酶(α_1-AT)是活性最强的一种。蛋白酶增多和抗蛋白酶不足均可导致组织结构破坏产生肺气肿。

6.其他

机体内在因素如呼吸道防御功能及免疫功能降低、自主神经功能失调、营养、气温的突变等都可能参与 COPD 的发生、发展。

(二)病理生理

COPD 的病理改变主要为慢性支气管炎和肺气肿的病理改变。COPD 对呼吸功能的影响,早期病变仅局限于细小气道,表现为闭合容积增大。病变侵入大气道时,肺通气功能明显障碍;随肺气肿的日益加重,大量肺泡周围的毛细血管受膨胀的肺泡挤压而退化,使毛细血管大量减少,肺泡间的血流量减少,导致通气与血流比例失调,使换气功能障碍。由通气和换气功能障碍引起缺氧和二氧化碳潴留,进而发展为呼吸衰竭。

(三)健康史

询问患者是否存在引起慢支的各种因素如感染、吸烟、大气污染、职业性粉尘和有害气体的长期吸入、变态反应等;是否有呼吸道防御功能及免疫功能降低、自主神经功能失调等。

(四)身体状况

1.主要症状

(1)慢性咳嗽:晨间起床时咳嗽明显,白天较轻,睡眠时有阵咳或排痰。随病程发展可终生不愈。

(2)咳痰:一般为白色黏液或浆液性泡沫痰,偶可带血丝,清晨排痰较多。急性发作伴有细菌感染时,痰量增多,可有脓性痰。

(3)气短或呼吸困难:早期仅在体力劳动或上楼等活动时出现,随着病情发展逐渐加重,日常活动甚至休息时也感到气短,是 COPD 的标志性症状。

(4)喘息和胸闷:重度患者或急性加重时出现喘息,甚至静息状态下也感气促。

(5)其他:晚期患者有体重下降,食欲减退等全身症状。

2.护理体检

早期可无异常,随疾病进展慢性支气管炎病例可闻及干啰音或少量湿啰音。有喘息症状者可在小范围内出现轻度哮鸣音。肺气肿早期体征不明显,随疾病进展出现桶状胸,呼吸活动减弱,触觉语颤减弱或消失;叩诊呈过清音,心浊音界缩小或不易叩出,肺下界和肝浊音界下移,听诊心音遥远,两肺呼吸音普遍减弱,呼气延长,并发感染时,可闻及湿啰音。

3.COPD严重程度分级

根据第一秒用力呼气容积占用力肺活量的百分比（$FEV_1/FVC\%$）、第一秒用力呼气容积占预计值百分比（$FEV_1\%$预计值）和症状对COPD的严重程度做出分级。

(1)Ⅰ级：轻度，$FEV_1/FVC < 70\%$，$FEV_1 \geqslant 80\%$预计值，有或无慢性咳嗽、咳痰症状。

(2)Ⅱ级：中度，$FEV_1/FVC < 70\%$、50%预计值$\leqslant FEV_1 < 80\%$预计值，有或无慢性咳嗽、咳痰痒状。

(3)Ⅲ级：重度，$FEV_1/FVC < 70\%$、30%预计值$\leqslant FEV_1 < 50\%$预计值，有或无慢性咳嗽、咳痰症状。

(4)Ⅳ级：极重度，$FEV_1/FVC < 70\%$、$FEV_1 < 30\%$预计值或$FEV_1 < 50\%$预计值，伴慢性呼吸衰竭。

4.COPD病程分期

COPD按病程可分为急性加重期和稳定期，前者指在短期内咳嗽、咳痰、气短和/或喘息加重、脓痰量增多，可伴发热等症状；稳定期指咳嗽、咳痰、气短症状稳定或轻微。

5.并发症

COPD可并发慢性呼吸衰竭、自发性气胸、慢性肺源性心脏病。

(五)实验室及其他检查

1.肺功能检查

肺功能检查是判断气流受限的主要客观指标，对COPD诊断、严重程度评价、疾病进展、预后及治疗反应等有重要意义。第一秒用力呼气容积（FEV_1）占用力肺活量（FVC）的百分比（$FEV_1/FVC\%$）是评价气流受限的敏感指标。第一秒用力呼气容积（FEV_1）占预计值百分比（$FEV_1\%$预计值），是评估COPD严重程度的良好指标。当$FEV_1/FVC < 70\%$及$FEV_1 < 80\%$预计值者，可确定为不能完全可逆的气流受限。FEV_1的逐渐减少，大致提示肺部疾病的严重程度和疾病进展的阶段。

肺气肿呼吸功能检查示残气量增加，残气量占肺总量的百分比增大，最大通气量低于预计值的80%；第一秒时间肺活量常低于60%；残气量占肺总量的百分比增大，往往超过40%；对阻塞性肺气肿的诊断有重要意义。

2.胸部X线检查

早期胸片可无变化，可逐渐出现肺纹理增粗、紊乱等非特异性改变，肺气肿的典型X线表现为胸廓前后径增大，肋间隙增宽，肋骨平行，膈低平。两肺透亮度增加，肺血管纹理减少或有肺大疱征象。X线检查对COPD诊断特异性不高。

3.动脉血气分析

早期无异常，随病情进展可出现低氧血症、高碳酸血症、酸碱平衡失调等，用于判断呼吸衰竭的类型。

4.其他

COPD合并细菌感染时，血白细胞增高，核左移。痰培养可能检出病原菌。

(六)心理-社会评估

COPD由于病程长、反复发作，每况愈下，给患者带来较重的精神和经济负担，病现焦虑、悲观、沮丧等心理反应，甚至对治疗丧失信心。病情一旦发展到影响工作和会导致患者心理压力增加，生活方式发生改变，也会影响到工作，甚至因无法工作孤独。

二、主要护理诊断及医护合作性问题

(一)气体交换受损
气体交换受损与气道阻塞、通气不足、呼吸肌疲劳、分泌物过多和肺泡呼吸有关。

(二)清理呼吸道无效
清理呼吸道无效与分泌物增多而黏稠、气道湿度降低和无效咳嗽有关。

(三)低效性呼吸型态
低效性呼吸型态与气道阻塞、膈肌变平以及能量不足有关。

(四)活动无耐力
活动无耐力与疲劳、呼吸困难、氧供与氧耗失衡有关。

(五)营养失调,低于机体需要量
营养失调,低于机体需要量与食欲降低、摄入减少、腹胀、呼吸困难、痰液增多关。

(六)焦虑
焦虑与健康状况的改变、病情危重、经济状况有关。

三、护理目标

患者痰能咳出,喘息缓解;活动耐力增强;营养得到改善;焦虑减轻。

四、护理措施

(一)一般护理

1.休息和活动

患者采取舒适的体位,晚期患者宜采取身体前倾位,使辅助呼吸肌参与呼吸。发热、咳喘时应卧床休息,视病情安排适当的活动量,活动以不感到疲劳、不加重症状为宜。室内保持合适的温湿度,冬季注意保暖,避免直接吸入冷空气。

2.饮食护理

呼吸功的增加可使热量和蛋白质消耗增多,导致营养不良。应制订出高热量、高蛋白、高维生素的饮食计划。正餐进食量不足时,应安排少量多餐,避免餐前和进餐时过多饮水。餐后避免平卧,有利于消化。为减少呼吸困难,保存能量,患者饭前至少休息 30 分钟。每天正餐应安排在患者最饥饿、休息最好的时间。指导患者采用缩唇呼吸和腹式呼吸减轻呼吸困难。为促进食欲,提供给患者舒适的就餐环境和喜爱的食物,餐前及咳痰后漱口,保持口腔清洁;腹胀的患者应进软食,细嚼慢咽。避免进食产气的食物,如汽水、啤酒、豆类、马铃薯和胡萝卜等;避免易引起便秘的食物,如油煎食物、干果、坚果等。如果患者通过进食不能吸收足够的营养,可应用管喂饮食或全胃肠外营养。

(二)病情观察

观察咳嗽、咳痰的情况,痰液的颜色、量及性状,咳痰是否顺畅;呼吸困难的程度,能否平卧,与活动的关系,有无进行性加重;患者的营养状况、肺部体征及有无慢性呼吸衰竭、自发性气胸、慢性肺源性心脏病等并发症产生。监测动脉血气分析和水、电解质、酸碱平衡情况。

(三)氧疗的护理

呼吸困难伴低氧血症者,遵医嘱给予氧疗。一般采用鼻导管持续低流量吸氧,氧流量 1～

2 L/min。对 COPD 慢性呼吸衰竭者提倡进行长期家庭氧疗(LTOT)。LTOT 为持续低流量吸氧,它能改变疾病的自然病程,改善生活质量。LTOT 是指一昼夜吸入低浓度氧 15 小时以上,并持续较长时间,使 $PaO_2 \geq 8.0$ kPa(60 mmHg),或 SaO_2 升至 90% 的一种氧疗方法。LTOT 指征:①$PaO_2 \leq 7.3$ kPa(55 mmHg)或 $SaO_2 \leq 88\%$,有或没有高碳酸血症。②PaO_2 7.9～7.3 kPa(55～60 mmHg)或 $SaO_2 < 88\%$,并有肺动脉高压、心力衰竭所致的水肿或红细胞增多症(血细胞比容>0.55)。LTOT 对血流动力学、运动耐力、肺生理和精神状态均会产生有益的影响,从而提高 COPD 患者的生活质量和生存率。

COPD 患者因长期二氧化碳潴留,主要靠缺氧刺激呼吸中枢,如果吸入高浓度的氧,反而会导致呼吸频率和幅度降低,引起二氧化碳潴留。而持续低流量吸氧维持 $PaO_2 \geq 7.9$ kPa(60 mmHg),既能改善组织缺氧,也可防止因缺氧状态解除而抑制呼吸中枢。护理人员应密切注意患者吸氧后的变化,如观察患者的意识状态、呼吸的频率及幅度、有无窒息或呼吸停止和动脉血气复查结果。氧疗有效指标:患者呼吸困难减轻、呼吸频率减慢、发绀减轻、心率减慢、活动耐力增加。

(四)用药护理

1.稳定期治疗用药

(1)支气管舒张药:短期应用以缓解症状,长期规律应用以预防和减轻症状。常选用 $β_2$ 肾上腺素受体激动剂、抗胆碱药、氨茶碱或其缓(控)释片。

(2)祛痰药:对痰不易咳出者可选用盐酸氨溴索或羧甲司坦。

2.急性加重期的治疗用药

使用支气管舒张药及对低氧血症者进行吸氧外,应根据病原菌类型及药物敏感情况合理选用抗生素治疗。如给予 β-内酰胺类/β-内酰胺酶抑制剂;第二代头孢菌素、大环内酯类或喹诺酮类。如出现持续气道阻塞,可使用糖皮质激素。

3.遵医嘱用药

遵医嘱应用抗生素,支气管舒张药,祛痰药物,注意观察疗效及不良反应。

(五)呼吸功能锻炼

COPD 患者需要增加呼吸频率来代偿呼吸困难,这种代偿多数是依赖于辅助呼吸肌参与呼吸,即胸式呼吸,而非腹式呼吸。然而胸式呼吸的有效性要低于腹式呼吸,患者容易疲劳。因此,护理人员应指导患者进行缩唇呼气、腹式呼吸、膈肌起搏(体外膈神经电刺激)、吸气阻力器等呼吸锻炼,以加强胸、膈呼吸肌肌力和耐力,改善呼吸功能。

1.缩唇呼吸

缩唇呼吸的技巧是通过缩唇形成的微弱阻力来延长呼气时间,增加气道压力,延缓气道塌陷。患者闭嘴经鼻吸气,然后通过缩唇(吹口哨样)缓慢呼气,同时收缩腹部。吸气与呼气时间比为1:2或1:3。缩唇大小程度与呼气流量,以能使距口唇15～20 cm处,与口唇等高点水平的蜡烛火焰随气流倾斜又不至于熄灭为宜。

2.膈式或腹式呼吸

患者可取立位、平卧位或半卧位,两手分别放于前胸部和上腹部。用鼻缓慢吸气时,膈肌最大程度下降,腹肌松弛,腹部凸出,手感到腹部向上抬起。呼气时用口呼出,腹肌收缩,膈肌松弛,膈肌随腹腔内压增而上抬,推动肺部气体排出,手感到腹部下降。

另外,可以在腹部放置小枕头、杂志或书锻炼腹式呼吸。如果吸气时,物体上升,证明是腹式呼吸。缩唇呼吸和腹式呼吸每天训练 3～4 次,每次重复 8～10 次。腹式呼吸需要增加能量消耗,因此指导患者只能在疾病恢复期如出院前进行训练。

(六)心理护理

COPD 患者因长期患病,社会活动减少、经济收入降低等方面发生的变化,容易形成焦虑和压抑的心理状态,失去自信,躲避生活。也可由于经济原因,患者可能无法按医嘱常规使用某些药物,只能在病情加重时应用。医护人员应详细了解患者及其家庭对疾病的态度,关心体贴患者,了解患者心理、性格、生活方式等方面发生的变化,与患者和家属共同制订和实施康复计划,定期进行呼吸肌功能锻炼、合理用药等,减轻症状,增强患者战胜疾病的信心;对表现焦虑的患者,教会患者缓解焦虑的方法,如听轻音乐、下棋、做游戏等娱乐活动,以分散注意力,减轻焦虑。

(七)健康指导

1.疾病知识指导

使患者了解 COPD 的相关知识,识别和消除使疾病恶化的因素,戒烟是预防 COPD 的重要且简单易行的措施,应劝导患者戒烟;避免粉尘和刺激性气体的吸入;避免和呼吸道感染患者接触,在呼吸道传染病流行期间,尽量避免去人群密集的公共场所。指导患者要根据气候变化,及时增减衣物,避免受凉感冒。学会识别感染或病情加重的早期症状,尽早就医。

2.康复锻炼

使患者理解康复锻炼的意义,充分发挥患者进行康复的主观能动性,制订个体化的锻炼计划,选择空气新鲜、安静的环境,进行步行、慢跑、气功等体育锻炼。在潮湿、大风、严寒气候时,避免室外活动。教会患者和家属依据呼吸困难与活动之间的关系,判断呼吸困难的严重程度,以便合理的安排工作和生活。

3.家庭氧疗

对实施家庭氧疗的患者,护理人员应指导患者和家属做到以下几点。

(1)了解氧疗的目的、必要性及注意事项;注意安全,供氧装置周围严禁烟火,防止氧气燃烧爆炸;吸氧鼻导管需每天更换,以防堵塞,防止感染;氧疗装置定期更换、清洁、消毒。

(2)告诉患者和家属宜采取低流量(氧流量 1～2 L/min 或氧浓度 25%～29%)吸氧,且每天吸氧的时间不宜少于 10 小时,因夜间睡眠时,部分患者低氧血症更为明显,故夜间吸氧不宜间断;监测氧流量,防止随意调高氧流量。

4.心理指导

引导患者适应慢性病并以积极的心态对待疾病,培养生活乐趣,如听音乐、培养养花种草等爱好,以分散注意力,减少孤独感,缓解焦虑、紧张的精神状态。

五、护理评价

氧分压和二氧化碳分压维持在正常范围内;能坚持药物治疗;能演示缩唇呼吸和腹式呼吸技术;呼吸困难发作时能采取正确体位,使用节能法;清除过多痰液,保持呼吸道通畅;使用控制咳嗽方法;增加体液摄入;减少症状恶化;根据身高和年龄维持正常体重;减少急诊就诊和入院的次数。

(刘士云)

第五节 肺 炎

一、概述

肺炎是指终末气道、肺泡和肺间质的炎症,可由病原微生物、理化因素、免疫损伤、过敏及药物所致。细菌性肺炎是最常见的肺炎。也是最常见的感染性疾病之一。尽管新的强效抗生素不断投入应用,但其发病率和病死率仍很高,其原因可能有社会人口老龄化、吸烟人群的低龄化、伴有基础疾病、免疫功能低下,加之病原体变迁、医院获得性肺炎发病率增加、病原学诊断困难、抗生素的不合理使用导致细菌耐药性增加和部分人群贫困化加剧等因素有关。

(一)分类

肺炎可按解剖、病因或患病环境加以分类。

1.解剖分类

(1)大叶性(肺泡性)肺炎:为肺实质炎症,通常并不累及支气管。病原体先在肺泡引起炎症,经肺泡间孔向其他肺泡扩散,导致部分或整个肺段、肺叶发生炎症改变。致病菌多为肺炎链球菌。

(2)小叶性(支气管)肺炎:指病原体经支气管入侵,引起细支气管、终末细支气管和肺泡的炎症。病原体有肺炎链球菌、葡萄球菌、病毒、肺炎支原体以及军团菌等。常继发于其他疾病,如支气管炎、支气管扩张、上呼吸道病毒感染以及长期卧床的危重患者。

(3)间质性肺炎:以肺间质炎症为主,病变累及支气管壁及其周围组织,有肺泡壁增生及间质水肿。可由细菌、支原体、衣原体、病毒或肺孢子菌等引起。

2.病因分类

(1)细菌性肺炎:如肺炎链球菌、金黄色葡萄球菌、甲型溶血性链球菌、肺炎克雷伯菌、流感嗜血杆菌、铜绿假单胞菌、棒状杆菌、梭形杆菌等引起的肺炎。

(2)非典型病原体所致肺炎:如支原体、军团菌和衣原体等。

(3)病毒性肺炎:如冠状病毒、腺病毒、呼吸道合胞病毒、流感病毒、麻疹病毒、巨细胞病毒、单纯疱疹病毒等。

(4)真菌性肺炎:如白念珠菌、曲霉、放射菌等。

(5)其他病原体所致的肺炎:如立克次体(如 Q 热立克次体)、弓形虫(如鼠弓形虫)、寄生虫(如肺棘球蚴、肺吸虫、肺血吸虫)等。

(6)理化因素所致的肺炎:如放射性损伤引起的放射性肺炎、胃酸吸入、药物等引起的化学性肺炎等。

3.患病环境分类

由于病原学检查阳性率低,培养结果滞后,病因分类在临床上应用较为困难,目前多按肺炎的获得环境分成两类,有利于指导经验治疗。

(1)社区获得性肺炎(community acquired pneumonia,CAP)是指在医院外罹患的感染性肺实质炎症,也称院外肺炎,包括具有明确潜伏期的病原体感染而在入院后平均潜伏期内发病的肺炎。常见致病菌为肺炎链球菌、流感嗜血杆菌、卡他莫拉菌和非典型病原体。

(2)医院获得性肺炎(hospital acquired pneumonia,HAP)简称医院内肺炎,是指患者入院时既不存在、也不处于潜伏期,而于入院48小时后在医院(包括老年护理院、康复院等)内发生的肺炎,也包括出院后48小时内发生的肺炎。无感染高危因素患者的常见病原体依次为肺炎链球菌、流感嗜血杆菌、金黄色葡萄球菌、铜绿假单胞菌、大肠埃希菌、肺炎克雷伯菌等;有感染高危因素患者的常见病原体依次为金黄色葡萄球菌、铜绿假单胞菌、肠杆菌属、肺炎克雷伯菌等。

(二)病因及发病机制

正常的呼吸道免疫防御机制(支气管内黏液-纤毛运载系统、肺泡巨噬细胞防御的完整性等)使气管隆凸以下的呼吸道保持无菌。肺炎的发生主要由病原体和宿主两个因素决定。如果病原体数量多、毒力强和/或宿主呼吸道局部和全身免疫防御系统损害,即可发生肺炎。病原体可通过空气吸入、血行播散、邻近感染部位蔓延、上呼吸道定植菌的误吸引起社区获得性肺炎。医院获得性肺炎还可通过误吸胃肠道的定植菌(胃食管反流)和通过人工气道吸入环境中的致病菌引起。

二、肺炎链球菌肺炎

肺炎链球菌肺炎或称肺炎球菌肺炎,是由肺炎链球菌或称肺炎球菌所引起的肺炎,占社区获得性肺炎的半数以上。通常急骤起病,以高热、寒战、咳嗽、血痰及胸痛为特征。X线胸片呈肺段或肺叶急性炎性实变,近年来因抗生素的广泛使用,致使本病的起病方式、症状及X线改变均不典型。

肺炎链球菌为革兰染色阳性球菌,多成双排列或短链排列。有荚膜,其毒力大小与荚膜中的多糖结构及含量有关。根据荚膜多糖的抗原特性,肺炎链球菌可分为86个血清型。成人致病菌多属1~9及12型,以第3型毒力最强,儿童则多为6、14、19及23型。肺炎链球菌在干燥痰中能存活数月,但在阳光直射1小时,或加热至52 ℃ 10分钟即可杀灭,对石炭酸等消毒剂亦甚敏感。机体免疫功能正常时,肺炎链球菌是寄居在口腔及鼻咽部的一种正常菌群,其带菌率常随年龄、季节及免疫状态的变化而有差异。机体免疫功能受损时,有毒力的肺炎链球菌入侵人体而致病。肺炎链球菌除引起肺炎外,少数可发生菌血症或感染性休克,老年人及婴幼儿的病情尤为严重。

本病以冬季与初春多见,常与呼吸道病毒感染相伴行。患者常为原先健康的青壮年或老年与婴幼儿,男性较多见。吸烟者、痴呆者、慢性支气管炎、支气管扩张、充血性心力衰竭、慢性病患者以及免疫抑制宿主均易受肺炎链球菌侵袭。肺炎链球菌不产生毒素,不引起原发性组织坏死或形成空洞。其致病力是由于有高分子多糖体的荚膜对组织的侵袭作用,首先引起肺泡壁水肿,出现白细胞与红细胞渗出,含菌的渗出液经肺泡间孔(Cohn)向肺的中央部分扩展,甚至累及几个肺段或整个肺叶,因病变开始于肺的外周,故叶间分界清楚,易累及胸膜,引起渗出性胸膜炎。

病理改变有充血期、红肝变期、灰肝变期及消散期。表现为肺组织充血水肿,肺泡内浆液渗出及红、白细胞浸润,白细胞吞噬细菌,继而纤维蛋白渗出物溶解、吸收、肺泡重新充气。在肝变期病理阶段实际上并无确切分界,经早期应用抗生素治疗,此种典型的病理分期已很少见。病变消散后肺组织结构多无损坏,不留纤维瘢痕。极个别患者肺泡内纤维蛋白吸收不完全,甚至有成纤维细胞形成,形成机化性肺炎。老年人及婴幼儿感染可沿支气管分布(支气管肺炎)。若未及时使用抗生素,5%～10%的患者可并发脓胸,10%～20%的患者因细菌经淋巴管、胸导管进入血循环,可引起脑膜炎、心包炎、心内膜炎、关节炎和中耳炎等肺外感染。

(一)护理评估

1.健康史

肺炎的发生与细菌的侵入和机体防御能力的下降有关。吸入口咽部的分泌物或空气中的细菌、周围组织感染的直接蔓延、菌血症等均可成为细菌入侵的途径;吸烟、酗酒、年老体弱、长期卧床、意识不清、吞咽和咳嗽反射障碍、慢性或重症患者、长期使用糖皮质激素或免疫抑制剂、接受机械通气及大手术者均可因机体防御机制降低而继发肺炎。注意询问患者起病前是否存在机体抵抗力下降、呼吸道防御功能受损的因素,了解患者既往的健康状况。

2.身体状况

发病前常有受凉、淋雨、疲劳、醉酒、病毒感染史,多有上呼吸道感染的前驱症状。

(1)主要症状:起病多急骤,高热、寒战,全身肌肉酸痛,体温通常在数小时内升至39～40 ℃,高峰在下午或傍晚,或呈稽留热,脉率随之增速。可有患侧胸部疼痛,放射到肩部或腹部,咳嗽或深呼吸时加剧。痰少,可带血或呈铁锈色,食欲锐减,偶有恶心、呕吐、腹痛或腹泻,易被误诊为急腹症。

(2)护理体检:患者呈急性病容,面颊绯红,鼻翼翕动,皮肤灼热、干燥,口角及鼻周有单纯疱疹;病变广泛时可出现发绀。有败血症者,可出现皮肤、黏膜出血点,巩膜黄染。早期肺部体征无明显异常,仅有胸廓呼吸运动幅度减小,叩诊稍浊,听诊可有呼吸音降低及胸膜摩擦音。肺实变时叩诊浊音、触觉语颤增强并可闻及支气管呼吸音。消散期可闻及湿啰音。心率增快,有时心律不齐。重症患者有肠胀气,上腹部压痛多与炎症累及膈胸膜有关。重症感染时可伴休克、急性呼吸窘迫综合征及神经精神症状,表现为神志模糊、烦躁、呼吸困难、嗜睡、谵妄、昏迷等。累及脑膜时有颈抵抗及出现病理性反射。

本病自然病程大致1～2周。发病5～10天,体温可自行骤降或逐渐消退;使用有效的抗生素后可使体温在1～3天内恢复正常。患者的其他症状与体征亦随之逐渐消失。

(3)并发症:肺炎链球菌肺炎的并发症近年来已很少见。严重败血症或毒血症患者易发生感染性休克,尤其是老年人。表现为血压降低、四肢厥冷、多汗、发绀、心动过速、心律失常等,而高热、胸痛、咳嗽等症状并不突出。其他并发症有胸膜炎、脓胸、心包炎、脑膜炎和关节炎等。

3.实验室及其他检查

(1)血常规检查:血白细胞计数(10～20)×10⁹/L,中性粒细胞多在80%以上,并有核左移,细胞内可见中毒颗粒。年老体弱、酗酒、免疫功能低下者的白细胞计数可不增高,但中性粒细胞的百分比仍增高。

(2)痰直接涂片:做革兰染色及荚膜染色镜检发现典型的革兰染色阳性、带荚膜的双球菌或链球菌,即可初步做出病原诊断。

(3)痰培养:24～48小时可以确定病原体。痰标本送检应注意器皿洁净无菌,在抗生素应用之前漱口后采集,取深部咳出的脓性或铁锈色痰。

(4)聚合酶链反应(PCR)检测及荧光标记抗体检测:可提高病原学诊断率。

(5)血培养:10%～20%患者合并菌血症,故重症肺炎应做血培养。

(6)细菌培养:如合并胸腔积液,应积极抽取积液进行细菌培养。

(7)X线检查:早期仅见肺纹理增粗,或受累的肺段、肺叶稍模糊。随着病情进展,肺泡内充满炎性渗出物,表现为大片炎症浸润阴影或实变影,在实变阴影中可见支气管充气征,肋膈角可有少量胸腔积液。在消散期,X线显示炎性浸润逐渐吸收,可有片状区域吸收较快,呈现"假空洞"征,多数病例在起病3～4周后才完全消散。老年患者肺炎病灶消散较慢,容易出现吸收不完全而成为机化性肺炎。

4.心理-社会评估

肺炎起病多急骤,短期内病情严重,加之高热和全身中毒症状明显,患者及家属常深感不安。当出现严重并发症时,患者会表现出忧虑和恐惧。

(二)主要护理诊断及医护合作性问题

1.体温过高

体温过高与肺部感染有关。

2.气体交换受损

气体交换受损与肺部炎症、痰液黏稠等引起呼吸面积减少有关。

3.清理呼吸道无效

清理呼吸道无效与胸痛、气管、支气管分泌物增多、黏稠及疲乏有关。

4.疼痛

胸痛与肺部炎症累及胸膜有关。

5.潜在并发症

感染性休克。

(三)护理目标

体温恢复正常范围;患者呼吸平稳,发绀消失;症状减轻呼吸道通畅;疼痛减轻,感染控制未发生休克。

(四)护理措施

1.一般护理

(1)休息与环境:保持室内空气清新,病室保持适宜的温、湿度,环境安静、清洁、舒适。限制患者活动,限制探视,避免因谈话过多影响体力。要集中安排治疗和护理活动,保证足够的休息,减少氧耗量,缓解头痛、肌肉酸痛、胸痛等症状。

(2)体位:协助或指导患者采取合适的体位。对有意识障碍患者,如病情允许可取半卧位,增加肺通气量;或侧卧位,以预防或减少分泌物吸入肺内。为促进肺扩张,每2小时变换体位1次,减少分泌物淤积在肺部而引起并发症。

(3)饮食与补充水分:给予高热量、高蛋白质、高维生素、易消化的流质或半流质饮食,以补充高热引起的营养物质消耗。宜少食多餐,避免压迫膈肌。若有明显麻痹性肠梗阻或胃扩张,应暂时禁食,遵医嘱给予胃肠减压,直至肠蠕动恢复。鼓励患者多饮水(1～2 L/d),来补充发热、出汗和呼吸急促所丢失的水分,并利于痰液排出。轻症者无须静脉补液,脱水严重者可遵医嘱补液,补液有利于加快毒素排泄和热量散发,尤其是食欲差或不能进食者。心脏病或老年人应注意补液速度,过快过多易导致急性肺水肿。

2.病情观察

监测患者神志、体温、呼吸、脉搏、血压和尿量,并做好记录。尤其应注意密切观察体温的变化。观察有无呼吸困难及发绀,及时适宜给氧。重点观察儿童、老年人、久病体弱者的病情变化,注意是否伴有感染性休克的表现。观察痰液颜色、性状和量,如肺炎球菌肺炎呈铁锈色,葡萄球菌肺炎呈粉红色乳状,厌氧菌感染者痰液多有恶臭等。

3.对症护理

(1)高热的护理。

(2)咳嗽、咳痰的护理:协助和鼓励患者有效咳嗽、排痰,及时清除口腔和呼吸道内痰液、呕吐物。痰液黏稠不易咳出时,在病情允许情况下可扶患者坐起,给予拍背,协助咳痰,遵医嘱应用祛痰药以及超声雾化吸入,稀释痰液,促进痰的排出。必要时吸痰,预防窒息。吸痰前,注意告知病情。

(3)气急发绀的护理:监测动脉血气分析值,给予吸氧,提高血氧饱和度,改善发绀,增加患者的舒适度。氧流量一般为每分钟 4~6 L,若为 COPD 患者,应给予低流量低浓度持续吸氧。注意观察患者呼吸频率、节律、深度等变化,皮肤色泽和意识状态有无改变,如果病情恶化,准备气管插管和呼吸机辅助通气。

(4)胸痛的护理:维持患者舒适的体位。患者胸痛时,常随呼吸、咳嗽加重,可采取患侧卧位,在咳嗽时可用枕头等物夹紧胸部,必要时用宽胶布固定胸廓,以降低胸廓活动度,减轻疼痛。疼痛剧烈者,遵医嘱应用镇痛、止咳药,缓解疼痛和改善肺通气,如口服可卡因。此外可用物理止痛和中药止痛擦剂。物理止痛,如按摩、针灸、经皮肤电刺激止痛穴位或局部冷敷等,可降低疼痛的敏感性。中药经皮肤吸收,无创伤,且发挥药效快,对轻度疼痛效果好。中药止痛擦剂具有操作简便、安全,毒副作用小,无药物依赖现象等优点。

(5)其他:鼓励患者经常漱口,做好口腔护理。口唇疱疹者局部涂液体石蜡或抗病毒软膏,防止继发感染。烦躁不安、谵妄、失眠者酌情使用地西泮或水合氯醛,禁用抑制呼吸的镇静药。

4.感染性休克的护理

(1)观察休克的征象:密切观察生命体征、实验室检查和病情的变化。发现患者神志模糊、烦躁、发绀、四肢湿冷、脉搏细数、脉压变小、呼吸浅快、面色苍白、尿量减少(每小时少于 30 mL)等休克早期症状时,及时报告医师,采取救治措施。

(2)环境与体位:应将感染性休克的患者安置在重症监护室,注意保暖和安全。取仰卧中凹位,抬高头胸部 20°,抬高下肢约 30°,有利于呼吸和静脉回流,增加心排血量。尽量减少搬动。

(3)吸氧:应给高流量吸氧,维持动脉氧分压在 8.0 kPa(60 mmHg)以上,改善缺氧状况。

(4)补充血容量:快速建立两条静脉通路,遵医嘱给予右旋糖酐或平衡液以维持有效血容量,降低血液的黏稠度,防止弥散性血管内凝血。随时监测患者一般情况、血压、尿量、尿比重、血细胞比容等;监测中心静脉压,作为调整补液速度的指标,中心静脉压<5 cmH₂O(0.49 kPa)可放心输液,达到 10 cmH₂O(0.98 kPa)应慎重。以中心静脉压不超过 10 cmH₂O(0.98 kPa)、尿量每小时在 30 mL 以上为宜。补液不宜过多过快,以免引起心力衰竭和肺水肿。若血容量已补足而24 小时尿量仍<400 mL、尿比重<1.018 时,应及时报告医师,注意是否合并急性肾衰竭。

(5)纠正酸中毒:有明显酸中毒可静脉滴注 5%的碳酸氢钠,因其配伍禁忌较多,宜单独输入。随时监测和纠正电解质和酸碱失衡等。

(6)应用血管活性药物的护理:遵医嘱在应用血管活性药物,如多巴胺、间羟胺时,滴注过程中应注意防止液体溢出血管外,引起局部组织坏死和影响疗效。可应用输液泵单独静脉输入血管活性药物,根据血压随时调整滴速,维持收缩压在 12.0~13.3 kPa(90~100 mmHg),保证重要器官的血液供应,改善微循环。

(7)对因治疗:应联合、足量应用强有力的广谱抗生素控制感染。

(8)病情转归观察:随时监测和评估患者意识、血压、脉搏、呼吸、体温、皮肤、黏膜、尿量的变化,判断病情转归。如患者神志逐渐清醒、皮肤及肢体变暖、脉搏有力、呼吸平稳规则、血压回升、尿量增多,预示病情已好转。

5.用药护理

遵医嘱及时使用有效抗感染药物,注意观察药物疗效及不良反应。

(1)抗生素治疗:一经诊断即应给予抗生素治疗,不必等待细菌培养结果。首选青霉素 G,用药途径及剂量视病情轻重及有无并发症而定:对于成年轻症患者,可用 240 万单位/天,分 3 次肌内注射,或用普鲁卡因青霉素每 12 小时肌内注射 60 万单位。病情稍重者,宜用青霉素 G 240 万~480 万单位/天,分次静脉滴注,每 6~8 小时 1 次;重症及并发脑膜炎者,可增至 1 000 万~3 000 万单位/天,分 4 次静脉滴注。对青霉素过敏者或耐青霉素或多重耐药菌株感染者,可用呼吸氟喹诺酮类、头孢噻肟或头孢曲松等药物,多重耐药菌株感染者可用万古霉素、替考拉宁等。药物治疗 48~72 小时后应对病情进行评价,治疗有效表现为体温下降、症状改善、白细胞计数逐渐降低或恢复正常等。如用药 72 小时后病情仍无改善,需及时报告医师并做相应处理。

(2)支持疗法:患者应卧床休息,注意补充足够蛋白质、热量及维生素。密切监测病情变化,注意防止休克。剧烈胸痛者,可酌情用少量镇痛药,如可卡因 15 mg。不用阿司匹林或其他解热药,以免过度出汗、脱水及干扰真实热型,导致临床判断错误。鼓励饮水每天 1~2 L,轻症患者无须常规静脉输液,确有失水者可输液,保持尿比重在 1.020 以下,血清钠保持在 145 mmol/L以下。中等或重症患者[$PaO_2<8.0$ kPa(60 mmHg)或有发绀]应给氧。若有明显麻痹性肠梗阻或胃扩张,应暂时禁食、禁饮和胃肠减压,直至肠蠕动恢复。烦躁不安、谵妄、失眠者酌用地西泮 5 mg 或水合氯醛 1~1.5 g,禁用抑制呼吸的镇静药。

(3)并发症的处理:经抗生素治疗后,高热常在 24 小时内消退,或数天内逐渐下降。若体温降而复升或 3 天后仍不降者,应考虑肺炎链球菌的肺外感染,如脓胸、心包炎或关节炎等。持续发热的其他原因尚有耐青霉素的肺炎链球菌或混合细菌感染、药物热或并存其他疾病。肿瘤或异物阻塞支气管时,经治疗后肺炎虽可消散,但阻塞因素未除,肺炎可再次出现。10%~20%肺炎链球菌肺炎伴发胸腔积液者,应酌情取胸液检查及培养以确定其性质。若治疗不当,约 5%并发脓胸,应积极排脓引流。

6.心理护理

患病前健康状态良好的患者会因突然患病而焦虑不安;病情严重或患有慢性基础疾病的患者则可能出现消极、悲观和恐慌的心理反应。要耐心给患者讲解疾病的有关知识,解释各种症状和不适的原因,讲解各项诊疗、护理操作目的、操作程序和配合要点,使患者清楚大部分肺炎治疗、预后良好。询问和关心患者的需要,鼓励患者说出内心感受,与患者进行有效的沟通。帮助患者祛除不良心理反应,树立治愈疾病的信心。

7.健康指导

(1)疾病知识指导:让患者及家属了解肺炎的病因和诱因,有皮肤疖、痈、伤口感染、毛囊炎、蜂窝织炎时应及时治疗。避免受凉、淋雨、酗酒和过度疲劳,特别是年老体弱和免疫功能低下者,如糖尿病、慢性肺病、慢性肝病、血液病、营养不良、艾滋病等。天气变化时随时增减衣服,预防上呼吸道感染。可注射流感或肺炎免疫疫苗,使之产生免疫力。

(2)生活指导:劝导患者要注意休息,劳逸结合,生活有规律。保证摄取足够的营养物质,适当参加体育锻炼,增强机体抗病能力。对有意识障碍、慢性病、长期卧床者,应教会家属注意帮助患者经常改变体位、翻身、拍背,协助并鼓励患者咳出痰液,有感染征象时及时就诊。

(3)出院指导:出院后需继续用药者,应指导患者遵医嘱按时服药,向患者介绍所服药物的疗效、用法、疗程、不良反应,不能自行停药或减量。教会患者观察疾病复发症状,如出现发热、咳嗽、呼吸困难等不适表现时,应及时就诊。告知患者随诊的时间及需要准备的有关资料,如 X 线胸片等。

(五)护理评价

患者体温恢复正常;能进行有效咳嗽,痰容易咳出,显示咳嗽次数减少或消失,痰量减少;休克发生时及时发现并给予及时的处理。

三、其他类型肺炎

(一)葡萄球菌肺炎评估

葡萄球菌肺炎是由葡萄球菌引起的急性肺部化脓性炎症。葡萄球菌的致病物质主要是毒素与酶,具有溶血、坏死、杀白细胞和致血管痉挛等作用。其致病力可用血浆凝固酶来测定,阳性者致病力较强,是化脓性感染的主要原因。但其他凝固酶阴性的葡萄球菌亦可引起感染。随着医院内感染的增多,由凝固酶阴性葡萄球菌引起的肺炎也不断增多。

医院获得性肺炎中,葡萄球菌感染占 11%～25%。常发生于有糖尿病、血液病、艾滋病、肝病或慢性阻塞性肺疾病等原有基础疾病者。若治疗不及时或不当,病死率甚高。

1.临床表现

起病多急骤,寒战、高热,体温高达 39～40 ℃,胸痛,咳大量脓性痰,带血丝或呈脓血状。全身肌肉和关节酸痛,精神萎靡,病情严重者可出现周围循环衰竭。院内感染者常起病隐袭,体温逐渐上升,咳少量脓痰。老年人症状可不明显。

早期可无体征,晚期可有双肺散在湿啰音。病变较大或融合时可出现肺实变体征。但体征与严重的中毒症状和呼吸道症状不平行。

2.实验室及其他检查

(1)血常规:白细胞计数及中性粒细胞显著增加,核左移,有中毒颗粒。

(2)细菌学检查:痰涂片可见大量葡萄球菌和脓细胞,血、痰培养多为阳性。

(3)X 线检查:胸部 X 线显示短期内迅速多变的特征,肺段或肺叶实变,可形成空洞,或呈小叶状浸润,可有单个或多个液气囊腔,2～4周后完全消失,偶可遗留少许条索状阴影或肺纹理增多等。

3.治疗要点

为早期清除原发病灶,强有力的抗感染治疗,加强支持疗法,预防并发症。通常首选耐青霉素酶的半合成青霉素或头孢菌素,如苯唑西林、头孢呋辛等。对甲氧西林耐药株(MRSA)可用万古霉素、替考拉宁等治疗。疗程为 2～3 周,有并发症者需 4～6 周。

(二)肺炎支原体肺炎评估

肺炎支原体肺炎是由肺炎支原体引起的呼吸道和肺部的急性炎症。常同时有咽炎、支气管炎和肺炎。肺炎支原体是介于细菌和病毒之间,兼性厌氧、能独立生活的最小微生物。健康人吸入患者咳嗽、打喷嚏时喷出的口鼻分泌物可感染,即通过呼吸道传播。病原体通常吸附宿主呼吸道纤毛上皮细胞表面,不侵入肺实质,抑制纤毛活动和破坏上皮细胞。其致病性可能与患者对病原体及其代谢产物的变态反应有关。

支原体肺炎占非细菌性肺炎的 1/3 以上,或各种原因引起的肺炎的 10%。以秋冬季发病较多,可散发或小流行,患者以儿童和青年人居多,婴儿间质性肺炎亦应考虑本病的可能。

1.临床表现

通常起病缓慢,潜伏期 2~3 周,症状主要为乏力、咽痛、头痛、咳嗽、发热、食欲缺乏、肌肉酸痛等。多为刺激性咳嗽,咳少量黏液痰,发热可持续 2~3 周,体温恢复正常后可仍有咳嗽。偶伴有胸骨后疼痛。

可见咽部充血、颈部淋巴结肿大等体征。肺部可无明显体征,与肺部病变的严重程度不相称。

2.实验室及其他检查

(2)血常规:血白细胞计数正常或略增高,以中性粒细胞为主。

(2)免疫学检查:起病 2 周后,约 2/3 的患者冷凝集试验阳性,滴度效价大于 1:32,尤以滴度逐渐升高更有价值。约半数患者对链球菌 MG 凝集试验阳性。还可评估肺炎支原体直接检测、支原体 IgM 抗体、免疫印迹法和聚合酶链反应(PCR)等检查结果。

(3)X 线检查:肺部可呈多种形态的浸润影,呈节段性分布,以肺下野为多见,有的从肺门附近向外伸展。3~4 周后病变可自行消失。

3.治疗要点

肺炎支原体肺炎首选大环内酯类抗生素,如红霉素。疗程一般为 2~3 周。

(三)病毒性肺炎评估

病毒性肺炎评估是由上呼吸道病毒感染,向下蔓延所致的肺部炎症。常见病毒为甲、乙型流感病毒、腺病毒、副流感病毒、呼吸道合胞病毒和冠状病毒等。患者可同时受一种以上病毒感染,气道防御功能降低,常继发细菌感染。病毒性肺炎为吸入性感染,常有气管-支气管炎。呼吸道病毒通过飞沫与直接接触而迅速传播,可暴发或散发流行。

病毒性肺炎约占需住院的社区获得性肺炎的 8%,大多发生于冬春季节。密切接触的人群或有心肺疾病者、老年人等易受感染。

1.临床表现

一般临床症状较轻,与支原体肺炎症状相似。起病较急,发热、头痛、全身酸痛、乏力等较突出。有咳嗽、少痰或白色黏液痰、咽痛等症状。老年人或免疫功能受损的重症患者,可表现为呼吸困难、发绀、嗜睡、精神萎靡,甚至并发休克、心力衰竭和呼吸衰竭,严重者可发生急性呼吸窘迫综合征。

本病常无显著的胸部体征,病情严重者有呼吸浅速、心率增快、发绀、肺部干湿性啰音。

2.实验室及其他检查

(1)血常规:白细胞计数正常、略增高或偏低。

(2)病原体检查:呼吸道分泌物中细胞核内的包涵体可提示病毒感染,但并非一定来自肺部。需进一步评估下呼吸道分泌物或肺活检标本培养是否分离出病毒。

(3)X 线检查:可见肺纹理增多,小片状或广泛浸润。病情严重者,显示双肺呈弥漫性结节浸润,而大叶实变及胸腔积液者不多见。

3.治疗要点

病毒性肺炎以对症治疗为主,板蓝根、黄芪、金银花、连翘等中药有一定的抗病毒作用。对某些重症病毒性肺炎应采用抗病毒药物,如选用利巴韦林、阿昔洛韦等。

(四)真菌性肺炎评估

肺部真菌感染是最常见的深部真菌病。真菌感染的发生是机体与真菌相互作用的结果,最终取决于真菌的致病性、机体的免疫状态及环境条件对机体与真菌之间关系的影响。广谱抗生素、糖皮质激素、细胞毒性药物及免疫抑制剂的广泛使用,人免疫缺陷病毒(HIV)感染和艾滋病增多使肺部真菌感染的机会增加。

真菌多在土壤中生长,孢子飞扬于空气中,极易被人体吸入而引起肺真菌感染(外源性),或使机体致敏,引起表现为支气管哮喘的过敏性肺泡炎。有些真菌为寄生菌,如念珠菌和放线菌,当机体免疫力降低时可引起感染。静脉营养疗法的中心静脉插管如留置时间过长,白念珠菌能在高浓度葡萄糖中生长,引起念珠菌感染中毒症。空气中到处有曲霉属孢子,在秋冬及阴雨季节,储藏的谷草发热霉变时更多,若大量吸入可能引起急性气管-支气管炎或肺炎。

1.临床表现

真菌性肺炎多继发于长期应用抗生素、糖皮质激素、免疫抑制剂、细胞毒性药物或因长期留置导管、插管等诱发,其症状和体征无特征性变化。

2.实验室及其他检查

(1)真菌培养:其形态学辨认有助于早期诊断。

(2)X线检查:可表现为支气管肺炎、大叶性肺炎、弥漫性小结节及肿块状阴影和空洞。

3.治疗要点

真菌性肺炎目前尚无理想的药物,两性霉素 B 对多数肺部真菌仍为有效药物,但由于其不良反应较多,使其应用受到限制。其他药物尚有氟胞嘧啶、米康唑、酮康唑、制霉菌素等也可选用。

(刘士云)

第六节　支气管哮喘

支气管哮喘是一种慢性气管炎症性疾病,其支气管壁存在以肥大细胞、嗜酸性粒细胞和T 淋巴细胞为主的炎性细胞浸润,可经治疗缓解或自然缓解。本病多发于青少年,儿童多于成人,城市多于农村。近年的流行病学显示,哮喘的发病率或病死率均有所增加,我国哮喘发病率为 $1\%\sim2\%$。支气管哮喘的病因较为复杂,大多在遗传因素的基础上,受到体内外多种因素激发而发病,并反复发作。

一、临床表现

(一)症状和体征

典型的支气管哮喘,发作前多有鼻痒、打喷嚏、流涕、咳嗽、胸闷等先兆症状,进而出现呼气性的呼吸困难伴喘鸣,患者被迫呈端坐呼吸,咳嗽、咳痰。发作持续几十分钟至数小时后自行或经治疗缓解。此为速发性哮喘反应。迟发性哮喘反应时,患者气管呈持续高反应性状态,上述表现更为明显,较难控制。

少数患者可出现哮喘重度或危重度发作,表现为重度呼气性呼吸困难、焦虑,烦躁、端坐呼吸、大汗淋漓、嗜睡或意识模糊,经应用一般支气管扩张药物不能缓解。此类患者不及时救治,可危及生命。

(二)辅助检查

1.血液检查

嗜酸性粒细胞、血清总免疫球蛋白 E(IgE)及特异性免疫球蛋白 E 均可增高。

2.胸部 X 线检查

哮喘发作期由于肺脏充气过度,肺部透亮度增高,合并感染时可见肺纹理增多及炎症阴影。

3.肺功能检查

哮喘发作期有关呼气流速的各项指标,如第一秒用力呼气容积(FEV)、最大呼气流速峰值(PEF)等均降低。

二、治疗原则

本病的防治原则是去除病因,控制发作和预防发作。控制发作应根据患者发作的轻重程度,抓住解痉、抗炎两个主要环节,迅速控制症状。

(一)解痉

哮喘轻、中度发作时,常用氨茶碱稀释后静脉注射或加入液体中静脉滴注。根据病情吸入或口服 β_2 受体激动剂。常用的 β_2 受体激动剂气雾吸入剂有特布他林、沙丁胺醇等。

哮喘重度发作时,应及早静脉给予足量氨茶碱及琥珀酸氢化可的松或甲泼尼龙琥珀酸钠,待病情得到控制后再逐渐减量,改为口服泼尼松龙,或根据病情吸入糖皮质激素,应注意不宜骤然停药,以免复发。

(二)抗感染

肺部感染的患者,应根据细菌培养及药敏结果选择应用有效抗生素。

(三)稳定内环境

及时纠正水、电解质及酸碱失衡。

(四)保证气管通畅

痰多而黏稠不易咳出或有严重缺氧及二氧化碳潴留者,应及时行气管插管吸出痰液,必要时行机械通气。

三、护理

(一)一般护理

(1)将患者安置在清洁、安静、空气新鲜、阳光充足的房间,避免接触变应原,如花粉、皮毛、油烟等。护理操作时防止灰尘飞扬。喷洒灭蚊蝇剂或某些消毒剂时要转移患者。

(2)患者哮喘发作呼吸困难时应给予适宜的靠背架或过床桌,让患者伏桌而坐,以帮助呼吸,减少疲劳。

(3)给予营养丰富的易消化的饮食,多食蔬菜、水果,多饮水。同时注意保持大便通畅,减少因用力排便所致的疲劳。严禁食用与患者发病有关的食物,如鱼、虾、蟹等,并协助患者寻找变应原。

(4)危重期患者应保持皮肤清洁干燥,定时翻身,防止压力性损伤发生。因大剂量使用糖皮质激素,应做好口腔护理,防止发生口腔炎。

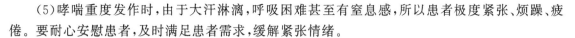

(5)哮喘重度发作时,由于大汗淋漓,呼吸困难甚至有窒息感,所以患者极度紧张、烦躁、疲倦。要耐心安慰患者,及时满足患者需求,缓解紧张情绪。

(二)观察要点

1.观察哮喘发作先兆

如患者主诉有鼻、咽、眼部发痒及咳嗽、流鼻涕等黏膜变态反应症状时,应及时报告医师采取措施,减轻发作症状,尽快控制病情。

2.观察药物毒副作用

氨茶碱 0.25 g 加入 25%～50% 葡萄糖注射液 20 mL 中静脉推注,时间要在 5 分钟以上,因浓度过高或推注过快可使心肌过度兴奋而产生心悸、惊厥、血压骤降等严重反应。使用时要现配现用,静脉滴注时,不宜和维生素 C、促皮质激素、去甲肾上腺素、四环素类等配伍。糖皮质激素类药物久用可引起钠潴留、血钾降低、消化道溃疡病、高血压、糖尿病、骨质疏松、停药反跳等,须加强观察。

3.根据患者缺氧情况调整氧流量

一般为 3～5 L/min。保持气体充分湿化,氧气湿化瓶每天更换、消毒,防止医源性感染。

4.观察痰液黏稠度

哮喘发作患者由于过度通气,出汗过多,因而身体丢失水分增多,致使痰液黏稠形成痰栓,阻塞小支气管,导致呼吸不畅,感染难以控制。应通过静脉补液和饮水补足水分和电解质。

5.严密观察有无并发症

如自发性气胸、肺不张、脱水、酸碱失衡、电解质紊乱、呼吸衰竭、肺性脑病等并发症。监测动脉血气、生化指标,如发现异常需及时对症处理。

6.注意呼吸频率、深浅幅度和节律

重度发作患者喘鸣音减弱乃至消失,呼吸变浅,神志改变,常提示病情危急,应及时处理。

(三)家庭护理

1.增强体质,积极防治感染

平时注意增加营养,根据病情做适量体力活动,如散步、做简易操、打太极拳等,以提高机体免疫力。当感染发生时应及时就诊。

2.注意防寒避暑

寒冷可引起支气管痉挛,分泌物增加,同时感冒易致支气管及肺部感染。因此,冬季应适当提高居室温度,秋季进行耐寒锻炼防治感冒,夏季避免大汗,防止痰液过稠不易咳出。

3.尽量避免接触变应原

患者应戒烟,尽量避免到人员众多、空气污浊的公共场所。保持居室空气清新,室内可安装空气净化器。

4.防止呼吸肌疲劳

坚持进行呼吸锻炼。

5.稳定情绪

一旦哮喘发作,应控制情绪,保持镇静,及时吸入支气管扩张气雾剂。

6.家庭氧疗

家庭氧疗又称缓解期氧疗,对于患者的病情控制,存活期的延长和生活质量的提高有着重要意义。家庭氧疗时应注意氧流量的调节,严禁烟火,防止火灾。

7.缓解期处理

哮喘缓解期的防治非常重要,对于防止哮喘发作及恶化,维持正常肺功能,提高生活质量,保持正常活动量等均具有重要意义。哮喘缓解期患者,应坚持吸入糖皮质激素,可有效控制哮喘发作,吸入色甘酸钠和口服酮替酚亦有一定的预防哮喘发作的作用。

(刘士云)

第七节　肺　脓　肿

肺脓肿是由多种病原菌引起肺实质坏死的肺部化脓性感染。早期为肺组织的化脓性炎症,继而坏死、液化,由肉芽组织包绕形成脓肿。高热、咳嗽和咳大量脓臭痰为其临床特征。本病可见于任何年龄,青壮年男性及年老体弱有基础疾病者多见。自抗生素广泛应用以来,发病率有明显降低。

一、护理评估

(一)病因及发病机制

急性肺脓肿的主要病原体是细菌,常为上呼吸道、口腔的定植菌,包括需氧、厌氧和兼性厌氧菌。厌氧菌感染占主要地位,较重要的厌氧菌有核粒梭形杆菌、消化球菌等。常见的需氧和兼性厌氧菌为金黄色葡萄球菌、化脓链球菌(A组溶血性链球菌)、肺炎克雷伯菌和铜绿假单胞菌等。免疫力低下者,如接受化疗、白血病或艾滋病患者其病原菌也可为真菌。根据不同病因和感染途径,肺脓肿可分为以下三种类型。

1.吸入性肺脓肿

吸入性肺脓肿是临床上最多见的类型,病原体经口、鼻、咽吸入致病,误吸为最主要的发病原因。正常情况下,吸入物可由呼吸道迅速清除,但当由于受凉、劳累等诱因导致全身或局部免疫力下降时;在有意识障碍,如全身麻醉或气管插管、醉酒、脑血管意外时,吸入的病原菌即可致病。此外,也可由上呼吸道的慢性化脓性病灶,如扁桃体炎、鼻窦炎、牙槽脓肿等脓性分泌物经气管被吸入肺内致病。吸入性肺脓肿发病部位与解剖结构有关,常为单发性,由于右主支气管较陡直,且管径较粗大,因而右侧多发。病原体多为厌氧菌。

2.继发性肺脓肿

继发性肺脓肿可继发于:①某些肺部疾病如细菌性肺炎、支气管扩张、空洞型肺结核、支气管肺癌、支气管囊肿等感染。②支气管异物堵塞也是肺脓肿尤其是小儿肺脓肿发生的重要因素。③邻近器官的化脓性病变蔓延至肺,如食管穿孔感染、膈下脓肿、肾周围脓肿及脊柱脓肿等波及肺组织引起肺脓肿。阿米巴肝脓肿可穿破膈肌至右肺下叶,形成阿米巴肺脓肿。

3.血源性肺脓肿

因皮肤外伤感染、痈、疖、骨髓炎、静脉吸毒、感染性心内膜炎等肺外感染病灶的细菌或脓毒性栓子经血行播散至肺部引起小血管栓塞,产生化脓性炎症、组织坏死导致肺脓肿。金黄色葡萄球菌、表皮葡萄球菌及链球菌为常见致病菌。

(二)病理

肺脓肿早期为含致病菌的污染物阻塞细支气管,继而形成小血管炎性栓塞,进而致病菌繁殖引起肺组织化脓性炎症、坏死,形成肺脓肿,继而肺坏死组织液化破溃经支气管部分排出,形成有气液平的脓腔。另因病变累及部位不同,可并发支气管扩张、局限性纤维蛋白性胸膜炎、脓胸、脓气胸、支气管胸膜瘘等。急性肺脓肿经积极治疗或充分引流,脓腔缩小甚至消失,或仅剩少量纤维瘢痕。如治疗不彻底、或支气管引流不畅,炎症持续存在,3个月以上称为慢性肺脓肿。

(三)健康史

多数吸入性肺脓肿患者有齿、口咽部的感染灶,故要了解患者是否有口腔、上呼吸道慢性感染病灶如龋齿、化脓性扁桃体炎、鼻窦炎、牙周溢脓等;或手术、劳累、受凉等;是否应用了大量抗生素。

(四)身体状况

1.症状

急性肺脓肿患者,起病急,寒战、高热,体温高达 39~40 ℃,伴有咳嗽、咳少量黏液痰或黏液脓性痰,典型痰液呈黄绿色、脓性,有时带血。炎症累及胸膜可引起胸痛。伴精神不振、全身乏力、食欲减退等全身毒性症状。如感染未能及时控制,于发病后 10~14 天可突然咳出大量脓臭痰及坏死组织,痰量可达 300~500 mL/d,痰静置后分三层。厌氧菌感染时痰带腥臭味。一般在咳出大量脓痰后,体温明显下降,全身毒性症状随之减轻。约 1/3 患者有不同程度的咯血,偶有中、大量咯血而突然窒息死亡者。部分患者发病缓慢,仅有一般的呼吸道感染症状。血源性肺脓肿多先有原发病灶引起的畏寒、高热等全身脓毒血症的表现,经数天或数周后出现咳嗽、咳痰,痰量不多,极少咯血。慢性肺脓肿患者除咳嗽、咳脓痰、不规则发热、咯血外,还有贫血、消瘦等慢性消耗症状。

2.体征

肺部体征与肺脓肿的大小、部位有关。早期病变较小或位于肺深部,多无阳性体征;病变发展较大时可出现肺实变体征,有时可闻及异常支气管呼吸音;病变累及胸膜时,可闻及胸膜摩擦音或胸腔积液体征。慢性肺脓肿常有杵状指(趾)、消瘦、贫血等。血源性肺脓肿多无阳性体征。

(五)实验室及其他检查

1.实验室检查

急性肺脓肿患者血常规白细胞计数明显增高,中性粒细胞在 90% 以上,多有核左移和中毒颗粒。慢性肺脓肿血白细胞可稍升高或正常,红细胞和血红蛋白减少。血源性肺脓肿患者的血培养可发现致病菌。并发脓胸时,可做胸腔脓液培养及药物敏感试验。

2.痰细菌学检查

气道深部痰标本细菌培养可有厌氧菌和/或需氧菌存在。血培养有助于确定病原体和选择有效的抗生素。

3.影像学检查

X 线胸片早期可见肺部炎性阴影,肺脓肿形成后,脓液排出,脓腔出现圆形透亮区和气液平面,四周有浓密炎症浸润。炎症吸收后遗留有纤维条索状阴影。慢性肺脓肿呈厚壁空洞,周围有纤维组织增生及邻近胸膜增厚。CT 能更准确定位及发现体积较小的脓肿。

4.纤维支气管镜检查

纤维支气管镜检查有助于明确病因、病原学诊断及治疗。

(六)心理、社会评估

部分肺脓肿患者起病多急骤,畏寒、高热伴全身中毒症状明显,厌氧菌感染时痰有腥臭味等,使患者及家属常深感不安。患者会表现出忧虑、悲观、抑郁和恐惧。

二、主要护理诊断及医护合作性问题

(一)体温过高
体温过高与肺组织炎症性坏死有关。

(二)清理呼吸道无效
清理呼吸道无效与脓痰聚积有关。

(三)营养失调,低于机体需要量
营养失调,低于机体需要量与肺部感染导致机体消耗增加有关。

(四)气体交换受损
气体交换受损与气道内痰液积聚、肺部感染有关。

(五)潜在并发症
咯血、窒息、脓气胸、支气管胸膜瘘。

三、护理目标

体温降至正常,营养改善,呼吸系统症状减轻或消失,未发生并发症。

四、护理措施

(一)一般护理
保持室内空气流通、适宜温湿度、阳光充足。晨起、饭后、体位引流后及睡前协助患者漱口,做好口腔护理。鼓励患者多饮水,进食高热量、高蛋白、高维生素等营养丰富的食物。

(二)病情观察
观察痰的颜色、性状、气味和静置后是否分层。准确记录 24 小时排痰量。当大量痰液排出时,要注意观察患者咳痰是否顺畅,咳嗽是否有力,避免脓痰引起窒息;当痰液减少时,要观察患者中毒症状是否好转,若中毒症状严重,提示痰液引流不畅,做好脓液引流的护理,以保持呼吸道通畅。若发现血痰,应及时报告医师,咯血量较多时,应严密观察体温、脉搏、呼吸、血压以及神志的变化,准备好抢救药品和用品,嘱患者患侧卧位,头偏向一侧,警惕大咯血或窒息的突然发生。

(三)用药及体位引流护理
肺脓肿治疗原则是抗生素治疗和痰液引流。

1.抗生素治疗

吸入性肺脓肿一般选用青霉素,对青霉素过敏或不敏感者可用林可霉素、克林霉素或甲硝唑等药物。开始给药采用静脉滴注,体温通常在治疗后 3～10 天降至正常,然后改为肌内注射或口服。如抗生素有效,宜持续 8～12 周,直至胸片上空洞和炎症完全消失,或仅有少量稳定的残留纤维化。若疗效不佳,要注意根据细菌培养和药物敏感试验结果选用有效抗生素。遵医嘱使用抗生素、祛痰药、支气管扩张剂等药物,注意观察疗效及不良反应。

2.痰液引流

痰液引流可缩短病程,提高疗效。无大咯血、中毒症状轻者可进行体位引流排痰,每天2～

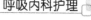

3次,每次10～15分钟。痰黏稠者可用祛痰药、支气管舒张药或生理盐水雾化吸入以利脓液引流。有条件应尽早应用纤维支气管镜冲洗及吸引治疗,脓腔内还可注入抗生素,加强局部治疗。

3.手术治疗

内科积极治疗3个月以上效果不好,或有并发症可考虑手术治疗。

(四)心理护理

向患者及家属及时介绍病情,解释各种症状和不适的原因,说明各项诊疗、护理操作目的、操作程序和配合要点。由于疾病带来口腔脓臭气味使患者害怕与人接近,在帮助患者口腔护理的同时消除患者的紧张心理。主动关心并询问患者的需要,使患者增加治疗的依从性和信心,指导患者正确对待本病,使其勇于说出内心感受,并积极进行疏导。教育患者家属配合医护人员做好患者的心理指导,使患者树立治愈疾病的信心,以促进疾病早日康复。

(五)健康指导

1.疾病知识指导

指导患者及家属了解肺脓肿发生、发展、治疗和有效预防方面的知识。积极治疗肺炎、皮肤疖、痈或肺外化脓性等原发病灶。教会患者练习深呼吸,鼓励患者咳嗽并采取有效的咳嗽方式进行排痰,保持呼吸道的通畅,促进病变的愈合。对重症患者做好监护,教育家属及时发现病情变化,并及时向医师报告。

2.生活指导

指导患者生活要有规律,注意休息,劳逸结合,应增加营养物质的摄入。提倡健康的生活方式,重视口腔护理,在晨起、饭后、体位引流后、晚睡前要漱口、刷牙,防止污染分泌物误吸入下呼吸道。鼓励平日多饮水、戒烟、酒。保持环境整洁、舒适,维持适宜的室温与相对湿度,注意保暖,避免受凉。

3.用药指导

抗生素治疗非常重要,但需要时间较长,为防止病情反复,应遵从治疗计划。指导患者及家属根据医嘱服药,向患者讲解抗生素等药物的用药疗程、方法、不良反应,发现异常及时向医师报告。

4.加强易感人群护理

对意识障碍、慢性病、长期卧床者,应注意指导家属协助患者经常变换体位、翻身、拍背促进痰液排出,疑有异物吸入时要及时清除。有感染征象时应及时就诊。

五、护理评价

患者体温平稳,呼吸系统症状消失,营养改善,无并发症发生或发生后及时得到处理。

(杨　硕)

第八节　肺　结　核

肺结核是由结核分枝杆菌感染引起的肺部慢性传染性疾病。排菌患者为重要传染源,病原菌通过呼吸道传播感染,当机体抵抗力降低时发病。此病可累及全身多个脏器,以肺部感染最为常见。发病以青壮年居多,男性多于女性。结核病为全球流行的传染病之一,为传染疾病的主要死因,在我国仍属于需要高度重视的公共卫生问题。

一、病因及发病机制

(一)结核菌

肺炎致病菌为结核分枝杆菌,又称抗酸杆菌。可分为人型、牛型、非洲型和鼠型4类,引起人类感染的为人型结核分枝杆菌,少数为牛型菌感染。结核菌抵抗力强,在阴湿处能生存5个月以上,但在烈日暴晒下2小时,5%~12%甲酚接触2~12小时,70%乙醇接触2分钟,或煮沸1分钟,即被杀死。该病原菌有较强的耐药性,最简单灭菌方法是将痰吐在纸上直接焚烧。

(二)感染途径

肺结核通过呼吸道传染,患者随地吐痰,痰液干燥后随尘埃飞扬;病原菌也可通过飞沫传播,免疫力低下者吸入传染源喷出的带菌飞沫可发病。少数患者可经饮用未消毒的带菌牛奶引起消化道传染。其他感染途径少见。

(三)人体反应性

机体对入侵结核菌的反应有两种。

1.免疫力

机体对结核菌的免疫力分非特异性和特异性免疫力两种。后者通过接种卡介苗或感染结核菌后获得免疫力。机体免疫力强可不发病或病情较轻,免疫力低下者易感染发病,或引发原病灶重新发病。

2.变态反应

结核菌入侵4~8周后,机体针对致病菌及其代谢产物所发生的变态反应,属IV型(迟发型)变态反应。

(四)结核感染及肺结核的发生发展

1.原发性结核

初次感染结核,病菌毒力强、机体抵抗力弱,病原菌在体内存活并大量繁殖引起局部炎性病变,称原发病灶。可经淋巴引起血行播散。

2.继发性结核

原发病灶遗留的结核分枝杆菌重新活动引起结核病,属内源性感染;由结核分枝杆菌再次感染而发病,由于机体具备特异性免疫力,一般不引起局部淋巴结肿大和全身播散,但可导致空洞形成和干酪性坏死。

(五)临床类型

1.I型肺结核(原发性肺结核)

I型肺结核多发生于儿童或边远山区、农村初次进入城市的成人。初次感染肺结核即发病,以上叶底部、中叶或下叶上部多见,X线典型征象为哑铃型阴影。通常病灶逐渐自行吸收或钙化。

2.II型肺结核(血行播散型肺结核)

II型肺结核分急性、慢性或亚急性血行播散型肺结核。成人多见,结核病灶破溃,致病菌短时间内大量进入血液循环可引起肺内广泛播散引起急性病征,X线显示肺内病灶细如粟米、均匀散布于两肺。若机体免疫力强,少量致病菌经血分批侵入肺部,形成亚急性或慢性血行性播散型肺结核。

3.Ⅲ型肺结核(浸润型肺结核)

Ⅲ型肺结核包括干酪性肺炎和结核球两种特殊类型。以成人多见,抵抗力降低时,原发病灶重新活动,引起渗出和细胞浸润,是最常见的继发性肺结核。病灶多位于上肺野,X线显示渗出和浸润征象,可有不同程度的干酪样病变和空洞形成。

4.Ⅳ型肺结核(慢性纤维空洞型肺结核)

Ⅳ型肺结核为各种原因使肺结核迁延不愈,症状起伏所致,属于肺结核晚期,痰中常有结核菌,为结核病的重要传染源。X线显示单或双侧肺有厚壁空洞,伴明显胸膜肥厚。由于肺组织纤维收缩,肺门向上牵拉,肺纹理呈垂柳状阴影,纵隔向患侧移位,健侧呈代偿性肺气肿。

5.Ⅴ型肺结核(结核性胸膜炎)

Ⅴ型肺结核多见于青少年,结核菌累及胸膜引起渗出性胸膜炎。X线显示病变部位均匀致密阴影,可随体位变换而改变。

二、临床表现

(一)症状与体征

1.全身症状

起病缓慢,病程长。常有午后低热、面颊潮红、乏力、食欲缺乏、体重减轻、盗汗等结核毒性症状。当肺部病灶急剧进展播散时,可出现持续高热。妇女可有月经失调、结节性红斑。

2.呼吸系统症状

干咳或有少量黏液痰。继发感染时,痰呈黏液性或脓性。痰中偶有干酪样物,约1/3患者有痰血或不同程度咯血。少数患者可出现大量咯血。胸痛、干酪样肺炎或大量胸腔积液者,可有发绀和渐进性呼吸困难。病灶范围大而表浅者可有实变体征,叩诊呈浊音。大量胸腔积液局部叩诊浊音或实音。锁骨上下及肩胛间区可闻及湿啰音。慢性纤维空洞型肺结核及胸膜增厚者可有胸廓内陷,肋间变窄,气管偏移等。

(二)并发症

可并发自发性气胸、脓气胸、支气管扩张、慢性肺源性心脏病等。

三、辅助检查

(一)血常规检查

活动性肺结核有轻度白细胞计数升高,红细胞沉降率增快,急性粟粒型肺结核时白细胞计数可减少,有时出现类白血病反应的血象。

(二)结核菌检查

痰中查到结核菌是确诊肺结核的主要依据。涂片抗酸染色镜检快捷方便,痰菌量较少可用集菌法。痰培养、聚合酶链反应(PCR)检查更为敏感。痰菌检查阳性,提示病灶为开放性有传染性。

(三)影像学检查

胸部X线检查可早期发现肺结核。常见肺结核X线检查表现:有纤维钙化的硬结病灶者呈高密度、边缘清晰的斑点、条索或结节;浸润性病灶则呈现出低密度、边缘模糊的云雾状阴影;X线征象呈现出较高密度、浓淡不一,有环形边界的透光空洞者,提示干酪样病灶。胸部CT检查可发现微小、隐蔽性病变。

(四)结核菌素(简称结素)试验

用于测定人体是否感染过结核菌。常用 PPD 试验,方法为取 0.1 mL 纯结素(5 U)稀释液,常规消毒后于左前臂屈侧中、上 1/3 交界处行皮内注射,48~72 小时后观察皮肤硬结的直径,<5 mm 为阴性,5~9 mm 为弱阳性,10~19 mm 为阳性反应,超过 20 mm 或局部发生水疱与坏死者为强阳性反应。

我国城镇居民的结核感染率高,5 U 阳性表示已有结核感染,若 1 U 皮试强阳性提示体内有活动性结核病灶。成人结素试验阳性表示曾感染过结核菌或接种过卡介苗,并不一定患病;反之,则提示未感染过结核菌,或感染初期机体变态反应尚未建立。机体免疫功能低下或受抑制,可显示结素试验阴性。

(五)其他检查

纤维支气管镜检查对诊断有重要价值。

(六)诊治结果的描述和记录

描述内容包括肺结核类型、病变范围、痰菌检查、治疗史等。

1.肺结核类型的记录

血行播散型肺结核应注明"急性"或"慢性";继发性肺结核应注明"浸润型"或"纤维空洞"。

2.病变范围的描述

按左、右侧,以第 2 肋和第 4 肋下缘内侧端为分界线又分为上、中、下肺野。

3.痰菌检查结果的描记

分别用"(一)"或"(十)"描述;痰涂片、痰集菌和痰培养检查分别用"涂""集""培"表示,患者无痰或未查痰,应注明"无痰"或"未查"。

4.治疗史的描记

可分为"初治""复治"。初治指未开始抗结核治疗;正进行标准化疗疗程未满;不规则化疗未满 1 个月者。复治则指初治失败;规则满疗程用药后痰菌复阳性;不规范化疗超过 1 个月;慢性排菌者。

以上条件符合其中任何 1 条即为初治或复治。

5.并发症或手术情况描述

并发症如"自发性气胸、肺不张"等;并存病如"糖尿病"等以及手术情况。

描述举例:右侧浸润型肺结核涂(十),初治,支气管扩张、糖尿病。

四、诊断要点

根据患者症状体征和病史,结合体格检查、痰结核菌检查及胸部 X 线检查结果可做出诊断。确诊后应进一步明确肺结核是否处于活动期,有无排菌等,以确定是否属于传染源。

(1)经确定为活动性病变必须给予治疗。活动性病变胸片可显示有中心溶解和空洞或播散病灶。无活动性肺结核胸片显示钙化、硬结或纤维化,痰检查不排菌,无肺结核症状。

(2)肺结核的转归的综合判断。①进展期:新发现的活动性病变;病变较前增多、恶化;新出现空洞或空洞增大;痰菌转阳性。凡有其中任何 1 条,即属进展期。②好转期:病变较前吸收好转;空洞缩小或闭合;痰菌减少或转阴。凡具备其中 1 条,即为好转期。③稳定期:病变无活动性,空洞关闭,痰菌连续 6 个月均为阴性者(每月至少查 1 次),若有空洞存在者,则痰菌连续阴性

1 年以上。

五、治疗要点

治疗原则为监督患者全程化疗,加强支持疗法,根治病灶,达痊愈目的。

(一)抗结核化学药物治疗

化疗对疾病控制起关键作用,凡为活动性肺结核患者均需化疗。

(1)化疗原则:治疗强调早期、规律、全程、联合和适量用药,即肺结核一经确诊立即给予化疗,根据病情及药物特点,联合使用 2 种以上的药物,以增强疗效,减少耐药性的产生。严格遵医嘱按时按量用药,指导患者执行治疗方案,途中无遗漏或间断,坚持完成规定疗程,以达彻底杀菌和减少疾病复发的目的。

(2)常规用药见表 4-1。

表 4-1　常用抗结核药物剂量、不良反应和注意事项

药名	每天剂量(g)	间歇疗法(g/d)	主要不良反应	注意事项
异烟肼 (H,INH)	0.3 空腹顿服	0.6~0.8 2~3 次/周	周围神经炎、偶有肝功能损害、精神异常、皮疹、发热	避免与抗酸药同服,注意消化道反应,肢体远端感觉及精神状态,定期查肝功能
利福平 (R,REP)	0.45~0.6 空腹顿服	0.6~0.9 2~3 次/周	肝、肾功能损害,胃肠不适、腹泻	体液及分泌物呈橘黄色,监测肝脏毒性及变态反应,会加速口服避孕药、茶碱等药物的排泄,降低药效
链霉素 (S,SM)	0.75~1.0 一次肌内注射	0.75~1.0 2 次/周	听神经损害、眩晕、听力减退、口唇麻木、发热、肝功能损害、痛风	进行听力检查,了解有无平衡失调及听力改变,了解尿常规及肾功能变化
吡嗪酰胺 (Z,PZA)	1.5~2.0 顿服	2~3 2~3 次/周	可引起发热、黄疸、肝功能损害、痛风	警惕肝脏毒性,注意关节疼痛、皮疹反应,定期监测 ALT 及血清尿酸,避免日光过度照射
乙胺丁醇 (E,EMB)	0.75~1.0 顿服	1.5~2.0 3 次/周	视神经炎	检查视觉灵敏度和颜色的鉴别力
对氨基水杨酸钠 (P,PAS)	8~12 分 3 次饭后服	10~12 3 次/周	胃肠道反应、变态反应、肝功能损害	定期查肝功能,监测不良反应的症状和体征

(3)化疗方法:两阶段化疗法。开始 1~3 个月为强化阶段,联合应用 2 种或 2 种以上的抗生素,迅速控制病情,至痰菌检查阴性或病灶吸收好转后,维持治疗或称巩固期治疗,疗程为 9~15 个月。①间歇疗法:有规律用药,每周 2~3 次,由于用药后结核菌生长受抑制,当致病菌重新生长繁殖时再度高剂量用药,使病菌最终被消灭。此法与每天给药效果相同,其优点在于可减少用药的次数,节约经费,减少药物毒性作用。一般主张在巩固期采用。②顿服:即一次性将全天药物剂量全部服用,使血药浓度维持相对高峰,效果优于分次口服。

(4)化疗方案:应根据病情轻重、痰菌检查和细菌耐药情况,结合药源供应和个人经济条件等,选择化疗方案。分长程和短程化疗。①长程化疗为联合应用异烟肼、链霉素及对氨基水杨酸钠,疗程为 12~18 个月。常用方案为 2HSP/10HP、2HSE/16H$_3$E$_3$,即前 2 个月为强化阶段,后 10 个月为巩固阶段,H$_3$E$_3$ 表示间歇用药,每周 3 次。其中英文字母为各种药物外文缩写,数字

为用药疗程"月",下标数字代表每周用药的次数。②短程化疗总疗程为 6～9 个月,联合应用 2 个或 2 个以上的杀菌剂。常用方案有 2SHR/4HR、2HRZ/4HR、2HRZ/4H$_3$R$_3$ 等,短程化疗与标准化疗相比,患者容易接受和执行,因而已在全球推广。

(二)对症治疗

(1)毒性症状:轻度结核毒性症状会在有效治疗 1～3 周消退,重症者可酌情加用肾上腺糖皮质激素对症治疗。

(2)胸腔积液:胸腔积液过多引起呼吸困难者,可行胸腔穿刺抽液,每次抽液量不超过 1 L,抽液速度不宜过快,操作中患者出现头晕、心悸、四肢发凉等胸膜反应时,应立即停止操作,让患者平卧,密切观察血压变化,必要时皮下注射肾上腺素,防止休克。

(三)手术治疗

肺结核以内科治疗为主,手术适用于合理化疗无效、多重耐药的厚壁空洞、大块干酪灶、支气管胸膜瘘和大咯血非手术治疗无效者。

六、护理评估

(一)健康史

患者既往健康状况,有无结核病史,了解患病及治疗经过,有无接受正规治疗,有无传染源接触史,有无接受卡介苗注射,有无长期使用激素或免疫抑制药,居住环境如何,日常活动与休息、饮食情况等。

(二)身体状况

测量生命体征,了解全身有无盗汗、乏力、午后低热及消瘦等中毒症状,有无咳嗽、咳痰、呼吸困难及咯血,咯血量的大小等。

(三)心理及社会因素

了解患者及家属对疾病的认知及态度,有无心理障碍,经济状况如何,家庭支持程度如何,需要何种干预。

(四)实验室及其他检查

痰培养结果,X 线胸片及血常规检查是否异常。

七、护理诊断及合作性问题

(一)知识缺乏

缺乏疾病预防及化疗方面的知识。

(二)营养失调

营养失调与长期低热消耗增多及摄入不足有关。

(三)活动无耐力

活动无耐力与长期低热、咳嗽,体重逐渐下降有关。

(四)社交孤立

社交孤立与呼吸道隔离沟通受限及健康状况改变有关。

八、护理目标

(1)加强相关知识宣教,提高患者及家属对疾病的认知、治疗依从性增加。

（2）患者体重增加，恢复基础水平，清蛋白、血红蛋白值在正常范围内。

（3）进行适当的户外活动，无气促疲乏感。

（4）能描述新的应对行为所带来的积极效果，能尽快恢复健康与人沟通和交流。

九、护理措施

（一）一般护理

室内保持良好的空气流通。肺结核活动期，有咯血、高热等重症者，应卧床休息，症状轻者适当增加户外活动，保证充足的睡眠，做到劳逸结合。盗汗者及时擦汗和更衣，避免受凉。

（二）饮食护理

供给高热量、高蛋白、高维生素、富含钙质饮食，促进机体康复。成人每天蛋白质为 $1.5\sim2.0$ g/kg，以优质蛋白为主。适量补充矿物质和水分，如铁、钾、钠和水分。注意饮食调配，患者不需忌口，食物应多样化，荤素搭配，色、香、味俱全，刺激患者食欲。患者在化疗期间尤其注意营养的补充。每周测量体重 1 次。

（三）用药护理

本病疗程长，短期化疗不少于 10 个月。应提供药物治疗知识，强调早期、联合、适量、规律、全程化疗的重要性，告知耐药产生与加重经济负担等不合理用药的后果，使患者理解规范治疗的重要意义，提高用药的依从性。督促患者按时按量用药，告知并密切观察药物疗效及药物不良反应，如有胃肠不适、眩晕、耳鸣、巩膜黄染等症状时，应及时与医师沟通，不可擅自停药。

（四）咯血的护理

患者大咯血出现窒息征象时，立即协助其取头低足高位，头偏一侧，快速清除气道和口咽部血块，及时解除呼吸道阻塞。必要时气管插管、气管切开或气管镜直视下吸出血凝块。

（五）消毒隔离

痰涂片阳性的肺结核患者住院治疗期间须进行呼吸道隔离，要求病室光线充足，通风良好，定时进行空气消毒。患者衣被要经常清洗，被褥、书籍在烈日下暴晒 6 小时以上。餐具要专用，经煮沸或消毒液浸泡消毒，剩下饭菜应煮沸后弃掉。注意个人卫生，打喷嚏时应用纸巾遮掩口鼻，纸巾焚烧处理；不要随地吐痰，痰液吐在有盖容器中，患者的排泄物、分泌物应消毒后排放。减少探视，避免患者与健康人频繁接触，探视者应戴口罩。患者外出应戴口罩，口罩要每天煮沸清洗。医护人员与患者接触可戴呼吸面罩、接触患者应穿隔离衣、戴手套。处置前、后应洗手。传染性消失应及时解除隔离措施。

（六）心理护理

结核病是慢性传染病，病程长，恢复慢，在工作、生活等方面对患者乃至整个家庭产生不良影响，患者情绪变化呈多样性，护士及家属应主动了解患者的心理状态，应给予良好的心理支持，督促患者按要求用药，告知不规则用药的后果，使患者树立战胜疾病的信心，安心休息，积极配合治疗。一般情况下，痰涂片阴性和经有效抗结核治疗 4 周以上，无传染性或仅有极低传染性者，鼓励患者回归家庭和社会，以消除隔离感。

十、护理评价

（1）患者治疗的依从性是否提高，能否自觉按时按量服药。

（2）营养状况如何，饮食摄入量是否充足，体重有无改变。

(3)日常活动耐受水平是否有改变。

(4)是否有孤独感,与周围环境的关系如何。

十一、健康教育

(1)加强疾病传播知识的宣教,普及新生儿接种卡介苗制度,疾病的高危人群应定期到医院体检或进行相应预防性处理。

(2)培养良好的卫生习惯,不随地吐痰和凌空打喷嚏,同桌共餐应使用公筷。

(3)注意营养,忌烟酒,避免疲劳,增强体质,预防呼吸道感染。

(4)处于传染活动期的患者,应进行隔离治疗。

(5)全程督导结核患者坚持化疗,避免复发,定期复查肝功能和胸片。

(杨　硕)

第九节　急性呼吸窘迫综合征

急性呼吸窘迫综合征(acute respiratory distress syndrome,ARDS)是指严重感染、创伤、休克等非心源性疾病过程中,肺毛细血管内皮细胞和肺泡上皮细胞损伤造成弥漫性肺间质及肺泡水肿,导致的急性低氧性呼吸功能不全或衰竭,属于急性肺损伤(acute lung injury,ALI)的严重阶段。以肺容积减少、肺顺应性降低、严重的通气/血流比例失调为病理生理特征。临床上表现为进行性低氧血症和呼吸窘迫,肺部影像学表现为非均一性的渗出性病变。本病起病急、进展快、病死率高。

ALI和ARDS是同一疾病过程中的两个不同阶段,ALI代表早期和病情相对较轻的阶段,而ARDS代表后期病情较为严重的阶段。发生ARDS时患者必然经历过ALI,但并非所有的ALI都要发展为ARDS。引起ALI和ARDS的原因和危险因素很多,根据肺部直接和间接损伤对危险因素进行分类,可分为肺内因素和肺外因素。

肺内因素是指致病因素对肺的直接损伤,包括:①化学性因素,如吸入毒气、烟尘、胃内容物及氧中毒等。②物理性因素,如肺挫伤、放射性损伤等。③生物性因素,如重症肺炎。

肺外因素是指致病因素通过神经体液因素间接引起肺损伤,包括严重休克、感染中毒症、严重非胸部创伤、大面积烧伤、大量输血、急性胰腺炎、药物或麻醉品中毒等。ALI和ARDS的发生机制非常复杂,目前尚不完全清楚。多数学者认为,ALI和ARDS是由多种炎性细胞、细胞因子和炎性介质共同参与引起的广泛肺毛细血管急性炎症性损伤过程。

一、临床特点

ARDS的临床表现可以有很大差别,取决于潜在疾病和受累器官的数目和类型。

(一)症状体征

(1)发病迅速:ARDS多发病迅速,通常在发病因素攻击(如严重创伤、休克、败血症、误吸)后12～48小时发病,偶尔有长达5天者。

(2)呼吸窘迫:是ARDS最常见的症状,主要表现为气急和呼吸频率增快,呼吸频率大多在

25～50次/分。其严重程度与基础呼吸频率和肺损伤的严重程度有关。

（3）咳嗽、咳痰、烦躁和神志变化：ARDS可有不同程度的咳嗽、咳痰，可咳出典型的血水样痰，可出现烦躁、神志恍惚。

（4）发绀：是未经治疗ARDS的常见体征。

（5）ARDS患者也常出现呼吸类型的改变，主要为呼吸浅快或潮气量的变化。病变越严重，这一改变越明显，甚至伴有吸气时鼻翼翕动及三凹征。在早期自主呼吸能力强时，常表现为深快呼吸，当呼吸肌疲劳后，则表现为浅快呼吸。

（6）早期可无异常体征，或仅有少许湿啰音；后期多有水疱音，也可出现管状呼吸音。

（二）影像学表现

1.X线胸片检查

早期病变以间质性为主，胸部X线片常无明显异常或仅见血管纹理增多，边缘模糊，双肺散在分布的小斑片状阴影。随着病情进展，上述的斑片状阴影进一步扩展，融合成大片状，或两肺均匀一致增加的毛玻璃样改变，伴有支气管充气征，心脏边缘不清或消失，称为"白肺"。

2.胸部CT检查

与X线胸片相比，胸部CT尤其是高分辨CT（HRCT）可更为清晰地显示出肺部病变分布、范围和形态，为早期诊断提供帮助。由于肺毛细血管膜通透性一致性增高，引起血管内液体渗出，两肺斑片状阴影呈现重力依赖性现象，还可出现变换体位后的重力依赖性变化。在CT上表现为病变分布不均匀：①非重力依赖区（仰卧时主要在前胸部）正常或接近正常。②前部和中间区域呈毛玻璃样阴影。③重力依赖区呈现实变影。这些提示肺实质的实变出现在受重力影响最明显的区域。无肺泡毛细血管膜损伤时，两肺斑片状阴影均匀分布，既不出现重力依赖现象，也无变换体位后的重力依赖性变化。这一特点有助于与感染性疾病鉴别。

（三）实验室检查

1.动脉血气分析

$PaO_2 < 8.0$ kPa（60 mmHg），有进行性下降趋势，在早期$PaCO_2$多不升高，甚至可因过度通气而低于正常；早期多为单纯呼吸性碱中毒；随病情进展可合并代谢性酸中毒，晚期可出现呼吸性酸中毒。氧合指数较动脉氧分压更能反映吸氧时呼吸功能的障碍，而且与肺内分流量有良好的相关性，计算简便。氧合指数参照范围为$53.2 \sim 66.5$ kPa（400～500 mmHg），在ALI时$\leqslant 40.0$ kPa（300 mmHg），ARDS时$\leqslant 26.7$ kPa（200 mmHg）。

2.血流动力学监测

通过漂浮导管，可同时测定并计算肺动脉压（PAP）、肺动脉楔压（PAWP）等，不仅对诊断、鉴别诊断有价值，而且对机械通气治疗也为重要的监测指标。肺动脉楔压一般< 1.6 kPa（12 mmHg），若> 2.4 kPa（18 mmHg），则支持左侧心力衰竭的诊断。

3.肺功能检查

ARDS发生后呼吸力学发生明显改变，包括肺顺应性降低和气道阻力增高，肺无效腔/潮气量是不断增加的，肺无效腔/潮气量增加是早期ARDS的一种特征。

二、诊断及鉴别诊断

1999年，中华医学会呼吸病学分会制定的诊断标准如下。

（1）有ALI和/或ARDS的高危因素。

（2）急性起病、呼吸频数和/或呼吸窘迫。

（3）低氧血症：ALI 时氧合指数≤40.0 kPa（300 mmHg）；ARDS 时氧合指数≤26.7 kPa（200 mmHg）。

（4）胸部 X 线检查显示两肺浸润阴影。

（5）肺动脉楔压≤2.4 kPa（18 mmHg）或临床上能除外心源性肺水肿。

符合以上 5 项条件者，可以诊断 ALI 或 ARDS。必须指出，ARDS 的诊断标准并不具有特异性，诊断时必须排除大片肺不张、自发性气胸、重症肺炎、急性肺栓塞和心源性肺水肿（表 4-2）。

表 4-2　ARDS 与心源性肺水肿的鉴别

类别	ARDS	心源性肺水肿
特点	高渗透性	高静水压
病史	创伤、感染等	心脏疾病
双肺浸润阴影	＋	＋
重力依赖性分布现象	＋	＋
发热	＋	可能
白细胞计数增多	＋	可能
胸腔积液	－	＋
吸纯氧后分流	较高	可较高
肺动脉楔压	正常	高
肺泡液体蛋白	高	低

三、急诊处理

ARDS 是呼吸系统的一个急症，必须在严密监护下进行合理治疗。治疗目标是改善肺的氧合功能，纠正缺氧，维护脏器功能和防治并发症。治疗措施如下。

（一）氧疗

应采取一切有效措施尽快提高 PaO_2，纠正缺氧。可给高浓度吸氧，使 PaO_2≥8.0 kPa（60 mmHg）或 SaO_2≥90％。轻症患者可使用面罩给氧，但多数患者需采用机械通气。

（二）去除病因

病因治疗在 ARDS 的防治中占有重要地位，主要是针对涉及的基础疾病。感染是 ALI 和 ARDS 常见原因也是首位高危因素，而 ALI 和 ARDS 又易并发感染。如果 ARDS 的基础疾病是脓毒症，除了清除感染灶外，还应选择敏感抗生素，同时收集痰液或血液标本分离培养病原菌和进行药敏试验，指导下一步抗生素的选择。一旦建立人工气道并进行机械通气，即应给予广谱抗生素，以预防呼吸道感染。

（三）机械通气

机械通气是最重要的支持手段。如果没有机械通气，许多 ARDS 患者会因呼吸衰竭在数小时至数天内死亡。机械通气的指征目前尚无统一标准，多数学者认为一旦诊断为 ARDS，就应进行机械通气。在 ALI 阶段可试用无创正压通气，使用无创机械通气治疗时应严密监测患者的生命体征及治疗反应。神志不清、休克、气道自洁能力障碍的 ALI 和 ARDS 患者不宜应用无创机械通气。如无创机械通气治疗无效或病情继续加重，应尽快建立人工气道，行有创机械通气。

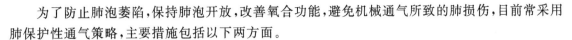

为了防止肺泡萎陷,保持肺泡开放,改善氧合功能,避免机械通气所致的肺损伤,目前常采用肺保护性通气策略,主要措施包括以下两方面。

1.呼气末正压

适当加用呼气末正压可使呼气末肺泡内压增大,肺泡保持开放状态,从而达到防止肺泡萎陷,减轻肺泡水肿,改善氧合功能和提高肺顺应性的目的。应用呼气末正压应首先保证有效循环血容量足够,以免因胸内正压增加而降低心排血量,而减少实际的组织氧运输;呼气末正压先从低水平 $0.29 \sim 0.49$ kPa($3 \sim 5$ cmH$_2$O)开始,逐渐增加,直到 PaO$_2 > 8.0$ kPa(60 mmHg)、SaO$_2 > 90\%$ 时的呼气末正压水平,一般呼气末正压水平为 $0.49 \sim 1.76$ kPa($5 \sim 18$ cmH$_2$O)。

2.小潮气量通气和允许性高碳酸血症

ARDS 患者采用小潮气量($6 \sim 8$ mL/kg)通气,使吸气平台压控制在 $2.94 \sim 34.3$ kPa($30 \sim 35$ cmH$_2$O),可有效防止因肺泡过度充气而引起的肺损伤。为保证小潮气量通气的进行,可允许一定程度的 CO$_2$ 潴留[PaCO$_2$ 一般不宜高于 13.3 kPa(100 mmHg)]和呼吸性酸中毒(pH $7.25 \sim 7.30$)。

(四)控制液体入量

在维持血压稳定的前提下,适当限制液体入量,配合利尿药,使出入量保持轻度负平衡(每天 500 mL 左右),使肺脏处于相对"干燥"状态,有利于肺水肿的消除。液体管理的目标是在最低($0.7 \sim 1.1$ kPa 或 $5 \sim 8$ mmHg)肺动脉楔压下维持足够的心排血量及氧运输量。在早期可给予高渗晶体液,一般不推荐使用胶体液。存在低蛋白血症的 ARDS 患者,可通过补充清蛋白等胶体溶液和应用利尿药,有助于实现液体负平衡,并改善氧合。若限液后血压偏低,可使用多巴胺和多巴酚丁胺等血管活性药物。

(五)加强营养支持

营养支持的目的在于不但纠正现有的患者的营养不良,还应预防患者营养不良的恶化。营养支持可经胃肠道或胃肠外途径实施。如有可能应尽早经胃肠补充部分营养,不但可以减少补液量,而且可获得经胃肠营养的有益效果。

(六)加强护理、防治并发症

有条件时应在 ICU 中动态监测患者的呼吸、心律、血压、尿量及动脉血气分析等,及时纠正酸碱失衡和电解质紊乱。注意预防呼吸机相关性肺炎的发生,尽量缩短病程和机械通气时间,加强物理治疗,包括体位、翻身、拍背、排痰和气道湿化等。积极防治应激性溃疡和多器官功能障碍综合征。

(七)其他治疗

糖皮质激素、肺泡表面活性物质替代治疗、吸入一氧化氮在 ALI 和 ARDS 的治疗中可能有一定价值,但疗效尚不肯定。不推荐常规应用糖皮质激素预防和治疗 ARDS。糖皮质激素既不能预防 ARDS 的发生,对早期 ARDS 也没有治疗作用。ARDS 发病 >14 天应用糖皮质激素会明显增加病死率。感染性休克并发 ARDS 的患者,如合并肾上腺皮质功能不全,可考虑应用替代剂量的糖皮质激素。肺表面活性物质,有助于改善氧合,但是还不能将其作为 ARDS 的常规治疗手段。

四、急救护理

在救治 ARDS 过程中,精心护理是抢救成功的重要环节。护士应做到及早发现病情,迅速协助采取有力的抢救措施。密切观察患者生命体征,做好各项记录,准确完成各种治疗,备齐抢救器械和药品,防止机械通气和气管切开的并发症。

(一)护理目标

(1)及早发现 ARDS 的迹象,及早有效地协助抢救。维持生命体征稳定,挽救患者生命。

(2)做好人工气道的管理,维持患者最佳气体交换,改善低氧血症,减少机械通气并发症。

(3)采取俯卧位通气护理,缓解肺部压迫,改善心脏的灌注。

(4)积极预防感染等各种并发症,提高救治成功率。

(5)加强基础护理,增加患者舒适感。

(6)减轻患者心理不适,使其合作、平静。

(二)护理措施

1.及早发现病情变化

ARDS 通常在疾病或严重损伤的最初 24~48 小时后发生。首先出现呼吸困难,通常呼吸浅快。吸气时可存在肋间隙和胸骨上窝凹陷。皮肤可出现发绀和斑纹,吸氧不能使之改善。

护士发现上述情况要高度警惕,及时报告,进行动脉血气和胸部 X 线等相关检查。一旦诊断考虑 ARDS,立即积极治疗。若没有机械通气的相应措施,应尽早转至有条件的医院。患者转运过程中应有专职和护士陪同,并准备必要的抢救设备,氧气必不可少。若有指征行机械通气治疗,可以先行气管插管后转运。

2.生命体征护理

迅速连接监测仪,密切监护心率、心律、血压等生命体征,尤其是呼吸的频率、节律、深度及血氧饱和度等。观察患者意识、发绀情况、末梢温度等。注意有无呕血、黑粪等消化道出血的表现。

3.氧疗和机械通气的护理

治疗 ARDS 最紧迫问题在于纠正顽固性低氧,改善呼吸困难,为治疗基础疾病赢得时间。需要对患者实施氧疗甚至机械通气。

(1)严密监测患者呼吸情况及缺氧症状。若单纯面罩吸氧不能维持满意的血氧饱和度,应予辅助通气。首先可尝试采用经面罩持续气道正压吸氧等无创通气,但大多需要机械通气吸入氧气。遵医嘱给予高浓度氧气吸入或使用呼气末正压呼吸(positive end expiratory pressure,PEEP)并根据动脉血气分析值的变化调节氧浓度。

(2)使用 PEEP 时应严密观察,防止患者出现气压伤。PEEP 是在呼气终末时给予气道以一恒定正压使之不能回复到大气压的水平。可以增加肺泡内压和功能残气量改善氧合,防止呼气使肺泡萎陷,增加气体分布和交换,减少肺内分流,从而提高 PaO_2。由于 PEEP 使胸膜腔内压升高,静脉回流受阻,致心搏减少,血压下降,严重时可引起循环衰竭;另外正压过高,肺泡过度膨胀、破裂有导致气胸的危险。所以在监护过程中,注意 PEEP 观察有无心率增快、突然胸痛、呼吸困难加重等相关症状,发现异常立即调节 PEEP 压力并报告处理。

(3)帮助患者采取有利于呼吸的体位,如端坐位或高枕卧位,人工气道的管理有以下几方面。①妥善固定气管插管,观察气道是否通畅,定时对比听诊双肺呼吸音。经口插管者要固定好牙垫,防止阻塞气道。每班检查并记录导管刻度,观察有无脱出或误入一侧主支气管。套管固定松紧适宜,以能放入一指为准。②气囊充气适量。充气过少易产生漏气,充气过多可压迫气管黏膜导致气管食管瘘,可以采用最小漏气技术,用来减少并发症发生。方法:用 10 mL 注射器将气体缓慢注入,直至在喉及气管部位听不到漏气声,向外抽出气体每次 0.25~0.5 mL,至吸气压力到达峰值时出现少量漏气为止,再注入 0.25～0.5 mL 气体,此时气囊容积为最小封闭容积,气囊压力为最小封闭压力,记录注气量。观察呼吸机上气道峰压是否下降及患者能否发音说话,长期机械通气患者要观察气囊有无破损、漏气现象。③保持气道通畅。严格无菌操作,按需适时吸痰。过多反复抽吸会刺激黏膜,使分泌物增加。先吸气道再吸口、鼻腔,吸痰前给予充分气道湿化、翻身叩背、吸纯氧 3 分钟,吸痰管最大外径不超过气管导管内径的 1/2,迅速插吸痰管至气管插管,感到阻力后撤回吸痰管 1～2 cm,打开负压边后退边旋转吸痰管,吸痰时间不应超过 15 秒。吸痰后密切观察痰液的颜色、性状、量及患者心率、心律、血压和血氧饱和度的变化,一旦出现心律失常和呼吸窘迫,立即停止吸痰,给予吸氧。④用加温湿化器对吸入气体进行湿化,根据病情需要加入盐酸氨溴索、异丙托溴铵等,每天 3 次雾化吸入。湿化满意标准为痰液稀薄、无泡沫、不附壁能顺利吸出。⑤呼吸机使用过程中注意电源插头要牢固,不要与其他仪器共用一个插座;机器外部要保持清洁,上端不可放置液体;开机使用期间定时倒掉管道及集水瓶内的积水,集水瓶安装要牢固;定时检查管道是否漏气、有无打折、压缩机工作是否正常。

4.维持有效循环,维持出入液量轻度负平衡

循环支持治疗的目的是恢复和提供充分的全身灌注,保证组织的灌流和氧供,促进受损组织的恢复。在能保持酸碱平衡和肾功能前提下达到最低水平的血管内容量。①护士应迅速帮助完成该治疗目标。选择大血管,建立 2 个以上的静脉通道,正确补液,改善循环血容量不足。②严格记录出入量、每小时尿量。出入量管理的目标是在保证血容量、血压稳定前提下,24 小时出量大于入量 500～1 000 mL,利于肺内水肿液的消退。充分补充血容量后,护士遵医嘱给予利尿剂,消除肺水肿。观察患者对治疗的反应。

5.俯卧位通气护理

由仰卧位改变为俯卧位,可使 75% ARDS 患者的氧合改善。可能与血流重新分布,改善背侧肺泡的通气,使部分萎陷肺泡再膨胀达到"开放肺"的效果有关。随着通气/血流比例的改善进而改善了氧合。但存在血流动力学不稳定、颅内压增高、脊柱外伤、急性出血、骨科手术、近期腹部手术、妊娠等为实施俯卧位禁忌。①患者发病 24～36 小时后取俯卧位,翻身前给予纯氧吸入 3 分钟。预留足够的管路长度,注意防止气管插管过度牵拉致脱出。②为减少特殊体位给患者带来的不适,用软枕垫高头部 15°～30°角,嘱患者双手放在枕上,并在髋、膝、踝部放软枕,每 1～2 小时更换 1 次软枕的位置,每 4 小时更换 1 次体位,同时考虑患者的耐受程度。③注意血压变化,因俯卧位时支撑物放置不当,可使腹压增加,下腔静脉回流受阻而引起低血压,必要时在翻身前提高吸氧浓度。④注意安全、防坠床。

6.预防感染的护理

(1)注意严格无菌操作,每天更换气管插管切口敷料,保持局部清洁干燥,预防或消除继发感染。

(2)加强口腔及皮肤护理,以防护理不当而加重呼吸道感染及发生压力性损伤。

(3)密切观察体温变化,注意呼吸道分泌物的情况。

7.心理护理

减轻恐惧,增加心理舒适度:①评估患者的焦虑程度,指导患者学会自我调整心理状态,调控不良情绪。主动向患者介绍环境,解释治疗原则,解释机械通气、监测及呼吸机的报警系统,尽量消除患者的紧张感。②耐心向患者解释病情,对患者提出的问题要给予明确、有效和积极的信息,消除心理紧张和顾虑。③护理患者时保持冷静和耐心,表现出自信和镇静。④如果患者由于

呼吸困难或人工通气不能讲话,可提供纸笔或以手势与患者交流。⑤加强巡视,了解患者的需要,帮助患者解决问题。⑥帮助并指导患者及家属应用松弛疗法、按摩等。

8.营养护理

ARDS患者处于高代谢状态,应及时补充热量和高蛋白、高脂肪营养物质。能量的摄取既应满足代谢的需要,又应避免糖类的摄取过多,蛋白摄取量一般为每天 1.2～1.5 g/kg。

尽早采用肠内营养,协助患者取半卧位,充盈气囊,证实胃管在胃内后,用加温器和输液泵匀速泵入营养液。若有肠鸣音消失或胃潴留,暂停鼻饲,给予胃肠减压。一般留置5～7天后拔除,更换到对侧鼻孔,以减少鼻窦炎的发生。

(三)健康指导

在疾病的不同阶段,根据患者的文化程度做好有关知识的宣传和教育,让患者了解病情的变化过程。

(1)提供舒适安静的环境以利于患者休息,指导患者正确卧位休息,讲解由仰卧位改变为俯卧位的意义,尽可能减少特殊体位给患者带来的不适。

(2)向患者解释咳嗽、咳痰的重要性,指导患者掌握有效咳痰的方法,鼓励并协助患者咳嗽、排痰。

(3)指导患者自己观察病情变化,如有不适及时通知医护人员。

(4)嘱患者严格按医嘱用药,按时服药,不要随意增减药物剂量及种类。服药过程中,需密切观察患者用药后反应,以指导用药剂量。

(5)出院指导:指导患者出院后仍以休息为主,活动量要循序渐进,注意劳逸结合。此外,患者病后生活方式的改变需要家人的积极配合和支持,应指导患者家属给患者创造一个良好的身心休养环境。出院后1个月内来院复查1～2次,出现情况随时来院复查。

（杨　硕）

第十节　急性肺血栓栓塞症

肺栓塞是以各种栓子阻塞肺动脉系统为其发病原因的一组疾病或临床综合征的总称,包括肺血栓栓塞症、脂肪栓塞综合征、羊水栓塞、空气栓塞等。其中,肺血栓栓塞症占肺栓塞中的绝大多数,该病在我国绝非少见病,且发病率有逐年增高的趋势,病死率高,但临床上易漏诊或误诊,如果早期诊断和治疗得当,生存的希望甚至康复的可能性是很大的。

肺血栓栓塞症为来自静脉系统或右心的血栓阻塞肺动脉或其分支所致疾病,以肺循环和呼吸功能障碍为其主要临床和病理生理特征。引起肺血栓栓塞症的血栓主要来源于深静脉血栓形成。

急性肺血栓栓塞症造成肺动脉较广泛阻塞时,可引起肺动脉高压,至一定程度导致右心失代偿、右心扩大,出现急性肺源性心脏病。

一、病理与病理生理

引起肺血栓栓塞症的血栓可以来源于下腔静脉径路、上腔静脉径路或右心腔,其中,大部分

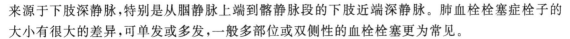

来源于下肢深静脉,特别是从腘静脉上端到髂静脉段的下肢近端深静脉。肺血栓栓塞症栓子的大小有很大的差异,可单发或多发,一般多部位或双侧性的血栓栓塞更为常见。

(一)对循环的影响

栓子阻塞肺动脉及其分支达一定程度后,通过机械阻塞作用,加之神经体液因素和低氧所引起的肺动脉收缩,使肺循环阻力增加,肺动脉高压,继而引起右室扩大与右侧心力衰竭。右心扩大致室间隔左移,使左室功能受损,导致心排血量下降,进而可引起体循环低血压或休克;主动脉内低血压和右心房压升高,使冠状动脉灌注压下降,心肌血流减少,特别是右心室内膜下心肌处于低灌注状态。

(二)对呼吸的影响

肺动脉栓塞后不仅引起血流动力学的改变,同时还可因栓塞部位肺血流减少,肺泡无效腔量增大;肺内血流重新分布,通气/血流比例失调;神经体液因素引起支气管痉挛;肺泡表面活性物质分泌减少,肺泡萎陷,呼吸面积减小,肺顺应性下降等因素导致呼吸功能不全,出现低氧血症和低碳酸血症。

二、危险因素

肺血栓栓塞症的危险因素包括任何可以导致静脉血液淤滞、静脉系统内皮损伤和血液高凝状态的因素。原发性危险因素由遗传变异引起。继发性危险因素包括骨折、严重创伤、手术、恶性肿瘤、口服避孕药、充血性心力衰竭、心房颤动、因各种原因的制动或长期卧床、长途航空或乘车旅行和高龄等。上述危险因素可以单独存在,也可同时存在,协同作用。年龄可作为独立的危险因素,随着年龄的增长,肺血栓栓塞症的发病率逐渐增高。

三、临床特点

肺血栓栓塞症临床表现的严重程度差别很大,可以从无症状到血流动力学不稳定,甚至发生猝死,主要取决于栓子的大小、多少、所致的肺栓塞范围、发作的急缓程度,以及栓塞前的心肺状况。肺血栓栓塞症的临床症状也多种多样,不同患者常有不同的症状组合,但均缺乏特异性。

(一)症状

1.呼吸困难及气促(80%~90%)

呼吸困难及气促是肺栓塞最常见的症状,呼吸频率>20 次/分,伴或不伴有发绀。呼吸困难严重程度多与栓塞面积有关,栓塞面积较小,可基本无呼吸困难,或呼吸困难发作较短暂。栓塞面积大,呼吸困难较严重,且持续时间长。

2.胸痛

其包括胸膜炎性胸痛(40%~70%)或心绞痛样胸痛(4%~12%),胸膜炎性胸痛多为钝痛,是由于栓塞部位附近的胸膜炎症所致,常与呼吸有关。心绞痛样胸痛为胸骨后疼痛,与肺动脉高压和冠状动脉供血不足有关。

3.晕厥(11%~20%)

其主要表现为突然发作的一过性意识丧失,多合并有呼吸困难和气促表现。多由于巨大栓塞所致,晕厥与脑供血不足有关;巨大栓塞可导致休克,甚至猝死。

4.烦躁不安、惊恐甚至濒死感(55%)

其主要由严重的呼吸困难和胸痛所致。当出现该症状时,往往提示栓塞面积较大,预后差。

5.咯血(11%～30%)

其常为小量咯血,大咯血少见;咯血主要反映栓塞局部肺泡出血性渗出。

6.咳嗽(20%～37%)

其多为干咳,有时可伴有少量白痰,合并肺部感染时可咳黄色脓痰。主要与炎症反应刺激呼吸道有关。

(二)体征

(1)呼吸急促(70%):是常见的体征,呼吸频率>20次/分。

(2)心动过速(30%～40%):心率>100次/分。

(3)血压变化:严重时出现低血压甚至休克。

(4)发绀(11%～16%):并不常见。

(5)发热(43%):多为低热,少数为中等程度发热。

(6)颈静脉充盈或搏动(12%)。

(7)肺部可闻及哮鸣音或细湿啰音。

(8)胸腔积液的相应体征(24%～30%)。

(9)肺动脉瓣区第二音亢进,$P_2 > A_2$,三尖瓣区收缩期杂音。

四、辅助检查

(一)动脉血气分析

其常表现为低氧血症,低碳酸血症,肺泡-动脉血氧分压差$[P_{(A-a)}O_2]$增大。部分患者的结果可以正常。

(二)心电图

大多数患者表现有非特异性的心电图异常。较为多见的表现包括V_1-V_4的T波改变和ST段异常;部分患者可出现$S_IQ_{III}T_{III}$征(即Ⅰ导S波加深,Ⅲ导出现Q/q波及T波倒置);其他心电图改变包括完全或不完全右束支传导阻滞、肺型P波、电轴右偏、顺钟向转位等。心电图的动态演变对于诊断具有更大意义。

(三)血浆D-二聚体

D-二聚体是交联纤维蛋白在纤溶系统作用下产生的可溶性降解产物。对急性肺血栓栓塞有排除诊断价值。若其含量<500 μg/L,可基本除外急性肺血栓栓塞症。

(四)胸部X线片

胸部X线片多有异常表现,但缺乏特异性。可表现为:①区域性肺血管纹理变细、稀疏或消失,肺野透亮度增加。②肺野局部浸润性阴影,尖端指向肺门的楔形阴影,肺不张或膨胀不全。③右下肺动脉干增宽或伴截断征,肺动脉段膨隆以及右心室扩大征。④患侧横膈抬高。⑤少到中量胸腔积液征等。仅凭X线胸片不能确诊或排除肺栓塞,但在提供疑似肺栓塞线索和除外其他疾病方面具有重要作用。

(五)超声心动图

超声心动图是无创的能够在床旁进行的检查,为急性肺血栓栓塞症的诊断提供重要线索。不仅能够诊断和除外其他心血管疾病,而且对于严重的肺栓塞患者,可以发现肺动脉高压、右

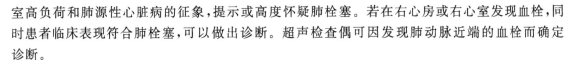

室高负荷和肺源性心脏病的征象,提示或高度怀疑肺栓塞。若在右心房或右心室发现血栓,同时患者临床表现符合肺栓塞,可以做出诊断。超声检查偶可因发现肺动脉近端的血栓而确定诊断。

(六)核素肺通气/灌注扫描(V/Q 显像)

其是肺血栓栓塞症重要的诊断方法。典型征象是呈肺段分布的肺灌注缺损,并与通气显像不匹配。但由于许多疾病可以同时影响患者的通气及血流状况,使通气灌注扫描在结果判定上较为复杂,需密切结合临床。通气/灌注显像的肺栓塞诊断分为高度可能、中度可能、低度可能及正常。如显示中度可能及低度可能,应进一步行其他检查以明确诊断。

(七)螺旋 CT 和电子束 CT 造影(CTPA)

由于电子束 CT 造影是无创的检查且方便,现指南中将其作为首选的肺栓塞诊断方法。该项检查能够发现段以上肺动脉内的栓子,是确诊肺栓塞的手段之一,但 CT 对亚段肺栓塞的诊断价值有限。直接征象为肺动脉内的低密度充盈缺损,部分或完全包在不透光的血流之间,或者呈完全充盈缺损,远端血管不显影;间接征象包括肺野楔形密度增高影,条带状的高密度区或盘状肺不张,中心肺动脉扩张及远端血管分支减少或消失等。CT 扫描还可以同时显示肺及肺外的其他胸部疾病。电子束 CT 扫描速度更快,可在很大程度上避免因心搏和呼吸的影响而产生伪影。

(八)肺动脉造影

肺动脉造影为诊断肺栓塞的金标准,是一种有创性检查,且费用昂贵。发生致命性或严重并发症的可能性分别为 0.1% 和 1.5%,应严格掌握其适应证。

(九)下肢深静脉血栓形成的检查

超声技术、肢体阻抗容积图(IPG)、放射性核素静脉造影等。

五、诊断与鉴别诊断

(一)诊断

肺血栓栓塞症诊断分三个步骤,疑诊—确诊—求因。

1.根据临床情况疑诊肺血栓栓塞症

(1)对存在危险因素,特别是并存多个危险因素的患者,要有强的诊断意识。

(2)结合临床症状、体征,特别是在高危患者出现不明原因的呼吸困难、胸痛、晕厥和休克,或伴有单侧或双侧不对称性下肢肿胀、疼痛。

(3)结合心电图、X 线胸片、动脉血气分析、D-二聚体、超声心动图下肢深静脉超声。

2.对疑诊肺栓塞患者安排进一步检查以明确肺栓塞诊断

(1)核素肺通气/灌注扫描。

(2)CT 肺动脉造影(CTPA)。

(3)肺动脉造影。

3.寻找肺血栓栓塞症的成因和危险因素

只要疑诊肺血栓栓塞症,就要明确有无深静脉血栓形成,并安排相关检查尽可能发现其危险因素,并加以预防或采取有效的治疗措施。

(二)急性肺血栓栓塞症临床分型

1.大面积肺栓塞

临床上以休克和低血压为主要表现,即体循环动脉收缩压<12.0 kPa(90 mmHg)或较基础

血压下降幅度≥5.3 kPa(40 mmHg),持续 15 分钟以上。需除外新发生的心律失常、低血容量或感染中毒症等其他原因所致的血压下降。

2.非大面积肺栓塞

不符合以上大面积肺血栓栓塞症的标准,即未出现休克和低血压的肺血栓栓塞症。非大面积肺栓塞中有一部分患者属于次大面积肺栓塞,即超声心动图显示右心室运动功能减退或临床上出现右心功能不全。

(三)鉴别诊断

肺血栓栓塞症应与急性心梗、ARDS、肺炎、胸膜炎、支气管哮喘、自发性气胸等鉴别。

六、急诊处理

急性肺血栓栓塞症病情危重的,须积极抢救。

(一)一般治疗

(1)应密切监测呼吸、心率、血压、心电图及血气分析的变化。

(2)要求绝对卧床休息,不要过度屈曲下肢,保持大便通畅,避免用力。

(3)对症处理:有焦虑、惊恐症状的可给予适当使用镇静药;胸痛严重者可给吗啡 5～10 mg 皮下注射,昏迷、休克、呼吸衰竭者禁用。对有发热或咳嗽的给予对症治疗。

(二)呼吸循环支持

对有低氧血症者,给予吸氧,严重者可使用经鼻(面)罩无创性机械通气或经气管插管行机械通气,应避免行气管切开,以免在抗凝或溶栓过程发生不易控制的大出血。

对出现右心功能不全,心排血量下降,但血压尚正常的患者,可予多巴酚丁胺和多巴胺治疗。合并休克者给予增大剂量,或使用其他血管加压药物,如间羟胺、肾上腺素等。可根据血压调节剂量,使血压维持在 12.0/8.0 kPa(90/60 mmHg)以上。对支气管痉挛明显者,应给予氨茶碱 0.25 g静脉滴注,必要时加地塞米松,同时积极进行溶栓、抗凝治疗。

(三)溶栓治疗

可迅速溶解血栓,恢复肺组织再灌注,改善右心功能,降低病死率。溶栓时间窗为 14 天,溶栓治疗指征:主要适用于大面积肺栓塞患者,对于次大面积肺栓塞,若无禁忌证也可以进行溶栓;对于血压和右心室运动功能均正常的患者,则不宜溶栓。

1.溶栓治疗的禁忌证

(1)绝对禁忌证:有活动性内出血,近期自发性颅内出血。

(2)相对禁忌证:2 周内的大手术、分娩、器官活检或不能以压迫止血部位的血管穿刺;2 个月内的缺血性脑卒中;10 天内的胃肠道出血;15 天内的严重创伤;1 个月内的神经外科和眼科手术;难以控制的重度高血压;近期曾行心肺复苏;血小板计数低于 $100×10^9/L$;妊娠;细菌性心内膜炎及出血性疾病;严重肝肾功能不全。

对于大面积肺血栓栓塞症,因其对生命的威胁性大,上述绝对禁忌证应视为相对禁忌证。

2.常用溶栓方案

(1)尿激酶 2 小时法:尿激酶 20 000 U/kg 加入 0.9%氯化钠液 100 mL 持续静脉滴注 2 小时。

(2)尿激酶 12 小时法:尿激酶负荷量 4 400 U/kg,加入 0.9%氯化钠液 20 mL 静脉注射 10 分钟,随后以 2 200 U/(kg·h)加入 0.9%氯化钠液 250 mL 持续静脉滴注 12 小时。

(3)重组组织型纤溶酶原激活剂 50 mg 加入注射用水 50 mL 持续静脉滴注 2 小时。使用尿激酶溶栓期间不可同用肝素。溶栓治疗结束后,应每 2～4 小时测定部分活化凝血活酶时间,当其水平低于正常值的1/2,即应开始规范的肝素治疗。

3.溶栓治疗的主要并发症为出血

为预防出血的发生,或发生出血时得到及时处理,用药前要充分评估出血的危险性,必要时应配血,做好输血准备。溶栓前宜留置外周静脉套管针,以方便溶栓中能够取血化验。

(四)抗凝治疗

抗凝治疗可有效地防止血栓再形成和复发,是肺栓塞和深静脉血栓的基本治疗方法。常用的抗凝药物为普通肝素、低分子肝素、华法林。

1.普通肝素

采取静脉滴注和皮下注射的方法。持续静脉泵入法:首剂负荷量 80 U/kg(或 5 000～10 000 U)静脉注射,然后以 18 U/(kg·h)持续静脉滴注。在开始治疗后的最初 24 小时内,每4～6 小时测定 APTT,根据 APTT 调整肝素剂量,尽快使 APTT 达到并维持于正常值的 1.5～2.5 倍(表 4-3)。

表 4-3　根据 APTT 监测结果调整静脉肝素用量的方法

APTT	初始剂量及调整剂量	下次 APTT 测定的间隔时间
测基础 APTT	初始剂量:80 U/kg 静脉注射,然后按 18 U/(kg·h)静脉滴注	4～6 小时
APTT<35 秒	予 80 U/kg 静脉注射,然后增加静脉滴注剂量 4 U/(kg·h)	6 小时
APTT 35～45 秒	予 40 U/kg 静脉注射,然后增加静脉滴注剂量 2 U/(kg·h)	6 小时
APTT 46～70 秒	无须调整剂量	6 小时
APTT 71～90 秒	减少静脉滴注剂量 2 U/(kg·h)	6 小时
APTT>90 秒	停药 1 小时,然后减少剂量 3 U/(kg·h)后恢复静脉滴注	6 小时

2.低分子肝素

采用皮下注射。应根据体重给药,每天 1～2 次。对于大多数患者不需监测 APTT 和调整剂量。

3.华法林

在肝素或低分子肝素开始应用后的第 24～48 小时加用口服抗凝剂华法林,初始剂量为3.0～5.0 mg/d。由于华法林需要数天才能发挥全部作用,因此与肝素需至少重叠应用4～5 天,当连续 2 天测定的国际标准化比率(INR)达到 2.5(2.0～3.0)时,或 PT 延长至 1.5～2.5 倍时,即可停止使用肝素或低分子肝素,单独口服华法林治疗,应根据 INR 或 PT 调节华法林的剂量。在达到治疗水平前,应每天测定 INR,其后 2 周每周监测 2～3 次,以后根据 INR 的稳定情况每周监测 1 次或更少。若行长期治疗,每4 周测定 INR 并调整华法林剂量 1 次。

(五)深静脉血栓形成的治疗

70％～90％急性肺栓塞的栓子来源于深静脉血栓形成的血栓脱落,特别是下肢深静脉尤为常见。深静脉血栓形成的治疗原则是卧床、患肢抬高、溶栓(急性期)、抗凝、抗感染及使用抗血小板聚集药等。为防止血栓脱落肺栓塞再发,可于下腔静脉安装滤器,同时抗凝。

(六)手术治疗

肺动脉血栓摘除术适用于以下几点。

(1)大面积肺栓塞,肺动脉主干或主要分支次全阻塞,不合并固定性肺动脉高压(尽可能通过血管造影确诊)。

(2)有溶栓禁忌证者。

(3)经溶栓和其他积极的内科治疗无效者。

七、急救护理

(一)基础护理

为了防止栓子的脱落,患者绝对卧床休息2周。如果已经确认肺栓塞的位置应取健侧卧位。避免突然改变体位,禁止搬动患者。肺栓塞栓子86%来自下肢深静脉,而下肢深静脉血栓者51%发生肺栓塞。因此有下肢静脉血栓者应警惕肺栓塞的发生。抬高患肢,并高于肺平面20～30 cm。密切观察患肢的皮肤有无青紫、肿胀、发冷、麻木等感觉障碍。一经发现及时通知处理,严禁挤压、热敷、针刺、按摩患肢,防止血栓脱落,造成再次肺栓塞。指导患者进食高蛋白、高维生素、粗纤维、易消化饮食,多饮水,保持大便通畅,避免便秘、咳嗽等,以免增加腹腔压力,影响下肢静脉血液回流。

(二)维持有效呼吸

患者有低氧血症应给予高流量吸氧,5～10 L/min,以文丘里面罩或储氧面罩给氧,既能消除高流量给氧对患者鼻腔的冲击所带来的不适,又能提供高浓度的氧,注意及时根据血氧饱和度指数或血气分析结果来调整氧流量。年老体弱或痰液黏稠难以咳出患者,每天给予生理盐水2 mL加盐酸氨溴索15 mg雾化吸入2次,使痰液稀释,易于咳出,必要时吸痰,注意观察痰液的量、色、气味、性质。呼吸平稳后指导患者深呼吸运动,使肺早日膨胀。

(三)加强症状观察

肺栓塞临床表现多样化、无特异性,据报道典型的胸痛、咯血、呼吸困难三联征所占比例不到1/3,而胸闷、呼吸困难、晕厥、咯血、胸痛等都可为肺栓塞首要症状。因此接诊的护士除了询问现病史外,还应了解患者的基础疾病。目前已知肺栓塞危险因素如静脉血栓、静脉炎、血液黏滞度增加、高凝状态、恶性肿瘤、术后长期静卧、长期使用皮质激素等。患者接受治疗后,注意观察患者发绀、胸闷、憋气、胸部疼痛等症状有无改善。

(四)监测生命体征

持续多参数监护仪监护,专人特别护理。每15～30分钟记录1次,严密观察心率、心律、血氧饱和度、血压、呼吸的变化,发现异常及时报告,平稳后测P、R、BP,每小时1次。

(五)溶栓及抗凝护理

肺栓塞一旦确诊,最有效的方法是用溶栓和抗凝疗法,使栓塞的血管再通,维持有效的循环血量,迅速降低心脏前负荷。溶栓治疗最常见的并发症是出血,平均为5%～7%,致死性出血约为1%。因此要注意观察有无出血倾向,注意皮肤、黏膜、牙龈及穿刺部位有无出血,是否有咯血、呕血、便血等现象。严密观察患者意识、神志的变化,发现有头痛、呕吐症状,要及时报告处理。谨防脑出血的发生。溶栓期间要备好除颤器、利多卡因等各种抢救用品,防止溶栓后血管再通,部分未完全溶解的栓子随血流进入冠状动脉,发生再灌注心律失常。用药期间应监测凝血时间及凝血酶原时间。

(六)注重心理护理

胸闷、胸痛、呼吸困难,易给患者带来紧张、恐惧的情绪,甚至造成濒死感。有文献报道,情绪过于激动也可诱发栓子脱落,因此我们要耐心指导患者保持情绪的稳定。尽量帮助患者适应环境,接受患者这个特殊的角色,同时向患者讲解治疗的目的、要求、方法,使其对诊疗情况心中有数,减少不必要的猜疑和忧虑。及时取得家属的理解和配合。指导加强心理支持,采取心理暗示和现身说教,帮助患者树立信心,使其积极配合治疗。

(杨 硕)

第十一节 呼 吸 衰 竭

呼吸衰竭是指各种原因引起的肺通气和/或换气功能严重障碍,在静息状态下也不能维持足够的气体交换,导致缺氧和/或二氧化碳潴留,引起一系列病理生理改变和相应临床表现的综合征,主要表现为呼吸困难和发绀。动脉血气分析可作为诊断的重要依据,即在海平面、静息状态、呼吸空气的条件下,动脉血氧分压(PaO_2)低于 8.0 kPa(60 mmHg),伴或不伴二氧化碳分压($PaCO_2$)超过 6.7 kPa(50 mmHg),并除外心内解剖分流和原发于心排血量降低等因素所致的低氧,即为呼吸衰竭。

按起病急缓,将呼吸衰竭分为急性呼吸衰竭和慢性呼吸衰竭,本节主要介绍慢性呼吸衰竭。根据血气的变化将呼吸衰竭分为 Ⅰ 型呼吸衰竭(低氧血症型,即 PaO_2 下降而 $PaCO_2$ 正常)和 Ⅱ 型呼吸衰竭(高碳酸血症型,即 PaO_2 下降伴有 $PaCO_2$ 升高)。

一、护理评估

(一)致病因素

引起呼吸衰竭的病因很多,凡参与肺通气和换气的任何一个环节的严重病变都可导致呼吸衰竭。

1.呼吸系统疾病

常见于慢性阻塞性肺疾病(COPD)、重症哮喘、肺炎、严重肺结核、弥散性肺纤维化、肺水肿、严重气胸、大量胸腔积液、肺尘埃沉着症、胸廓畸形等。

2.神经-肌肉病变

如脑血管疾病、颅脑外伤、脑炎、镇静催眠药中毒、多发性神经炎、脊髓颈段或高位胸段损伤、重症肌无力等。

上述病因可引起肺泡通气量不足、氧弥散障碍、通气/血流比例失调,导致缺氧或合并二氧化碳潴留而发生呼吸衰竭。

(二)身体状况

呼吸衰竭除原发疾病症状、体征外,主要为缺氧、二氧化碳潴留所致的呼吸困难和多脏器功能障碍。

1.呼吸困难

呼吸困难是最早、最突出的表现。主要为呼吸频率增快,病情严重时辅助呼吸肌活动增加,出现"三凹征"。若并发二氧化碳潴留,$PaCO_2$ 升高过快或显著升高时,患者可由呼吸过快转为浅慢呼吸或潮式呼吸。

2.发绀

发绀是缺氧的典型表现,可见口唇、指甲和舌发绀。严重贫血患者由于红细胞和血红蛋白减少,还原型血红蛋白的含量降低可不出现发绀。

3.精神神经症状

精神神经症状主要是缺氧和二氧化碳潴留的表现。早期轻度缺氧可表现为注意力分散,定向力减退;缺氧程度加重,出现烦躁不安、神志恍惚、嗜睡、昏迷。轻度二氧化碳潴留,表现为兴奋症状,即失眠、躁动、夜间失眠而白天嗜睡;重度二氧化碳潴留可抑制中枢神经系统导致肺性脑病,表现为神志淡漠、间歇抽搐、肌肉震颤、昏睡,甚至昏迷等二氧化碳麻醉现象。

4.循环系统表现

二氧化碳潴留使外周体表静脉充盈、皮肤充血、温暖多汗、血压升高、心排血量增多而致脉搏洪大;多数患者有心率加快;因脑血管扩张产生搏动性头痛。

5.其他

可表现为上消化道出血、谷丙转氨酶升高、蛋白尿、血尿、氮质血症等。

(三)心理-社会状况

患者常因躯体不适、气管插管或气管切开、各种监测及治疗仪器的使用等感到焦虑或恐惧。

(四)实验室及其他检查

1.动脉血气分析

$PaO_2 < 8.0$ kPa(60 mmHg),伴或不伴 $PaCO_2 > 6.7$ kPa(50 mmHg),为最重要的指标,可作为呼吸衰竭的诊断依据。

2.血 pH 及电解质测定

呼吸性酸中毒合并代谢性酸中毒时,血 pH 明显降低常伴有高钾血症。呼吸性酸中毒合并代谢性碱中毒时,常有低钾和低氯血症。

3.影像学检查

胸部 X 线片、肺 CT 和放射性核素肺通气/灌注扫描等,可协助分析呼吸衰竭的原因。

二、护理诊断及医护合作性问题

(1)气体交换受损:与通气不足、通气/血流失调和弥散障碍有关。

(2)清理呼吸道无效:与分泌物增加、意识障碍、人工气道、呼吸肌功能障碍有关。

(3)焦虑:与呼吸困难、气管插管、病情严重、失去个人控制及对预后的不确定有关。

(4)营养失调:低于机体需要量,与食欲缺乏、呼吸困难、人工气道及机体消耗增加有关。

(5)有受伤的危险:与意识障碍、气管插管及机械呼吸有关。

(6)潜在并发症:如感染、窒息等。

(7)缺乏呼吸衰竭的防治知识。

三、治疗及护理措施

(一)治疗要点

慢性呼吸衰竭治疗的基本原则是治疗原发病,保持气道通畅,纠正缺氧和改善通气,维持心、脑、肾等重要脏器的功能,预防和治疗并发症。

1.保持呼吸道通畅

保持呼吸道通畅是呼吸衰竭最基本、最重要的治疗措施。主要措施:清除呼吸道的分泌物及异物;积极使用支气管扩张药物缓解支气管痉挛;对昏迷患者采取仰卧位,头后仰,托起下颌,并将口打开;必要时采用气管切开或气管插管等方法建立人工气道。

2.合理氧疗

吸氧是治疗呼吸衰竭必需的措施。

3.机械通气

根据患者病情选用无创机械通气或有创机械通气。临床上常用的呼吸机分压力控制型及容量控制型两大类,是一种用机械装置产生通气,以代替、控制或辅助自主呼吸,达到增加通气量,改善通气功能的目的。

4.控制感染

慢性呼吸衰竭急性加重的常见诱因是呼吸道感染,因此应选用敏感有效的抗生素控制感染。

5.呼吸兴奋药的应用

必要时给予呼吸兴奋药如都可喜等兴奋呼吸中枢,增加通气量。

6.纠正酸碱平衡失调

以机械通气的方法能较为迅速地纠正呼吸性酸中毒,补充盐酸精氨酸和氯化钾可同时纠正潜在的碱中毒。

(二)护理措施

1.病情观察

重症患者需持续心电监护,密切观察患者的意识状态、呼吸频率、呼吸节律和深度、血压、心率和心律。观察排痰是否通畅、有无发绀、球结膜水肿、肺部异常呼吸音及啰音;监测动脉血气分析、电解质检查结果、机械通气情况等;若患者出现神志淡漠、烦躁、抽搐时,提示有肺性脑病的发生,应及时通知医师进行处理。

2.生活护理

(1)休息与体位:急性发作时,安排患者在重症监护病室,绝对卧床休息;协助和指导患者取半卧位或坐位,指导、教会病情稳定的患者缩唇呼吸。

(2)合理饮食:给予高热量、高蛋白、富含维生素、低糖类、易消化、少刺激性的食物;昏迷患者常规给予鼻饲或肠外营养。

3.氧疗的护理

(1)氧疗的意义和原则:氧疗能提高动脉血氧分压,纠正缺氧,减轻组织损伤,恢复脏器功能。临床上根据患者病情和血气分析结果采取不同的给氧方法和给氧浓度。原则是在畅通气道的前提下,Ⅰ型呼吸衰竭的患者可短时间内间歇给予高浓度($>35\%$)或高流量($4\sim6$ L/min)吸氧;Ⅱ型呼吸衰竭的患者应给予低浓度($<35\%$)、低流量($1\sim2$ L/min)鼻导管持续吸氧,使 PaO_2 控制在 8.0 kPa(60 mmHg)或 SaO_2 在 90% 以上,以防因缺氧完全纠正,使外周化学感受器失去低氧血症的刺激而导致呼吸抑制,加重缺氧和 CO_2 潴留。

(2)吸氧方法:有鼻导管、鼻塞、面罩、气管内和呼吸机给氧。临床常用、简便的方法是鼻导管、鼻塞法吸氧,其优点为简单、方便,不影响患者进食、咳嗽;缺点为氧浓度不恒定,易受患者呼吸影响,高流量对局部黏膜有刺激,氧流量不能大于 7 L/min。吸氧过程中应注意保持吸入氧气的湿化,输送氧气的面罩、导管、气管应定期更换消毒,防止交叉感染。

(3)氧疗疗效的观察：若吸氧后呼吸困难缓解、发绀减轻、心率减慢、尿量增多、皮肤转暖、神志清醒，提示氧疗有效；若呼吸过缓或意识障碍加深，提示二氧化碳潴留加重。应根据动脉血气分析结果和患者的临床表现，及时调整吸氧流量或浓度。若发绀消失、神志清楚、精神好转、PaO_2 >8.0 kPa(60 mmHg)、$PaCO_2$ <6.7 kPa(50 mmHg)，可间断吸氧几天后，停止氧疗。

4.药物治疗的护理

用药过程中密切观察药物的疗效和不良反应。使用呼吸兴奋药必须保持呼吸道通畅，脑缺氧、脑水肿未纠正而出现频繁抽搐者慎用；静脉滴注时速度不宜过快，如出现恶心、呕吐、烦躁、面色潮红、皮肤瘙痒等现象，需要减慢滴速。对烦躁不安、夜间失眠患者，禁用对呼吸有抑制作用的药物，如吗啡等，慎用镇静药，以防止引起呼吸抑制。

5.心理护理

呼吸衰竭的患者常对病情和预后有顾虑、心情忧郁、对治疗丧失信心，应多了解和关心患者的心理状况，特别是对建立人工气道和使用机械通气的患者，应经常巡视，让患者说出或写出引起或加剧焦虑的因素，针对性解决。

6.健康指导

(1)疾病知识指导：向患者及家属讲解疾病的发病机制、发展和转归。告诉患者及家属慢性呼吸衰竭患者度过危重期后，关键是预防和及时处理呼吸道感染等诱因，以减少急性发作，尽可能延缓肺功能恶化的进程。

(2)生活指导：从饮食、呼吸功能锻炼、运动、避免呼吸道感染、家庭氧疗等方面进行指导。

(3)病情监测指导：指导患者及家属学会识别病情变化，如出现咳嗽加剧、痰液增多、色变黄、呼吸困难、神志改变等，应及早就医。

（杨 硕）

第五章 消化内科护理

第一节 常见症状与体征的护理

一、恶心与呕吐

恶心为上腹部不适、紧迫欲吐的感觉,可伴有迷走神经兴奋的症状,如皮肤苍白、出汗、流涎、血压降低及心动过缓等;呕吐是通过胃的强烈收缩迫使胃或部分小肠的内容物经食管、口腔而排出体外的现象,二者均为复杂的反射动作,可单独发生,但多数患者先有恶心,继而呕吐。

引起恶心与呕吐的消化系统常见疾病:①胃癌、胃炎、消化性溃疡并发幽门梗阻。②肝、胆囊、胆管、胰腺、腹膜的急性炎症。③胃肠功能紊乱引起的功能性呕吐。④肠梗阻。⑤消化系统以外的疾病也可引起呕吐,如脑部疾病(脑出血、脑炎、脑部肿瘤等)、前庭神经病变(梅尼埃病等)、代谢性疾病(甲状腺功能亢进、尿毒症等)。

(一)护理评估

1.病史

恶心与呕吐发生的时间、频度、原因或诱因,与进食的关系;呕吐的特点及呕吐物的性质、量;呕吐伴随的症状,如是否伴有腹痛、腹泻、发热、头痛、眩晕等,呕吐出现的时间、频度、呕吐物的量与性状因病种而异。上消化道出血时呕吐物呈咖啡色甚至鲜红色;消化性溃疡并发幽门梗阻时,呕吐常在餐后发生,呕吐量大,呕吐物含酸性发酵宿食;低位肠梗阻时呕吐物带粪臭味;急性胰腺炎可出现频繁剧烈的呕吐,吐出胃内容物甚至胆汁。呕吐频繁且量大者可引起水、电解质紊乱、代谢性碱中毒。长期呕吐伴厌食者可致营养不良。

2.身体评估

患者的生命体征、神志、营养状况,有无失水表现,有无腹胀、腹肌紧张,有无压痛、反跳痛及其部位、程度,肠鸣音是否正常。

3.心理-社会资料

长期反复恶心与呕吐,常使患者烦躁、不安,甚至焦虑和恐惧,而不良的心理反应,又可使症状加重,应注意评估患者的精神状态,有无疲乏无力,有无焦虑、抑郁及其程度,呕吐是否与精神因素有关等。

4.辅助检查

必要时做呕吐物毒物分析或细菌培养等检查,呕吐物量大者注意有无水、电解质代谢和酸碱平衡失调。

(二)常见护理诊断及医护合作性问题

1.有体液不足的危险

危险与大量呕吐导致失水有关。

2.活动无耐力

活动无耐力与频繁呕吐导致失水、电解质丢失有关。

3.焦虑

焦虑与频繁呕吐、不能进食有关。

(三)护理目标

患者生命体征在正常范围内,不发生水、电解质代谢和酸碱平衡失调;呕吐减轻或停止,逐步恢复进食,活动耐力恢复或有所改善;焦虑程度减轻。

(四)护理措施

1.体液不足的危险

(1)监测生命体征:定时测量和记录生命体征直至稳定。血容量不足时可发生心动过速、呼吸急促、血压降低,特别是直立性低血压。持续性呕吐致大量胃液丢失,发生代谢性碱中毒时,患者呼吸可浅、慢。

(2)观察患者有无失水征象:准确测量和记录每天的出入量、尿比重、体重。依失水程度不同,患者可出现软弱无力、口渴、皮肤黏膜干燥、弹性减低,尿量减少,尿比重增高,并可有烦躁、神志不清以至昏迷等表现。

(3)严密观察患者呕吐:观察患者呕吐的特点,记录呕吐的次数,呕吐物的性质、量、颜色和气味。动态观察实验室检查结果,例如血清电解质、酸碱平衡状态。

(4)积极补充水分和电解质:剧烈呕吐不能进食或严重水、电解质失衡时,主要通过静脉输液给予纠正。口服补液时,应少量多次饮用,以免引起恶心、呕吐。如口服补液未能达到所需补液量时,仍需静脉输液以恢复和保持机体的液体平衡状态。

2.活动无耐力

协助患者活动,患者呕吐时应帮助其坐起或侧卧,头偏向一侧,以免误吸。吐毕给予漱口,更换污染衣物被褥,开窗通风以去除异味。告诉患者突然起身可能出现头晕、心悸等不适。故坐起时应动作缓慢,以免发生直立性低血压。及时遵医嘱应用止吐药及其他治疗,促使患者逐步恢复正常饮食和体力。

3.焦虑

(1)评估患者的心理状态:关心患者,通过与患者及家属交流,了解其心理状态。

(2)缓解患者焦虑:耐心解答患者及家属提出的问题,向患者解释精神紧张不利于呕吐的缓解,特别是有的呕吐与精神因素有关,紧张、焦虑还会影响食欲和消化功能,而治病的信心及情绪稳定则有利于症状的缓解。

(3)指导患者减轻焦虑的方法:常用深呼吸、转移注意力等放松技术,减少呕吐的发生。①深呼吸法:用鼻吸气,然后张口慢慢呼气,反复进行。②转移注意力:通过与患者交谈,或倾听轻快的音乐,或阅读喜爱的文章等方法转移患者注意力。

(五)护理评价

患者生命体征稳定在正常范围,无口渴、尿少、皮肤干燥、弹性减退等失水表现,血生化指标正常;呕吐及其引起的不适减轻或消失,逐步耐受及增加进食量;活动耐量增加,活动后无头晕、心悸、气促或直立性低血压出现;能认识自己的焦虑状态并运用适当的应对技术。

二、腹痛

腹痛在临床上一般按起病急缓、病程长短分为急性与慢性腹痛。急性腹痛多由腹腔器官急性炎症、空腔脏器阻塞或扩张、腹膜炎症、腹腔内血管阻塞等引起;慢性腹痛的原因常为腹腔脏器的慢性炎症、空腔脏器的张力变化、胃十二指肠溃疡、腹腔脏器的扭转或梗阻、脏器包膜的牵张等。此外,某些全身性疾病、泌尿生殖系统疾病、腹外脏器疾病如急性心肌梗死和下叶肺炎等亦可引起腹痛。

(一)护理评估

1.病史

腹痛发生的原因或诱因,腹痛的部位、性质和程度;腹痛的时间,特别是与进食、活动、体位的关系;腹痛发生时的伴随症状,有无恶心与呕吐、腹泻、发热等;有无缓解的方法。

腹痛可表现为隐痛、钝痛、灼痛、胀痛、刀割样痛、钻痛或绞痛等,可为持续性或阵发性疼痛,其部位、性质和程度常与疾病有关。如胃十二指肠疾病引起的腹痛多为中上腹部隐痛、灼痛或不适感,伴厌食、恶心、呕吐、嗳气、反酸等。小肠疾病疼痛多在脐部或脐周,并有腹泻、腹胀等表现。大肠病变所致的腹痛为下腹部一侧或双侧疼痛。急性胰腺炎常出现上腹部剧烈疼痛,为持续性钝痛、钻痛或绞痛,并向腰背部呈带状放射。急性腹膜炎时疼痛弥漫全腹,腹肌紧张,有压痛、反跳痛。

2.身体评估

患者的生命体征、神态、神志、营养状况。有无腹胀、腹肌紧张、压痛、反跳痛及其部位、程度,肠鸣音是否正常。

3.心理-社会资料

疼痛可使患者精神紧张及焦虑,而紧张、焦虑又可加重疼痛,因此,应注意评估患者有无因疼痛或其他因素而产生的精神紧张、焦虑不安等。

4.辅助检查

根据病种不同行相应的实验室检查,必要时需做X线钡餐检查、消化道内镜检查等。

(二)常见护理诊断及医护合作性问题

腹痛与胃肠道炎症、溃疡、肿瘤有关。

(三)护理目标

患者的疼痛逐渐减轻或消失。

(四)护理措施

1.疼痛监测

严密观察患者腹痛的部位、性质及程度,如果疼痛性质突然发生改变,且经一般对症处理疼痛不仅不能减轻,反而加重,需警惕某些并发症的出现,如溃疡穿孔、弥漫性腹膜炎等。应立即请医师进行必要的检查,严禁随意使用镇痛药物,以免掩盖症状,延误病情。

2.教会患者非药物性缓解疼痛的方法

对疼痛,特别是有慢性疼痛的患者,采用非药物性止痛方法,可减轻其焦虑、紧张,提高其疼痛阈值和对疼痛的控制感。

(1)指导式想象:利用一个人对某特定事物的想象而达到特定正向效果,如回忆一些有趣的往事可转移注意力,从而减轻疼痛。

(2)局部热疗法:除急腹症外,对疼痛局部可应用热水袋进行热敷,从而解除痉挛而达到止痛效果。

(3)气功疗法:指导患者通过自我意识,集中注意力,使全身各部分肌肉放松,进而增强对疼痛的耐受力。

(4)其他指导:患者应用深呼吸法和转移注意力有助于其减轻疼痛。

3.针灸止痛

根据不同疾病,不同疼痛部位采取不同穴位针疗。

4.药物止痛

镇痛药物的种类甚多,应根据病情,疼痛性质和程度选择性给药。癌性疼痛应遵循按需给药的原则有效控制患者的疼痛。疼痛缓解或消失后及时停药,防止药物不良反应及患者对药物的耐药性和成瘾性。急性剧烈腹痛诊断未明时,不可随意使用镇痛药物,以免掩盖症状,延误病情。

(五)护理评价

患者疼痛减轻或消失。

三、腹泻

腹泻是指排便的次数多于平日习惯的频率,粪质稀薄。腹泻多由于肠道疾病引起,其他原因有药物、全身性疾病、过敏和心理因素等。发生机制为肠蠕动亢进、肠分泌增多或吸收障碍。

(一)护理评估

1.病史

腹泻发生的时间、起病原因或诱因、病程长短;排便的次数,粪便的性状、量、气味和颜色;有无腹痛及疼痛的部位;有无里急后重、恶心与呕吐、发热等伴随症状;有无口渴、疲乏无力等失水表现。

2.身体评估

急性严重腹泻时,应注意评估患者的生命体征、神志、尿量、皮肤弹性等,注意患者有无水、电解质紊乱,酸碱失衡,血容量减少。慢性腹泻时应注意患者的营养状况,有无消瘦、贫血的体征。评估患者有无腹胀、腹部包块、压痛,肠鸣音有无异常。有无因排便频繁及粪便刺激,引起肛周皮肤糜烂。

小肠病变引起的腹泻粪便呈糊状或水样,可含有未完全消化的食物成分,大量水泻易导致脱水和电解质丢失,部分慢性腹泻患者可发生营养不良;大肠病变引起的腹泻粪便可含脓、血、黏液,病变累及直肠时可出现里急后重。

3.心理-社会资料

频繁腹泻常影响患者正常的工作和社会活动,使患者产生自卑心理。应注意评估患者有无自卑、忧虑、紧张等心理反应,患者的腹泻是否与其心理精神反应有关。

4.辅助检查

正确采集新鲜粪便标本做显微镜检查,必要时做细菌学检查。急性腹泻者注意监测血清电解质、酸碱平衡状况。

(二)常见护理诊断及医护合作性问题

1.腹泻

腹泻与肠道疾病或全身性疾病有关。

2.营养失调

低于机体需要量与严重腹泻导致水、电解质紊乱有关。

3.有体液不足的危险

危险与大量腹泻引起失水有关。

(三)护理目标

患者的腹泻及其不适减轻或消失,能保证机体所需水分、电解质和营养素的摄入,生命体征、尿量、血生化指标在正常范围内。

(四)护理措施

1.腹泻

(1)病情监测:包括排便情况、伴随症状、全身情况及血生化指标的监测。

(2)饮食选择:饮食以少渣、易消化食物为主,避免生冷、多纤维、味道浓烈的刺激性食物。急性腹泻应根据病情和医嘱,给予禁食、流质、半流质或软食。

(3)指导患者活动和减轻腹泻:急性起病,全身症状明显的患者应卧床休息,注意腹部保暖。可用暖水袋腹部热敷,以减弱肠道运动,减少排便次数,并有利于减轻腹痛等症状。慢性、轻症者可适当活动。

(4)加强肛周皮肤的护理:排便频繁时,因粪便的刺激,可使肛周皮肤损伤,引起糜烂及感染。排便后应用温水清洗肛周,保持清洁干燥,涂无菌凡士林或抗生素软膏以保护肛周皮肤,促进损伤处愈合。

(5)心理护理:慢性腹泻治疗效果不明显时,患者往往对预后感到担忧,纤维结肠内镜等检查有一定痛苦。某些腹泻如肠易激综合征与精神因素有关,故应注意患者心理状况的评估和护理,通过解释、鼓励来提高患者配合检查和治疗的认识,稳定患者情绪。

2.营养失调

(1)饮食护理:可经口服者,注意饮食选择,以少渣、易消化食物为主,避免生冷、多纤维、味道浓烈的刺激性食物。严重腹泻,伴恶心与呕吐者,积极静脉补充营养。注意输液速度的调节,因老年人易因腹泻发生脱水,也易因输液速度过快引起循环衰竭,故尤应及时补液,并注意输液速度。

(2)营养评价:观察并记录患者每天进餐次数、量、品种,以了解其摄入的营养能否满足机体需要。定期测量体重,监测有关营养指标的变化,如血红蛋白浓度、人血清蛋白等。

3.有体液不足的危险

动态观察患者的液体平衡状态,按医嘱补充水分、电解质和各种营养物质。具体措施见本章恶心与呕吐的相关护理措施。

(五)护理评价

患者的腹泻及其伴随症状减轻或消失;机体获得足够的热量、水、电解质和各种营养物质,营养状态改善;生命体征正常,无水、电解质紊乱的表现。

（刘士云）

第二节 急性胃炎

一、概述

急性胃炎指由各种原因引起的急性胃黏膜炎症,其病变可以仅局限于胃底、胃体、胃窦的任何一部分,病变深度大多局限于黏膜层,严重时可达黏膜下层、肌层,甚至达浆膜层。临床表现多种多样,可以有上腹痛、恶心、呕吐、上腹不适、呕血、黑粪,也可无症状,而仅有胃镜下表现。急性胃炎的病因虽然多种多样,但各种类型在临床表现、病变的发展规律和临床诊治等方面有一大共性,大多数患者,通过及时诊治能很快痊愈,也有部分患者,其病变可长期存在并转化为慢性胃炎。

二、护理评估

(一)健康史

评估患者既往有无胃病史,有无服用对胃有刺激的药物,如阿司匹林、保泰松、洋地黄、铁剂等,评估患者的饮食情况及睡眠。

(二)临床症状评估与观察

1.腹痛的评估

患者主要表现为上腹痛、饱胀不适。多数患者无症状,或症状被原发疾病所掩盖。

2.恶心、呕吐的评估

患者可有恶心、呕吐、食欲缺乏等症状,注意观察患者呕吐的次数及呕吐物的性质、量的情况。

3.腹泻的评估

食用沙门菌、嗜盐菌或葡萄球菌毒素污染食物引起的胃炎患者常伴有腹泻。评估患者的大便次数、颜色、性状及量的情况。

4.呕血和/或黑粪的评估

在所有上消化道出血的病例中,急性糜烂出血性胃炎所致的消化道出血占 $10\%\sim30\%$,仅次于消化性溃疡。

(三)辅助检查的评估

1.病理

主要表现为中性粒细胞浸润。

2.胃镜检查

可见胃黏膜充血、水肿、糜烂、出血及炎性渗出。

3.实验室检查

血常规检查:糜烂性胃炎可有红细胞、血红蛋白减少。便常规检查:便潜血阳性。血电解质检查:剧烈腹泻患者可有水、电解质紊乱。

（四）心理-社会因素评估

1.生活方式

评估患者生活是否规律,包括学习、工作、活动、休息与睡眠的规律性,有无烟酒嗜好等。评估患者是否能得到亲人及朋友的关爱。

2.饮食习惯

评估患者是否进食过冷、过热、过于粗糙的食物;是否食用刺激性食物如辛辣、过酸或过甜的食物,以及浓茶、浓咖啡、烈酒等;是否注意饮食卫生。

3.焦虑或恐惧

是否因出现呕血、黑粪或症状反复发作而产生紧张、焦虑、恐惧心理。

4.认知程度

是否了解急性胃炎的病因及诱发因素,以及如何防护。

（五）腹部体征评估

上腹部压痛是常见体征,有时上腹胀气明显。

三、护理问题

（一）腹痛

腹痛由于胃黏膜的炎性病变所致。

（二）营养失调:低于机体需要量

由于胃黏膜的炎性病变所致的食物摄入、吸收障碍。

（三）焦虑

焦虑由于呕血、黑粪及病情反复所致。

四、护理目标

(1)患者腹痛症状减轻或消失。

(2)患者住院期间保证机体所需热量,维持水、电解质及酸碱平衡。

(3)患者焦虑程度减轻或消失。

五、护理措施

（一）一般护理

1.休息

患者应注意休息,减少活动,对急性应激造成者应卧床休息,同时应做好患者的心理疏导。

2.饮食

一般可给予无渣、半流质的温热饮食。如少量出血可给予牛奶、米汤以中和胃酸,有利于黏膜的修复。剧烈呕吐、呕血的患者应禁食,可静脉补充营养。

3.环境

为患者创造整洁、舒适、安静的环境,定时开窗通风,保证空气新鲜及温度适宜,使其心情舒畅。

（二）心理护理

1.解释症状出现的原因

患者因出现呕血、黑粪或症状反复发作而产生紧张、焦虑、恐惧心理,护理人员应向其耐心说明出血原因,并给予解释和安慰。应告知患者,通过有效治疗,出血会很快停止;并通过自我护理和保健,可减少本病的复发次数。

2.心理疏导

耐心解答患者及家属提出的问题,向患者解释精神紧张不利于呕吐的缓解,特别是有的呕吐与精神因素有关,紧张、焦虑还会影响食欲和消化能力;而树立信心及情绪稳定则有利于症状的缓解。

3.应用放松技术

利用深呼吸、转移注意力等放松技术,减少呕吐的发生。

(三)治疗配合

1.患者腹痛的时候

遵医嘱给予局部热敷,按摩、针灸,或给予止痛药物等缓解腹痛症状,同时应安慰、陪伴患者以使其精神放松,消除紧张恐惧心理,保持情绪稳定,从而增强患者对疼痛的耐受性;非药物止痛方法还包括分散注意力法,如数数、谈话、深呼吸等;行为疗法,如放松技术、冥想、音乐疗法等。

2.患者恶心、呕吐、上腹不适

评估症状是否与精神因素有关,关心和帮助患者消除紧张情绪,观察患者呕吐的次数及呕吐物的性质和量的情况。一般呕吐物为消化液和食物时有酸臭味。混有大量胆汁时呈绿色,混有血液呈鲜红色或棕色残渣。及时为患者清理呕吐物,更换衣物,协助患者采取舒适体位。

3.患者呕血、黑粪

排除鼻腔出血及进食大量动物血、铁剂等所致呕吐物呈咖啡色或黑粪的情况,观察患者呕血与黑粪的颜色性状和量的情况,必要时遵医嘱给予输血、补液、补充血容量治疗。

(四)用药护理

(1)向患者讲解药物的作用、不良反应、服用时的注意事项,如抑制胃酸的药物多于饭前服用;抗生素类多于饭后服用。并询问患者有无过敏史,严密观察用药后的反应。应用止泻药时应注意观察排便情况,观察大便的颜色、性状、次数及量,腹泻控制时应及时停药;保护胃黏膜的药物大多数是餐前服用,个别药例外;应用解痉止痛药如山莨菪碱或阿托品时,会出现口干等不良反应,并且青光眼及前列腺肥大者禁用。

(2)保证患者每天的液体摄入量,根据患者情况和药物性质调节滴注速度,合理安排所用药物的前后顺序。

(五)健康教育

(1)应向患者及家属讲明病因,如是药物引起,应告诫今后禁止用此药;如疾病需要必须用该药,必须遵医嘱配合服用制酸剂以及胃黏膜保护剂。

(2)嗜酒者应劝告戒酒。

(3)嘱患者进食要有规律,避免食生、冷、硬及刺激性食物和饮料。

(4)让患者及家属了解本病为急性病,应及时治疗及预防复发,防止发展为慢性胃炎。

(5)应遵医嘱按时用药,如有不适,及时来院就医。

(刘士云)

第三节 慢性胃炎

一、概述

慢性胃炎是指不同病因引起的慢性胃黏膜炎性病变,其发病率在各种胃病中居首位。随着年龄增长而逐渐增高,男性稍多于女性。

二、护理评估

(一)健康史

评估患者既往有无其他疾病,是否长期服用 NSAID 类消炎药如阿司匹林、吲哚美辛等,有无烟酒嗜好及饮食、睡眠情况。

(二)临床症状评估与观察

1.腹痛的评估

评估腹痛发生的原因或诱因,疼痛的部位、性质和程度;与进食、活动、体位等因素的关系,有无伴随症状。慢性胃炎进展缓慢,多无明显症状。部分患者可有上腹部隐痛与饱胀的表现。腹痛无明显节律性,通常进食后较重,空腹时较轻。

2.恶心、呕吐的评估

评估恶心、呕吐发生的时间、频率、原因或诱因,与进食的关系;呕吐的特点及呕吐物的性质、量;有无伴随症状,是否与精神因素有关。慢性胃炎的患者进食硬、冷、辛辣或其他刺激性食物时可引发恶心、反酸、嗳气、上腹不适、食欲缺乏等症状。

3.贫血的评估

慢性胃炎合并胃黏膜糜烂者可出现少量或大量上消化道出血,表现以黑粪为主,持续 3～4 天停止。长期少量出血可引发缺铁性贫血,患者可出现头晕、乏力及消瘦等症状。

(三)辅助检查的评估

1.胃镜及黏膜活组织检查

这是最可靠的诊断方法,可直接观察黏膜病损。慢性萎缩性胃炎可见黏膜呈颗粒状、黏膜血管显露、色泽灰暗、皱襞细小;慢性浅表性胃炎可见红斑、黏膜粗糙不平、出血点(斑)。两种胃炎皆可见伴有糜烂、胆汁反流。活组织检查可进行病理诊断,同时可检测幽门螺杆菌。

2.胃酸的测定

慢性浅表性胃炎胃酸分泌可正常或轻度降低,而萎缩性胃炎胃酸明显降低,其分泌胃酸功能随胃腺体的萎缩、肠腺化生程度的加重而降低。

3.血清学检查

慢性胃体炎患者血清抗壁细胞抗体和内因子抗体呈阳性,血清胃泌素明显升高;慢性胃窦炎患者血清抗壁细胞抗体多呈阴性,血清胃泌素下降或正常。

4.幽门螺杆菌检测

通过侵入性和非侵入性方法检测幽门螺杆菌。慢性胃炎患者胃黏膜中幽门螺杆菌阳性率的高低与胃炎活动与否有关,且不同部位的胃黏膜其幽门螺杆菌的检测率亦不相同。幽门螺杆菌的检测对慢性胃炎患者的临床治疗有指导意义。

(四)心理-社会因素评估

1.生活方式

评估患者生活是否有规律;生活或工作负担及承受能力;有无过度紧张、焦虑等负性情绪;睡眠的质量等。

2.饮食习惯

评估患者平时饮食习惯及食欲,进食时间是否规律;有无特殊的食物喜好或禁忌,有无食物过敏,有无烟酒嗜好。

3.心理-社会状况

评估患者的性格及精神状态;患病对患者日常生活、工作的影响。患者有无焦虑、抑郁、悲观等负性情绪及其程度。评估患者的家庭成员组成,家庭经济、文化、教育背景,对患者的关怀和支持程度;医疗费用来源或支付方式。

4.认知程度

评估患者对慢性胃炎的病因、诱因及如何预防的了解程度。

(五)腹部体征的评估

慢性胃炎的体征多不明显,少数患者可出现上腹轻压痛。

三、护理问题

(一)疼痛

由于胃黏膜炎性病变所致。

(二)营养失调:低于机体需要量

由于厌食、消化吸收不良所致。

(三)焦虑

由于病情反复、病程迁延所致。

(四)活动无耐力

由于慢性胃炎引起贫血所致。

(五)知识缺乏

缺乏对慢性胃炎病因和预防知识的了解。

四、护理目标

(1)患者疼痛减轻或消失。

(2)患者住院期间能保证机体所需热量、水分、电解质的摄入。

(3)患者焦虑程度减轻或消失。

(4)患者活动耐力恢复或有所改善。

(5)患者能自述疾病的诱因及预防保健知识。

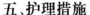

五、护理措施

(一)一般护理

1.休息

指导患者急性发作时应卧床休息,并可用转移注意力、做深呼吸等方法来减轻。

2.活动

病情缓解时,进行适当的锻炼,以增强机体抵抗力。嘱患者生活要有规律,避免过度劳累,注意劳逸结合。

3.饮食

急性发作时可予少渣半流食,恢复期患者指导其食用富含营养、易消化的食物,避免食用辛辣、生冷等刺激性食物及浓茶、咖啡等饮料。嗜酒患者嘱其戒酒。指导患者加强饮食卫生并养成良好的饮食习惯,定时进餐、少量多餐、细嚼慢咽。如胃酸缺乏者可酌情食用酸性食物如山楂、食醋等。

4.环境

为患者创造良好的休息环境,定时开窗通风,保证病室的温湿度适宜。

(二)心理护理

1.减轻焦虑

提供安全舒适的环境,减少患者的不良刺激。避免患者与其他有焦虑情绪的患者或亲属接触。指导其散步、听音乐等转移注意力的方法。

2.心理疏导

首先帮助患者分析这次产生焦虑的原因,了解患者内心的期待和要求;然后共同商讨这些要求是否能够实现,以及错误的应对机制所产生的后果。指导患者采取正确的应对机制。

3.树立信心

向患者讲解疾病的病因及防治知识,指导患者如何保持合理的生活方式和去除对疾病的不利因素。并可以请有过类似疾病的患者讲解采取正确应对机制所取得的良好效果。

(三)治疗配合

1.腹痛

评估患者疼痛的部位、性质及程度。嘱患者卧床休息,协助患者采取有利于减轻疼痛的体位。可利用局部热敷、针灸等方法来缓解疼痛。必要时遵医嘱给予药物止痛。

2.活动无耐力

协助患者进行日常生活活动。指导患者体位改变时动作要慢,以免发生直立性低血压。根据患者病情与患者共同制订每天的活动计划,指导患者逐渐增加活动量。

3.恶心、呕吐

协助患者采取正确体位,头偏向一侧,防止误吸。安慰患者,消除患者紧张、焦虑的情绪。呕吐后及时为患者清理,更换床单并协助患者采取舒适体位。观察呕吐物的性质、量及呕吐次数。必要时遵医嘱给予止吐药物治疗。

(四)用药护理

(1)向患者讲解药物的作用、不良反应及用药的注意事项,观察患者用药后的反应。

(2)根据患者的情况进行指导,避免使用对胃黏膜有刺激的药物,必须使用时应同时服用抑酸剂或胃黏膜保护剂。

(3)有幽门螺杆菌感染的患者,应向其讲解清除幽门螺杆菌的重要性,嘱其连续服药2周,停药4周后再复查。

(4)静脉给药患者,应根据患者的病情、年龄等情况调节滴注速度,保证入量。

(五)健康教育

(1)向患者及家属介绍本病的有关病因,指导患者避免诱发因素。

(2)教育患者保持良好的心理状态,平时生活要有规律,合理安排工作和休息时间,注意劳逸结合,积极配合治疗。

(3)强调饮食调理对防止疾病复发的重要性,指导患者加强饮食卫生和饮食营养,养成有规律的饮食习惯。

(4)避免刺激性食物及饮料,嗜酒患者应戒酒。

(5)向患者介绍所用药物的名称、作用、不良反应,以及服用的方法剂量和疗程。

(6)嘱患者定期按时服药,如有不适及时就诊。

六、呕吐物性质及特点分析

(1)呕吐不伴恶心呕吐突然发生,无恶心、干呕的先兆,伴明显头痛,且呕吐于头痛剧烈时出现,常见于神经血管头痛、脑震荡、脑出血、脑炎、脑膜炎及脑肿瘤等。

(2)呕吐伴恶心多见于胃源性呕吐,例如胃炎、胃溃疡、胃穿孔、胃癌等,呕吐多与进食、饮酒、服用药物有关,吐后常感轻松。

(3)清晨呕吐多见于妊娠呕吐和酒精性胃炎的呕吐。

(4)食后即恶心、呕吐,如果食物尚未到达胃内就发生呕吐,多为食管的疾病,如食管癌、食管贲门失弛缓症。食后即有恶心、呕吐伴腹痛、腹胀者常见于急性胃肠炎、阿米巴痢疾。

(5)呕吐发生于饭后2~3小时可见于胃炎、胃溃疡和胃癌。

(6)呕吐发生于饭后4~6小时可见于十二指肠溃疡。

(7)呕吐发生在夜间,且量多有发酵味者,常见于幽门梗阻、胃及十二指肠溃疡、胃癌。

(8)呕吐物如为大量,提示有幽门梗阻、胃潴留或十二指肠淤滞。

(9)少量呕吐,呕吐常不费力,每口吐出量不多,可有恶心,进食后可立即发生,吐完后可再进食,多见于神经官能性呕吐。

(10)呕吐物性质辨别。①呕吐物酸臭:呕吐物酸臭或呕吐隔天食物见于幽门梗阻、急性胃炎。②呕吐物中有血:应考虑消化性溃疡、胃癌。③呕吐黄绿苦水:应考虑十二指肠梗阻。④呕吐物带粪便:见于肠梗阻晚期,带有粪臭味见于小肠梗阻。

(刘士云)

第四节　消化性溃疡

一、概述

消化系统的重要生理功能是将人体所摄取的食物进行消化、吸收,以供全身组织利用。消化器官是由消化道和消化腺组成,包括食管、胃、肠、肝、胆和胰腺等。消化系统疾病主要包括食管、胃、肠、肝、胆、胰等的病变,可为器质性或功能性疾病,病变可局限于消化系统或累及其他系统。全身性疾病也可引起消化系统疾病或症状,引起消化系统疾病的病因复杂,常见的有感染、理化因素、大脑皮质功能失调、营养缺乏、代谢紊乱、吸收障碍、变态反应、自身免疫、遗传和医源性因素等。由于消化系统包含的器官较多,且消化道与外界相通,其黏膜直接接触病原体、毒性物质、致癌物质的机会较多,容易发生感染、炎症和损伤,消化系统肿瘤发病率较高可能与此有关。多数消化系统疾病是慢性病程,易造成严重的消化、吸收功能障碍,消化系统疾病的发生常与患者的心理状态和行为方式关系密切,在护理过程中,尤应强调整体观念,关心患者的精神心理状况,调整不良情绪,指导患者建立良好的生活方式。

消化性溃疡是指发生在胃和十二指肠的慢性溃疡,因溃疡形成与胃酸和胃蛋白酶的消化作用有关,所以称为消化性溃疡,根据发生的部位不同又将消化性溃疡分为胃溃疡和十二指肠溃疡。

本病是全球性常见病,约 10% 的人一生中患过此病。临床上十二指肠溃疡比胃溃疡多见,两者之比为 3∶1,男性多于女性,十二指肠溃疡好发于青壮年,胃溃疡发病年龄较十二指肠溃疡约迟 10 年。

二、护理评估

(一)临床表现

十二指肠溃疡多发生在壶腹部,胃溃疡多发生在胃角和胃窦小弯。典型的消化性溃疡具有三大临床特点:①慢性过程,病程长,病史可达数年或数十年;②周期性发作,发作和缓解期交替出现,每年秋冬季节和第二年的早春季节是好发季节,精神因素和过度疲劳可诱发;③节律性疼痛。

(二)症状

1.上腹部腹痛

上腹部腹痛是消化性溃疡的主要症状。胃溃疡疼痛多位于剑突正中或偏左,十二指肠溃疡疼痛在上腹部正中或偏右。性质多为隐痛、胀痛、烧灼痛、钝痛、剧痛或饥饿样不适感。疼痛的范围有手掌大小。此外,疼痛还具有节律性,与饮食关系密切。胃溃疡疼痛常在进餐后 0.5～1 小时出现,持续 1～2 小时后逐渐缓解,典型节律为进食—疼痛—缓解。十二指肠溃疡患者疼痛为饥饿痛、空腹痛或夜间痛,节律为疼痛—进食—缓解。

2.其他

患者常有反酸、嗳气、恶心、呕吐等胃肠道症状。可有失眠、多汗、脉缓等自主神经功能失调表现。临床上少数溃疡患者可无症状,这类患者首发症状多为呕血和黑粪。

(三)并发症

1.出血

发生率为 10%～15%,是消化性溃疡最常见的并发症,其中以十二指肠溃疡并发出血较为常见。出血是由于溃疡侵蚀周围血管所致。出血临床表现视出血的部位、速度和出血量决定,一般可表现为呕血和/或黑粪。

2.穿孔

溃疡病灶向深部发展穿透浆膜层引起穿孔,发生率为 2%～7%,多见于十二指肠溃疡,表现为突发上腹部剧烈疼痛,如刀割样,可迅速遍及全腹,大汗淋漓,烦躁不安,服用抑酸剂不能缓解,是外科常见急腹症之一,腹部检查可见腹肌紧张,呈板状腹,压痛及反跳痛,肠鸣音减弱或消失,部分患者出现休克。

3.幽门梗阻

发生率2%~4%,大多由十二指肠溃疡或幽门溃疡引起,分功能性梗阻和器质性梗阻。功能性梗阻是由溃疡周围组织炎性充血水肿或幽门平滑肌痉挛而造成,为暂时性,炎症消退即可好转。器质性梗阻是由溃疡愈合瘢痕收缩或黏膜连造成的,梗阻为持久性,需外科手术治疗。临床上表现为持续性胀痛、嗳气、反酸,且餐后加重、呕吐大量酸腐味的宿食,呕吐后腹部症状减轻,严重者频繁呕吐可致失水或低氯低钾碱性中毒、营养不良等。腹部可见胃型、蠕动波,可闻及振水音。

4.癌变

十二指肠溃疡极少发生癌变。胃溃疡发生癌变的概率为1%以下,临床上对年龄在45岁以上,有长期胃溃疡病史、溃疡顽固不愈者,大便隐血持续阳性者要提高警惕,必要时定期检查。

(四)辅助检查

1.胃镜检查及胃黏膜活组织检查

胃镜检查及胃黏膜活组织检查是确诊消化性溃疡的首选方法,是评定溃疡的活动程度、有无恶变以及疗效的最佳方法,并能通过活体组织做病理检查。

2.X线钡餐检查

适用于胃镜检查有禁忌证或者不接受胃镜检查者,发现龛影是诊断溃疡的直接证据,对溃疡有确诊价值;局部压痛、胃大弯侧痉挛性切迹、十二指肠壶腹部激惹合乎腹部变形均为间接征象,仅提示有溃疡的可能。

3.幽门螺杆菌检查

因为此项检查对消化性溃疡治疗方案的选择有指导意义,已将该项检查列为消化性溃疡诊断的常规检查项目。

4.胃液分析

胃溃疡患者胃酸分泌正常或稍低,十二指肠溃疡胃酸分泌过多。

5.大便隐血试验

活动期消化性溃疡常有少量渗血,大便隐血试验呈阳性,但应注意排除假阳性。

三、护理问题

(一)疼痛

上腹痛与消化道黏膜受损有关。

(二)营养失调

低于机体需要与疼痛导致摄入量减少、消化吸收障碍有关。

(三)知识缺乏

缺乏溃疡病防治的知识。

(四)焦虑

焦虑与疼痛症状反复出现、病程迁延不愈有关。

（五）潜在并发症

上消化道大出血、胃穿孔。

（六）活动无耐力

活动无耐力与频繁呕吐导致失水、电解质丢失有关。

四、护理措施

（一）生活护理

1.休息

轻症者适当休息,可参加轻微工作,劳逸结合,避免过度劳累。活动性溃疡大便隐血试验阳性患者应卧床休息1~2周。

2.饮食护理

宜选用营养丰富、清淡、易消化的食物,以利于黏膜修复和提高抵抗力。急性活动期应少食多餐,每天5~6餐,以牛奶、稀饭、面条等偏碱性食物为宜。少食多餐可中和胃酸,减少胃饥饿性蠕动,同时可避免过饱所引起的胃窦扩张增加促胃液素的分泌。忌食辛辣、浓茶、过冷、油炸等刺激性食物和饮料,戒烟酒。

（二）心理护理

不良的心理因素可诱发和加重病情,而消化性溃疡的患者因疼痛刺激或并发出血,易产生紧张、焦虑等不良情绪,使胃黏膜保护因素减弱,损害因素增加,使病情加重,故应为患者创造安静舒适的环境,减少不良刺激;同时多与患者交流,使患者了解本病的诱发因素、疾病过程和治疗效果,增强治疗信心,克服焦虑、紧张的心理。

（三）治疗配合——用药的护理

（1）H_2受体拮抗剂药物应在餐后或餐中即刻服用,也可一天的剂量夜间顿服。西咪替丁可通过血-脑屏障,偶尔引起精神症状,此药可与雄激素受体结合影响性功能,与肝细胞色素 P-450 结合影响华法林、利多卡因等药物的肝内代谢,用药期间注意监测肝、肾功能和血常规检查。雷尼替丁和法莫替丁不良反应较少,患者用药过程中护士要注意观察药物不良反应,发现后应及时报告医师。

（2）质子泵抑制剂不良反应较少,可有头晕。因此,初次应用时应较少活动。

（3）胃黏膜保护药因硫糖铝在酸性环境下有效,所以,应在餐前 1 小时给药。硫糖铝全身不良反应少,常引起便秘;本药含糖量高,糖尿病患者不宜用。胶体铋剂在酸性环境下起作用,故在餐前 0.5 小时服用,短期服用除出现舌苔和粪便变黑外,很少有其他不良反应。长期服用可造成铋在体内大量堆积引起神经毒性,故不宜长期。米索前列醇的不良反应是腹泻,并可引起子宫收缩,故孕妇禁用。

（4）针对幽门螺杆菌的药物治疗通常采用三联疗法,质子泵抑制剂(如奥美拉唑等选一种)或铋剂(枸橼酸铋钾)＋抗生素(阿莫西林、克拉霉素、甲硝唑三种选两种),1~2 周为 1 个疗程。

（四）健康教育

1.饮食指导

指导患者定时进餐,不宜过饱,避免进食辛辣、浓茶等刺激性食物和饮料。戒烟酒,因烟雾中的尼古丁可直接损害胃黏膜,使胃酸分泌过多而加重病情。

2.心理指导

指导患者了解紧张焦虑的情绪可增加胃酸分泌,诱发疼痛加重或溃疡复发,所以,平时生活宜身心放松,胸怀宽广,保持乐观主义精神,促进溃疡愈合。

3.活动与休息指导

指导患者生活要有规律,劳逸结合,合理安排休息时间,保证充沛的睡眠,避免精神过度紧张,保持良好的精神状况,在秋冬或冬春气候变化明显的季节要注意保暖。

4.用药指导

嘱咐患者避免应用对胃十二指肠黏膜有损害的药物,遵医嘱按时服药,学会观察药物的不良反应,不要随意停药,避免复发。

5.定期复查

嘱咐患者定期门诊复查,如有疼痛持续不缓解、规律性消失、排黑粪等应立即到门诊检查。

(刘士云)

第五节 肠易激综合征

肠易激综合征(IBS)是一种以腹痛或腹部不适伴排便习惯改变为特征的功能性肠病,经检查排除可引起这些症状的器质性疾病。本病是最常见的一种功能性肠道疾病,患者以中青年居多,50岁以后首次发病少见。男女比例约1:2。

一、常见病因

本病病因尚不清楚,与多种因素有关。目前认为,IBS的病理生理学基础主要是胃肠动力学异常和内脏感觉异常,而造成这些变化的机制则尚未阐明。肠道感染后和精神心理障碍是IBS发病的重要因素。

二、临床表现

起病隐匿,症状反复发作或慢性迁延,病程可长达数年至数十年,但全身健康状况却不受影响。精神、饮食等因素常诱使症状复发或加重。最主要的临床表现是腹痛与排便习惯和粪便性状的改变。

(一)症状

1.腹痛

以下腹和左下腹多见,多于排便或排气后缓解,睡眠中痛醒者极少。

2.腹泻

一般每天3~5次,少数严重发作期可达十数次。大便多呈稀糊状,也可为成形软便或稀水样,多带有黏液;部分患者粪质少而黏液量很多,但绝无脓血。排便不干扰睡眠。部分患者腹泻与便秘交替发生。

3.便秘

排便困难,粪便干结、量少,呈羊粪状或细杆状,表面可附黏液。

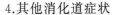

4.其他消化道症状

多伴腹胀感,可有排便不净感、排便窘迫感。部分患者同时有消化不良症状。

5.全身症状

相当部分患者可有失眠、焦虑、抑郁、头晕、头痛等精神症状。

(二)体征

无明显体征,可在相应部位有轻压痛,部分患者可触及腊肠样肠管,直肠指检可感到肛门痉挛、张力较高,可有触痛。

三、治疗原则

主要是积极寻找并去除促发因素和对症治疗,强调综合治疗和个体化的治疗原则。

(一)一般治疗

详细询问病史以求发现促发因素,并设法予以去除。告知患者IBS的诊断并详细解释疾病的性质,以解除患者顾虑和提高对治疗的信心,是治疗最重要的一步。教育患者建立良好的生活习惯。饮食上避免诱发症状的食物,一般而言宜避免产气的食物如乳制品、大豆等。高纤维食物有助改善便秘。对失眠、焦虑者可适当给予镇静药。

(二)针对主要症状的药物治疗

(1)胃肠解痉药抗胆碱药物可作为缓解腹痛的短期对症治疗使用。

(2)止泻药洛哌丁胺或地芬诺酯止泻效果好,适用于腹泻症状较重者,但不宜长期使用。

(3)对便秘型患者酌情使用泻药,宜使用作用温和的轻泻剂以减少不良反应和药物依赖性。

(4)抗抑郁药对腹痛症状重、上述治疗无效且精神症状明显者可适用。

(5)其他肠道菌群调节药如双歧杆菌、乳酸杆菌、酪酸菌等制剂,可纠正肠道菌群失调,据报道对腹泻、腹胀有一定疗效,但确切临床疗效尚待证实。

(三)心理和行为疗法

症状严重而顽固,经一般治疗和药物治疗无效者应考虑予以心理行为治疗,包括心理治疗、认知疗法、催眠疗法和生物反馈疗法等。

四、护理

(一)评估

1.一般情况

患者的年龄、性别、职业、婚姻状况、健康史、心理、既往史,饮食习惯等。

2.身体状况

主要是评估腹部不适的部位、性状、时间等;了解腹泻的次数、性状、量、色、诱因及便秘的情况。

(二)护理要点及措施

1.饮食的护理

IBS不论哪种类型都或多或少与饮食有关,腹泻为主型IBS患者80%的症状发作与饮食有密切的相关性。因此,应避免食用诱发症状的食物,因个人而异,通常应避免产气的食物,如牛奶、大豆等。早期应尽量低纤维素饮食,但便秘型患者可进高纤维素饮食,以改善便秘症状。

2.排便及肛周皮肤护理

可以通过人为干预,尽量改变排便习惯。对于腹泻型患者,观察粪便的量、性状、排便次数并记录。多卧床休息,少活动。避免受凉,注意腹部及下肢保暖。做好肛门及周围皮肤护理,便后及时用温水清洗,勤换内裤,保持局部清洁、干燥。如肛周皮肤有淹红、糜烂,可使用抗生素软膏涂擦,或行紫外线理疗。对于便秘型患者可遵医嘱给予开塞露等通便药物。

3.心理护理

IBS多发生于中青年,尤以女性居多。多数患者由于工作、家庭、生活等引起长期而过度的精神紧张,因此应该给予患者更多的关怀,自入院始尽可能给予他们方便,使他们对新的环境产生信任感和归属感。在明确诊断后更要耐心细致地向给他们讲解病情,使他们对所患疾病有深刻的认识,避免对疾病产生恐惧,消除紧张情绪。耐心细致的讲解,也会使患者产生信任感和依赖感,有利于病情缓解。

(三)健康教育

(1)指导患者应保持良好的精神状态,注意休息,适当运动(如散步、慢跑等),以增强体质,保持心情舒畅。

(2)纠正不良的饮食及生活习惯,戒除烟酒,作息规律,保证足够的睡眠时间,睡前温水泡足,不饮咖啡、茶等兴奋性的饮料。

(3)如再次复发时应首先通过心理、饮食调整。效果不佳者应到医院就诊治疗。

(刘士云)

第六节　肝　硬　化

一、概述

肝硬化是一种全球性常见病,在我国也是多发病,肝硬化在人类主要死亡原因中居第4~6位。

肝硬化是由多种病因引起的一种慢性、进行性、弥漫性肝脏疾病,在多种致病因素持续或反复作用下,肝脏细胞呈现弥漫性变性、坏死、凋亡,同时残存肝细胞再生,诱发肝脏广泛的纤维结缔组织增生、正常的肝小叶结构破坏、假小叶形成,纤维间隔包绕再生的肝细胞而使肝脏形成大、小结节。在上述肝脏病理改变的基础上导致肝脏功能的减退,临床上表现为肝功能损害与门静脉高压。

二、护理评估

(一)评估方法

与患者交谈,询问、倾听患者讲述疾病经过、不适主诉、个人对肝硬化的心理感受、愿望;进行体格检查,收集阳性体征和可能出现并发症的阴性体征,收集各种辅助检查阳性结果等;综合分析。

(二)护理评估内容

1.评估肝硬化病因、疾病进程、病理生理改变程度

肝硬化的病因大部分是非常明确的,只有一小部分原因不明,原因不明的肝硬化通称为隐源性肝硬化。明确的肝硬化原因主要有7个方面。

(1)病毒性肝炎:以慢性乙型、丙型肝炎引起的肝炎性肝硬化常见。在我国由病毒性肝炎引起的肝硬化居于首位,据报道占肝硬化的68%,其中乙型肝炎肝硬化约占全部病例的2/3。

(2)血吸虫病:血吸虫卵沉积于门静脉小分支中引起肝纤维化的病理改变,晚期发生肝硬化。主要分布于我国血吸虫流行的南方13个省。

(3)慢性酒精中毒:每天饮酒量和饮酒年限与酒精性肝硬化有关,而不同酒种对肝是否作用不一,仍在研究。大多饮酒史10年以上,通常每天饮酒中酒精含量≥100 g。

(4)遗传代谢性疾病:如肝豆状核变性、血色病等。

(5)慢性胆汁淤积:如原发性胆汁性肝硬化、原发性硬化性胆管炎。

(6)循环障碍性疾病:如慢性心功能不全、缩窄性心包炎等。

(7)其他:药物及毒物引起的肝硬化、自身免疫性肝病等。

肝硬化的病因,世界各地有所不同。其中,美国、欧洲以酒精性肝硬化为多见,亚洲、非洲以病毒性肝炎肝硬化为多见。

不同病因、不同疾病进程(患病时间)导致肝脏损害程度不同。各种肝硬化的病因均能引起肝细胞的炎症、坏死,只有肝细胞的炎症、坏死是持续不断的,才能引起肝硬化。肝细胞对各种炎症、坏死的损伤产生一种高度代偿性反应:肝细胞再生。同时,弥漫性结缔组织增生肝纤维化,形成假小叶。这种病理变化导致肝内血管扭曲、受压、闭塞,造成肝脏血运循环紊乱,形成肝功能减退和门静脉高压。

2.评估肝硬化临床表现

肝硬化常常起病缓慢,症状隐匿。临床上常区别为代偿期肝硬化和失代偿期肝硬化。

(1)代偿期肝硬化:大多数患者缺乏临床症状或症状缺乏特异性,可以因劳累、感染而诱发出现非特异性的乏力及消化道症状,如食欲减退、腹胀、厌油、肝区疼痛等,经适当休息可缓解。

(2)失代偿期肝硬化:主要表现为两类症候,肝功能不全及门静脉高压。①消化系统症候:食欲减退、上腹不适、腹胀、对脂肪耐受性差、易腹泻。甚至会厌食、恶心、呕吐、有肝臭气味。②乏力、体重减轻:乏力与肝功能损害程度相平行;体重减轻与消化功能障碍及营养不良有关。③内分泌失调:男性可有性功能障碍、毛发脱落、乳房肿大等。女性可有月经失调等,部分患者可有面部、颈部色素沉着、面色黝黑(肝病面容)。④贫血及出血:2/3患者有轻度、中度贫血。常因有出血倾向使皮肤摩擦处易见出血点、鼻出血或齿龈出血、月经过多等。⑤发热:一般为不超过38.5 ℃的不规则低热。⑥皮肤表现:肝病面容为面色灰暗、黝黑。可以出现肝掌、蜘蛛痣、下肢踝部水肿、黄疸等。⑦腹水:是肝硬化患者失代偿期最突出的表现,腹水呈蛙腹,可有脐痛。部分患者有胸腔积液。⑧脾大、脾亢:大量血液积于脾内,致使脾大、功能亢进,破坏血细胞增多。⑨侧支循环开放:食管下段和胃底静脉曲张,可破裂引起上消化道大出血;腹壁和脐周静脉曲张,以脐周为中心向上及向下延伸;痔核形成,破裂时引起便血。⑩肝脏改变:肝脏表面有结节,质地硬而坚实,晚期缩小。

3.评估肝硬化并发症

(1)肝硬化最常见最凶险的并发症是上消化道出血。

(2)肝硬化时肝脏维持人体内、外环境的屏障作用减退,造成各种感染,加重病情。

(3)电解质平衡紊乱:常出现低钾、低钠、低氯血症。

(4)肝性脑病。

(5)肝肾综合征。

(6)肝细胞性肝癌。

(7)肝肺综合征。

(8)门脉血栓形成。

4.评估肝硬化辅助检查结果

(1)实验室检查。①血常规检查：红细胞、白细胞、血小板计数均减少。②生化检查：血清转氨酶、γ-谷氨酰转肽酶、碱性磷酸酶活性增高；血清胆红素增高；血清蛋白减低；凝血酶原时间延长；血清胆汁酸升高。③病原学检查：如乙肝、丙肝病毒检测。④腹水检查：鉴别漏出性和渗出性腹水。

(2)影像学检查：①超声检查。②计算机断层扫描、磁共振检查。③肝动脉造影：可以发现肝硬化小肝癌。④食管钡餐。

(3)内镜检查：胃镜、腹腔镜等。

(4)肝脏穿刺活组织检查：提示肝硬化的活动性与严重度。

5.评估肝硬化既往治疗情况

(1)病因治疗：如病毒性肝炎肝硬化有病毒复制者，宜采用适宜的抗病毒治疗；酒精性肝硬化应绝对戒断饮酒等。

(2)保肝、支持治疗。

(3)降低门静脉高压：如普萘洛尔。

(4)腹水治疗：限制食盐摄入，利尿、排水治疗，如腹水浓缩回输术。

6.评估体格检查阳性结果

肝界缩小、移动性浊音阳性等。

三、主要护理诊断

(一)营养失调

低于机体需要量与肝硬化有关。

(二)体液过多

体液过多与肝硬化门静脉高压有关。

(三)活动无耐力

活动无耐力与肝功能减退有关。

(四)焦虑

焦虑与病程长、经济负担有关。

(五)皮肤黏膜完整性受损

皮肤黏膜完整性受损与脐痛、腹泻、阴囊水肿等有关。

(六)医护合作性问题

潜在并发症为上消化道出血、感染、电解质紊乱等。

(七)知识缺乏

缺乏对各种检查、治疗、护理的目的、方法、过程的认识。

(八)预感性悲哀

预感性悲哀与疾病久治不愈逐渐加重有关。

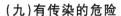

（九）有传染的危险

危险与病毒性（乙型、丙型肝炎）肝硬化病毒水平高有关。

四、主要护理措施

（1）讲解患者希望了解的和应该了解的肝硬化相关知识，如抗病毒治疗意义、注意事项，腹水回输的过程，戒酒等。

（2）安排高蛋白、高热量、高维生素、易消化、低盐饮食或遵医嘱静脉补充。

（3）每天患者以卧床休息为主，测量并记录出入量、体重、腹围、电解质等。如在家休养宜适当参加家务劳动。

（4）保护皮肤完整、清洁。

（5）腹水浓缩回输护理术前向患者讲解过程及配合要点，测量并记录生命体征、体重，准备腹腔穿刺用品，安装腹水回输管路并冲洗等。术中严格无菌操作，观察回输过程，倾听患者主诉，有问题及时调整。术后测量并记录生命体征、体重，安排患者卧床休息、饮食及记录尿量；用物处理，注意消毒隔离。①操作流程：准备环境→准备用物（机器、管路、滤器、腹穿包）→0.9％生理盐水管路排气→调节机器→患者准备（舒适平卧、测量血压、脉搏）→超声定位→穿刺、连接管路、运行腹水超滤、监测→整理用物、消毒→患者测体重→护理记录等。②注意事项：a.严格无菌操作。b.固定好穿刺部位。c.防止气体进入腹腔。d.生命体征、腹水观察。e.预防污染。

（6）放射导管介入治疗方法的护理如脾功能亢进的脾栓塞术、经颈静脉肝内支架体分流术等。术前向患者讲解脾栓塞治疗方法、过程及配合要点，留取各种相关检查指标的标本，测量并记录生命体征、碘过敏试验、抗生素皮试并记录结果，备皮，物品准备等。术后加压包扎穿刺部位，观察有无出血，24小时穿刺点无血肿可去除压迫；观察生命体征及腹痛情况，观察有无并发症，留取血标本并记录血常规等检查结果。遵医嘱安排患者饮食限制蛋白及服用抗凝血药等。

（7）肝硬化预后判断Child-Pugh肝硬化预后指标计分、评级标准作为门-腔分流术或肝移植选择患者的标准，预测短期存活率的敏感性及特异性约80％。据报道，门-腔分流术患者的死亡率A级为29％，B级为38％，C级为88％。

（8）食管胃底静脉曲张破裂出血抢救护理配合流程。

（9）配合医师了解患者有无肝移植可能性及相关准备。

（10）根据患者情况，做出有针对性的护理评价、出院指导及心理指导。

（刘士云）

第七节　胆　道　疾　病

一、胆囊炎

急性胆囊炎是胆囊发生的急性化学性和细菌性炎症反应。发病率女性多于男性。95％的患者合并有胆囊结石，称结石性胆囊炎；未合并胆囊结石者，称非结石性胆囊炎。

(一)病因和病理

胆囊炎症和结石互为因果关系,结石引起梗阻,导致胆汁淤积,细菌侵入繁殖,而致胆囊感染;炎症刺激胆囊分泌异常,导致胆汁成分和理化性质改变,促使结石形成。主要致病原因:①胆囊管梗阻;②细菌感染;③其他,创伤、化学性刺激、手术、长时间应用 TPN 等引起炎性反应。

依据胆囊内有无结石嵌顿,其感染严重程度,病理变化也不同。主要病理改变:①单纯性胆囊炎;②化脓性胆囊炎;③坏疽性胆囊炎;④胆囊穿孔;⑤慢性胆囊炎。

(二)临床表现

1.症状

(1)腹痛:常在摄入油腻食物后胆囊收缩、结石等引起胆囊管梗阻,胆汁排空受阻,胆囊内压突然增加,表现为突发性右上腹部疼痛。结石引起者,呈阵发性剧烈绞痛;非结石引起者,呈持续性疼痛。疼痛可放射至右肩或右腰背部。慢性胆囊炎常表现为右上腹部和肩背部隐痛,易误诊为胃病。

(2)消化道症状:常有食欲缺乏,腹胀,腹部不适,厌食油腻食物等消化道症状。腹痛的同时常伴有恶心、呕吐。

(3)发热:可有轻度发热,发展至化脓性胆囊炎或合并胆道感染时,出现寒战、高热。慢性胆囊炎体温多正常。

(4)黄疸:10%～25%的患者出现轻度黄疸,为胆色素通过受损的胆囊黏膜进入血液循环,或 Oddi 括约肌痉挛所致。黄疸较重且持续,表明有胆总管梗阻。

2.体征

急性期右上腹部有不同程度、不同范围的腹膜刺激征,Murphy 征阳性,胆囊区叩击痛;胆囊增大时,可扪及肿大而有触痛的胆囊。发生胆囊坏死、穿孔,可出现弥漫性腹膜炎。若病变发展较慢,大网膜黏膜连包裹胆囊,可形成边界不清、固定的压痛性包块。慢性期胆囊区有轻压痛和压之不适感。

(三)辅助检查

1.实验室检查

80%的患者有轻度白细胞计数升高,血清氨基转移酶、AKP 升高较常见;50%的患者血清胆红素升高;30%的患者血清淀粉酶升高。

2.影像学检查

B 超、CT 检查对急性结石性胆囊炎的准确率为 65%～90%。

(四)治疗原则

1.非手术治疗

非手术治疗包括禁食、胃肠减压、补液;解痉、止痛;应用抗生素控制感染。胆囊炎症状控制后合并结石者,可行溶石治疗。

2.手术治疗

手术治疗包括胆囊切除术和胆囊造口术。

二、胆石症

胆石症指发生于胆囊和胆管的结石,自然人群发病率为 10%左右。随着生活水平的提高,胆结石的发病特点发生了明显变化,发生胆囊结石高于胆管结石、胆固醇结石高于胆色素结石,

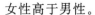

女性高于男性。

(一)病因和病理

胆结石形成因素复杂,多数学者认为主要与胆道感染和代谢异常等因素密切相关。

1.胆道感染

各种原因所致胆汁滞留,细菌或寄生虫侵入胆道而致感染。胆汁内的大肠埃希菌产生的葡萄糖醛酸酶使可溶性的结合胆红素水解为游离胆红素,后者与钙结合形成胆红素钙,促发胆红素结石形成。虫卵(常见为蛔虫、中华睾吸虫)和成虫的尸体,感染脱落的细胞,也可作为核心形成结石。

2.代谢异常

胆汁内的主要成分为胆盐、磷脂酰胆碱和胆固醇,正常情况下,保持相对高的浓度而又呈溶解状态,该三种成分按一定比例组成,三种成分的聚合点均落在胆固醇饱和曲线;其中胆固醇一旦代谢失调,如回肠切除术后、胆盐的肝肠循环被破坏,三种成分聚合点落在 ABC 曲线范围外,即可使胆固醇呈过饱和状态,析出结晶,沉淀而成为胆固醇结石。

胆结石按其化学成分不同分三类。①胆固醇结石:约占 50%,80%发生在胆囊,X 线多不显影;②胆色素结石:约占 37%,几乎均发生于胆囊,X 线常不显影;③混合性结石:约占 6%,60%发生在胆囊内,40%发生在胆管内,X 线常可显影。

结石刺激胆道黏膜,使其分泌大量的黏液糖蛋白;结石形成后引起胆囊收缩能力减低;胆道阻塞使胆汁淤滞;胆汁引流不畅又有利于结石形成。主要病理变化:①胆管梗阻;②继发感染;③胆管梗阻并感染可引起肝细胞损害,甚至发生肝细胞坏死或胆源性肝脓肿;胆管炎症反复发作可致胆汁性肝硬化;④胆石嵌顿于壶腹时可引起急、慢性胰腺炎;⑤胆道长期受结石、炎症及胆汁中致癌物质的刺激,可发生癌变。

(二)临床表现

临床表现取决于结石的大小、部位,是否合并感染、梗阻。无症状而在其他检查、手术或尸体解剖时被偶尔发现者,称静止性结石。

1.症状

(1)消化道症状:大多数患者仅在进食后,特别是进食油腻食物后,出现上腹部或右上腹部不适,隐痛、饱胀、嗳气、呃逆等,常被误诊为"胃病"。

(2)胆绞痛:为典型症状,当饱餐、进食油腻食物后胆汁分泌增加,胆囊收缩,或睡眠时改变体位,引起结石移位刺激胆道或嵌顿,而发生胆绞痛。疼痛多位于上腹部或右上腹部,呈阵发性,可向右肩胛部和背部放射,常伴有恶心、呕吐。

(3)寒战、高热:胆道梗阻继发感染后内压进一步升高,细菌及毒素经毛细胆管进入肝窦至肝静脉,引起全身性感染。胆管感染时患者寒战、高热明显高于胆囊感染,体温可高达 39~40 ℃。

(4)黄疸:胆管梗阻后即可出现黄疸,其程度和持续时间取决于胆管梗阻的程度、有无并发感染和胆囊等因素。胆囊结石形成 Mirizzi 综合征时黄疸明显。黄疸时常有尿色变深,粪色变浅。腹痛、寒战、高热和黄疸的典型临床表现称为 Charcot 三联征。

(5)Mirizzi 综合征:胆囊内较大结石持续嵌顿压迫胆囊壶腹部和颈部时,可引起肝总管狭窄或胆囊胆管瘘,以及反复发作的胆囊炎、胆管炎及梗阻性黄疸,称 Mirizzi 综合征,其发生率占胆囊切除术患者的 0.7%～1.1%。解剖学变异,尤其是胆囊管与肝总管平行是发生本病的重要条件。

(6)胆囊积液:胆囊结石长期嵌顿但未合并感染时,胆汁中的胆色素逐渐被胆囊黏膜吸收,分泌的黏液性物质积存于胆囊形成胆囊积液。积液呈无色透明,故称为"白胆汁"。

(7)肝内胆管结石:肝内胆管结石一般无黄疸,但当双侧胆管均有梗阻或伴有感染时,则出现寒战、高热、黄疸。晚期发生胆汁性肝硬化,可引起门静脉高压征。

(8)其他:①胆囊结石进入胆总管后或胆总管的结石通过 Oddi 括约肌时引起损伤或嵌顿于壶腹部引起的胰腺炎,称为胆源性胰腺炎;②因结石压迫可致胆囊十二指肠瘘;③结石及炎症的反复刺激可诱发胆道癌变。

2.体征

胆道结石未合并感染时,仅有剑突下和右上腹部轻度压痛。如胆管内压过高或合并感染时,则剑突下和右上腹部有明显压痛。严重时如发生胆汁外渗,甚至发生胆管壁坏死者,可出现不同程度和范围的腹膜刺激征,并可出现肝区叩击痛。胆囊肿大时可被触及、并有触痛。

肝内胆管结石主要表现为肝呈不对称性肿大,肝区有压痛及叩击痛。合并感染和并发症时,则出现相应体征。

(三)辅助检查

1.实验室检查

(1)血常规:白细胞计数及中性粒细胞升高。

(2)血清学检查:可有血清胆红素值及 1 分钟胆红素比值升高,血清氨基转移酶和/或碱性磷酸酶升高;尿中胆红素升高,尿胆原降低或消失,粪中尿胆原减少。胆囊结石时升高不明显或无,胆总管结石时升高较显著。

2.影像学检查

(1)B 超:为首选方法,对结石的诊断率高达 90% 以上,在胆道疾病及黄疸的鉴别诊断中有重要意义。对黄疸原因可进行定位和定性诊断。亦可在手术中检查胆道并引导手术取石。

(2)放射学检查。①腹部 X 线:15% 的胆囊结石可在腹部平片中显影。由于其确诊率较低,一般不作为常规检查手段。②口服胆囊造影(OC):口服碘番酸经肠道吸收后进入肝并随胆汁排入胆囊,含有造影剂的胆汁浓缩后使胆囊在 X 线下显影,可了解胆囊有无结石、肿瘤或息肉等。脂肪餐后可观察胆囊的收缩情况。③静脉胆道造影(IVC):经静脉注射造影剂后随肝分泌的胆汁排入胆道,可使胆道在 X 线下显影,以了解胆道系统有无结石、蛔虫、肿瘤、梗阻等;亦可了解胆囊、胆道形态和功能变化。该方法因受多种因素影响而显影率较低,故现已基本被核素胆道造影、内镜逆行胰胆管造影、PTC 等方法所取代。④经皮肝穿刺胆管造影(PTC):在 X 线透视或 B 超引导下,利用特制穿刺针经皮肤经肝穿刺胆管,成功后将造影剂直接注入肝内胆管,使整个胆道系统显影,了解胆道梗阻情况及病变部位,必要时置管引流。该法为有创伤检查,有发生胆汁外漏、出血、胆道感染等并发症的可能,故术前应做好充分准备,术后注意观察并发症的发生。⑤内镜逆行胰胆管造影(ERCP):可了解胆道及胰管有无梗阻、狭窄、受压,钳取组织行病理学检查,收集十二指肠液、胆汁和胰液行理化及细胞学检查,取出胆道结石等。⑥术中及术后胆管造影:胆道手术时,可经胆囊管插管至胆总管做胆道造影。术后拔除 T 形管前,应常规行 T 型管造影,检查胆道有无残余结石、狭窄,了解胆总管下端或胆肠吻合口通畅情况。⑦CT、MRI:能清晰地显示肝、胆、胰的形态和结构,结石、肿瘤或梗阻的情况,准确性较高。主要用于 B 超诊断不清,疑有肿瘤的患者。⑧核素扫描检查:适用于肝内胆管结石、急慢性胆囊炎、胆道畸形、胆道术后观察以及黄疸的鉴别诊断。⑨纤维胆道镜检查:用于协助诊断和治疗胆道结石,了解胆道有无狭窄、畸形、肿瘤、蛔虫等。术中胆道镜(IOC)：术中经胆总管切口直接置入胆道镜进行检查和治疗，适用于术前胆道疾病诊断不明；术中发现与术前诊断不符；胆囊造瘘取石术及腹腔镜取石术后。术后胆道镜(POC)适用于胆道术后疑有残余结石、胆道蛔虫、狭窄、肿瘤等；胆道出血。术后单纯胆道镜检查应于术后 4 周、胆道镜取石于术后 6 周方可进行。

(四)治疗原则

根据临床症状和体征，结合辅助检查，一般可明确诊断。结石直径较小时，可应用药物排石治疗，目前主要以手术治疗为主。

1.胆囊结石

胆囊切除是治疗胆囊结石的首选方法。对于无症状的胆囊结石，一般认为不需立即行胆囊切除，只需观察和随诊。对于老年，有严重疾病不能耐受手术者，可考虑溶石治疗。

2.肝外胆管结石

肝外胆管结石目前以手术治疗为主。常用手术方法有：①胆总管切开取石加 T 形管引流；②胆肠吻合术；③Oddi 括约肌成形术；④经内镜下括约肌切开取石术。

3.肝内胆管结石

肝内胆管结石的治疗采用以手术为主的综合治疗。手术方法：①高位胆管切开取石；②胆肠内引流；③去除肝内感染性病灶。

4.中西医结合治疗

在手术和其他综合治疗的同时，可配合针灸和服用消炎利胆类中药，对控制炎症，排除结石有一定作用。

5.残石的处理

术后 T 形管造影发现胆道残留结石时，可拔除 T 形管。经其窦道插入纤维胆道镜取石或经 T 形管注入接触性溶石药物。

三、急性梗阻性化脓性胆管炎

急性胆管炎是细菌感染引起的胆道系统的急性炎症，大多在胆道梗阻的基础上发生。如胆道梗阻未能解除，感染未被控制，病情进一步发展至胆道系统脓液形成，称为急性梗阻性化脓性胆管炎(AOSC)，急性胆管炎和 AOSC 为同疾病的不同发展阶段。

(一)病因和病理

最常见原因为胆管结石(76.0%～88.5%)，其次为胆道蛔虫(22.6%～26.6%)和胆管狭窄(8.7%～11.0%)，胆管及壶腹部肿瘤，原发性硬化性胆管炎，胆肠吻合术后，经 T 形管造影或 PTC 术后亦可引起。正常情况下，由肠道经门静脉系进入肝的少量细菌可被肝单核-巨噬细胞系统所吞噬。即使由于正常的防御机制未能防止细菌进入胆汁，或细菌由肠道逆行进入胆道，如胆道系统完整无损，胆汁引流通畅，也足以清除胆汁中的细菌。但当胆管梗阻时，胆汁中的细菌则大量繁殖而导致胆管炎或化脓性变化。

胆道梗阻后，胆管内压升高，梗阻以上胆管扩张，管壁增厚，胆管黏膜充血、水肿，炎性细胞浸润，黏膜上皮糜烂脱落，形成溃疡。肝充血肿大，镜下肝细胞肿胀、变性，汇管区炎性细胞浸润，胆小管胆汁淤积。病变晚期肝细胞发生大片坏死，胆小管可破裂形成胆小管门静脉瘘，可在肝内形成多发性脓肿及引起胆道出血。肝窦扩张，内皮细胞肿胀，内含胆色素颗粒血栓。大量细菌和毒素经肝静脉进入体循环引起全身性化脓性感染和多器官功能损害或衰竭。

(二)临床表现

患者多有胆道疾病史或胆道手术史,发病急剧,病情进展快,并发症严重。除有一般胆道感染的 Charcot 三联征(腹痛、寒战高热、黄疸)外,可较快出现休克、神经中枢系统受抑制表现,即 Reynolds 五联征。

1.症状

(1)发热:起病初期即出现明显寒战、发热,体温持续升高。

(2)疼痛:疼痛依据梗阻部位而异,肝外梗阻者明显,呈上腹部阵发性剧烈绞痛或持续性胀痛,肝内梗阻者较轻或无。

(3)黄疸:多数患者可出现明显黄疸,但如仅为一侧肝胆管梗阻可不出现黄疸,行胆肠内引流术后的患者黄疸较轻或无。

(4)神经系统症状:主要表现为精神淡漠、嗜睡、神志不清,甚至昏迷;合并休克时可表现为躁动、谵妄等。

2.体征

体温常持续在 39~40 ℃或更高。脉搏快而弱,可达 120 次/分以上,血压下降,呈急性重病容,可出现皮下斑或全身发紫。剑突下及右上腹部有不同范围和不同程度的压痛或腹膜刺激征;可有肝大及肝区叩击痛,Murphy 征阳性有时可扪及肿大的胆囊。

(三)辅助检查

1.实验室检查

白细胞常大于 $20 \times 10^9/L$,中性粒细胞升高,胞浆内可出现中毒颗粒。血小板计数降低,如小于 $10 \times 10^9/L$ 表示预后严重。凝血酶原时间延长,肝、肾功能受损,低氧血症、脱水、酸中毒、电解质紊乱较常见,特别是老年人或合并休克者。

2.影像学检查

以 B 超为主,可床旁检查,能及时了解胆道梗阻的部位和病变性质,以及肝内、外胆管扩张等情况。必要时可行 CT、ERCP 等检查进一步明确诊断。

(四)治疗原则

1.非手术治疗

非手术治疗既是治疗的手段,又可作为术前准备。①联合应用足量有效的广谱抗生素。②纠正水、电解质、酸碱紊乱。③恢复血容量,纠正休克;应用肾上腺糖皮质激素,血管活性剂,改善通气功能。④对症给予解痉、止痛剂、应用维生素 K 等处理。如病情严重或恶化者应立即手术治疗。

2.手术治疗

首要目的在于抢救患者生命,手术应力求简单有效。常采用胆总管切开减压、取石、T 形管引流。

3.其他方法

经内镜鼻胆管引流术(ENAD);当胆囊肿大时,亦可行胆囊穿刺置管引流。

四、胆道蛔虫病

胆道蛔虫病指肠道蛔虫上行钻入胆道后所引起的一系列临床症状。以青少年和儿童多见,农村发病率高于城市。随着卫生条件的改善,近年来本病发生率已有明显下降。

(一)病因和病理

蛔虫寄生于中下段小肠内,喜碱厌酸。当其寄生环境改变时,如胃肠道功能紊乱、饥饿、发热、驱虫不当等,蛔虫可上行至十二指肠,如有 Oddi 括约肌功能失调,有钻孔习性的蛔虫即可钻入胆道。蛔虫钻入刺激 Oddi 括约肌引起强烈痉挛诱发胆绞痛,亦可诱发急性胰腺炎;虫体带入的细菌可引起胆道感染,甚至引起急性梗阻性化脓性胆管炎、肝脓肿等。蛔虫可经胆囊管钻入胆囊,引起胆囊穿孔。虫体在胆道内死亡后,其残骸及虫卵可成为结石形成的核心。

(二)临床表现

突发性剑突下阵发性钻顶样剧烈绞痛,可向右肩背部放射,患者多坐卧不安,呻吟不止,大汗淋漓,常伴有恶心、呕吐或呕出蛔虫。疼痛可突然缓解,间歇期宛如正常人,片刻后可突然再次发作。体格检查一般仅有剑突下或稍右方有轻度深压痛。若合并胆道系统感染、胰腺炎时,出现相应的症状和体征。

(三)辅助检查

B 超为本病首选检查方法,可见胆管内有平行强光带,偶见活虫体蠕动。ERCP 偶见胆管开口处有蛔虫,并可行取虫、胆道引流治疗。

(四)处理原则

剧烈的腹部绞痛与腹部体征轻微不相称是本病的特点,结合 B 超或 ERCP 检查,一般可明确诊断。以非手术治疗为主,仅在非手术治疗无效或出现严重并发症时才考虑手术治疗。

1.非手术治疗

解痉止痛;利胆驱虫;抗感染治疗;ERCP 取虫。

2.手术治疗方法

无合并症者可采用胆总管探查取虫及 T 形管引流;有合并症时选用相应式式。术中和术后均应行驱虫治疗,以防复发。

五、护理

(一)护理评估

1.术前评估

(1)健康史:了解患者年龄、性别、饮食习惯、营养状况、工作环境、妊娠史等。有无反酸、嗳气、饭后饱胀、厌油腻食物、进食后引起腹痛发作或不适感史;有无类似发作史,有无粪便排出蛔虫史。了解有无胆道疾病,胆道手术史。有无慢性疾病和重要器官功能不全史。以及家族中有无类似疾病史。

(2)身体状况:①了解腹痛的诱因、性质、部位、程度,有无放射性痛及疼痛部位的变化。有无伴随消化道症状;局部有无腹膜刺激征,其部位、范围、程度;有无肝大、肝区压痛和叩击痛,有无胆囊肿大,有无压痛性包块、Murphy 征阳性等。②有无黄疸,出现的时间、变化过程和程度;有无皮肤瘙痒、尿黄等;有无发热、寒战,其程度及变化;有无表情淡漠、反应迟钝、嗜睡,甚至昏迷;有无休克现象出现或可能、有无脱水及循环血容量不足的表现;重要器官有无功能障碍。③辅助检查:B 超、CT 检查阳性发现,血常规、血清学各项检查结果有无异常及其程度;重要器官功能状态。

(3)心理-社会状况:了解患者及其家属对疾病的发生、发展、治疗及护理措施的了解程度;对术前治疗和护理配合知识的掌握程度。了解患者的心理承受能力,家庭经济承受能力,其家属和社会对患者的关心、支持程度。

2.术后评估

(1)了解麻醉方式,手术名称,术中失液量、补液量及性质,放置引流管的部位、数量、目的,手术经过是否顺利,术中病情变化情况。

(2)了解术后生命体征是否平稳,如原有休克时,休克是否得到控制或好转。

(3)引流管是否通畅,引流液的颜色、性质、量;引流管口有无渗血、渗液。有无并发症发生,重要器官功能状态,患者疼痛是否缓解。

(4)了解患者及其家属对术后各种不适的心理反应,对术后康复知识的掌握程度,是否担心并发症及预后,对患者的支持程度。

(5)了解有无腹腔感染、胆汁性腹膜炎、胆囊管残端炎、胆瘘、结石残留等并发症发生。有无肝功能不全发生或可能。

(二)护理问题

1.疼痛

疼痛与炎症反应刺激,胆道梗阻、感染,手术创伤有关。

2.体温升高

体温升高与术前感染、术后炎症反应等有关。

3.营养失调

低于机体需要量与摄入量不足、消耗增加等有关。

4.体液不足

体液不足与 T 形管引流、呕吐、感染性休克等有关。

5.焦虑、恐惧

焦虑、恐惧与胆道疾病反复发作危重,担心手术及预后有关。

6.潜在并发症

休克、胆瘘、胆道结石残留、腹腔感染、肝功能不全等。

(三)护理目标

(1)患者疼痛缓解或减轻。

(2)体温恢复正常,感染未发生或得到控制。

(3)营养状况得到改善,恶心、呕吐消失,消化功能恢复正常。

(4)体液维持正常,休克得到控制、纠正。

(5)焦虑减轻或消失,心情舒畅,能够积极配合治疗和护理。

(6)未发生并发症,或并发症得到预防、被及时发现和处理。

(四)护理措施

1.术前护理

(1)一般护理:急性期或准备手术者,应禁食或胃肠减压。积极补充体液、电解质和足够的热量等,以维持患者水、电解质、酸碱平衡和良好营养状态。慢性或非手术治疗病情稳定者,给以低脂肪、低蛋白、高热量、高维生素易消化饮食。体温升高者给以降温处理。

(2)病情观察:胆道疾病多为急、重症,病情变化快,应动态观察患者生命体征,循环血容量,心、肺功能状态变化;定时检查血清学等各项化验指标变化。若出现腹痛加重,腹痛范围扩大等,应考虑病情加重,并及时报告医师,并积极配合处理。

（3）防治休克：建立两条以上有效静脉通路，有条件时应放置中心静脉导管；快速给予补液，恢复有效循环电容量；留置尿管；准确记录24小时出入量，保持水、电解质和酸碱平衡。

（4）疼痛护理：根据疼痛的部位、性质、程度、诱因，采取积极护理措施给以缓解。先给予解痉剂扩张胆管，使胆汁得以引流减轻梗阻；抑制胆道收缩，降低胆道内压力，可达到缓解疼痛的目的。明确诊断和治疗方案后或术前给予止痛剂。

（5）防治感染：胆道系统致病菌主要为肠道细菌，以大肠埃希和厌氧菌为主；故选用2～3种有效抗生素，遵医嘱联合应用。

（6）术前准备：急诊患者在抢救、治疗的同时，应完善术前各项准备，留置胃肠减压，配血等。需手术治疗的非急诊患者，应行常规术前准备。

（7）心理护理：根据患者及其家属不同的文化层次和病情，耐心倾听患者及其家属的诉说，根据具体情况给予安慰和解释，说明治疗方法的目的、意义、疾病的转归、手术的重要性和必要性，使患者及其家属消除顾虑、能够积极配合治疗和护理。

2.术后护理

（1）一般护理：胃肠功能恢复后给予流质饮食，3～5天后给以低脂肪、高蛋白、高维生素易消化食物，禁油腻食物及饱餐。

（2）病情观察：注意观测患者生命体征变化，腹部症状和体征，有无腹膜刺激征出现，胃肠功能恢复情况。急性梗阻性化脓性胆管炎患者多在术前已发生休克，手术虽使病情缓解但对重要器官功能仍有损害；术后在严密观察患者生命体征的变化同时，准确记录各项指标。观察引流液的色、量、性质。发现异常及时报告医师，并积极配合医师进行治疗。

（3）防治感染：观察患者体温变化，遵医嘱合理应用抗生素。

（4）维持水、电解质和酸碱平衡：禁食、胃肠减压、胆管引流使消化液和体液丢失较多，应准确记录引流量，及时补充晶体和胶体液，以保持内环境稳定。

（5）引流管的护理：术后常放置胃肠减压和腹腔引流管，术后2～3天，胃肠功能恢复后可拔除胃管；腹腔引流液小于10 mL，无腹膜刺激征，可拔除腹腔引流管。若引流液含有胆汁，应考虑胆瘘发生，应妥善固定引流管，保持通畅，密切观察腹部变化，配合医师行非手术或手术治疗。

3.T形管引流的护理

胆总管探查或切开取石术后常规放置T形管引流。

（1）目的：①引流胆汁；②引流残余结石；③支撑胆道。

（2）固定方法：术后除用缝线将T形管固定于腹壁外，还应用胶布将其固定于腹壁皮肤。但不可固定于床上，以防因翻身、活动、搬动时受到牵拉而脱出。对躁动不安的患者应有专人守护或适当加以约束，避免将T管拔出。

（3）保持有效引流：平卧时引流袋应低于腋中线，站立或活动时应低于腹部切口，以防胆汁逆流引起感染。若引流袋的位置较低，可使胆汁流出过量，影响脂肪的消化和吸收。避免T形管受压、扭曲、折叠，经常给予挤捏，保持引流通畅。若术后1周内发现阻塞，可用细硅胶管插入管内行负压吸引；1周后阻塞，可用生理盐水加庆大霉素8万单位严格无菌下低压冲洗。

（4）观察并记录引流液的颜色、量和性状：术后24小时内引流量较少，常呈淡红色血性或褐色、深绿色，有时可含有少量细小结石和絮状物；以后引流量逐渐增加，呈淡黄色、渐加深呈橘黄色、清亮，随着胆道末端通畅，引流量逐渐减少。若胆汁突然减少甚至无胆汁流出，则可能有受压、扭曲、折叠、阻塞或脱出，应立即检查，并通知医师及时处理。若引流量较多，常提示胆道下端引流不畅或梗阻。

(5)预防感染:长期置管者,每周更换无菌引流袋1~2次。引流管周围皮肤每天75%乙醇消毒,管周垫无菌纱布,防止胆汁浸润皮肤引起红肿、糜烂。行T形管造影后,应立即接好引流袋进行引流,以减少造影对胆道的刺激和继发胆道感染,造影后常规应用抗生素2~3天。

(6)拔管:术后2周以上;患者无腹痛、发热,黄疸已消退;血常规、血清黄疸指数正常;胆汁引流量减少至200 mL,引流液呈黄色清亮无沉渣;胆管造影或胆道镜证实胆管无狭窄、结石、异物,通畅良好;试夹管36小时以上无不适可考虑拔管。拔管前引流管应开放2~3天,使造影剂完全排出。拔除后残留窦道用凡士林纱布填塞,1~2天内可自行闭合。

(五)护理评价

(1)患者疼痛是否得到有效控制,有无疼痛的症状和体征。

(2)体温是否恢复正常,感染是否得到有效控制。

(3)营养需求能否维持,体重有无减轻,饮食、消化吸收是否良好。

(4)体液是否维持正常,休克是否被及时发现和纠正。

(5)其家属焦虑是否减轻,情绪是否稳定,能否积极配合治疗和护理。

(6)未发生并发症,或得到预防、被及时发现和处理。

(六)健康指导

(1)选择低脂、高糖、高蛋白、高维生素易消化饮食,避免暴饮暴食。养成良好的饮食和休息习惯。

(2)培养良好的卫生习惯,做到餐前、便后洗手,水果等彻底清洗后再食用。有排虫史者及时驱虫,或秋末预防性驱虫。驱虫时宜于清晨空腹或睡前服药。

(3)带形管出院的患者告知出院后的注意事项,妥善固定引流管,按时更换引流袋,注意观察引流液的颜色、量和性质,发现异常及时到医院就诊。

(刘士云)

第六章　神经外科护理

第一节　面肌痉挛

面肌痉挛是指以一侧面神经所支配的肌群不自主地、阵发性、无痛性抽搐为特征的慢性疾病。抽搐多起于眼轮匝肌,临床表现:从一侧眼轮匝肌很少的收缩开始,缓慢由上向下扩展到半侧面肌,严重可累及颈肩部肌群。抽搐为阵发性、不自主痉挛,不能控制,情绪紧张、过度疲劳可诱发或加重病情。开始抽搐较轻,持续仅几秒,之后抽搐逐渐延长至几分钟,频率增多,严重者致同侧眼不能睁开,口角向同侧歪斜,严重影响身心健康。女性患者多见,左侧多见,通常在青少年出现,神经外科常用手术方法为微血管减压术(MVD)。

一、护理措施

(一)术前护理

1.心理护理

充分休息,减轻心理负担,消除心理焦虑,并向患者介绍疾病知识、治疗方法及术后康复情况,以及术后可能出现的不适和应对办法,使患者对手术做好充分的准备。

2.饮食护理

营养均衡,可进食高蛋白、低脂肪、易消化食物。

3.术前常规护理

选择性备皮(术侧耳后向上、向下、向后各备皮约5 cm,尤适用于长发女性,可以很好地降低因外貌改变造成的不良心理应激)、配血、灌肠、禁食、禁水。

(二)术后护理

(1)密切观察生命体征、意识、瞳孔变化。

(2)观察有无继发性出血。

(3)保持呼吸道通畅,如有恶心、呕吐,去枕头偏向一侧,及时清除分泌物,避免吸入性肺炎。

(4)饮食:麻醉清醒4小时后且不伴恶心、呕吐,由护士亲自喂第一口水,观察有无呛咳,防止误吸。术后第一天可进流食,逐渐过渡至正常饮食。鼓励营养均衡,并适当摄取汤类食物,多饮水,以缓解低颅内压症状。

(5)体位:去枕平卧4～6小时,患者无头晕、恶心、呕吐等不适主诉,在主管医师协助下给患者垫薄软枕或毛巾垫。如术后头晕、恶心等明显低颅内压症状,要遵医嘱去枕平卧1～2天。术后2～3天可缓慢坐起,如头晕不适,立即平卧,反复锻炼至症状消失,在他人搀扶下可下床活动,注意避免跌倒。

(6)观察有无颅内感染、切口感染。观察伤口敷料,监测体温4次/天,了解有无头痛、恶心等不适主诉。

(7)手术效果观察:评估术后抽搐时间、强度、频率。部分患者术后面肌痉挛会立即消失,部分患者需要营养受损的神经,一段时间后可消失。

(8)对患者进行健康宣教,告知完全恢复需要3个月时间,加强护患配合。

(9)术后并发症护理。①低颅内压反应:因术中为充分暴露手术视野需放出部分脑脊液,所以导致低颅内压。术后根据情况去枕平卧1～3天,如恶心、呕吐,头偏向一侧,防止误吸。每天补液1 500～2 000 mL,并鼓励患者多进水、汤类食物,促进脑脊液分泌。鼓励床上活动下肢,防止静脉血栓形成。②脑神经受累:因手术中脑神经根受损可致面部感觉麻木,不完全面瘫。不完全面瘫者注意口腔和眼部卫生,眼睑闭合不全者予抗生素软膏涂抹,饭后及时清理口腔,遵医嘱给予营养神经药物,并做好细致解释,健康指导。③听力下降:因术中损失相邻的听神经,所以导致同侧听力减退或耳聋。密切观察,耐心倾听不适主诉,及时发现异常。遵医嘱使用营养神经药物,并注意避免使用损害听力的药物,保持安静,避免噪声。

(三)健康指导

(1)避免情绪激动,去除不安、恐惧、愤怒、忧虑等不利因素,保持心情舒畅。

(2)饮食清淡,多吃含水分、含纤维素多的食物;多食蔬菜、水果。忌烟、酒及辛辣刺激性强的食物。

(3)定期复查病情。

二、主要护理问题

(1)知识缺乏:与缺乏面肌痉挛相关疾病知识有关。

(2)自我形象紊乱:与不自主抽搐有关。

(3)有出血的可能:与手术有关。

(4)有体液不足的危险:与体液丢失过多有关。

(5)有感染的危险:与手术创伤有关。

(刘海燕)

第二节 脑 脓 肿

一、疾病的基本概论

脑脓肿为颅内严重感染性疾病,是以化脓性细菌侵入颅内引起。常见的致病菌包括金黄色葡萄球菌、溶血性链球菌以及厌氧链球菌,有时也可由产气荚膜杆菌的感染引起。外伤性脑脓肿早期表现为头疼、发热、颅内压增高以及局限性神经功能障碍等症状,脓肿形成之后,临床表现为颅内高压,头痛、嗜睡等症状,或伴有癫痫发作外。如果脓肿位于重要脑功能区,则常伴有局部神经缺损体征,有助于脓肿位置定位。

脑脓肿是一种严重的颅内感染,会造成头痛、嗜睡、颅内高压等症状,同时伴有颅内压增高。

(一)发病机制

(1)外伤后,伤口处理不当,头皮污垢引起感染,通过导血管侵入颅内,引起脑脓肿发生。头皮缺损、颅骨外漏、骨膜下血肿感染等,若感染没有及时控制也会通过导血管侵入颅内或者直接侵入颅内造成感染。

(2)开放性损伤或火器性外伤后,清创不及时、不彻底,有异物或碎骨片存留与脑内,一段时间(多数为数周内,少数可达到几年甚至更长)后形成脓肿。

(3)颅腔与感染区或污染区(如鼻窦、中耳)沟通。

(4)脑膨出直接感染引起。

(二)临床病理生理

脑脓肿形成主要分为 3 个阶段。

1.急性脑膜炎阶段

细菌侵入脑实质后发生急性局限性炎症,病灶可存在炎性细胞浸润,局部脑组织产生液化坏死,引起大范围水肿等病理变化。持续 1 周左右。

2.化脓阶段

脑实质坏死灶液化形成脓液,继而扩大形成脓腔。根据病灶个数分为单发脓腔和多发脓腔。

3.脓肿包裹形成阶段

脓液周围纤维组织、网状内皮细胞,以及星形细胞构成脓肿包膜,包膜开始于感染后 2~3 周,包膜形成时间与细菌种类、对抗生素敏感程度、机体抵抗力等有关。一般包膜形成时间越长,包膜越厚。完整包膜分为三层,内层为化脓性渗出物、肉芽组织和增生的胶质细胞等,中层为纤维结缔组织,外层为病灶周围脑组织反应区。

(三)危险因素

脓肿侵犯脑组织,出现头痛、呕吐、颅内压增高等症状,常伴有局部神经缺损体征,严重时甚至出现脑疝以及脓肿破裂。

二、临床表现

(一)全身感染症状

患者多有全身不适、发热、头痛、呕吐等急性脑炎或脑膜炎表现。表现一般在 2~3 周内症状减轻,少数可持续 2~3 月。当脓肿包膜形成后,患者体温大多正常或低热,但患者颅内压增高或脑功能缺损症状逐渐加重。脑脓肿进入局限阶段。临床上可出现一个潜伏期,潜伏期长短可由数天到数月甚至数年。在潜伏期内患者可有头痛、消瘦等症状。由于大剂量抗生素的使用,潜伏期往往比较长。

(二)颅内压增高症状

症状贯穿脑脓肿始终,患者常伴有不同程度的头痛,疼痛可为持续性并阵发性加剧,多清晨较重或用力时加重,可出现呕吐,尤其是小脑脓肿患者多呈喷射性呕吐。患者可伴有不同程度的精神和意识障碍,烦躁、嗜睡甚至昏迷,昏迷多见于危重患者。多数患者出现视盘水肿。颅内压增高常引起生命体征的改变,呈库欣反应。

(三)脑局灶定位症状和体征

常在外伤所致的脑功能障碍的基础上,使已有的症状逐渐加重或出现新的症状和体征。若为额叶脓肿时变现为精神症状和人格改变。幕上脓肿可表现为不同形式的癫痫发作。颞叶脓肿表现为中枢性面瘫,同向偏盲。左侧表现为感觉性失语,顶叶脓肿可有深浅感觉等。顶枕区和左颞顶脓肿可出现命令性失语。颅后窝脓肿可出现眼球震颤、吞咽困难等。

(四)脑疝形成或脓肿破溃

脑疝形成或脓肿破溃是脑脓肿患者两大严重危象。颅压增高导致脑疝形成,与其他颅内占位性病变(如颅内血肿)所致的脑疝相似,脓肿溃破为脓肿内压力骤然升高导致,脓液流入蛛网膜下腔或脑室内引起急性化脓性脑膜炎或脑室炎,患者突然出现高热、昏迷、抽搐、外周血白细胞剧增,脑脊液常呈脓汁样,若抢救不及时,会常致患者死亡。

三、相关检查

(一)实验室检查

1.腰椎穿刺与脑脊液检查

脓肿时腰椎穿刺表现为脑脊液压力增高。脑脓肿早期的颅内压常稍高,脑脊液中白细胞数增多,一般在$(5\sim10)\times10^8/L$范围。脑脊液蛋白含量大多增加至$2\sim4$ g/L或更高。糖和氯化物含量大致正常。腰椎穿刺术一般认为,腰椎穿刺对脑脓肿的诊断价值不大,同时腰椎穿刺可能诱发脑疝和脑脓肿破裂的危险,因此必要进行腰椎穿刺鉴别诊断时才可使用,但必须谨慎进行。

2.脓液检查和细菌培养

脓液的检查和培养可以了解感染的类型,药敏试验对选择抗生素有指导作用。

3.外周血象

$70\%\sim90\%$脑脓肿患者红细胞沉降率加快。C反应蛋白增加,可凭此与脑肿瘤相鉴别。

(二)影像学检查

1.X线片检查

急性颅骨改变不明显,慢性脑脓肿可显示颅内压增高的骨质改变或松果体向对侧移位。X线片可显示颅内是否存在碎骨片和金属异物。

2.颅脑CT扫描

脑脓肿的CT表现依脓肿发展阶段而异。急性脑膜脑炎阶段病灶表现为低密度区或混合密度区。脓肿形成后初期仍表现为低密度或混合密度占位性病灶,但增强扫描在低密度周围可呈轻度强化,表现为完整的不规则的浅淡环状强化。脓肿壁形成后,其低密度边缘密度较高,少数可显示脓肿壁,增强扫描可见完整、厚度均一的环状强化,周围有明显不规则的脑水肿和占位效应,低密度区为坏死脑组织和脓液,如产气杆菌感染,可呈现气体与液平面,如为多房性,低密度区内可呈现一个或多个间隔。CT不仅可以确定脓肿的存在、位置、大小、数目、形状和周围脑组织水肿情况而且可帮助确定治疗手段。

3.头颅MRI检查

急性脑炎期,T_1加权像上表现信号不清的低信号区,T_2加权像上为片状高信号影,有占位征,此期须与胶质瘤和转移瘤相鉴别。增强扫描比CT扫描更能早期显示脑炎期。当包膜形成完整后,T_1显示高信号影,有时尚可见到圆形点状血管流空影。通常注射Gd-DTPA后$5\sim15$分钟即可出现异常对比增强。延迟扫描增强度可向外进一步扩大,为脓肿周围血-脑屏障的破坏。头颅 MRI 比 CT 对脑组织水含量变化更敏感,因此对坏死、液化和水肿的分辨率更强,能够更好地诊断脑脓肿。

四、基本诊断

(一)诊断
根据患者病史及体征结合 CT、MRI、X 线等检查手段,通过比对检查结果做出判断。

(二)鉴别诊断

1.化脓性脑膜炎

多起病急剧,神经系统的局灶定位体征不明显,颅脑 CT 扫描有助于鉴别。

2.硬膜外和硬膜下脓肿

多合并发生,通过 CT 或 MRI 可鉴别。

3.脑肿瘤

需仔细询问病史,结合各种化验以及影像学手段才能进一步鉴别。

五、治疗

(一)药物治疗

1.抗生素

主要根据抗生素对细菌的敏感程度,以及血-脑屏障通透性选择。首选对细菌的敏感程度高、血-脑屏障通透性强的药物。未能确定细菌时选择血-脑屏障通透性强的广谱性抗菌药物。常用药物包括青霉素、链霉素、庆大霉素、磺胺嘧啶以及头孢菌素等。一般采用静脉给药,根据病情必要时亦可采用鞘内、脑室和脓腔内注射。

2.降颅压药物

脑脓肿伴有颅内高压症状,根据颅压选择方案降低颅内压,缓解颅内压增高的症状,预防发生脑疝,常用脱水药物有高渗性脱水剂如甘露醇、甘油溶液,利尿药物如呋塞米、依他尼酸等。用药同时应注意肾功能、酸碱和水及电解质平衡的检查。

(二)手术治疗

1.脑脓肿穿刺术

该法简单、安全,对脑组织损伤小,适用于老人、小孩等不能耐受开颅手术者;脑深部和重要功能区脓肿患者;多房性脑脓肿或有异物者不适用。

2.快速钻颅脑脓肿穿刺术

单房性脓肿常用方法,有时为了抢救或在紧急情况下,在床边即可操作,做好定位后,直接快速钻颅,钻颅完成后,穿刺针穿刺脓肿。吸出脓液后其他步骤同上。

3.脓肿切开导管引流术

适用于脓肿位置过浅,并且与周围组织粘连紧密或者靠近功能区,不适用脓肿切除患者,通过穿刺又无法取出异物的患者。

4.颅脑脓肿切除术

适用于脑脓肿和多房性脓肿,以及含有异物的脓肿和多次穿刺无效的脓肿。也可用于时间较长,包膜较厚的脓肿。同时发生破溃或者脑疝的情况下应行急症手术。脓肿切除术需要注意避免损伤重要功能区。

（三）术后处理

（1）术后继续抗感染治疗，防止脓肿复发以及感染扩散。

（2）注意纠正水、电解质和酸碱平衡。

（3）防治并发症。

六、术前护理常规

（1）执行外科术前护理常规。

（2）病情观察：观察体温、脉搏、呼吸、血压、意识的变化。早期感染侵入颅内，呈持续性高热，遵医嘱给予抗生素，体温过高者给予药物或物理降温。颅内压增高者出现脉搏、血压、意识的改变，应及时观察并记录，预防脑疝。

（3）颅内压增高者，执行颅内压增高护理常规。

（4）饮食护理：给予高维生素、高蛋白、易消化的饮食。

七、术后护理常规

（1）执行外科术后护理常规。

（2）执行全身麻醉后护理常规。

（3）执行术后疼痛护理常规。

（4）病情观察：密切观察患者意识、瞳孔、生命体征、肢体活动变化及有无展神经麻痹、脑病灶症状等，并记录。必要时通知医师，对症处理。

（5）遵医嘱给予抗生素，若出现高热，及时给予药物或物理降温。

（6）脓腔引流护理：①根据切开部位取合理卧位，抬高床头 15°～30°，引流瓶（袋）应至少低于脓腔 30 cm。②术后 24 小时、创口周围初步形成粘连后可进行囊内冲洗，先用生理盐水缓慢注入腔内，再轻轻抽出，注意不可过分加压，冲洗后注入抗菌药物，然后夹闭引流管 2～4 小时。③脓腔闭合时拔管。继续用脱水剂降低颅内压。患者长期高热，消耗热量明显，应注意加强营养，必要时给予支持疗法。

（刘海燕）

第三节 脑 出 血

脑出血是指原发于脑实质内的出血，主要发生于高血压和动脉硬化的患者。脑出血多发生于 55 岁以上的老年人，多数患者有高血压史，常在情绪激动或活动用力时突然发病，出现头痛、呕吐、偏瘫及不同程度昏迷等。

一、护理措施

（一）术前护理

（1）密切监测病情变化，包括意识、瞳孔、生命体征变化及肢体活动情况，定时监测呼吸、

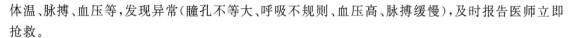

体温、脉搏、血压等,发现异常(瞳孔不等大、呼吸不规则、血压高、脉搏缓慢),及时报告医师立即抢救。

(2)绝对卧床休息,取头高位,15°～30°,头置冰袋可控制脑水肿,降低颅内压,有利于静脉回流。吸氧可改善脑缺氧,减轻脑水肿。翻身时动作要轻,尽量减少搬动,加床档以防坠床。

(3)神志清楚的患者谢绝探视,以免情绪激动。

(4)脑出血昏迷的患者24～48小时内禁食,以防止呕吐物反流至气管造成窒息或吸入性肺炎,以后按医嘱进行鼻饲。

(5)加强排泄护理:若患者有尿潴留或不能自行排尿,应进行导尿,并留置尿管,定时更换尿袋,注意无菌操作,每天会阴冲洗1～2次,便秘时定期给予通便药或食用一些粗纤维的食物,嘱患者排便时勿用力过猛,以防再出血。

(6)遵医嘱静脉快速输注脱水药物,降低颅内压,适当使用降压药,使血压保持在正常水平,防止高血压引起再出血。

(7)预防并发症:①加强皮肤护理,每天小擦澡1～2次,定时翻身,每2小时翻身1次,床铺干净平整,对骨隆突处的皮肤要经常检查和按摩,防止发生压力性损伤。②加强呼吸道管理,保持口腔清洁,口腔护理每天1～2次;患者有咳痰困难,要勤吸痰,保持呼吸道通畅;若患者呕吐,应使其头偏向一侧,以防发生误吸。③急性期应保持偏瘫肢体的生理功能位。恢复期应鼓励患者早期进行被动活动和按摩,每天2～3次,防止瘫痪肢体的挛缩畸形和关节的强直疼痛,以促进神经功能的恢复,对失语的患者应进行语言方面的锻炼。

(二)术后护理

1.卧位

患者清醒后抬高床头15°～30°,以利于静脉回流,减轻脑水肿,降低颅内压。

2.病情观察

严密监测生命体征,特别是意识及瞳孔的变化。术后24小时内易再次脑出血,如患者意识障碍继续加重、同时脉搏缓慢、血压升高,要考虑再次脑出血可能,应及时通知医师。

3.应用脱水剂的注意事项

临床常用的脱水剂一般是20%甘露醇,滴注时注意速度,一般20%甘露醇250 mL应在20～30分钟内输完,防止药液渗漏于血管外,以免造成皮下组织坏死;不可与其他药液混用;血压过低时禁止使用。

4.血肿腔引流的护理

注意引流液量的变化,若引流量突然增多,应考虑再次脑出血。

5.保持出入量平衡

术后注意补液速度不宜过快,根据出量补充入量,以免入量过多,加重脑水肿。

6.功能锻炼

术后患者常出现偏瘫和失语,加强患者的肢体功能锻炼和语言训练。协助患者进行肢体的被动活动,进行肌肉按摩,防止肌肉萎缩。

(三)健康指导

1.清醒患者

(1)应避免情绪激动,去除不安、恐惧、愤怒、忧虑等不利因素,保持心情舒畅。

(2)饮食清淡,多吃含水分、含纤维素多的食物;多食蔬菜、水果。忌烟、酒及辛辣、刺激性强的食物。

(3)定期测量血压,复查病情,及时治疗可能并存的动脉粥样硬化、高脂血症、冠心病等。

(4)康复活动。应规律生活,避免劳累、熬夜、暴饮暴食等不利因素,保持心情舒畅,注意劳逸结合。坚持适当锻炼。康复训练过程艰苦而漫长(一般为1~3年,长者需终生训练),需要信心、耐心、恒心,在康复医师指导下,循序渐进、持之以恒。

2.昏迷患者

(1)昏迷患者注意保持皮肤清洁、干燥,每天床上擦浴,定时翻身,防止压力性损伤形成。

(2)每天坚持被动活动,保持肢体功能位置。

(3)防止气管切开患者出现呼吸道感染。

(4)不能经口进食者,应注意营养液的温度、保质期,以及每天的出入量是否平衡。

(5)保持大小便通畅。

(6)定期高压氧治疗。

二、主要护理问题

(1)疼痛:与颅内血肿压迫有关。

(2)生活自理能力缺陷:与长期卧床有关。

(3)脑组织灌注异常:与术后脑水肿有关。

(4)有皮肤完整性受损的危险:与昏迷、术后长期卧床有关。

(5)躯体移动障碍:与出血所致脑损伤有关。

(6)清理呼吸道无效:与长期卧床所致的机体抵抗力下降有关。

(7)有受伤的危险:与术后癫痫发作有关。

(刘海燕)

第四节　颅脑损伤

颅脑损伤在战时和平时都比较常见,占全身各部位伤的10％~20％,仅次于四肢伤,居第2位。但颅脑伤所造成的病死率则居第1位。重型颅脑伤患者病死率高达30％~60％。颅脑火器伤的阵亡率占全部阵亡率的40％~50％,居各部位伤的首位。及早诊治和加强护理是提高颅脑伤救治效果的关键。

一、颅脑损伤的分类

(一)开放性颅脑损伤

1.火器性颅脑损伤

头皮伤、颅脑非穿透伤、颅脑穿透伤(非贯通伤、贯通伤、切线伤)。

2.非火器性颅脑损伤

锐器伤、钝器伤(头皮开放伤、颅骨开放伤、颅脑开放伤)。

（二）闭合性颅脑损伤

1.头皮伤

头皮挫伤、头皮血肿（头皮下血肿、帽状腱膜下血肿、骨膜下血肿）。

2.颅骨骨折

颅盖骨骨折（线形骨折、凹陷性骨折、粉碎性骨折）、颅底骨折（颅前窝、颅中窝、颅后窝骨折）。

3.脑损伤

原发性（脑震荡、脑挫裂伤、脑干伤）、继发性（颅内血肿、硬膜外血肿、硬膜下血肿、脑内血肿、多发性血肿）、脑疝。

二、头皮损伤

（一）头皮的解剖特点

（1）头皮分为5层：表皮层、皮下层、帽状腱膜层、帽状腱膜下层及颅骨外膜层。①表皮层：含有汗腺、皮脂腺和毛囊，并长满头发，易藏污纳垢，易造成创口感染。②皮下层：具有大量纵形纤维隔，紧密牵拉皮层与帽状腱膜层，使头皮缺乏收缩能力。③帽状腱膜层：坚韧并有一定张力，断裂时可使创口移开。④帽状腱膜下层：为疏松结缔组织，没有间隔，损伤时头皮撕脱，出血易感染，沿血管侵犯颅内。⑤颅骨外膜层：在骨缝处与骨缝相连，并嵌入缝内。

（2）头皮血供丰富，伤口愈合及抗感染能力较强，但伤时出血多，皮肤收缩力差，不易自止，出血过多，易发生出血性休克，年幼儿童更应提高警惕。

（二）临床表现

1.擦伤

擦伤是表皮层的损伤，仅为表皮受损脱落，有少量渗血或渗液，疼痛明显。

2.挫伤

除表皮局限擦伤外，损伤延及皮下层，可见皮下血肿、肿胀或有淤血，并发血肿。

3.裂伤

头皮组织断裂，帽状腱膜完整者，皮肤裂口小而浅；帽状腱膜损伤者，裂口可深达骨膜，多伴有挫伤。

4.头皮血肿

头皮血肿分为3种。①皮下血肿：一般局限于头皮伤部，质地硬，波动感不明显。②帽状腱膜下血肿：可以蔓延整个头部，不受颅缝限制，有波动感，严重出血可致休克。③骨膜下血肿：血肿边缘不超过颅缝，张力大，有波动感，常伴有颅骨骨折。

5.撕脱伤

大片头皮自帽状腱膜下撕脱，头皮自帽状腱膜下部分甚至整个头皮连同额肌、颞肌、骨膜一并撕脱，多为头皮强烈暴力牵拉所致。此撕脱伤伤情重，可因大量出血而发生休克。可缺血、感染、坏死，后果严重。

（三）治疗原则

（1）头皮损伤：出血不易自止，极小的裂伤，多需缝合。

（2）头皮表皮层损伤：易隐匿细菌，清创要彻底。

（3）头皮血肿：除非过大，一般加压包扎，自行吸收；血肿巨大，时间长不吸收，可在严密消毒下做穿刺，吸除血液，并加压包扎，一旦感染应切开引流。

143

(4)大片缺损者：①可酌情采用成形手术修复。②止痛、止血、加压包扎。③必要时给予输血，补液抗休克。④防治感染。

三、颅骨骨折

颅骨骨折分为颅盖和颅底骨折。其分界线为眉间、眶上缘、颧弓、外耳孔、上项线及枕外隆凸。分界线以上为颅盖，以下为颅底。颅骨骨折常反映脑损伤部位和程度。按解剖分类为颅盖骨折、颅底骨折和颅缝分离。按骨折形态分为线性骨折、粉碎性骨折、凹陷骨折和洞形骨折。

(一)颅盖骨折

1.临床表现

(1)线形骨折：骨折线长短不一，单发或多发，需 X 线摄片明确诊断，无并发损害时，常无特殊临床表现。

(2)凹陷骨折：颅骨内板或全颅板陷入颅内，成人的凹陷骨折片周围有环形骨折线，中心向颅内陷入。

(3)粉碎性骨折：由两条以上骨折线及骨折线相互交叉，将颅骨分裂为数块。

2.治疗原则

(1)骨折本身不需特殊处理。

(2)发生于婴幼儿，骨板薄而有弹性，无骨折线，在生长发育过程中可自行复位。

(3)一般凹陷骨折均需手术治疗，而骨片无错位或无凹陷者不需手术。

(二)颅底骨折

单纯颅底骨折比较少见，常由颅盖骨折延续而来。颅底骨折的诊断主要依靠临床表现。根据解剖部位分为颅前窝骨折、颅中窝骨折和颅后窝骨折。

1.临床表现

(1)颅前窝骨折：眼睑青紫肿胀，呈"熊猫眼"，可有脑脊液鼻漏，常伴有额叶损伤和第Ⅰ、Ⅱ对颅神经损伤。

(2)颅中窝骨折：颞肌下出血压痛、耳道流血，可有脑脊液耳漏或脑脊液鼻漏，常伴有颞叶损伤和第Ⅲ～Ⅶ对颅神经损伤。

(3)颅后窝骨折：乳突皮下出血(Bottle 斑)，咽后壁黏膜下出血，常伴有脑干损伤和第Ⅸ～Ⅻ对颅神经损伤。

2.治疗原则

(1)脑脊液漏，一般在伤后 3～7 天自行停止。若 2 周后仍不停止或伴颅内积气经久不消失时，应行硬膜修补术。脑脊液漏患者注意事项：严禁堵塞，冲洗鼻腔、外耳道。避免擤鼻等动作，以防逆行感染；保持鼻部与耳部清洁卫生；应用适量抗生素预防感染；禁忌腰穿。

(2)颅底骨折本身无须特殊处理，重点是预防感染。

(3)口鼻大出血，应及时行气管切开，置入带气囊的气管导管。鼻出血可行鼻腔填塞暂时压迫止血，有条件可行急症颈内外动脉血管造影及血管内栓塞治疗，闭塞破裂血管。

(4)颅神经损伤：视神经管骨折压迫视神经时，应争取在伤后 4～5 天内开颅行视神经管减压术；大部分颅神经损伤为神经挫伤，属部分性损伤，应用促神经功能恢复药物如 B 族维生素、地巴唑、神经节苷脂等，配合针灸理疗，可以逐步恢复。完全性神经断裂恢复困难，常留有神经功能缺损症状。严重面神经损伤，可暂时缝合眼睑以防止角膜溃疡发生。吞咽困难及饮水呛咳者，置

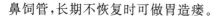

鼻饲管,长期不恢复时可做胃造瘘。

3.治愈标准

(1)软组织肿胀、淤血已消退。

(2)脑脊液漏停止,无颅内感染征象。

(3)脑局灶症状和颅神经功能障碍基本消失。

四、脑损伤

(一)脑震荡

头部受伤后,脑功能发生的短暂性障碍,称为脑震荡。

1.临床表现

(1)意识障碍:一般不超过30分钟。

(2)近事遗忘:清醒后不能叙述受伤经过,伤前不久之事也失去记忆,但往事仍能清楚回忆。

(3)全身症状:醒后有头痛、耳鸣、失眠、健忘等症状,多于数天逐渐消失。

(4)生命体征:无明显改变。

(5)神经系统检查:无阳性体征,腰穿脑脊液正常。

2.治疗原则

(1)多数经过严格休息7~14天即可恢复正常工作,完全康复,无须特殊治疗处理。

(2)对症治疗:诉头痛者,可给罗通定、索米痛片等。有恶心呕吐可给异丙嗪,每次12.5 mg,每天3次;维生素C 10 mg,每天3次。心情烦躁忧虑失眠者可服镇静剂,如阿普唑仑,每次0.4 mg,每天3次。

(二)脑挫裂伤

脑挫裂伤为脑实质损伤,发生在着力部位称冲击伤,发生在对冲部位称对冲伤,两者可单独发生,也可同时存在。肉眼可见脑组织点状、片状出血及脑组织挫裂等。显微镜下皮层失去正常结构,神经元轴突碎裂,胶质细胞变性坏死及有点状或片状出血灶等。脑挫裂伤昏迷时间不超过12小时,有轻度生命体征改变和神经系统阳性体征,而无脑受压症状者属中度脑损伤。广泛脑挫裂伤昏迷时间超过12小时,有较明显生命体征改变或脑受压症状者属重型脑损伤。

1.临床表现

(1)意识障碍:持续时间较长,甚至持续昏迷。

(2)生命体征改变:轻中度局灶性脑挫裂伤患者生命体征基本平稳,重度脑挫裂伤患者可发生明显的生命体征改变,急性颅内压增高的典型生命体征变化特点是"两慢一高",即呼吸慢、脉搏慢、血压升高。

(3)定位症状:伤灶位于脑功能区会出现偏瘫、失语及感觉障碍等。

(4)精神症状:多见于双侧额颞叶挫裂伤,表现为情绪不稳定、烦躁、易怒、骂人或淡漠、痴呆等。

(5)癫痫发作:多见于运动区挫裂伤。

(6)脑膜刺激征:由于蛛网膜下腔出血所致,表现为颈项强直、克氏征阳性,腰穿为血性脑脊液。

(7)颅内压增高症状:意识恢复后仍有头痛、恶心、呕吐及定向力障碍等。

(8)CT扫描:挫裂伤区呈点状、片状高密度区,常伴有脑水肿或脑肿胀、脑池和脑室受压、变形、移位等。

2.治疗原则

(1)保持呼吸道通畅,防治呼吸道感染。

(2)严密观察意识、瞳孔、颅内压、生命体征变化,有条件时对重症患者进行监护。

(3)伤后早期行 CT 扫描,病情严重时应该行动态 CT 扫描。

(4)头部抬高 15°～30°。

(5)维持水、电解质平衡。

(6)给予脱水利尿剂,目前最常用的药物包括 20%甘露醇、呋塞米、人体清蛋白。用法:20%甘露醇每次 0.5～1.0 g/kg,静脉滴注 2～3 次/天;呋塞米每次 20～40 mg,静脉注射 2～3 次/天;人体清蛋白每次 5～10 g,静脉滴注1～2 次/天。

(7)应用抗自由基及钙通道阻滞剂,如大剂量维生素 C 10～20 mg/d,25%硫酸镁 10～20 mL/d,尼莫地平 10～20 mg/d 等。

(8)防治癫痫,应用地西泮、苯妥英钠、苯巴比妥等药物。

(9)脑细胞活化剂,主要包括 ATP、辅酶 A、脑活素及胞磷胆碱。

(10)亚低温疗法,对于严重挫裂伤、脑水肿、脑肿胀患者宜采用正规亚低温疗法,使体温维持在 32～34 ℃,持续 1 周左右,在降温治疗过程中,可给予适量冬眠药物和肌松剂。

(11)病情平稳后及时腰穿,放出蛛网膜下腔积血,必要时椎管内注入氧气。

3.治愈标准

(1)神志清楚,症状基本消失,颅内压正常。

(2)无神经功能缺失征象,能恢复正常生活和从事工作。

4.好转标准

(1)意识清醒,但言语或智能仍较差。

(2)尚存在某些神经损害,如部分性瘫痪症状和体征,或尚存在某些精神症状。

(3)生活基本自理或部分自理。

(三)脑干损伤

脑干损伤是指中脑、脑桥、延髓部分的挫裂伤。脑干伤分原发性和继发性两种。原发性脑干伤是指外力直接损伤脑干,伤后立即发生,常由于脑干与天幕裂孔疝或斜坡相撞或脑干移位扭转牵拉所造成的损伤,也可能是直接贯通伤所致。继发性脑干伤是指伤后因继发性颅内血肿或脑水肿引起的颅内压增高致脑疝形成压迫脑干所致,临床主要表现为长时间昏迷和双侧锥体束征阳性。伤后立即出现明显脑干损伤症状或脑疝晚期,脑干损伤严重者,属特重型脑损伤。

1.临床表现

(1)意识障碍:通常表现为伤后立即昏迷,昏迷持续长短不一,可长达数月或数年,甚至植物生存状态。

(2)眼球和瞳孔变化:可表现为瞳孔大小不一,形态多变且不规则,眼球偏斜或眼球分离。

(3)生命体征改变:伤后出现呼吸循环功能紊乱或呼吸循环衰竭,中枢性高热或体温不升。

(4)双侧锥体束征阳性:表现为双侧肌张力增高,腱反射亢进及病理征阳性,严重者呈弛缓状态。

(5)出现去皮质或去大脑强直。

(6)各部分脑干损伤可出现以下不同特点:中脑损伤见瞳孔大小,形态多变且不规则,对光反射减弱或消失,眼球固定、四肢肌张力增高。损伤在红核以上呈上肢屈曲、下肢伸直的去皮质强直;脑桥损伤见双瞳孔极度缩小,光反应消失,眼球同向偏斜或眼球不在同一轴线上,损伤累及红核和前庭核间,则四肢张力均增高,呈伸直的去脑强直痉挛;延髓损伤突出表现为呼吸循环功能障碍。如呼吸不规则、潮式呼吸或呼吸停止;血压下降、心律不齐或心搏骤停。

(7)CT 扫描:基底池、环池、四叠体池、第四脑室受压变小或闭塞,可见脑干点状、片状密度增高区。

(8)MRI 扫描:可见脑干肿胀,点状或片状出血等改变。

2.治疗

(1)严密观察意识、生命体征及瞳孔变化,有条件时在重症监护病房监护。

(2)保持呼吸道通畅,尽早行气管插管或气管切开。气管切开指征如下:有颌面部伤、颅底骨折、合并上消化道出血、脑脊液漏较多;合并有严重胸部伤,尤其是多发性肋骨骨折和反常呼吸;昏迷较深,术后短时间内不能清醒;有慢性呼吸道疾病,呼吸道分泌物多不易咳出;术前有呕吐物或血液等气管内返流误吸。

(3)下列情况下应该行人工控制呼吸:$PaO_2<8.0$ kPa;$PaCO_2>6.0$ kPa;无自主呼吸或呼吸节律不规则,呼吸频率慢(<10 次/分)或呼吸浅快(>40 次/分);弥漫性脑损伤,颅内压>5.3 kPa,呈去脑或去皮质强直。

(4)维持水、电解质平衡,适当控制输入液体量和速度,防止高血糖,尽量少用含糖液体并加用胰岛素。

(5)脱水利尿,激素治疗,抗自由基和钙超载等处理方法同脑挫裂伤。

(6)预防消化道出血,早期行胃肠道减压,应用奥美拉唑、雷尼替丁等药物。

(7)亚低温治疗,体温宜控制在 32～34 ℃,维持 3～10 天,应用亚低温治疗时应该使用适量镇静剂和肌松剂。

(8)预防肺部并发症:雾化吸入;注意翻身、拍背及吸痰;加强气管切开后的呼吸道护理,应用生理盐水、庆大霉素和糜蛋白酶等气管冲洗液定时适量冲洗,也可根据痰细菌培养和药敏试验配制气管冲洗液;根据痰细菌培养和药敏试验选用敏感抗生素治疗。

(9)中枢性高热处理:冰袋、冰帽降温;50%乙醇擦浴;退热剂,复方阿司匹林及吲哚美辛等;冬眠合剂,氯丙嗪 25 mg＋异丙嗪 25 mg,6～8 小时肌内注射 1 次;采用全身冰毯机降温,通常能收到肯定的退热效果。

(10)长期昏迷处理,目前常用的催醒和神经营养药物包括吡硫醇、吡拉西坦、脑活素、胞磷胆碱及纳洛酮等,通常同时使用两种以上药物。另外高压氧是促进患者苏醒的行之有效的措施,一旦生命体征稳定,应该尽早采用高压氧治疗,疗程一般为 30 天。

3.治愈标准

同脑挫裂伤。

4.好转标准

(1)神志清醒,可存有智力障碍。

(2)尚遗有某些脑损害征象。

(3)生活尚不能自理。

(四)颅内血肿

颅脑损伤致使颅内出血,使血液在颅腔内聚集达到一定体积称为颅内血肿。一般幕上血肿量在20 mL以上,幕下血肿量 10 mL 以上,即可引起急性脑受压症状。颅内血肿引起脑受压的程度主要与血肿量、出血速度及出血部位有关。

1.分类

根据血肿在颅腔内的解剖部位可分为以下 6 种。

(1)硬脑膜外血肿:是指血肿位于颅骨与硬脑膜之间,出血来源包括脑膜中动脉、板障血管、静脉窦及蛛网膜颗粒等,以脑膜中动脉出血最常见,多为加速伤,常伴有颅盖骨骨折。可出现中间清醒期。

(2)硬脑膜下血肿:是指硬脑膜与蛛网膜之间的血肿,出血来源于脑挫裂伤血管破裂、皮质血管、桥静脉、静脉窦撕裂,多为减速伤,血肿常发生于对冲部位。通常伴有脑挫裂伤。

(3)脑内血肿:是指脑伤后在脑实质内形成的血肿,常与对冲性脑挫裂伤和急性硬膜下血肿并存。多为减速伤,血肿常发生在对冲部位,均伴有不同程度脑挫裂伤。脑内血肿是一种较为常见的致命的,却又是可逆的继发性病变,血肿压迫脑组织引起颅内占位和颅内高压,若得不到及时处理,可导致脑疝,危及生命。

(4)多发性血肿:指颅内同一部位或不同部位形成两个或两个以上血肿。

(5)颅后窝血肿:由于颅后窝代偿容积很小,易发生危及生命的枕骨大孔疝。

(6)迟发性外伤性颅内血肿:是指伤后首次CT扫描未发现血肿,再次 CT 扫描出现的颅内血肿,随着 CT 扫描的普及,迟发性外伤性颅内血肿检出率明显增加。

根据血肿在伤后形成的时间可分为以下 4 种:特急性颅内血肿,伤后 3 小时形成;急性颅内血肿,伤后3 小时至 3 天形成;亚急性颅内血肿,伤后 3 天至 3 周形成;慢性颅内血肿,伤后 3 周以上形成。

2.临床表现

(1)了解伤后意识障碍变化情况,昏迷程度和时间,有无中间清醒或好转期。

(2)颅内压增高症状:头痛、恶心、呕吐、视盘水肿等;生命体征变化,典型患者出现"二慢一高",即脉搏慢,呼吸慢,血压升高;意识障碍进行性加重。

(3)局灶症状:可出现偏瘫、失语、局灶性癫痫等,通常在伤后逐渐出现,与脑挫裂伤伤后立即出现上述症状有所区别。

(4)脑疝症状:一侧瞳孔散大,直间接对光反射消失,对侧偏瘫,腱反射亢进及病理征阳性等,通常提示小脑幕切迹疝;双侧瞳孔散大,光反射消失及双侧锥体束征阳性,提示双侧小脑幕切迹疝晚期,病情危重;突然出现病理性呼吸困难,很快出现呼吸心搏停止,提示枕骨大孔疝。

3.诊断

(1)了解病史,详细了解受伤时间、原因及头部着力部位等。

(2)了解伤后意识变化情况,是否有中间清醒期。

(3)症状:头痛呕吐,典型"二慢一高"。

(4)局灶症状:可出现偏瘫、失语、局灶性癫痫等。通常在伤后逐渐出现,与脑挫裂伤伤后立即出现上述症状有所区别。

(5)X 线检查:颅骨平片,为常规检查,颅骨骨折对诊断颅内血肿有较大的参考价值。CT 扫描是诊断颅内血肿的首要措施,它具有准确率高、速度快及无损伤等优点,已成为颅脑损伤诊断的常规方法,对于选择治疗方案有重要意义。急性硬脑膜外血肿主要表现为颅骨下方梭形高密度影,常伴有颅骨骨折或颅内积气;急性硬膜下血肿常表现为颅骨下方新月形高密度影,伴有点状或片状脑挫裂伤灶;急性脑内血肿表现为脑高密度区,周围常伴有点状、片状高密度出血灶及低密度水肿区;亚急性颅内血肿常表现为等密度或混合密度影;慢性颅内血肿通常表现为低密度影。

(6)MRI 扫描:对于急性颅内血肿诊断价值不如 CT 扫描。对亚急性和慢性颅内血肿特别是高密度血肿诊断价值较大。

4.治疗

(1)非手术治疗:适应证主要包括无意识进行性恶化;无新的神经系统阳性体征出现或原有神经系统阳性体征无进行性加重;无进行性加重的颅内压增高征;CT 扫描显示除颞区外大脑凸面血肿量<30 mL,无明显占位效应(中线结构移位<5 mm),环池和侧裂池>4 mm,颅后窝血肿量<10 mL;颅腔容积压力反应良好。非手术治疗基本同脑挫裂伤,但需特别注意观察患者意识、瞳孔和生命体征变化,做动态头颅 CT 扫描观察。若病情恶化或血肿增大,应立即行手术治疗。

(2)手术治疗:适应证主要包括有明显临床症状和体征的颅内血肿;CT 扫描提示明显脑受压的颅内血肿;幕上血肿量>30 mL,颞区血肿>20 mL,幕下血肿>10 mL;患者意识障碍进行性加重或出现再昏迷;颅内血肿诊断一旦明确应尽快手术,解除脑受压,并彻底止血;脑水肿严重者,可同时进行减压手术或去除骨瓣。

五、颅脑损伤的分型

目前国际上通用的是格拉斯哥昏迷评分量表(Glasgow-Coma Scale,GCS),是 1974 年英国 Glasgow 市一些学者设计的一种脑外伤昏迷评分法,经改进后被推广,现成为国际上公认评判脑外伤严重程度的准绳,统一了对脑外伤严重程度的目标标准(表 6-1)。根据 GCS 对昏迷患者检查睁眼、言语和运动反应进行综合评分。正常总分为 15 分,病情越重,积分越低,最低 3 分。总分越低表明意识障碍越重,伤情越重。总分在 8 分以下表明已达昏迷阶段。

表 6-1 脑外伤严重程度目标标准

项目	记分	项目	记分	项目	记分
睁眼反应		言语反应		运动反应	
正常睁眼	4	回答正确	5	按吩咐动作	6
呼唤睁眼	3	回答错乱	4	刺痛时能定位	5
刺痛时睁眼	2	词句不清	3	刺痛时躲避	4
无反应	1	只能发音	2	刺痛时肢体屈曲	3
		无反应	1	刺痛时肢体伸直	2
				无反应	1

我国的颅脑损伤分型大致划分为轻型、中型、重型(其中包括特重型)。轻型 13~15 分,意识障碍时间在 30 分钟内;中型 9~12 分,意识模糊至浅昏迷状态,意识障碍时间在 12 小时以内;重型 5~8 分,意识呈昏迷状态,意识障碍时间大于 12 小时;特重型 3~5 分,伤后持续深昏迷。

(一)轻型(单纯脑震荡)

(1)原发意识障碍时间在 30 分钟以内。

(2)只有轻度头痛、头晕等自觉症状。

(3)神经系统和脑脊液检查无明显改变。

(4)可无或有颅骨骨折。

(二)中型(轻的脑挫裂伤)

(1)原发意识障碍时间不超过 12 小时。

(2)生命体征可有轻度改变。

(3)有轻度神经系统阳性体征,可有或无颅骨骨折。

(三)重型(广泛脑挫伤和颅内血肿)

(1)昏迷时间在 12 小时以上,意识障碍逐渐加重或有再昏迷的表现。

(2)生命体征有明显变化,即出现急性颅内压增高症状。

(3)有明显神经系统阳性体征。

(4)可有广泛颅骨骨折。

(四)特重型(有严重脑干损伤和脑干衰竭现象)

(1)伤后持续深昏迷。

(2)生命体征严重紊乱或呼吸已停止。

(3)出现去大脑强直,双侧瞳孔散大等体征。

六、重型颅脑损伤的急救和治疗原则

(一)急救

及时有效的急救,不仅使当时的某些致命威胁得到缓解,而且是抢救颅脑损伤患者是否能取得效果的关键。急救处置须视患者所在地点,所需救治器材及伤情而定。

1.维持呼吸道通畅

如患者受伤即来就诊或在现场急救,在重点了解受伤过程后,即刻观察呼吸情况,清除呼吸道梗阻,使呼吸道畅通,对颅脑伤严重者,在救治时应早做气管切开。

2.抗休克

在清理呼吸道同时,测量脉搏和血压,观察有无休克情况,如出现休克,应立即检查头部有无创伤、胸腹脏器及四肢有无大出血,及时静脉补液。

3.止血

对活动性出血能及时止血者如头皮软组织出血,表浅可见,可即刻钳夹缝扎。

4.早期诊断治疗

患者昏迷加深,脉搏慢而有力,血压升高,则提示有颅内压增高,应尽早脱水治疗,限制摄入液量每天 1 500~2 000 mL,以葡萄糖水和半张(0.5%)盐水为主,不可过多,以免脑水肿加重。有 CT 的医院宜行 CT 扫描,确定有无颅内血肿,如有颅内血肿,应尽早手术治疗。

5.正确及时记录

正确记录内容包括受伤经过,初步检查所见,急救处理及伤员的意识、瞳孔、生命体征、肢体活动等,为进一步抢救治疗提供依据。意识状态记录。①清醒:回答问题正确,判断力和定向力正确。②模糊:意识蒙胧,可回答简单话但不一定确切,判断和定向力差。③浅昏迷:意识丧失,对痛刺激尚有反应,角膜反射、吞咽反射和病理反射均尚存在。④深昏迷:对痛的刺激已无反应,生理反射和病理反射均消失,可出现去脑强直,尿潴留或充溢性尿失禁。

如发现伤者由清醒转为嗜睡或躁动不安,或有进行性意识障碍加重时,应考虑可能有颅内血肿形成,要及时采取措施。

(二)治疗原则

1.最初阶段

(1)急救必须争分夺秒。

(2)解除呼吸道梗阻。

(3)及早清创,紧急开颅清除血肿。

(4)及早防治急性脑水肿。

(5)及时纠正水、电解质平衡紊乱,防治感染。

2.第2阶段

第2阶段即过渡期,经过血肿清除,减压术与脱水疗法等治疗,脑部伤情初步趋向稳定,这个阶段,多数患者可能仍处于昏迷状态。

(1)加强支持疗法,如鼻饲营养,包括多种维生素及高蛋白食品;酌用促进神经营养与代谢的药物如脑活素等及中药。

(2)积极防治并发症,如肺炎、胃肠道出血、水与电解质平衡失调、肾衰竭等。

(3)在过渡期患者出现谵妄、躁动,精神症状明显者,酌情用冬眠、镇静药,保持患者安静。

3.第3阶段

第3阶段即恢复阶段,患者可能遗留精神障碍,神经功能缺损如失语、瘫痪等或处于长期昏睡状态,可采用体疗、理疗、新针、中西药等综合治疗,以促进康复。

七、重型颅脑损伤的护理

(一)卧位

依患者伤情取不同卧位。

(1)低颅压患者适取平卧位,如头高位时则头痛加重。

(2)颅内压增高时,宜取头高位,以利颈静脉回流,减轻颅内压。

(3)脑脊液漏时,取平卧位或头高位。

(4)重伤昏迷患者取平卧、侧卧与侧俯卧位,以利口腔与呼吸道分泌物向外引流,保持呼吸道通畅。

(5)休克时取平卧或头低卧位,时间不宜过长,避免增加颅内淤血。

(二)营养的维持与补液

重型颅脑损伤的患者由于创伤修复、感染和高热等原因,机体消耗量增加,维持营养及水、电解质平衡极为重要。

(1)伤后2～3天内一般予以禁食,每天静脉输液量1 500～2 000 mL,不宜过多或过快,以免加重脑水肿与肺水肿。

(2)应用脱水剂甘露醇时应快速输入。

(3)出血性休克的患者宜先输血。严重脑水肿患者先用脱水剂后酌情输液,补液须缓慢,限制入液量,以免脑水肿加重。

(4)脑损伤患者输浓缩人血清蛋白与血浆,既能增高血浆蛋白,也有利于减轻脑水肿。

(5)长期昏迷,营养与水分摄入不足,可输氨基酸、脂肪乳剂、间断小量输血。

(6)准确记录出入量。

(7)颅脑伤可致消化吸收功能减退,肠鸣音恢复后,可用鼻饲给予高蛋白、高热量、高维生素和易于消化的流食,常用混合奶(每 1 000 mL 所含热量约 4.6 kJ)或要素饮食用输液泵维持。

(8)患者吞咽反射恢复后,即可试行喂食,开始少量饮水,确定吞咽功能正常后,可喂少量流质饮食,逐渐增加,使胃肠功能逐渐适应,防止发生消化不良或腹泻。

(三)呼吸系统护理

(1)保持呼吸道通畅,防止缺氧、窒息及预防肺部感染。

(2)氧疗:术后(或入监护室后)常规持续吸氧 3～7 天,中等浓度吸氧(氧流量 2～4 L/min)。

(3)观察呼吸音和呼吸频率、节律并准确描述记录。

(4)深昏迷或长期昏迷、舌后坠影响呼吸道通畅者,早期行气管切开术。

(5)做好切开后护理,监护室做好空气消毒隔离,保持一定温度和湿度(温度 22～25 ℃,相对湿度约 60%)。

(6)吸痰要及时,按无菌操作,吸痰要充分和有效,动作要轻,防止损伤支气管黏膜,一次性吸痰管可防止交叉感染。一人一盘,每吸一次戴无菌手套,气管内滴入稀释的糜蛋白酶+生理盐水+庆大霉素有利于黏稠痰液的排出。

(7)做好给氧,辅助呼吸:呼吸异常,可给氧或进行辅助呼吸,呼吸频率每分钟少于 9 次或超过 30 次,血气分析氧分压过低,二氧化碳分压过高,呼吸无力及呼吸不整等都是呼吸异常的征象。通过吸氧及浓度调整,使 PaO_2 维持在 1.3 kPa 以上,$PaCO_2$ 保持在 3.3～4.0 kPa。代谢性酸中毒者静脉补充碳酸氢钠,代谢性碱中毒者可静脉补生理盐水给予纠正。

(四)颅内伤情监护

重点是防治继发病理变化,在颅内血肿清除后脑水肿是颅脑损伤后最突出的继发变化,伤后 48～72 小时达到高峰,采用甘露醇或呋塞米+血清蛋白 1/6 小时交替使用。

1.意识的判断

(1)清醒:回答问题正确,判断力和定向力正确。

(2)模糊:意识朦胧,可回答简单话但不一定确切,判断力和定向力差,伤员呈嗜睡状。

(3)浅昏迷:意识丧失,对痛刺激尚有反应,角膜反射、吞咽反射和病理反射均尚存在。

(4)深昏迷:对痛的刺激已无反应,生理反射和病理反射均消失,可出现去脑强直、尿潴留或充溢性失禁。如发现伤员由清醒转为嗜睡或躁动不安,或有进行性意识障碍时,可考虑有颅内压增高表现,可能有颅内血肿形成,要及时采取措施。尽早行 CT 扫描确定有无颅内血肿,对原发损伤的程度和继发性损伤的发生、发展均是最可靠的指标。避免过度刺激和连续护理操作,以免引起颅内压持续升高。

2.严密观察瞳孔(大小、对称、对光反射)变化

病情变化往往在瞳孔细微变化中发现,如瞳孔对称性缩小并有颈项强直、头剧痛等脑膜刺激征,常为伤后出现的蛛网膜下腔出血,可作腰椎穿刺放出 1～2 mL 脑脊液证实。如双侧瞳孔针尖样缩小、光反应迟钝,伴有中枢性高热、深昏迷则多为脑桥损害。如瞳孔光反应消失、眼球固定,伴深昏迷和颈项强直,多为原发性脑干伤。伤后伤侧瞳孔先短暂缩小继之散大,伴对侧肢体运动障碍,则往往提示伤侧颅内血肿。如一侧瞳孔进行性散大,光反射逐渐消失,伴意识障碍加重、生命体征紊乱和对侧肢体瘫痪,是脑疝的典型改变。如瞳孔对称性扩大、对光反射消失则伤员已濒危。

3.生命体征对颅内继发伤的反映

颅脑损伤对呼吸功能的影响如下:①脑损伤直接导致中枢性呼吸障碍。②间接影响呼吸道

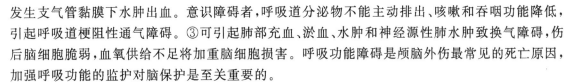

发生支气管黏膜下水肿出血。意识障碍者,呼吸道分泌物不能主动排出、咳嗽和吞咽功能降低,引起呼吸道梗阻性通气障碍。③可引起肺部充血、淤血、水肿和神经源性肺水肿致换气障碍,伤后脑细胞脆弱,血氧供给不足将加重脑细胞损害。呼吸功能障碍是颅脑外伤最常见的死亡原因,加强呼吸功能的监护对脑保护是至关重要的。

4.护理操作时避免引起颅内压变化

头部抬高 30°,保持中位,避免前屈、过伸、侧转(均影响脑部静脉回流),避免胸腹腔压升高,如咳嗽、吸痰、抽搐(胸腹腔内压增高可致脑血流量增高)。

5.掌握和准确执行脱水治疗

颅脑外伤的患者在抢救治疗中,常用的脱水剂有甘露醇,该药静脉快速注射后,血中浓度迅速增高,产生一时性血中高渗压,将组织间隙中水分吸入血管中,由于脱水剂在体内不易代谢,仍以原形经肾脏排泄而利尿能使组织脱水。颅脑外伤使用脱水剂后,可明显降低颅内压力,一般注射后 10 分钟可产生利尿,2~3 小时血中达到高峰,维持 4~6 小时。甘露醇脱水静脉滴注时要求 15~30 分钟内滴完,必要时进行静脉推注,及时准确收集记录尿量。

(五)消化系统护理

重型颅脑损伤对消化系统的影响,一般认为可能有两个方面:一是由于交感神经麻痹使胃肠血管扩张、淤血,同时又由于迷走神经兴奋使胃酸分泌增加,损害胃黏膜屏障,导致黏膜缺血,局部糜烂。二是重型颅脑损伤均有不同程度缺氧,胃肠道黏膜也受累,缺氧水肿,影响胃肠道正常消化功能。对消化道功能监护主要是观察和防治胃肠道出血和腹泻,尤其是亚低温状态下,伤员胃肠道蠕动恢复慢,伤后几天内应放置胃管,待肠鸣音恢复后给予胃肠道营养。

重型颅脑损伤,特别是丘脑下部损伤的患者,可并发神经源性应激性胃肠道出血。出血之前患者多有呼吸异常、缺氧或并发肺炎、呃逆,随之出现咖啡色胃液及柏油样便,多次大量柏油样便可导致休克和衰竭。在处理上,要改善缺氧,稳定生命体征,记录出血情况,禁食,药物止血,如给予西咪替丁、酚磺乙胺、氯甲苯酸、云南白药等。必要时胃内注入少量去甲肾上腺素稀释液,对止血有帮助。同时采取抗休克措施、输血或血浆,注意水、电解质平衡,对于便秘 3 天以上者可给缓泻剂,润肠剂或开塞露,必要时戴手套掏出干结大便块。

(六)五官护理

(1)注意保护角膜,由于外伤造成眼睑闭合不全,故要防止角膜干燥坏死。一般可戴眼罩,眼部涂眼药膏,必要时暂时缝合上下眼睑。

(2)脑脊液漏及耳漏,宜将鼻、耳血迹擦净,禁用水冲洗,禁用纱条、棉球填塞。患者取半卧位或平卧位多能自愈。

(3)及时做好口腔护理,清除鼻咽与口腔内分泌物与血液。用 3%过氧化氢或生理盐水或 0.1%呋喃西林清洗口腔 4 次/天,长期应用多种抗生素者,可并发口腔真菌,发现后宜用制霉菌素液每天清洗 3~4 次。

(七)皮肤护理

昏迷及长期卧床,尤其是衰竭患者易发生压力性损伤,预防要点如下。

(1)勤翻身,至少 1 次/2 小时,避免皮肤连续受压,采用气垫床、海绵垫床。

(2)保持皮肤清洁干燥,床单平整,大小便浸湿后随时更换。

(3)交接班时,要检查患者皮肤,如发现皮肤发红,只要避免再受压即可消退。

(4)昏迷患者如需应用热水袋,一定按常规温度 50 ℃,避免烫伤。

(八)泌尿系统护理

(1)留置导尿,每天冲洗膀胱 1~2 次,每周更换导尿管。

(2)注意会阴护理,防止泌尿系统感染,观察有无尿液含血,重型颅脑伤者每天记尿量。

(九)血糖监测

高血糖在脑损伤 24 小时后发生较为常见,它可进一步破坏脑细胞功能,因此对高血糖的监测防治也是必需的。监测方法应每天采血查血糖,应用床边血糖监测仪和尿糖试纸监测血糖和尿糖 4 次/天,脑外伤术后预防性应用胰岛素 12~24 U 静脉滴注,每天 1 次。

护理要点:①正确掌握血糖、尿糖测量方法。②掌握胰岛素静脉点滴的浓度,每 500 mL 液体中不超过 12 U,滴速<60 滴/分。

(十)伤口观察与护理

(1)开放伤或开颅术后,观察敷料有无血性浸透情况,及时更换,头下垫无菌巾。

(2)注意是否有脑脊液漏。

(3)避免患侧伤口受压。

(十一)躁动护理

颅脑伤急性期因颅内出血,血肿形成,颅内压急剧增高,常引起躁动。此外,缺氧、休克兴奋期、尿潴留、膀胱过度膨胀、脑外伤恢复期也可有躁动。对躁动患者应适当将四肢加以约束,防止自伤、坠床,分析躁动原因针对原因加以处理。

(十二)高热护理

颅脑损伤患者出现高热时,急性期体温可达 38~39 ℃,经过 5~7 天逐渐下降。

(1)如体温持续不退或下降后又高热,要考虑伤口、颅内、肺部或泌尿系统并发感染。

(2)颅内出血,尤其脑室出血也常引起高热。

(3)因丘脑下部损伤发生的高热可以持续较长时间,体温可高达 41 ℃以上,部分患者因高热不退而死亡。

高热处理:①一般头部枕冰袋或冰帽,酌用冬眠药。②小儿及老年人应着重预防肺部并发症。③长期高热要注意补液。④冬眠低温是治疗重型颅脑伤、防治脑水肿的措施,也用于高热时。⑤目前我们采用亚低温,使患者体温降至 34 ℃左右,一般 3~5 天可自然复温。⑥冰袋降温时要外加包布,避免发生局部冻伤。⑦在降温时,观察患者需注意区别药物的作用与伤情变化引起的昏迷。

(十三)癫痫护理

颅骨凹陷骨折、急性脑水肿、蛛网膜下腔出血、颅内血肿、颅内压增高、高热等均可引起癫痫发作,应注意以下几点。

(1)防止误吸与窒息,有专人守护,将患者头转向一侧,上下牙之间加牙垫防舌咬伤。

(2)自动呼吸停止时,应立即行辅助呼吸。

(3)大发作频繁,连续不止,称为癫痫持续状态,可造成脑缺氧而加重脑损伤,一旦发现应及时通知医师做有效的处理。

(4)详细记录癫痫发作的形式与频度及用药剂量。

(5)癫痫持续状态用药,常用地西泮、冬眠药、苯妥英钠。

(6)癫痫发作和发作后不安的患者,要倍加防范,避免坠床而发生意外。

(十四)亚低温治疗的护理

亚低温治疗重型颅脑伤是近几年临床开展的有效新方法。大量动物实验研究和临床应用结果都表明,亚低温对脑缺血和脑外伤具有肯定的治疗效果,但亚低温保护的确切机制尚不十分清楚,可能包括以下几个方面。①降低脑组织氧耗量,减少脑组织乳酸堆积;②保护血-脑屏障,减轻脑水肿;③抑制内源性毒性产物对脑细胞的损害作用;④减少钙离子内流,阻断钙对神经元的毒性作用;⑤减少脑细胞结构蛋白破坏,促进脑细胞结构和功能修复;⑥减轻弥漫性轴索损伤,弥漫性轴索损伤是导致颅脑伤死残的主要病理基础,尤其是脑干网状上行激活系统轴索损伤是导致长期昏迷的确切因素。

亚低温能显著地控制脑水肿,降低颅内压,减少脑组织细胞耗能,减轻神经毒性产物过度释放等。目前临床常用半导体冰毯制冷与药物降温相结合方法,使患者肛温一般维持在 30～34 ℃,持续3～10天。

亚低温治疗状态下护理要点如下所示。①生命体征监测:亚低温状态下会引起血压降低和心率缓慢,护理工作中应该严密观察伤员心率、心律、血压等,尤其是儿童和老年患者及心脏病、高血压伤员应该重视,采用床边监护仪连续监测。②降温毯置于患者躯干部,背部和臀部皮肤温度较低,血循环减慢,容易发生压力性损伤,每小时翻身一次,避免长时间压迫,血运减慢而发生压力性损伤。③防治肺部感染。亚低温状态下,患者自身抵抗力降低,气管切开后较易发生肺部感染。加强翻身叩背、吸痰,呼吸道冲洗时将冲洗液吸净是关键护理措施。

(十五)精神与心理护理

不论伤情轻重,患者都可能对脑损伤存在一定的忧虑,担心今后的工作能否适应、生活是否受影响。护士对患者从机体的代偿功能和可逆性多作解释,给患者安慰和鼓励,以增强其自信心。对饮食、看书、学习等不宜过分限制,早期锻炼有利康复。因器质性损伤引起失语、瘫痪者,宜早期进行训练与功能锻炼。

(十六)康复催醒治疗的护理

目前认为颅脑伤患者伤后持续昏迷 1 个月以上为长期昏迷。长期昏迷催醒治疗应包括:预防各种并发症、使用催醒药物,减少或停用苯妥英钠和巴比妥类药物,交通性脑积水外科治疗等。

高压氧是目前用于长期昏迷患者催醒的行之有效的方法之一,颅脑伤昏迷患者一旦伤情平稳,应该尽早接受高压氧治疗,疗程通常 30 天左右。对于高热、高血压、心脏病和活动性出血的昏迷患者应该慎用此类治疗以防发生意外。

长期昏迷的正规康复治疗包括早期和后期康复治疗。早期康复治疗是指患者在伤后住院期间由医护人员所进行的康复治疗;后期康复治疗是指患者出院后转至康复中心,在康复体疗、心理等方面的医护人员指导下进行的康复训练和治疗。康复治疗的原则包括以下几点。

(1)从简单基本功能训练开始循序渐进。

(2)放大效应:如收录机音量适当放大,选用大屏幕电视机、放大康复训练器材和生活用具,选择患者喜爱的音像带等。

(3)反馈效应:在整个训练康复过程中,医护人员要经常给患者鼓励、称赞和指导性批评。有条件时将患者整个康复治疗过程进行录像定期放给患者看,使其感到康复的过程中,神经功能较前逐渐恢复,增强自信心。

(4)替代方法:若患者不能行走则教会患者如何使用各种辅助工具行走。

(5)重复训练:在相当长的康复训练过程中,既要让患者反复训练以促进运动功能重建,又要不断改进训练方法和器材,才能不使患者产生厌倦情绪。迄今已经有大量随机双盲前瞻性临床观察结果表明,正规康复治疗对重型颅脑伤患者运动神经功能恢复较未接受正规康复治疗患者明显。早期(<35天)较晚期(>35天)开始正规康复治疗的患者神经功能恢复快一倍以上。对正规康复治疗伤后7天内开始与7天以上开始者进行评分,前者明显高于后者。一般情况下,早期康复治疗疗程1~3个月,重残颅脑伤患者需要1~2年。

目前临床治疗颅脑伤患者智能障碍的主要药物包括三大类:儿茶酚胺类、胆碱能类和智能增强剂。近年来发现神经节苷脂和促甲状腺释放激素对颅脑伤患者智能的恢复也有促进作用。

颅脑伤患者伤后智能障碍主要临床表现为记忆力障碍、语言障碍和计数能力障碍。记忆力障碍主要包括视觉记忆力障碍、听觉记忆力障碍、空间记忆力障碍和颞叶定向障碍,语言障碍主要包括阅读理解障碍、失认症、失写症、语言理解障碍、发音和拼音障碍等。近年来采用智能训练和药物结合治疗颅脑伤患者智能障碍已受到人们重视。智能康复训练加药物治疗有助于颅脑伤患者的智能恢复。然而,智能康复训练应与体能康复训练同期进行。目前我们的智能康复训练主要包括仪器工具训练、反复操作程度训练及帮助记忆力的技巧训练等。

康复期伤病员需加强心理护理:对于轻型伤员应鼓励尽早自理生活、防止过度依赖医务人员。要鼓励他们树立战胜伤病的信心,清除"脑外伤后综合征"的顾虑。脑外伤后综合征是指脑外伤后患者所出现的临床精神神经症或主诉,主要包括头痛、眩晕、记忆力减退、软弱无力、四肢麻木、恶心、复视和听力障碍等。应该向伤员做适当解释,让伤员知道有些症状属于功能性的,可以恢复。对于遗留神经功能残疾伤员的今后生活工作问题,偏瘫失语的锻炼等问题,应该积极向伤员及家属提出合理建议和正确指导,帮助伤员恢复,鼓励伤员面对现实、树立争取完全康复的信心。

(刘海燕)

第五节 室管膜瘤

室管膜瘤是一种少见的肿瘤,它来源于脑室与脊髓中央管的室管膜细胞或脑内白质室管膜细胞巢的中枢神经系统。其发生率占颅内肿瘤的2%~9%,约占胶质瘤的12%,好发于儿童及青年人,男性多于女性。目前,幕上室管膜瘤手术死亡率降至0~2%,幕下室管膜瘤手术死亡率为0~3%。

一、专科护理

(一)护理要点
密切观察生命体征、瞳孔、意识、肌力及病情变化,保障患者安全,同时给予疾病相关健康指导,加强患者的心理护理。

(二)主要护理问题
(1)急性疼痛:与术后切口疼痛及颅内压增高有关。
(2)营养失调:低于机体需要量与恶心、呕吐有关。
(3)有受伤害的危险:与神经系统功能障碍引起的视力障碍、肢体运动障碍有关。

(4)焦虑:与脑肿瘤的诊断及担心手术效果有关。

(5)潜在并发症:颅内出血、颅内压增高、脑疝、感染等。

(6)知识缺乏:缺乏相关疾病知识。

(三)护理措施

1.一般护理

病室环境舒适、安静、整洁,空气流通,温度以 18～20 ℃为宜。将患者妥善安置在指定床位,更换病服,佩戴身份识别的腕带,并向患者做好入院指导。按照护理程序进行护理评估,制订合理、切实的治疗及护理方案。

2.对症护理

(1)急性疼痛的护理:术后切口疼痛一般发生于术后 24 小时内,可遵医嘱给予一般止痛剂。颅内压增高所致的头痛,多发生在术后 2～4 天,头痛的性质多为搏动性头痛,严重时可伴有恶心、呕吐,需给予脱水、激素等药物治疗,降低颅内压,从而缓解头痛症状。也可通过聊天、阅读等分散其注意力,播放舒缓的音乐,进行有节律的按摩,深呼吸、沉思、松弛疗法或积极采取促进患者舒适的方法以减轻或缓解疼痛。

(2)营养失调的护理:因颅内压增高而导致频繁呕吐者,应注意补充营养,维持水、电解质平衡。指导患者每天进食新鲜蔬果,少食多餐,适当限制钠盐摄入。

(3)有受伤害的危险的护理:病室内应将窗帘拉开,保持光线充足、明亮,地面洁净、干燥,物品按照五常法管理,以避免发生跌倒、烫伤等危险情况。嘱患者静卧休息,活动、如厕时应有人陪伴。

(4)焦虑的护理:根据患者及家属的具体情况提供正确的心理指导,了解患者的心理状态及心理需求,消除患者紧张、焦虑等情绪。鼓励患者正视疾病,稳定情绪,增强战胜疾病的信心。护理人员操作时要沉着冷静,增加患者对医护人员的信任感,从而积极配合治疗。

(5)潜在并发症的观察与护理。①出血:颅内出血是最危险的并发症,一般多发生在术后 24～48 小时以内。表现为意识的改变,意识清醒后逐渐转为模糊甚至昏迷。因此应严密观察病情,一旦发现患者有颅内出血的倾向,立即报告医师,同时做好再次手术的准备工作。②感染:术区切口感染多于术后 3～5 天发生,局部可有明显的红肿、压痛,以及皮下积液。肺部感染多于术后一周左右发生,若不及时控制,可致高热、呼吸功能障碍而加重脑水肿,甚至发生脑疝。应遵医嘱合理使用抗生素,严格执行无菌技术操作,加强基础护理,增强患者机体免疫力。③中枢性高热:多出现于术后 12～48 小时内,同时伴有意识障碍、呼吸急促、脉搏加快等症状,可给予一般物理降温或冬眠低温疗法。

3.围术期的护理

(1)术前练习与准备:鼓励患者练习床上大小便,练习正确的咳嗽和咳痰方法,术前 2 周开始停止吸烟。进行术区备皮,做好血型鉴定及交叉配血试验,备血等。指导患者术前 6 小时开始禁食,术前 4 小时禁水,以防因麻醉或手术过程中呕吐引起误吸、窒息或吸入性肺炎。择期手术最好在术前 1 周左右,经口服或静脉提供充分的热量、蛋白质和维生素,以利于术后组织的修复和创口的愈合,提高防御感染的能力。在手术前一天或手术当天早晨,如发现患者有发热、高血压或女性患者月经来潮,应延迟手术日期;手术前夜可给予镇静剂,保证其充分睡眠;进手术室前排空尿液,必要时留置导尿管。

(2)术后体位:全麻未清醒患者,取侧卧位,保持呼吸道通畅。意识清楚、血压较平稳后取头高位,抬高床头 15°～30°。幕上开颅术后的患者应卧向健侧,避免头部切口处受压;幕下开颅术后的患者早期宜取无枕侧卧或侧俯卧位。

(3)营养和补液:一般术后第 1 天可进流质饮食,第 2、3 天可逐渐给半流质饮食,以后可逐渐过渡到软食和普通饮食。如患者有恶心、呕吐、消化道功能紊乱或出血,术后可禁食 1～2 天,同时给予静脉补液,待病情平稳或症状缓解后再逐步恢复饮食。术后 1～2 周为脑水肿期,术后 1～2 天为水肿形成期,4～7 天为水肿高峰期,应适当控制输液量,成人以 1 500～2 000 mL/d 为宜。脑水肿期间需使用高渗脱水剂而导致排出尿液增多,应准确记录 24 小时液体出入量,维持水、电解质平衡。

(4)呼吸道的护理:术后要密切观察患者有无呼吸困难或烦躁不安等呼吸道梗阻情况,保持呼吸道通畅。鼓励患者进行深呼吸及有效咳嗽。如痰液黏稠,可进行雾化吸入疗法,促进呼吸道内黏稠分泌物的排出及减少黏液的滞留,从而改善呼吸状况。痰液多且黏稠不易咳出时,可给予气管切开后吸痰。

(5)病情观察及护理:密切观察患者生命体征、意识状态、瞳孔及反射、肢体活动情况等。注意观察手术切口的敷料及引流管的引流情况,使敷料完好、引流管通畅。注意观察有无颅内压增高症状,避免情绪激动、用力咳嗽、用力排便及高压灌肠等。

二、健康指导

(一)疾病知识指导

1.概念

室管膜瘤是一种中枢神经系统肿瘤,约有 65% 的室管膜瘤发生于后颅窝。其肿瘤常分布在幕上、幕下、脊髓和圆锥-马尾-终丝 4 个部位。在美国,年龄<15 岁的儿童中,室管膜瘤的发病率为 3/10 万人。室管膜瘤 5 年生存率为 62%。

2.主要的临床症状

由于肿瘤所在部位的不同,室管膜瘤患者表现的临床症状有很大的差别,典型的室管膜瘤见于侧脑室、第三脑室、第四脑室及脑内。其中第四脑室室管膜瘤较常见,肿瘤的主体多位于脑室内,少数肿瘤的主体位于脑组织内。

(1)第四脑室室管膜瘤的临床症状。①颅内压增高症状:肿瘤位于脑室内堵塞室间孔或压迫导水管,从而影响脑脊液循环,致使脑脊液滞留,从而引起脑室扩大和颅内压增高。其特点是间歇性发作,与头位的变化有关。晚期一般常呈强迫头位,头多向前屈或侧屈,可表现为剧烈的头痛、眩晕、呕吐、脉搏、呼吸改变,意识突然丧失及由于展神经核受影响而产生复视、眼球震颤等症状,称为 Brun's 征。②脑干症状与脑神经系统损害症状:脑干症状较少见。可出现脑桥或延髓神经核受累症状,一般多发生在颅内压增高之后,少数也有以脑神经症状为首发症状。③小脑症状:可表现为步态不稳,眼球震颤,小脑共济失调和肌张力减低等。

(2)侧脑室室管膜瘤的临床表现。①颅内压增高症状:当脑肿瘤体积增大引起脑脊液循环障碍时,可出现持续剧烈头痛、喷射状呕吐、视盘水肿等颅内压增高症状。②肿瘤的局部症状:早期由于肿瘤对脑组织的压迫,可出现对侧轻偏瘫、感觉障碍和中枢性面瘫等症状。

(3)第三脑室室管膜瘤的临床表现:第三脑室室管膜瘤极为少见,位于第三脑室后部。早期可出现颅内压增高并呈进行性加重,同时可伴有低热。

(4)脑内室管膜瘤的临床表现:部分室管膜瘤不长在脑室内而位于脑实质中,幕上者多见于

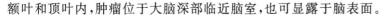

额叶和顶叶内,肿瘤位于大脑深部临近脑室,也可显露于脑表面。

3.室管膜瘤的诊断

(1)室管膜瘤的分级:室管膜瘤根据恶性程度的不同分为4级。①1级室管膜瘤包括黏液乳头型及室管膜下瘤型,常见于脊髓和第四脑室侧脑室;②2级室管膜瘤乳头型常见于桥小脑角,蜂窝型常见于第四脑室和中线部位,透明细胞型常见于第四脑室中线部位;③3级室管膜瘤间变型常见于大脑半球;④4级室管膜瘤室管膜母细胞瘤型好发于各个部位。其中第4级是恶性程度最高的肿瘤。

(2)室管膜瘤的检查:颅骨X线平片、CT、MRI。

4.室管膜瘤的处理原则

(1)手术治疗:手术全切肿瘤是室管膜瘤的首选方案,首选手术全切除或次全切除肿瘤。

(2)放射疗法:对未能行肿瘤全切除的患者,术后应行放射治疗(简称放疗)。对于成年患者,手术全部切除肿瘤,结合术后颅脑脊髓联合放射疗法已经成为治疗的金标准。

(3)化学药物治疗:成年患者术后化学药物治疗无显著效果,但对于复发或幼儿不宜行放疗的患者,化学药物治疗是重要的辅助治疗手段。由于患者肿瘤所在部位难以到达而不能获得全切除,所以化学药物治疗的作用就变得更加明显和确定。

5.室管膜瘤的预后

肿瘤的恶性程度越高,其增殖指数越高,越容易转移。基质金属蛋白酶活性越高,血管内皮的生长因子的表达也越高。因此,虽然当前对室管膜瘤这类少见肿瘤的认识和治疗已经有了一些进展,但仍需要更多临床和基础学科团队共同协作,才能真正改善患者的预后。

(二)饮食指导

(1)以高热量、高蛋白、高维生素、低脂肪、易消化饮食为宜,如鲜鱼、肉、豆制品、新鲜蔬菜及水果等。进食时要心情愉快,不偏食。为防止化疗引起的白细胞、血小板等减少,宜多食动物内脏、蛋黄、黄鳝、鸡、桂圆、阿胶等食物。

(2)食物应尽量做到多样化。可采取更换食谱,改变烹调方法,增加食物的色、香、味等方法增强患者的食欲。

(3)应避免进食过热、过酸、过冷、过咸、辛辣的食物,少吃熏、烤、腌泡、油炸类食品,主食粗细粮搭配,以保证营养平衡。

(4)腹泻者在服用止泻剂的同时,应给予易消化、营养丰富的流食或半流质食物,以补充人体所需的电解质,待腹泻症状好转后可适当添加水果和蔬菜,但应少食油腻及粗纤维的食物,避免加快胃肠蠕动而不利于恢复。可多吃富含钾的食物如菠菜、香菇、香蕉、鲜枣、海带、紫菜等。

(5)便秘者可多进食维生素丰富的水果、蔬菜及谷类。

(三)预防指导

(1)避免有害物质侵袭(促癌因素),避免或尽可能少接触有害物质。如周围环境中的致癌因素,包括化学因素、生物因素和物理因素等;自身免疫功能的减弱、激素的紊乱、体内某方面代谢异常及遗传因素等。

(2)要进行适当的体育锻炼。患者可根据自身情况选择散步、慢跑、打太极拳、习剑、游泳等活动项目,运动量以不感到疲劳为度,以增强机体免疫力。

(3)勿进食陈旧、过期、变质、刺激性、产气的食物。

(四)日常生活指导

(1)保持积极、乐观的心态,避免家庭、工作、社会等方面的负性影响。培养广泛的兴趣爱好,作息时间规律。

(2)在体位变化时动作要缓慢,转头不宜过猛过急。洗澡水温不宜过热,时间不宜过长,有专人陪伴。

(3)气候变化时注意保暖,适当增减衣物,防止感冒。

(刘海燕)

第六节 神经鞘瘤

神经鞘瘤是由周围神经的神经鞘所形成的肿瘤,主要来源于背侧神经根,腹侧神经根多发神经纤维瘤。神经鞘瘤占成人硬脊膜下肿瘤的 25%,绝大多数肿瘤表现为单发,在椎管各节段均可发生。发病高峰期为 40~60 岁,性别无明显差异。约 2.5% 的硬脊膜下神经鞘瘤是恶性的,其中至少一半为神经纤维瘤。恶性神经鞘瘤预后较差,存活期常不超过一年。

一、专科护理

(一)护理要点

密切观察患者生命体征及心理变化,注意做好患者皮肤护理及康复功能锻炼。

(二)主要护理问题

(1)有误吸的危险:与疾病引起的呕吐、饮水呛咳等有关。

(2)营养失调——低于机体需要量:与患者头痛、呕吐、进食呛咳、吞咽困难等因素引起的营养摄入不足有关。

(3)体像紊乱:与面肌瘫痪、口角歪斜有关。

(4)感知觉紊乱——听觉:与长期肿瘤压迫有关。

(5)慢性疼痛:与长期肿瘤压迫有关。

(6)潜在并发症:角膜溃疡、口腔黏膜改变、面部出现带状疱疹、平衡功能障碍等。

(三)护理措施

1.一般护理

嘱患者取头高位,床头抬高 15°~30°,保持室内环境安静、室温适宜,尽量减少不良因素刺激,保证患者充足睡眠。在住院期间,保证患者安全,并指导进行适当的功能锻炼。

2.对症护理

(1)有误吸危险的护理:①定时为患者进行翻身叩背,促进痰液排出。痰液黏稠者,可进行雾化吸入治疗,稀释痰液。不能自行排出痰液者,应及时给予气管插管或气管切开术,必要时给予机械辅助通气。②为防止误吸,在患者床旁准备吸引装置;对于昏迷患者应取下义齿,及时清除口腔分泌物及食物残渣;患者进食时宜采取端坐位、半坐卧位或健侧卧位,并根据吞咽功能的评定选取适宜的食物如糊状食物,以防误咽、窒息。③出现呛咳时,应使患者腰、颈弯曲,身体前倾,下颌抵向前胸,以防止食物残渣再次进入气管;发生窒息时,嘱患者弯腰低头,治疗者在肩胛骨之

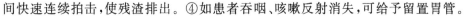

间快速连续拍击,使残渣排出。④如患者吞咽、咳嗽反射消失,可给予留置胃管。

(2)营养失调的护理:①提供良好的进食环境,食物营养搭配合理,促进患者食欲。②可选择质地均匀,不易松散,易通过咽和食管的食物。舌运动受限、协调性欠佳者,应避免高黏稠度食物;舌力量不足者,应避免大量糊状食物。营养失调者,必要时给予静脉补充能量,改善全身营养状况,以提高患者对手术的耐受能力。

(3)体像紊乱的护理:①患者由于出现面肌痉挛或口角歪斜等症状,担心疾病影响自身形象,易出现焦虑、抑郁等负性情绪,护士应鼓励患者以积极的心态面对疾病。巨大神经鞘瘤术后并发症包括面瘫、失明、吞咽困难等,护士应支持和鼓励患者,针对其顾虑问题进行耐心解释。嘱患者放松,进行深呼吸,减缓紧张感。②了解患者的心理状态及心理需求,有针对性地因人施教,告知患者疾病的相关知识及预后效果,使患者对治疗过程充满信心。护理人员操作时要沉着冷静,以增加患者对医护人员的信任感,从而配合医疗和护理措施的顺利进行。③为患者提供安静的休养环境。根据国际噪音标准规定,白天病区的噪音不应超过 38 dB。医护人员应做到走路轻、说话轻、操作轻、关门轻。对于易发出响声的椅脚应钉橡胶垫,推车的轮轴、门窗铰链应定期滴注润滑油,夜间护理操作时尽量集中进行,减少接打电话、使用呼叫器次数,加强巡视病房,认真执行患者探视陪护管理制度。④护理人员在护理过程中,态度和蔼可亲,贯穿服务人性化、操作规范化、语言温馨化、关怀亲切化、健教个性化、沟通技巧化、满意最大化的护理理念,使患者身心愉悦,消除消极情绪。护理人员能够以幽默诙谐、通俗易懂的语言与患者及家属进行沟通,对于情绪低落、抑郁的患者,应鼓励患者树立战胜疾病的信心。

(4)感知觉紊乱的护理:①患者出现听力下降或失聪时,护士应教会患者自我保护听力功能的方法,如避免长时间接触监护仪器、人员话语、人员流动等各种噪声,尽量减少噪声的干扰,指导患者学习唇语和体语。②使患者能够保持轻松愉快的良好心态。如果经常处于急躁、恼怒的状态,会导致体内自主神经失去正常的调节功能,使内耳器官发生缺血,出现水肿和听觉障碍,加重病情。③按摩耳垂前后的处风穴(在耳垂与耳后高骨的凹陷处)和听会穴(在耳屏前下方,下颌关节突后缘凹陷处),可增加内耳的血液循环,起到保护听力的作用。④用药时应尽量避免使用耳毒性药物,如庆大霉素、链霉素、卡那霉素、新霉素等,易引起耳中毒而损害听力。⑤指导患者不宜用耳勺等挖耳朵,易碰伤耳道而引起感染。耳道有痒感时,可用甘油棉签擦拭或口服 B 族维生素、维生素 C 和鱼肝油。⑥减少使用耳机、电子产品等。⑦听神经鞘瘤手术治疗后,患者听力会逐渐好转,与患者沟通时宜站在听力较好的一侧,并掌握沟通音量。必要时使用肢体语言,如眼神、手势等进行沟通。

(5)慢性疼痛的护理:①评估患者的行为、社会交往方面、经济方面、认知和情绪、对家庭的影响等方面的表现,及时了解患者思想动向,找出其受困扰问题,有针对性地提供帮助。②指导患者使用合适的无创性镇痛措施,如松弛术、皮肤刺激疗法(冷敷、热敷、按摩、加压、震动)、分散注意力的方法等,还可介绍一些其他的技术,如气功、生物反馈等。③选用止痛剂时,评估并决定最佳的用药途径,如口服、肌内注射、静脉给药或肛门推注等;观察用药后反应及止痛效果,可对服药前的疼痛程度与服药后进行对比,选择合适药物。④对于慢性疼痛,应鼓励患者及家属勿过分担心和焦虑,树立战胜疾病的信心。⑤协助患者在疼痛减轻时,进行适量运动。

(6)潜在并发症的观察与护理。①角膜炎、角膜溃疡:由于面神经、三叉神经损伤而致眼睑闭合不全、角膜反射减弱或消失、瞬目动作减少及眼球干燥,如护理不当可导致角膜炎、角膜溃疡,严重者甚至失明。护士应检查患者面部的痛、温、触觉是否减退或消失,观察角膜反射有无减弱或消失;对于眼睑闭合不全者可使用棉质、透气性好的眼罩保护眼球,或者用蝶形胶布将上、下眼睑黏合在一起,必要时行上、下眼睑缝合术;白天按时用氯霉素眼药水滴眼,晚间睡前用四环素或金霉素眼膏涂于上、下眼睑之间,以保护角膜;指导患者减少用眼和户外活动,外出时戴墨镜保护。②面部出现带状疱疹:是由于潜伏在三叉神经内的病毒被激发,活化后可沿感觉神经通路到达皮肤,引起该神经区病毒感染所致。感染部位为鼻部、口角、唇边等处,应予镇痛抗病毒处理,局部保持干燥。患处涂抹抗病毒药膏,保持未破水疱干燥清洁,禁止用手搔抓,以免并发细菌感染及遗留瘢痕;加强消毒隔离,防止交叉感染;遵医嘱使用抗病毒及增强免疫力的药物,疱疹一般可在 2 周内消退。带状疱疹患者饮食须注意少吃油腻食物;禁止食用辛辣食物,如酒、生姜、羊肉、牛肉及煎炸食物等;少吃酸涩、收敛制品,如豌豆、芡实、石榴、芋头、菠菜等;多进食豆制品、鱼、蛋、瘦肉等富含蛋白质的食物及新鲜的瓜果蔬菜,增强机体抵抗能力。③平衡功能障碍:患者术后易出现步行困难或行走偏向等感觉异常症状,护理人员在护理过程中应嘱患者勿单独外出,防止摔伤;给予必要的解释和安慰,加强心理护理;保持病区地面清洁,如地面潮湿应设置警惕标识,清除障碍物;指导患者进行平衡功能训练时应循序渐进,从卧位开始,站立平衡及行走训练,增进患者康复的信心。

3.围术期的护理

(1)术前练习。①咳嗽训练:指导患者做深呼吸,吸气时间长于呼气时间,要自然、缓慢,闭声门,然后缓缓用力咳嗽,避免用力过猛引起疼痛;进行有效咳嗽可增加肺通气量,预防术后坠积性肺炎的发生。②排尿训练:让患者放松腹部及会阴部,用温热毛巾敷下腹部或听水声,用温开水清洗会阴等,反复练习,直至可床上排尿。③翻身训练:为患者讲解轴线翻身的方法、操作程序及注意事项,使患者能够术后良好配合。

(2)术前准备:术前常规头部备皮并检查头部是否有皮囊炎、头皮是否有损伤,修剪指甲,更换衣裤,条件允许情况下进行沐浴。术前睡眠差及心理紧张者,遵医嘱给予镇静剂。

(3)术后体位:术后 6 小时内取去枕平卧位,搬动患者时注意保持脊柱水平位。每 1~2 小时翻身一次,注意保持头与身体的水平位。

(4)营养和补液:为增强机体抵抗力,鼓励多食蔬菜及水果,多饮水,保持大便通畅。

(5)伤口护理:巡视病房过程中注意观察伤口有无渗出、感染征象,保持伤口敷料完整,进行交接班记录。如术后 3~7 天出现局部搏动性疼痛,皮肤潮红、肿胀、压痛明显,并伴有体温升高,应及时通知医师,提示有感染征象。

(6)创腔引流管护理:肿瘤切除后常需在创腔内放置引流管,以便引流脑内的血性液体及组织碎屑、小血细胞凝集块等。应保持引流管通畅,准确观察量、颜色并及时记录。

二、健康指导

(一)疾病知识指导

1.概念

神经鞘瘤是发生于硬膜下各段椎管的单发肿瘤。起源于神经膜细胞,电镜下大体上表现为光滑球形肿物悬挂于脊神经上且与之分离,而不是使神经增粗。

2.主要的临床症状

神经鞘瘤系局部软组织包块,病程发展缓慢,早期可无症状,待包块长大后,局部有酸胀感或疼痛。触摸或者挤压包块时有麻痹或触电感,并向肢体远端放射。

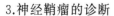

3.神经鞘瘤的诊断

临床上可综合特殊染色体和免疫学检查、凝血象、血常规、尿常规、生化、电测听、CT、MRI、电生理检查等进行确诊。

4.神经鞘瘤的处理原则

(1)手术治疗:一旦定位诊断明确,应尽早手术切除。

(2)放疗:凡病理回报为恶性肿瘤者均可在术后行放疗,以提高治疗效果和生存质量。

(3)化疗:脂溶性烷化剂如卡莫司汀治疗有一定的疗效,转移癌(腺癌、上皮癌)则应用环磷酰胺、甲氨蝶呤等。

5.神经鞘瘤的预后

由于手术入路的不断改进和显微外科技术的普遍应用,20世纪以来,神经鞘瘤的手术效果显著提高。至20世纪90年代,神经鞘瘤的手术全切除率已达90%以上,死亡率已降至0～2%,直径2 cm以下的神经鞘瘤面神经功能保留率达86%～100%,2 cm以上的肿瘤面神经保留率在36%～59%。

(二)饮食指导

(1)高蛋白(鸡、鱼、蛋、奶等)、高维生素、高热量、高纤维素(韭菜、芹菜等)饮食。

(2)鼓励患者少量多餐,制订饮食计划,保持进餐心情愉快,增强机体耐受能力。

(三)用药指导

(1)患者服用化疗药物期间,注意观察患者有无恶心、头痛、疲乏、直立性低血压、脱发等不良反应。

(2)静脉输注化疗药物时,不可随意调节滴速。

(3)经常巡视病房,观察输液部位血管、皮肤情况,防止药液外渗。

(四)日常生活指导

(1)鼓励患者保持乐观向上态度,加强自理能力。

(2)根据气温变化增减衣物,注意保暖。

(刘海燕)

第七节　神经胶质瘤

神经胶质瘤是颅内最常见的恶性肿瘤,发生于神经外胚层。神经外胚层发生肿瘤包括两类,分别为神经间质细胞形成的胶质瘤和神经元形成的神经细胞瘤。神经胶质瘤占全部脑肿瘤的33.3%～58.6%,以男性较多见,特别在多形性胶质母细胞瘤、髓母细胞瘤中男性明显多于女性。各类型胶质瘤各有其好发年龄,如星形细胞瘤多见于壮年,多形性胶质母细胞瘤多见于中年,室管膜瘤多见于儿童及青年,髓母细胞瘤大多发生在儿童。

一、专科护理

(一)护理要点

在观察患者病情变化的同时,针对患者情绪状态的变化给予心理护理,对癫痫持续状态的患者给予安全护理,同时对长期卧床的患者应避免压力性损伤的发生。

(二)主要护理问题

(1)有皮肤完整性受损的危险:与患者意识障碍或肢体活动障碍长期卧床有关。

(2)慢性疼痛:与肿瘤对身体的直接侵犯、压迫神经及心理因素有关。

(3)有受伤害的危险:与术前或术后癫痫发作有关。

(4)有窒息的危险:与癫痫发作有关。

(5)营养失调——低于机体需要量:与患者频繁呕吐及术后患者无法自主进食有关。

(6)活动无耐力:与偏瘫、偏身感觉障碍有关。

(7)无望感:与身体状况衰退和肿瘤恶化有关。

(三)护理措施

1.一般护理

将患者安置到相应病床后,责任护士向患者进行自我介绍,并向患者介绍同病室的病友,以增强患者的安全感和对医护人员的信任感。进行入院护理评估,为患者制订个性化的护理方案。

2.对症护理

(1)有皮肤完整性受损的危险的护理:由于长期卧床,神经胶质瘤患者存在皮肤完整性受损的危险,易发生压力性损伤。护士应使用压力性损伤危险因素评估量表进行评估后,再采取相应的护理措施,从而避免压力性损伤的产生。出现中枢性高热的患者应适时给予温水浴等物理降温干预;营养不良或水代谢紊乱的患者在病情允许的情况下给予高蛋白质和富含维生素的饮食;保持床铺清洁、平整、无褶皱。

(2)慢性疼痛的护理:对疼痛的时间、程度、部位、性质、持续性和间断性、疼痛治疗史等进行详细的评估,做好记录并报告医师。当疼痛位于远端或躯干的某些部位时,应遵医嘱给予止痛药物。注意观察药物的作用和不良反应并慎用止疼剂和镇静剂,以免掩盖病情。神经外科患者应慎用哌替啶,因其可导致焦虑、癫痫等。引起慢性疼痛的原因不仅包含患者的躯体因素,还有其心理方面的因素,护士应运用技巧分散患者的注意力以减轻疼痛,如放松疗法、想象疗法、音乐疗法等。

(3)有受伤害的危险的护理:术前对有精神症状的患者,适当应用镇静剂及抗精神病药物如地西泮、苯巴比妥、水合氯醛等,病床两侧加护栏以防止患者坠床;对躁动的患者要避免不良环境的刺激,保持病室安静,适当陪护,同时加强巡视,防止患者自伤及伤人;对皮质运动区及附近部位的手术,以及术前有癫痫发作的患者,术后要常规给予抗癫痫药物进行预防用药。

(4)有窒息危险的护理:胶质瘤患者在癫痫发作期间可对呼吸产生抑制,导致脑代谢需求增加,引起脑缺氧。若忽视对癫痫持续状态的处理,可产生窒息或永久性神经功能损害。在癫痫发作时,应迅速让患者仰卧,将压舌板垫在其上下牙齿间以防舌咬伤。将患者头偏向一侧,清理口腔分泌物,保持气道通畅。

(5)营养失调的护理:患者由于颅内压增高及频繁呕吐,可导致营养不良和水、电解质失衡,从而降低患者对手术的耐受力,并影响组织的修复,增加手术的危险性。因此,术前应给予营养丰富、易消化的高蛋白、高热量饮食,或静脉补充营养液,以改善患者的全身营养状况。鼓励其多进食富含纤维素的食物,以保持大便通畅,对于术后进食困难或无法自主进食的患者应给予留置胃管,进行鼻饲饮食,合理搭配,制订饮食方案。

(6)活动无耐力的护理:胶质瘤术后患者可能产生偏瘫、偏身感觉障碍等症状,从而导致患者生活自理能力部分缺陷。护士应鼓励患者坚持自我照顾的行为,协助其入浴、如厕、起居、穿衣、饮食等生活护理,指导其进行肢体功能训练,提供良好的康复训练环境及必要的设施。

(7)无望感的护理:对于恶性胶质瘤的患者,随着病程的延长及放疗、化疗,病痛的折磨常让患者产生绝望。护士应对疾病为患者带来的痛苦表示同情和理解,并采用温和的态度和尊重患者的方式为其提供护理,帮助其正确应对。鼓励患者回想过去的成就,从而证明他的能力和价值,增强其战胜疾病的信心。

(四)护理评价

(1)患者未发生压力性损伤。

(2)患者疼痛有所缓解,能够掌握缓解疼痛的方法。

(3)患者在住院期间安全得到保障。

(4)患者癫痫症状得到控制。

(5)患者营养的摄入能够满足机体的需要。

(6)患者肢体能够进行康复训练。

(7)患者情绪稳定,能够配合治疗与护理。

二、健康指导

(一)疾病知识指导

1.概念

神经胶质瘤又称胶质细胞瘤,简称胶质瘤,是来源于神经上皮的肿瘤。可分为髓母细胞瘤、多形性胶质母细胞瘤、星形细胞瘤、少突胶质瘤、室管膜瘤等。其中,多形性胶质母细胞瘤恶性程度最高,病情进展很快,对放、化疗均不敏感;髓母细胞瘤也为高度恶性,好发于2～10岁儿童,多位于后颅窝中线部位,常占据第四脑室、阻塞导水管而引发脑积水,对放疗较敏感;少突胶质细胞瘤占神经胶质瘤的7%,生长速度较慢,分界较清,可手术切除,但术后往往复发,需要进行放疗及化疗;室管膜瘤约占12%,术后需放疗及化疗;星形细胞瘤在胶质瘤当中最常见,占40%,恶性程度比较低,生长速度缓慢,呈实质性者与周围组织分界不清,常不能彻底切除,术后容易复发。

2.临床表现

可表现为颅内占位性病变引起的颅内压增高症状,如头痛、呕吐、视盘水肿等,或者因为肿瘤生长部位不同而出现局灶性症状,如偏瘫、失语、感觉障碍等。部分肿瘤患者有精神及癫痫症状,表现为性格改变、注意力不集中、记忆力减退、癫痫大发作或局限性发作等。

3.神经胶质瘤的辅助诊断

主要为颅脑 CT、MRI、EEG 等。

4.神经胶质瘤的处理原则

由于颅内肿瘤浸润性生长,与脑组织间无明显边界,难以做到手术全部切除,一般给予综合疗法,即手术后配合以放疗、化疗、分子靶向治疗及免疫治疗等,通常可延缓肿瘤复发,延长患者生存期。对于复发恶性胶质瘤,局部复发推荐再次手术或者放疗、化疗;如果曾经接受过放疗不适合再放疗者,推荐化疗;化疗失败者,可改变化疗方案;对于弥漫或多灶复发的患者,推荐化疗和/或分子靶向治疗。

(1)手术治疗:胶质瘤患者以手术治疗为主,即在最大限度保存正常神经功能的前提下,最大范围安全切除肿瘤病灶。但对不能实施最大范围安全切除肿瘤的患者,酌情采用肿瘤部分切除术,活检术或立体定向穿刺活检术,以明确肿瘤的组织病理学诊断。胶质瘤手术治疗的目的在于:①明确诊断。②减少肿瘤负荷,改善辅助放疗和化疗的结果。③缓解症状,提高患者的生活质量。④延长患者的生存期。⑤为肿瘤的辅助治疗提供途径。⑥降低进一步发生耐药性突变的概率。

(2)放疗:放射线作用于细胞后会将细胞杀死。高级别胶质瘤属于早期反应组织,对放射敏感性相对较高,同时又由于肿瘤内存在部分乏氧细胞,较适合进行多次分割放疗使乏氧细胞不断氧化并逐步被杀死。目前美国国立综合癌症网络发布的胶质瘤指南、欧洲恶性胶质瘤指南及国内共识均将恶性胶质瘤经手术切除后 4 周开始放疗作为恶性胶质瘤综合治疗的标准方法。

(3)化疗:利用化疗可以进一步杀死实体肿瘤的残留细胞,有助于提高患者的无进展生存时间及平均生存时间。

(4)分子靶向治疗:在细胞分子水平上,针对已经明确的致癌位点(该位点可以是肿瘤细胞内部的一个蛋白分子,也可以是一个基因片段),设计相应的治疗药物。药物进入体内会特异地选择致癌位点相结合发生作用,使肿瘤细胞特异性死亡,而不会波及肿瘤周围的正常组织细胞。

(5)免疫治疗:免疫疗法可以通过激发自身免疫系统来定位和杀灭胶质瘤细胞。目前在胶质瘤免疫治疗方面虽然取得了一些进展,但所有的免疫治疗方案在临床试验中均不能完全清除肿瘤。尽管这种治疗方法有各种不足,但由于免疫治疗可以调动人体自身的免疫系统,产生特异性抗肿瘤免疫反应,其理论上是较理想的胶质瘤治疗方法。

5.神经胶质瘤的预后

随着影像诊断技术的发展、手术理念和设备的进步、放疗技术的日益更新,以及化疗药物的不断推出,胶质瘤患者的预后得到了很大的改善。但神经胶质瘤侵袭性很强,目前仍无确切有效的治愈手段,特别是恶性胶质瘤,绝大多数患者预后很差,即使采取外科手术、放疗及化疗等综合疗法,五年生存率也仅为 25% 左右。

(二)饮食指导

(1)合理进食,保持良好的饮食习惯。注意低盐饮食,防止由于钠离子在机体潴留而引起血压升高,进而导致颅内压升高。

(2)增加纤维素类食物的摄入,如蔬菜、水果等,减少便秘发生,必要时可口服缓泻剂,促进排便。

(3)对胶质瘤术后的患者,除一般饮食外,可多食营养脑神经的食品,如酸枣仁、桑葚、白木耳、黑芝麻等。避免食用含有致癌因子的食物,如腌制品、发霉的食物、烧烤、烟熏类食品等。

(三)预防指导

(1)通过向患者提供有关疾病的康复知识,来提高患者自我保健的意识。

(2)为预防胶质瘤患者癫痫发作,应遵医嘱合理使用抗癫痫药物。口服药应按时服用,不可擅自减量、停药。若患者以往没有接受过化疗,可给予替莫唑胺口服,防止肿瘤复发。剂量为 200 mg/(m² · d),28 天为一个周期,连续服用 5 天;若患者以往接受过其他方案化疗,建议患者起始量为 150 mg/(m² · d),28 天为一个周期,连续服用 5 天。

(四)日常生活指导

(1)指导患者建立良好的生活习惯,鼓励患者日常活动自理,树立恢复健康的信心。

(2)指导患者要保持心情舒畅,避免不良情绪刺激。家属要关心体贴患者,给予生活照顾和精神支持,避免因精神因素引起病情变化。

(刘海燕)

第八节 垂 体 瘤

垂体瘤是一组在垂体前叶和后叶及颅咽管上皮残余细胞发生的肿瘤,占所有原发性颅脑肿瘤的 10%～20%。此组肿瘤以前叶的腺瘤占大多数。据不完全统计,催乳素瘤最常见,占50%～55%,其次为生长激素瘤占 20%～23%,促肾上腺皮质激素瘤占 5%～8%,促甲状腺激素瘤和促性腺激素(黄体生成素和卵泡刺激素)瘤较少见,无功能腺瘤占 20%～25%。垂体瘤大部分为良性肿瘤,极少数为癌。

垂体瘤在手术切除的颅内肿瘤中占 19%,为第三位,仅次于胶质瘤和脑膜瘤。常规的 MRI 扫描中,10%或者更多的垂体瘤具有轻微的信号改变,提示有微腺瘤。常见的发病年龄在 30～60 岁,其中,有功能的垂体瘤在成人中更常见。

一、专科护理

(一)护理要点
密切观察患者的病情变化,尤其是尿量变化,保证患者安全,注意患者的心理护理。

(二)主要护理问题
(1)自我认同紊乱:与功能垂体瘤分泌激素过多有关。

(2)舒适度减弱:头痛与颅内压增高或肿瘤压迫垂体周围组织有关。

(3)有体液不足的危险:与呕吐、尿崩症和进食有关。

(4)感知觉紊乱:与肿瘤压迫视神经、视交叉及视神经束有关。

(5)活动无耐力:与营养摄入不足有关。

(6)潜在并发症:颅内出血、尿崩症、电解质紊乱、感染、垂体危象、癫痫等。

(7)焦虑:与疾病致健康改变及不良预后有关。

(三)护理措施
1.一般护理

嘱患者卧床休息,保持病室内环境安静、室温适宜,尽量减少不良因素的刺激,保证充足睡眠。病床安置护栏、备有呼叫器,病房走廊安置扶手,提供轮椅等辅助工具。

2.对症护理

(1)自我认同紊乱的护理:垂体瘤患者由于生长激素调节失衡,可出现巨人症、肢端肥大、相貌改变;催乳素增高时,女性表现为闭经、不孕,男性表现为性功能障碍;肾上腺皮质分泌异常时,表现为水牛背、面部痤疮、尿频等。应鼓励患者树立战胜疾病的信心,耐心讲解疾病的相关知识,让患者正确认识疾病,积极配合治疗。针对女性出现的闭经及不孕,告知其勿过分紧张,经过治疗后可以康复。对于男性出现的性功能障碍,要注意保护患者隐私,鼓励积极应对。

(2)舒适度改变的护理:因颅内压增高或肿瘤压迫垂体,患者出现头痛等不适症状,应密切观察病情变化,必要时遵医嘱给予脱水、激素等。

评估患者疼痛的性质,区分切口疼痛与颅内高压引起的疼痛。合理给予镇静药,注意观察药物疗效。根据个体情况给予 20%甘露醇注射液 125 mL 或者 250 mL 快速静脉滴注或利尿剂,并观察用药后患者头痛的缓解情况。注意运用技巧如放松疗法、音乐疗法、想象疗法等分散其注意力，减轻疼痛。

（3）有体液不足的危险的护理：垂体瘤患者术后易出现尿崩及呕吐等不适症状，应严密观察病情变化，必要时给予抗利尿剂和止吐药物治疗。注意补充患者的液体量，避免出现体液不足引起的休克症状。术后 6 小时后可鼓励患者进食流食、半流食、软质饮食，逐渐过渡到普通饮食，以补充患者所需能量及体液，防止体液不足。

（4）感知觉紊乱的护理：肿瘤压迫视神经、视交叉及视神经束后，患者会出现感知觉障碍，应鼓励患者进行功能锻炼，避免肌肉萎缩。

（5）活动无耐力的护理：患者由于长期疾病困扰，食欲减退，导致营养缺乏，肢体活动无耐力，应在指导患者活动的过程中注意节力原则。鼓励患者多进食高热量、高蛋白质、高维生素的食物，避免辛辣刺激、干硬及油腻性食物；注意保持患者进餐环境清洁、舒适、安静，尽量减少患者进餐时的干扰因素；提供充足的进餐时间；为患者准备其喜爱的食物，利于增进食欲、恢复体力，以增强机体抵抗力，提高手术耐受力。告知患者应避免便秘而引起颅内压升高，多进食易消化的食物，鼓励多饮水，必要时给予通便润肠药物。

（6）潜在并发症的护理与观察。①颅内出血的护理：严密观察患者意识、瞳孔、生命体征、肢体活动的变化，如出现意识加深、一侧瞳孔散大、对侧肢体瘫痪进行性加重、引流液颜色呈鲜红色、量多、头痛、呕吐等颅内压增高症状时，应及时报告医师。②尿崩症的护理：严密观察尿量、尿色、尿比重。准确记录 24 小时出入量，如术后尿量＞300 mL/h 且持续 2 小时，或者 24 小时尿量＞5 000 mL 时即发生尿崩，严密观察有无脱水指征并遵医嘱补液。忌摄入含糖量高的食物、药物，以免血糖升高，产生渗透性利尿，尿量增加。③电解质紊乱的护理：禁止长期使用含钠液体及甘露醇等高渗脱水剂。④感染的护理：体温高于 38.5 ℃者，遵医嘱合理使用抗生素。⑤垂体危象的护理：遵医嘱静脉推注 50％葡萄糖溶液 40～60 mL，以抢救低血糖，继而补充 10％葡萄糖盐水。必要时静脉滴注氢化可的松，以解除急性肾上腺功能减退危象，并注意保暖。⑥癫痫的护理：若发生癫痫，及时通知医师，遵医嘱给予镇静剂。保持呼吸道通畅并持续给氧，防止出现舌咬伤、窒息等。

（7）焦虑、恐惧的心理护理：向患者及家属宣讲疾病的相关知识，解释手术的必要性、手术方式及注意事项等。教会患者自我放松的方法，如采用心理治疗中的发泄疗法、鼓励患者表达自我感受等。注意保护患者的自尊，鼓励家属和朋友给予关心和支持，消除焦虑、恐惧心理。

3.围术期的护理

（1）术前练习与准备。①开颅手术患者：术前进行头部皮肤准备，做好告知及配合。②经蝶窦入路手术者：手术前 3 天使用氯霉素滴鼻、漱口液漱口，并加强口腔及鼻腔的护理，指导患者练习做张口呼吸运动。术区备皮准备，修剪鼻毛，清洁鼻腔，预防感染。③指导患者练习床上使用大小便器，避免术后便秘。手术当天测量生命体征，如有异常或者患者发生其他情况（如女性患者月经来潮），及时与医师联系停止手术。告知患者更换清洁衣服，取下饰品、活动义齿等。

（2）术后体位。①经颅手术患者：全麻未清醒者，取侧卧位或平卧位，头偏向一侧，以保持呼吸道通畅。麻醉清醒、血压较平稳后，将床头抬高 15°～30°，以利于颅内静脉的回流。②经蝶窦手术患者：麻醉清醒后取半卧位，以促进术后硬脑膜粘连愈合，防止脑脊液逆流感染。

（3）病情观察及护理：密切观察患者生命体征、意识状态、瞳孔、肢体活动情况等。注意观察手术切口的敷料，以及引流管的引流情况，保持术区敷料完好、清洁干燥、引流管通畅。注意观察有无颅内压增高症状,避免情绪激动、用力咳嗽等。

二、健康指导

(一)疾病知识指导

1.概念

垂体瘤是起源于垂体前叶各种细胞的一种良性肿瘤。根据查体及激发状态下血浆激素的水平将垂体瘤分为有功能性和无功能性。有功能性垂体瘤包括过度分泌催乳素(PRL)、生长激素(GH)、促肾上腺皮质激素(ACTH)、促甲状腺激素(TSH)、黄体生成素(LH)和卵泡刺激素(FSH)的肿瘤,无功能性垂体瘤可分为裸细胞瘤、大嗜酸细胞瘤、无症状性 ACTH 腺瘤;根据影像学特征进行分类,包括垂体瘤瘤体<1 cm的微腺瘤和直径>1 cm 的大腺瘤。

2.垂体瘤的主要症状

垂体瘤的大小、临床症状、影像学表现、内分泌功能、细胞组成、生长速度及形态学各不相同,以内分泌功能紊乱或者占位效应引起的症状为主,可出现头痛。生长激素瘤患者在儿童时期和青春期由于骨骼尚未闭合而呈现巨人症,成人表现为肢端肥大综合征,即五官粗大、喉部增大、足底厚垫、黑棘皮病、骨骼明显改变、牙距变宽及手脚骨骼变大等;催乳素腺瘤女性患者表现为闭经、溢乳、性欲减退、无排卵性不孕,男性表现为乳房发育、溢乳及阳痿;促肾上腺皮质激素腺瘤患者表现为库欣综合征,如因糖皮质激素分泌过多而致向心性肥胖、满月脸、高血压、多毛、月经失调、低血钾、痤疮、瘀斑、紫纹及儿童发育迟缓等;无功能性垂体瘤常引起失明及垂体功能减退症状。

3.垂体瘤的诊断

通过垂体病变的影像学和测定血浆 PRL、GH、ACTH 水平进行诊断。

4.垂体瘤的处理原则

(1)手术治疗:经颅手术适用于肿瘤体积巨大且广泛侵袭生长,向鞍上、鞍旁、额下和斜坡等生长的肿瘤。经单鼻孔入路切除垂体腺瘤,适用于各种类型的垂体微腺瘤、大腺瘤及垂体巨大腺瘤(最大直径>3 cm)。

(2)非手术治疗:放疗适用于肿瘤体积较小,易发生垂体功能低下等并发症者。伽马刀治疗适用于与视神经的距离>3 mm 者、术后残余或术后多次复发者、肿瘤直径<45 mm、老年人合并其他器质性病变者、不能耐受手术者、拒绝手术或不具备手术条件者。

5.垂体瘤的预后

垂体腺瘤的预后主要取决于肿瘤类型及肿瘤大小。对于巨大腺瘤,尽管手术可以切除肿瘤、缓解其占位效应,但是很难达到全切除及使内分泌功能恢复正常,需接受手术、药物及放疗的综合治疗。对于肢端肥大症患者须将血清激素水平降至正常后方可进行手术,以减轻全身损害。

(二)饮食指导

饮食规律,选用高蛋白、高热量、低脂肪、易消化食物,增加粗纤维食物摄入,如芹菜、韭菜等。

(三)药物指导

患者服用激素类药品时应严格遵医嘱用药,切不可自行停药。

(四)日常生活指导

为患者提供一个安静、舒适的环境,保持乐观的心态,改变不良的生活方式,如熬夜、酗酒、赌博等,适当运动,多参与有意义的社会活动。

(刘海燕)

第九节 椎管内肿瘤

一、护理评估

(一)评估是否有感觉功能障碍

1.疼痛

询问有无刺激性疼痛,疼痛的程度,是否影响休息与睡眠。疼痛是由肿瘤刺激神经后根、传导束,以及硬脊膜受牵引所致,可因咳嗽、喷嚏、大便用力而加重,有"刀割样""针扎样"疼痛感。有的患者可表现为平卧疼,是因平卧后脊髓延长,改变了神经根与脊髓、脊柱的关系。

2.感觉异常

表现为感觉不良如麻木、蚁走感、针刺感、烧灼感;感觉错乱如触为疼,冷为热。

3.感觉缺失

相应的神经根损害,部分感觉缺失;表现为割伤、烧伤后不知疼痛,当发现后才被意识到。

(二)评估是否有运动障碍

肢体无力,脊髓肿瘤在颈段时上肢不能高举,握物不稳,不能完成精细的动作,下肢举步无力、僵硬、易跌倒,甚至肌肉萎缩与瘫痪(偏瘫、全瘫、高位瘫、低位瘫)。

(三)评估是否有反射异常

肿瘤所在平面由于神经根和脊髓受压使反射弧中断而发生反射减弱或反射消失。在肿瘤所在的节段以下深反射亢进、浅反射消失,并出现病理反射。

(四)评估是否有自主神经功能障碍

1.膀胱和直肠功能障碍

膀胱和直肠功能障碍可表现为尿频、尿急、排尿困难甚至尿潴留、尿失禁,大便秘结、失禁。

2.排汗异常

汗腺在脊髓的前神经元受到破坏,化学药物仍起作用,可表现为少汗和无汗。

(五)了解辅助检查的结果

1.腰穿和脑脊液检查

主要表现为以下几点。

(1)压力常较正常为低。

(2)颜色改变:呈黄色,肿瘤部位越低,颜色越深。

(3)蛋白增加:完全阻塞、梗阻部位越低,肿瘤位于硬脊膜内者,蛋白含量增高。

(4)细胞数增加:主要为淋巴细胞,也有肿瘤脱落细胞。

2.X线检查

可见椎弓根间距增宽,椎间孔扩大,椎体变形、破坏及肿块。

3.脊髓造影

可以确定肿瘤平面与脊髓和硬脊膜的关系。

4.CT 检查

可见脊髓明显局限性增粗,对称型或非对称型;瘤细胞多呈等密度。

5.MRI 检查

可清晰显示肿瘤的形态、大小及邻近结构的关系,其信号可因肿瘤的性质不同而变化。

(六)个人史

询问患者一般情况,包括患者年龄、职业、民族、饮食营养是否合理,有无烟酒嗜好,有无大小便异常,睡眠是否正常,生活是否能自理,有无接受知识的能力。同时评估患者的既往健康史、过敏史、用药史。

(七)心理-社会因素评估

了解患者的文化程度或生活环境、宗教信仰、住址、家庭成员及患者在家中的地位和作用,了解陪护和患者的关系、经济状况及费用支付方式,了解患者及家庭成员对疾病的认识和康复的期望值,了解患者的个性特点,有助于对患者进行针对性心理指导和护理支持。

二、护理问题

(一)恐惧

恐惧与担心疾病预后有关。

(二)脊髓功能障碍

脊髓功能障碍与肿瘤压迫有关。

(三)疼痛

疼痛与脊髓肿瘤压迫脊髓、神经有关。

(四)潜在并发症

截肢、感染。

(五)预感性悲哀

预感性悲哀与面临截瘫有关。

三、术前护理措施

(一)心理护理

由于疼痛、感觉障碍、肢体活动受限或大小便障碍等,患者承受躯体和心理痛苦,产生悲观心理。①应主动关心患者、耐心倾听患者的主观感觉,并协助患者的日常生活;②向患者介绍手术经过及术后康复的病例,鼓励其以乐观的心态配合治疗与护理;③遵医嘱使用镇痛药物促进睡眠,增进食欲,可提高机体抵抗力。

(二)饮食

术前晚 10 时禁水以减少粪便形成,可避免手术区因麻醉后肛门括约肌松弛被大便污染。手术前晚清洁灌肠 1 次。

(三)体位

睡硬板床适当休息,保证充足的睡眠,以增进食欲,提高机体抵抗力;训练患者在床上大小便;肢体活动障碍者勿单独外出,以免摔倒。

(四)症状护理

1.呼吸困难

应密切注意呼吸情况,呼吸费力、节律不齐等表现提示高位颈髓肿瘤,使膈肌麻痹:①应备气管切开包和呼吸机于床旁;②遵医嘱输氧;③指导并鼓励患者有意识地深呼吸,保持呼吸次数12次/分,防止呼吸停止;④鼓励、指导患者有效咳嗽。

2.瘫痪

瘫痪由脊髓损伤所致,表现为损伤平面以下感觉、运动障碍,被动体位。护理上要预防压力性损伤发生;保持大小便通畅;鼓励和指导患者最大限度地自理部分生活;积极帮助指导患者功能锻炼,改善肢体营养,防止肌肉萎缩。

四、术后护理措施

(一)心理护理

患者可因术后的麻醉反应、手术创伤,伤口疼痛及脑水肿等出现呕吐等表现,加上伤口引流管、导尿管、静脉输液等各种管道限制了其躯体活动,易使患者产生孤独、恐惧的心理反应。护理时应注意:①及时了解并疏导患者的孤独恐惧心理;②指导患者正确配合,如呕吐时头偏向一侧,排出呕吐物,不可吞下呕吐物,避免呕吐物进入气管引起咳嗽或窒息或反流入胃内加重呕吐;③术后早期安排家人和亲友探视,必要时可陪护患者,指导其亲友鼓励、安慰患者,分担患者的痛苦,使之消除孤独感;④尽量减少插管、穿刺等物理刺激给患者造成的恐惧,并宣教各种管道的自我保护法。

(二)饮食

腰骶部肿瘤术后待肛门排气后才可进食少量流质饮食,以后逐渐加量。应给予高蛋白、高能量、易消化、多纤维的食物,并注意补充维生素及水分,以促进机体康复。

(三)体位

体位主要包括:①睡硬板床以保持脊柱的功能位置。②术后应平卧4~6小时后按时翻身,呈卷席样翻身,保持颈、躯干在同一个水平,以防止扭转造成损伤,受压部进行按摩。翻身时动作须轻柔、协调,切记杜绝强行的拖拉动作,减轻伤口疼痛,保持床单平整、干燥清洁;防止继发损伤。③慎用热水袋,因患者皮肤感觉障碍,易导致烫伤。④颈部手术者用沙袋置头部两侧,输氧并注意呼吸情况。腰部手术者用平枕置于腰部,并及时检查患侧瘫痪肢体运动感觉恢复情况。

(四)症状护理

1.便秘

便秘是由于脊髓损伤使神经功能障碍、卧床、进食不当、不适应床上排便等因素所致。促进肠蠕动的护理措施如下:①合理进食,增加纤维素、水果摄入,并补充足够水分;②指导并教会患者顺肠蠕动方向自右下腹→右上腹→上腹→左上腹→左下腹由轻到重,再由重到轻按摩腹部;③指导患者病情允许时做肢体活动及做收腹活动;④督促患者养成定时排便的习惯;⑤必要时用润滑剂、缓泻剂通便灌肠等方法解除便秘。

2.压力性损伤

压力性损伤发生与截瘫以下失去知觉,骨突起处皮肤持续受压有关。护理:①勤翻身,以防止局部长时间受压;②常按摩骨突部位,可改善局部血液循环;③加强支持疗法,包括增加蛋白质和维生素摄入量,适量输血,调整水、电解质平衡,应用抗生素,增加受压局部的抵抗力。

(五)留置导尿管的护理

主要包括:①尿道口每天清洗消毒 2 次,女性患者月经期随时保持会阴部清洁;②不长期开放导尿管,避免膀胱挛缩;③训练膀胱功能,每 4 小时开放 1 次,30 分钟/次;④膀胱高度充盈时不能完全排空膀胱,避免膀胱内压力突然降低而引起充血性出血;⑤使用气囊导尿管者每周更换导尿管,并注意无菌操作;⑥怀疑有泌尿系统感染时,以 1∶5 000 呋喃西林 250 mL 膀胱冲洗,2 次/天,冲洗前排空膀胱,冲洗后保留 30 分钟再开放;⑦对尿失禁男性患者用男式接尿器或尿袋接尿,女性患者可用接尿器;⑧监测有无感染指征,如尿液的颜色、性质、尿道口有无红肿等;⑨鼓励患者多喝水,增加尿量,稀释尿液,起到自然冲洗的作用。

(六)潜在的并发症——感染

感染常与腰骶部肿瘤术后大小便失禁、伤口污染、留置导尿管和引流管等有关。护士应注意:①术前晚、术晨灌肠后应指导患者彻底排尽肠道粪便,以免术中排便污染术区;②骶部手术患者,术后 3 天给予流质饮食,有助于减少术后大便污染的机会;③大小便污染,渗湿后及时更换敷料,保持伤口敷料干燥;④术后 3~7 天出现伤口局部搏动性疼痛、皮肤潮红、肿胀、皮温升高、压痛明显并有体温升高,及时通知医师,检查伤口情况。

五、健康教育

(一)饮食

合理进食以提高机体抵抗力,保持大小便通畅,促进疾病康复:①多进食高热量、高蛋白(鱼、肉、鸡、蛋、牛奶、豆浆等)、富含纤维素(韭菜、麦糊、芹菜等)、维生素丰富(新鲜蔬菜、水果)饮食;②应限制烟酒、浓茶、咖啡及辛辣等刺激性食物。

(二)康复

1.出院时戴有颈托、腰托者

应注意翻身时保持头、颈、躯干一致,翻身时呈卷席样,以免脊柱扭曲引起损伤。

2.肢体运动感觉障碍者

加强功能锻炼,保持肢体功能位置,用"L"形夹板固定脚踝部以防止足下垂。必要时行辅助治疗,如高压氧、针灸、理疗等帮助功能恢复。下肢运动障碍者尽量避免单独外出,以免发生摔伤等意外。

3.截瘫患者

应正视现实,树立生活的信心,学会使用轮椅,并尽早参与社会生活及从事力所能及的活动。

4.卧床者

应预防压力性损伤发生,方法如下:定时翻身、按摩、保持床上被服干燥、整洁、柔软,体瘦者骨突处垫气圈或柔软衣物、枕头等,防止皮肤破损。

(三)特别护理指导

1.保持大便通畅

便秘者可服果导、番泻叶等药物导泻,或使用开塞露塞肛。大便失禁者,应及时更换污染衣服,注意保持肛周会阴部皮肤清洁、干燥,可涂用湿润烧伤膏或麻油等保护肛周皮肤。

2.留置导尿管

每天清洗消毒尿道口 2 次,引流袋每天更换,导尿管应每周更换,注意引流袋低于膀胱位置,防止逆行感染。留置尿管期间定时夹闭开放尿管,锻炼膀胱收缩功能。

(刘海燕)

第七章　助产护理

第一节　责任制助产与陪产的实施与管理

一、概述

(一)定义

1.责任制助产

责任制助产是指由一名助产士专门负责一名产妇分娩,包括从进入分娩室至离开分娩室的全过程助产服务。本概念适合目前我国大多数医院对助产士执业范围的界定,随着助产服务模式的变化和助产士专业的发展,助产服务会向两端延伸,责任制助产的概念也将不断扩展,形成"我的孕产妇、我的助产士"的责任制助产模式。

2.陪产

广义的概念是指孕产妇分娩时有人陪伴,包括助产士陪伴、家人陪伴的专职"导乐"陪伴;狭义的概念特指"导乐"陪产。

3.导乐

导乐是来源于希腊语"Doula"的译音,意为"女性照顾者",即一个有生育经验的妇女陪伴另一个妇女完成生产,在产前、产时及产后给予孕产妇持续的生理上的支持、生活上的照顾和心理上的安慰,陪伴孕产妇完成分娩。导乐的身份是"一个受过训练的非医护人员"(Mothering the mothers Dr.M.Klaus)。20世纪80年代初,伴随国内住院分娩率的不断提高,医疗干预技术的不断应用,分娩产妇被置于与家人隔离的"大产房"流水线上,生产的过程也逐步医疗化,剖宫产率开始出现惊人的上升。导乐被引入国内后,即被作为新的产科服务模式变革的主要措施加以应用,鉴于我国医疗服务市场化不完善,导乐的职业化也不成熟,于是,产科医师、助产士、产科护士陪伴孕产妇的"天赋"职能被异化成了"导乐"。

(二)主要机制

通过营造一个充满信任、亲情、理解和支持的人际环境和安全、舒适、私密的分娩空间,使分娩更顺利。提供陪伴支持的理论基础如下。

1.分娩过程的正常性

分娩是一个自然、正常、健康的过程,健康的产妇和智力发育正常的胎儿有天生的潜能完成分娩。分娩可在医院、保健中心安全地进行。自然分娩对大多数产妇是最合适的助产士服务模式,要重视、支持和保护分娩的正常性。

2.支持的重要性

产妇对分娩的信心和能力受环境和周围人的影响很大。母婴在妊娠、分娩及产后虽然是两个独立的个体,却又密切相连,母婴间的联系非常重要,必须受到尊重。分娩的经历对母亲、婴儿、父亲以及整个家庭都有重要而持久的影响。

3.维护产妇的自主权

产妇应有权得到关于妊娠和分娩的科学知识,应有权经历愉快而健康的分娩过程,应有权选择她认为安全满意的分娩场所,应有权得到产时各种干预措施及用药利弊的最新信息,并有选择采用或者拒用的权利。

4.无损伤性

不宜常规采用干预措施,许多干预措施会对母婴造成影响,必须有指征时才能使用。

5.医务人员的职责

医务人员应根据产妇的需求提供服务。

(三)原则

帮助孕产妇树立自然分娩的信心,减轻分娩时的焦虑与恐惧,提供心理、生理、精神、技术、情感全方位的支持,达到保护、促进和支持自然分娩,提高产时服务质量,保障母婴健康。

二、护理评估

(一)健康史

既往病史、孕产史(包括计划生育手术和人工生殖)、分娩史、月经周期及末次月经、本次妊娠经过,查看历次产前检查记录,核对孕周。

(二)生理状况

1.临床表现

是否临产;产程阶段及进展情况;头盆关系;产妇一般情况;胎儿宫内状况。

2.适应证与禁忌证

(1)适应证:①有阴道分娩意愿的正常产产妇。②虽有某种并发症但有条件试产的产妇。③产妇自愿选择。

(2)禁忌证:①产妇拒绝。②生命体征不稳定,随时需要抢救的产妇。③有阴道分娩禁忌证的产妇。

3.辅助检查

行胎心监护,了解胎儿宫内状况;行超声检查,了解胎盘功能及胎儿成熟度;实验室检查,血尿常规及出凝血时间。

(三)心理-社会因素

(1)孕产妇对自然分娩是否充满信心及对产痛的恐惧程度。

(2)孕产妇及家人对陪伴者的信任及接受程度。

(3)家人的参与性与支持程度。

（4）医院能否提供单间产房、专业陪伴者及责任制助产服务等。

三、护理措施

（一）一般护理

同分娩期妇女的护理。

（二）责任制助产的实施与管理

1.责任制助产的职能

（1）密切观察产程进展。

（2）随时告知分娩进程及母儿健康状况的信息。

（3）回答待产分娩过程中的问题并提供帮助。

（4）采取措施，缓解分娩疼痛。

（5）完成自然分娩接产及新生儿即时处理。

（6）指导母乳喂养，产后观察，分享分娩体验。

2.责任制助产的实施条件

（1）硬件改造，提供"小产房"（一间产房只供一位孕产妇使用）服务。

（2）更新观念，提供围生母儿一体化护理。

（3）人员配置必须满足"一对一"责任制助产的需要，实施弹性排班。

（4）人员培训：责任助产士必须有较强的独立处理助产专业问题能力；具有发现分娩过程中异常情况的能力及应急能力。

3.责任制助产实施的管理

（1）完善各项规章制度：包括岗位管理制度、助产工作制度、排班制度、绩效考核制度。

（2）加强运行质量控制：包括督导、访谈、满意度调查及质量指标核定。

（3）建立与完善激励机制，实行绩效分配能体现工作量、工作时间、技术难度等，多劳多得，优劳优酬。

（三）陪产的实施与管理

1.陪产者的选择

（1）丈夫陪伴：现代产科服务模式鼓励男性参与分娩活动，认为丈夫参与分娩不是问题，而是解决问题的方法之一。男性参与分娩活动，也改变了"分娩是女人的事"的传统观念，因此，丈夫陪产是孕产妇的首选。

（2）亲友陪伴：家族血源浓郁的亲情，围中密友相同的价值观，使陪伴支持变得强有力，也是部分孕产妇的选择。

（3）导乐陪伴：目前国内导乐的职业化尚不成熟，多由产科医护人员异化而来，成为一种特需服务项目，随着医疗服务市场的完善和导乐的职业化，这一人群会逐步成为现代产科服务模式中一项人性化措施的具体表现，通过同伴支持、经验分享和桥梁作用，赋予孕产妇分娩的信心和力量。

2.陪产者的培训

（1）理论培训：分娩基本知识；医院的常规医疗程序（针对专职导乐）；妇女孕期、产时、分娩及产后早期的生理、心理和感情变化特征、需求把握与支持；产程的概念、分期、进展、表现特点及守护；分娩痛的应对等。

（2）实践培训：包括交流技巧、移情训练、支持技巧。专职导乐要认识到每个产妇的生活经历不同、性格不同，需要也不同，克服困难的技巧也不同。要学会适宜地、机智地、积极地去发现和满足产妇及其家属的需要。并保证不干扰正常的医疗程序。

3.陪产者的职能

（1）丈夫或亲友陪伴：①精神上的鼓励、支持与安慰。②生活上的照护，包括进食、饮水、如厕、沐浴、休息、睡眠、活动等。

（2）专职导乐陪伴：①分享经验与观念，输注力量。②提供生理上的帮助，包括进食、饮水、排尿及活动。③通过按摩、指导呼吸、调整体位等方法协助应对分娩疼痛。④桥梁作用，促进产妇、丈夫与医务人员的联系沟通。

（3）陪伴分娩支持技术：分娩体位应用（舒适分娩）；分娩辅助工具使用；拉玛泽分娩法（呼吸减痛分娩法），神经-肌肉运动训练；按摩等。

4.陪产者的管理

（1）注册与登记：专职导乐必须经过职业培训，获得相应资格；孕产妇家属（包括丈夫和亲友）须经过医院父母学校培训，懂得陪产的一般知识和要求。

（2）考核与监管：专职导乐进入医疗机构从事陪产工作，必须出示职业资格证书及相关培训证书，并有相应的职业评价证明。如支持分娩的实践活动中服务对象、医务人员对导乐陪产工作的评价及反馈意见。

（3）专职导乐的职业素养要求：有生育经验；富有爱心、同情心和责任心；具有良好的人际交流、沟通及适应能力；有使用分娩支持工具的能力；能为产妇提供生活上的照顾和帮助；动作轻柔、态度和蔼，给人以信赖感；经过正规职业培训，熟悉工作范围，获得执业资格；有良好的执业服务记录。

（四）心理护理

（1）了解孕产妇分娩时的特殊心理变化，给予适度的关注。

（2）通过沟通，了解孕产妇的文化背景、分娩观念和行为习惯，尽量满足其合理需求。

（3）掌握一定的心理干预技术，包括倾听技术、提问技术、鼓励技术、内容反应技术、情感反应技术、面质技术、解释技术、非语言沟通技巧等，适时应用。

（4）关注分娩体验，保持正向激励。

四、健康指导

（1）向孕产妇及其家人说明陪伴分娩的意义：在孕妇分娩的全过程中引入包括专业的导乐、产妇家属（丈夫、其他亲属或朋友）、助产士陪伴，不仅是产时服务的一项适宜技术，亦是一种以产妇为中心的全新服务模式，可以降低手术产率，减少对分娩的干预，有利促进正常分娩。

（2）若选择家属陪产，应提醒准备陪产的家属完成产前健康教育课堂的相关课程学习，了解分娩基本过程和陪产过程中帮助孕产妇的实用技术，如按摩、搀扶、擦汗、进食饮水、如厕等生活照顾，鼓励、赞扬、感谢、亲密行为等情感支持。

（3）若为专职导乐陪产，应向导乐介绍医院的环境与制度，强调其不可以参加医疗活动，如调输液速度等；也不可以替代医护人员向孕产妇发出各种影响产程的行为指令，如屏气用力等。

（4）陪产人员在陪产过程中，保持与助产士的良好沟通，充当桥梁的作用，表达和传递孕产妇的需求。

五、注意事项

(1)陪伴分娩是针对住院分娩的普及、产时服务中医疗干预的增多而造成的难产率上升提出的一项适宜技术,也是一种以产妇为中心的服务模式。

(2)助产士即"陪伴孕产妇的人",她们陪伴在孕产妇身边并帮助她们完美、自主地完成生产,守护孕产妇是助产士的天赋使命,也是责任制助产模式的实践,因此,不能将助产士的陪产作为医院的特殊服务项目,也不能将助产士等同或异化为"导乐"。

(王 慧)

第二节 妊娠期妇女的护理

一、概述

(一)定义

妊娠是指胚胎和胎儿在母体内发育成长的过程。成熟卵子受精是妊娠的开始,胎儿及其附属物从母体排出是妊娠的终止。全过程约需 40 周,临床上分为 3 个时期:妊娠第 13 周末之前,称为早期妊娠;妊娠第 14~27 周末为中期妊娠;妊娠第 28 周及其后为晚期妊娠。

(二)妊娠机制

1.妊娠生理

(1)获能的精子与次级卵母细胞在输卵管相遇,结合形成受精卵的过程称为受精。晚期囊胚种植于子宫内膜的过程称为受精卵着床。随后子宫内膜发生蜕膜样改变。

(2)胎儿附属物形成,包括胎盘、胎膜、脐带和羊水,对维持胎儿宫内的生命及生长发育起着重要作用。

(3)妊娠 10 周(受精后 8 周)内的人胚称胚胎,是各器官分化、形成的时期;从受精第 9 周起称胎儿,为各器官进一步生长、成熟的时期。

(4)妊娠 24 周出生的胎儿可能存活,但生存能力极差;28 周后生存能力逐渐增加;37~42 周为足月成熟儿。

2.妊娠期母体的变化

(1)妊娠期在胎盘产生的激素作用下,母体各系统发生了一系列适应性生理变化,以适应胎儿生长发育和分娩的需要,为产后哺乳做好准备。

(2)孕妇及家庭成员的心理随着妊娠的进展而变化,良好的心理适应有助于产后亲子关系的建立及母亲角色的完善。

(三)保健原则

定期健康检查,监测孕妇和胎儿的健康状态,及时发现和处理异常情况,指导妊娠期营养和用药,保证孕妇和胎儿的健康直至安全分娩。遵循普遍性指导和个性化指导相结合的原则,对孕妇和家庭提供教育和指导,增强自然分娩和母乳喂养的信心。

二、护理评估

(一)健康史

1.年龄

年龄过小易发生难产;年龄过大,尤其是 35 岁以上的高龄初产妇,易并发妊娠期高血压疾病、产力异常等。

2.职业

有无接触有毒、有害、放射性物质。

3.本次妊娠过程

妊娠早期有无病毒感染、用药、发热及出血保胎史;有无头痛眼花、阴道流血;饮食营养、运动、休息与睡眠、排泄情况、日常活动与自理情况,有无特殊嗜好。胎动开始时间。

4.月经史和孕产史

初潮年龄,月经周期,持续时间,按末次月经推算预产期。了解既往孕产史,有无不良孕产史(如流产、早产、难产、死胎、死产、产后出血等),分娩方式。

5.既往史和手术史

重点了解妊娠前有无高血压、心脏病、血液病、肝肾疾病、结核病及糖尿病和甲状腺功能亢进等;有无手术史及手术名称;有无食物、药物过敏史。

6.家族史

询问家族中有无高血压、糖尿病、双胎、结核等病史。

7.配偶情况

询问有无不良嗜好、健康状况、有无遗传性疾病。

(二)生理状况

1.全身检查

全身检查包括观察发育、营养及精神状态,步态及身高(<145 cm 注意骨盆狭窄);检查心肺有无异常、乳房发育情况、脊柱下肢有无畸形;测量生命体征,体重和增长是否合理;有无水肿及其他异常。常规妇科检查了解生殖道发育及是否畸形。

2.产科检查

产科检查包括腹部检查、骨盆测量、阴道检查和绘制妊娠图。

(1)腹部检查:视诊腹形及大小,有无妊娠纹、手术瘢痕和水肿;触诊注意腹部肌肉紧张度和子宫肌的敏感度;测宫高、腹围;四步触诊了解子宫大小、胎产式、胎方位、先露是否衔接。听胎心。

(2)骨盆测量:骨盆测量评估骨产道情况。已有充分证据表明骨盆外测量并不能预测产时头盆不称。因此,孕期不需要常规检查骨盆外测量。对于阴道分娩的孕妇,妊娠晚期可测定骨盆出口径线。骨盆内测量适用于骨盆外测量有狭窄者。

(3)阴道检查:妊娠早期初诊时,可行盆腔双合诊检查。妊娠最后 1 个月内应避免阴道检查。

(4)绘制妊娠图:将各项检查结果如血压、体重、宫高、腹围、胎位、胎心率等填于妊娠图中,绘成曲线图,及早发现并处理孕妇或胎儿的异常情况。

3.胎儿宫内状态

(1)妊娠早期:妇科检查确定子宫大小是否与孕周相符。

(2)妊娠中晚期:手测宫底高度或尺测子宫长度和腹围,了解胎儿大小、胎产式、胎方位、胎心率。胎动计数。

4.辅助检查

(1)孕妇常规检查:血常规、血型(ABO 和 Rh)、尿常规、肝肾功能、糖耐量、梅毒螺旋体、人类免疫缺陷病毒筛查,子宫颈(简称宫颈)细胞学检查、阴道分泌物。根据具体做以下检查:①妊娠合并症按需要进行血液化学、电解质、心电图、乙肝抗原抗体等检查;②孕妇有死胎死产史、胎儿畸形史和患遗传性疾病的孕妇,应做唐氏筛查,监测甲胎蛋白,羊水细胞培养行染色体核型分析。

(2)胎儿影像学及血流动力学监测。①B超检查:可以观察胎儿生长发育情况、胎动、羊水和胎儿畸形筛查,且能判定胎位及胎盘位置、成熟度。②血流动力学监测:彩色多普勒超声检查能监测胎儿脐动脉和大脑中动脉血流。③电子胎儿监护:可连续观察和记录胎心率的动态变化,了解胎心与胎动及子宫收缩(简称宫缩)之间的关系,评估胎儿宫内安危。

(3)胎盘功能检查:胎动、孕妇尿雌三醇、孕妇血清人胎盘生乳素。

(4)胎儿成熟度检查:羊水卵磷脂/鞘磷脂比值、羊水泡沫试验或震荡试验。

(三)高危因素

年龄<18 岁或≥35 岁;残疾;遗传性疾病史;既往有无流产、异位妊娠、早产、死胎、死产、畸胎史;有无妊娠合并症,如心脏病、肝肾疾病、高血压、糖尿病等;有无妊娠并发症,如妊娠期高血压疾病、前置胎盘、胎盘早剥、羊水异常、胎儿生长受限、过期妊娠、母儿血型不符等。

(四)心理-社会因素

(1)评估孕妇学历、受教育程度。

(2)评估不同宗教、文化、习俗方面的特殊要求。

(3)评估孕妇及配偶的职业及稳定性、收入、居住条件。

(4)评估孕妇在家庭中的角色、家人对妊娠的态度、孕育愿望及支持系统是否完善。

(5)评估孕妇对妊娠的态度及接受程度;有无不良情绪,如焦虑、紧张等;对妊娠、分娩相关知识的了解与需求。

三、护理措施

(一)一般护理

(1)建立孕期保健手册。

(2)根据末次月经,推算预产期,确定孕周。

(3)对孕妇进行全身检查,包括测量血压、心率、体重。

(4)协助完成产科检查和辅助检查。

(5)制定产前检查计划,预约复诊的时间和内容。

(二)症状护理

1.恶心、呕吐

约半数孕妇在停经 6 周出现早孕反应,12 周左右消失。应避免空腹,饮食清淡,少量多餐,给予精神安慰。妊娠 12 周以后继续呕吐者应考虑妊娠剧吐的可能,影响孕妇营养时须住院治疗。

2.尿频、尿急

常发生在妊娠初 3 个月及末 3 个月,不必处理,指导孕妇及时排空膀胱。

3.白带增多

妊娠初 3 个月和末 3 个月较明显。指导孕妇保持外阴清洁,穿透气性好的棉质内裤,经常更换。

4.水肿

妊娠后期易发生,休息后可消退。指导孕妇左侧卧位,下肢稍垫高,避免长时间的站或坐,适当限制盐的摄入。如下肢明显凹陷性水肿或水肿不能消退者及时诊治。

5.下肢外阴静脉曲张

避免长时间的站立、行走,时常抬高下肢。穿弹力袜或裤,避免穿紧身衣。会阴部有静脉曲张者,抬高髋部休息。

6.便秘

养成每天定时排便的习惯,多吃含纤维的食物,增加饮水量,注意适当活动。

7.腰背痛

指导孕妇穿低跟鞋,避免长时间弯腰。疼痛严重时卧床休息。

8.下肢痉挛

饮食中增加钙的摄入,避免腿部疲劳和受凉。发生下肢肌肉痉挛时,背曲肢体或站直前倾以伸展痉挛的肌肉。

9.仰卧位低血压

指导孕妇改为侧卧位后症状即恢复正常。

10.贫血

增加含铁食物的摄入,如病情需要时,遵医嘱补充铁剂,并给予用药指导。

(三)妊娠期营养与体质量管理

(1)建立妊娠期孕妇营养与体质量监测档案。

(2)测身高:第一次产检时测量即可。

(3)测体重:妊娠期每周监测孕妇体重变化,计算体重指数。体重指数(BMI)=体质量(kg)/身高的平方数(m^2)。

(4)观察孕妇营养状况,运用营养监测软件对孕妇进行营养测评。

(5)根据评估结果和营养测评情况给予个性化的孕期营养和体重管理指导。

(四)用药护理

1.妊娠期用药

(1)叶酸:用于预防神经管畸形,继续补充叶酸 0.4~0.8 mg/d 至孕 3 个月。

(2)铁剂:当孕妇血红蛋白值<105 g/L,血清铁蛋白值<12 μg/L,补充元素铁 60~100 mg/d。遵医嘱用药,饭后服用,可与维生素 C 同服,不宜与牛奶、钙剂、浓茶同服,用药期间观察黑便情况,监测血红蛋白水平。

(3)钙剂:孕中期开始补充钙剂,600 mg/d。用药期间观察下肢痉挛情况。

2.妊娠期合理用药原则

能用一种药时,避免联合用药;选用疗效肯定的药物,避免用尚难确定对胎儿有无不良反应的新药;能用小剂量药物时,避免用大剂量药物;严格掌握用药剂量和持续时间,注意及时停药;若病情需要,选用了对胚胎、胎儿有害的致畸药物,应先终止妊娠,然后用药。

(五)设立助产士门诊

(1)对孕妇知识掌握情况进行评估。必要时,转介到孕妇学校,完成相关课程学习。

(2)对孕妇分娩技巧训练程度进行评估。必要时转介到孕妇学校,完成相关技能训练。

(3)评估孕妇健康生活行为方式、自然分娩信心、支持系统。

(4)结合评估情况,有针对性地为孕妇提供生理、心理等方面的咨询和指导。

(5)与孕妇共同制定分娩计划,帮助合理选择分娩方式。记录孕妇的个性化要求,以便入院后能够提供人性化的服务,为分娩做好准备。完善档案资料,跟踪随访,评价分娩结局。

(6)提供实地参观,让孕妇熟悉分娩环境,与助产士结成伙伴关系,提高信任度,消除陌生感和恐惧、紧张情绪。

(六)心理护理

通过孕妇学校对孕妇进行相关知识的教育,减轻孕妇的焦虑与不良情绪;对产妇家属实施有关心理卫生宣教,使他们认识到家庭成员的支持对孕妇心理健康至关重要;加强母婴保健支持体系,如助产士门诊、健康教育热线、社区卫生服务等,给予适时的帮助和服务;建立孕期心理干预门诊,对有需要的孕妇及时进行有效的心理干预。

(七)危急情况处理

1.妊娠早期

如出现以下异常情况应及时就诊。

(1)妊娠剧吐:妊娠 5～10 周出现逐渐加重的频繁呕吐(每天≥3 次),不能进食,体重较前减轻≥5%,精神萎靡、面色苍白、尿量减少等体液电解质失衡,应及时就诊。

(2)妊娠早期阴道流血:①自然流产先兆,及时就诊。卧床休息,保持情绪稳定。②异位妊娠一般在孕早期 40～60 天多见,孕囊增大后易导致输卵管破裂出血,引起失血性休克,必须及时就诊。

2.妊娠期中晚期

孕妇的生理负担加重,应警惕异常情况的发生。

(1)于外伤、负重或同房后突然出现剧烈腹痛,多为胎盘早期剥离,应注意腹痛性质、阴道流血情况,并立即就诊。

(2)如突发无诱因、无痛性阴道流血时多为前置胎盘,应注意阴道流血情况并立即就诊。

(3)注意有无头痛、眼花、腹痛、血压升高和水肿,如出现异常,应及时就诊。

(4)如突感有较多液体自阴道流出且不能自控多为胎膜早破,应立即卧床休息,抬高臀部以防脐带脱垂,立即就诊。

(5)妊娠期糖尿病或糖尿病合并妊娠的孕妇一旦发生低血糖反应,应尽快给予糖分补充,了解低血糖发生的诱因,给予健康指导,避免再次发生。

(6)12 小时胎动少于 10 次或低于正常的 50%,提示缺氧或胎盘功能减退,应立即就诊。如胎动消失,一旦确诊死胎,尽快引产,原则以尽量经阴道分娩为主,配合医师做好引产准备和产后的咨询指导。

四、健康指导

(1)告知定期产科检查的目的、检查的频次、每次检查的内容和注意事项。

(2)孕妇学校分阶段对妊娠、分娩、产褥期及孕期营养、母乳喂养、新生儿护理等相关知识和技能进行教育和指导。

孕期营养指导。①帮助孕妇制订合理的饮食计划,均衡膳食,保证足够热量、蛋白质、微量元素和维生素的摄入,满足自身和胎儿的双方需要,为分娩和哺乳做好准备。②教会孕妇体重自我管理,结合营养咨询提出的个性化指导方案,调整饮食结构、量及比例。

妊娠期保健指导。①运动指导:坚持适量原则,妊娠早期避免过量运动;如有呼吸急促、头晕、心率快、发热等情况不宜锻炼;有合并症或并发症等应征求医师意见。②日常生活指导:改变不良生活方式;避免接触有毒、有害物质;避免长时间站立或久坐;躺下尽量采取侧卧位;保持个人清洁、舒适;戴合适的胸罩;避免过频性生活;避免高强度工作、高噪音环境和家庭暴力。③自我监测:认识和预防阴道出血;指导正确数胎动;指导家属听胎心;学会识别异常情况。④告知胎教的方法。

分娩及母婴护理相关知识和技能指导。①知识指导包括分娩相关知识(如自然分娩的好处、分娩方式和经过、分娩镇痛、陪伴分娩、分娩准备等)、产褥期指导、母乳喂养、新生儿免疫接种和护理。②技能辅导包括产前运动、分娩应对技巧、母儿交流技巧(胎教)、母乳喂养技巧、新生儿护理技术。

五、注意事项

(1)孕中期是产前诊断和处理的最佳时期。应告知孕妇按计划做好产前检查,完成相关疾病筛查。

(2)首次产前检查测身高时对站姿、测量方法应严格要求,测量结果以"cm"为单位,精确到0.1,记录测得值。孕妇身高<145 cm常伴有骨盆狭窄,应高度关注。

(3)测体重时要求被测孕妇在测量之前排尽大小便,脱去外套和鞋帽,以"kg"为单位,精确到0.1,记录测得值。

(4)在医师指导下合理用药,严格孕产妇用药原则,避免使用对胚胎、胎儿有害或致畸形的药物。

(5)进行辅助检查时,应详细说明空腹、检查时间等相关要求。

(6)高危孕妇应专案管理,严密监测,积极治疗妊娠合并症及并发症,必要时转诊。

(7)告知临近预产期的孕妇,如出现阴道血性分泌物或规律宫缩(间歇5~6分钟,持续30秒),则为临产,应尽快就诊。

(王　慧)

第三节　分娩期妇女的护理

一、概述

(一)定义

妊娠满28周(196天)及以上,胎儿及其附属物自临产开始到由母体娩出的全过程,称为分娩。

1.先兆临产

出现预示不久将临产的症状,称为先兆临产。其表现有假临产、胎儿下降感、见红。

2.临产

临产开始的标志为规律且逐渐增强的宫缩,持续约30秒,间歇5～6分钟,同时伴随进行性宫颈管消失、宫口扩张和胎先露部下降。用强镇静药不能抑制宫缩。

3.总产程及分期

总产程即分娩全过程,是指从开始出现规律宫缩直到胎儿胎盘娩出的全过程。分为3个产程:第一产程又称宫颈扩张期,指临产开始直至宫口完全扩张为止。第二产程又称胎儿娩出期,指从宫口开全到胎儿娩出的过程。第三产程又称胎盘娩出期,指从胎儿娩出后到胎盘胎膜娩出的过程。

(二)分娩机制

1.分娩动因

分娩动因包括炎症反应学说、内分泌控制理论、机械性理论、神经介质理论,然而分娩触发机制复杂,目前认为是多因素综合作用的结果。

(1)分娩晚期的炎症细胞因子、机械性刺激等多因素综合作用的结果。

(2)宫颈成熟是分娩发动的必备条件。

(3)缩宫素与前列腺素是促进宫缩的最直接因素。

2.枕先露的分娩机制

分娩机制是指胎儿先露部随骨盆各平面的不同形态,被动进行的一连串适应性转动,以其最小经线通过产道的全过程。过程包括衔接、下降、俯屈、内旋转、仰伸、复位及外旋转、胎肩及胎儿娩出。下降动作始终贯穿于分娩始终。临床上枕先露多见,占95.55%～97.55%。

(三)助产原则

推崇自然分娩的理念,帮助妇女建立自然分娩的信心,践行科学循证的助产方法,重视产程中走动、体位、入量管理,减少医疗干预,保护分娩的正常性,促进母婴安全。

二、护理评估

(一)健康史

根据产前检查记录了解产妇的一般情况,重点了解年龄、身高、体重,询问预产期。对既往有不良孕产史者,如既往剖宫产、产钳或胎吸助产、产后出血、会阴三度裂伤等,要了解原因。询问本次妊娠经过有无高危因素。询问规律宫缩开始的时间、强度和频率;有无阴道流水,时间、颜色、气味和量;有无阴道流血,时间和量;有无胎动。

(二)生理状况

生命体征,体重指数,皮肤黏膜情况;宫缩的频率、持续时间及规律性,胎产式、胎方位、胎先露、胎儿数、胎心和胎动;外阴有无瘢痕、疣;会阴皱褶和会阴体;宫颈管、宫口扩张、先露部、胎膜、脐带等。

(三)辅助检查

常用多普勒、胎儿监护仪监测胎儿宫内情况。

(四)高危因素

宫缩过强或乏力,骨产道、软产道异常,胎儿异常包括胎位异常和胎儿相对过大。

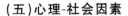

(五)心理-社会因素

(1)评估孕妇接受分娩准备的影响因素,如受教育程度、既往孕产史、文化及宗教因素等。

(2)评估孕妇分娩相关知识的掌握程度及实际准备情况。

(3)评估其丈夫和主要家庭成员的支持等。

(4)评估孕妇的心理状态,产程中有无不良情绪,焦虑、恐惧心理,对疼痛的耐受程度,对正常分娩有无信心。尤其是新生儿出生后,应关注产妇的情绪状态,观察产妇对新生儿性别、健康及外形是否满意,能否接受新生儿,有无进入母亲角色。

三、护理措施

(一)入院护理

1.接诊

接待产妇,核对手腕带。询问末次月经,核对预产期,确定孕周。结合产前检查记录,采集病史,了解分娩计划,完成病历书写。

2.安置患者

安排床位,介绍产房环境;对身高<145 cm,或有难产史的产妇再次行骨盆外测量异常者,联系医师,予以相应措施。

(二)住院护理

1.晨、晚间护理

创造安静、舒适的环境;保持床单位整洁,及时为产妇擦汗、更衣。进行面部、口腔、会阴护理,督促及时排尿;指导选择适宜体位,协助产妇走动和站立,宫缩间隙期放松、休息。给予饮食指导。

2.助产护理

(1)第一产程:①了解临产开始的时间,有无阴道出血和胎膜破裂。②生命体征:每隔4~6小时观察生命体征1次。若发现血压升高,或妊娠期高血压疾病,应酌情增加测量次数,并遵医嘱给予相应处理。③观察产程进展。④听胎心:于宫缩间隙期听胎心。潜伏期每1~2小时听胎心1次,活跃期宫缩频繁时每15~30分钟听胎心1次,每次听诊1分钟。如胎心率超过160次/分或低于110次/分或不规律,提示胎儿窘迫,立即吸氧,并通知医师。必要时行电子胎儿监护。⑤宫缩:潜伏期每隔1~2小时观察1次,活跃期应每15~30分钟观察1次。观察宫缩持续时间、间隙时间及强度,掌握其规律。⑥宫颈扩张和胎头下降:根据宫缩情况和产妇表现,适当增减阴道检查次数。临产初期每4小时检查1次,宫缩频繁或经产妇间隔时间应缩短。宫口开大4 cm开始绘制产程图,及时了解宫口扩张和胎头下降情况,指导产程进展。如产程进展延缓或阻滞时应汇报医师,注意头盆不称或胎头位置异常。⑦胎膜破裂及羊水观察:一旦胎膜破裂应立即听胎心,观察羊水颜色、性状及量,记录破膜时间,注意宫缩变化,防止脐带脱垂。⑧及时告知并反馈产程进展情况和出现的问题,给予解释和指导。⑨初产妇宫口开全,经产妇宫口开4 cm且宫缩规律有力,按照第二产程处理。

(2)第二产程:①专人护理,安慰、鼓励产妇,提供产程进展信息。②进行会阴冲洗、消毒等接产准备,预热远红外辐射台及新生儿用物。③观察产程进展:勤听胎心,每5~10分钟听1次。若出现胎心减慢、胎先露下降延缓或停滞时应分析原因,汇报医师,积极处理。④指导产妇屏气:帮助产妇选择合适体位,鼓励产妇宫缩时自发性用力,正确运用腹压,宫缩间歇期调整呼吸,放松休息。⑤见胎头拨露使会阴后联合紧张时,开始保护会阴。⑥按接产操作规程接产。⑦准确评估母儿情况及母亲有无会阴撕裂的高危因素,作出正确判断,必要时行会阴切开术。⑧胎儿娩出后产妇臀下垫积血盆,准确计算出血量。

(3)第三产程:包括新生儿与母亲的处理。

新生儿处理:①新生儿娩出后应立即清除口鼻腔黏液和羊水;②进行 Apgar 评分,判断有无新生儿窒息及其严重程度;③新生儿评分 8～10 分者快速擦干后放于母亲胸腹部进行皮肤接触、早吸吮,注意保暖;如新生儿需要复苏,立即断脐,置于远红外辐射台复苏;④处理脐带,注意脐带断面有无渗血;⑤仔细体格检查,查看有无畸形,称体重、身长,系新生儿腕带,按新生儿足印和母亲手印;⑥完善新生儿相关记录。

母亲处理:①胎儿出生后(双胎或多胎是指最后一个胎儿出生后)1 分钟内使用缩宫素;②每5 分钟监测 1 次母亲宫缩、阴道出血情况及产妇情绪;③观察胎盘娩出征象,协助胎盘娩出;④若胎儿已娩出30 分钟胎盘未娩出,出血不多,先排空膀胱,再轻轻按压子宫及静脉注射缩宫素后仍不能娩出时,或胎盘未完全剥离而出血多时,可行手取胎盘术;⑤检查胎盘胎膜是否完整,若有不完整,无菌操作下行子宫腔(简称宫腔)探查术或汇报医师处理;⑥检查软产道有无裂伤,如有裂伤,常规修复;如出现Ⅲ度裂伤,在麻醉下由上级医师修复或转诊;⑦收集、评估全产程过程中的失血量。

(4)产后 2 小时:①每 30 分钟观察 1 次产妇血压、呼吸、脉搏、宫缩情况、宫底高度、阴道出血量,膀胱是否充盈,会阴及阴道有无血肿等;重视产妇主诉。每 15～30 分钟观察新生儿面色、呼吸、皮肤颜色、血氧饱和度、肢体是否温暖、脐带有无渗血等异常情况。②帮助产妇擦净身体,穿上干净衣服,臀下铺干净会阴垫。提供清淡、易消化的流质食物。③给予持续的皮肤接触、早吸吮。④完善病历及新生儿出生登记。⑤产后 2 小时无异常送回母婴同室休息。

3.用药护理

缩宫素和卡前列腺素的护理。

4.心理护理

(1)向产妇及其家属讲解分娩过程,并反馈产程进展情况,按照分娩计划提供相应的服务。

(2)鼓励家属参与全程陪产,提供情感支持或导乐陪伴,适时鼓励、表扬产妇,增强产妇信心。

(3)遇胎儿宫内窘迫或第二产程延长需产钳助娩或剖宫产结束分娩时,应将原因交代清楚,加强安慰,说明其配合的必要性。

(4)新生儿娩出后协助产妇及其家属进行早接触、早吸吮,建立情感。对不如意者或结局不良者,提供人文关怀。

5.危急状况处理

分娩期危急状况有胎儿宫内窘迫、脐带脱垂、肩难产、产后出血、子痫、羊水栓塞、子宫破裂。

(1)胎儿宫内窘迫:①紧急呼叫产科、麻醉科医师立即到床旁。②停用缩宫素/停止屏气,减缓宫缩,减少脐带受压,改善子宫胎盘血供。③改变体位:首先排除脐带脱垂。采取左侧卧位、右侧卧位或膝胸卧位,缓解和纠正脐带受压,改善子宫和胎盘的血液灌注,使胎心率恢复。④面罩吸氧,氧流量维持在10～15 L/min,增加母体供氧,改善胎儿血氧饱和度。⑤如宫缩过强遵医嘱使用子宫收缩抑制剂。⑥开放静脉,首选林格液。通过增加母体血容量来改善子宫胎盘血供。⑦如宫口开全短时间内能经阴道分娩者,立即行阴道器械助产。如宫口未全,经对症处理胎心未恢复,立即行剖宫产。⑧呼叫新生儿科医师,做好新生儿复苏的准备。

（2）脐带脱垂：①紧急呼叫产科、麻醉医师、新生儿科医师到床旁。②做好新生儿窒息复苏的准备。③紧急处理：一旦确诊脐带脱垂，胎心尚好或有脐带搏动，应争取尽快娩出胎儿。宫口开全，胎头已入盆，立即配合医师行阴道助产；宫口未开全或宫口开全不能经阴道分娩者，立即取头低臀高位，上推胎先露，将脐带远离胎头，避免脐带受压。在严密监测胎心的同时，立即启动即刻剖宫产。④若胎心消失，确诊胎儿已经死亡，应等待自然分娩。如有难产或胎位异常，可采用毁胎术，减少母体损伤。同时提供心理支持、人文关怀。

（3）肩难产：①紧急呼叫产科、麻醉、新生儿科医师到床旁。②做好新生儿复苏的准备。③向孕妇和陪护者交代病情，取得配合。④采用肩难产操作程序酌情操作。⑤每项操作耗时 30～60 秒为宜，在操作中应持续监测胎心情况。⑥以上操作如果不能成功，启动即刻剖宫产。⑦做好各项记录：胎头娩出到胎儿娩出的时间、抢救时间、步骤、结果。⑧新生儿按照高危儿处理，检查有无骨折等产伤。

（4）产后出血。

（5）子痫。

（6）羊水栓塞。

（7）子宫破裂。

四、健康指导

（一）第一产程

向产妇和陪产的家属介绍环境及陪产注意事项。鼓励产妇按照自己的意愿进行饮食，产程晚期，进食有营养的流质；指导产妇及时排尿，注意保持会阴部的清洁卫生；临产后若未破膜可鼓励产妇自由活动，卧位时可选择舒适体位；整个产程中注意保持精力和体力的充沛，教会产妇应对分娩不适的技巧；根据产妇情况，指导其使用分娩球，告知产妇若出现破水、疼痛加剧、心慌、气急等情况需立即告知助产士。

（二）第二产程

鼓励产妇，表扬进展，给予心理支持。指导产妇选取舒适体位，在宫缩期自发用力，宫缩间隙期全身放松；胎头娩出时，指导产妇用"哈气"运动来控制分娩速度，与接产人员密切配合。

（三）第三产程

安抚情绪，指导产妇放松休息，耐心等待胎盘剥离。指导陪伴者协助进行皮肤接触、早吸吮，并告知目的和意义。

（四）产后 2 小时

指导陪伴者继续完成持续皮肤接触、早吸吮。告知母乳喂养好处，指导产后休息、饮食、活动、膀胱和会阴护理、清洁卫生等相关知识。

（五）检查前注意事项

每次检查、用药、操作、治疗护理前，应及时告知，并解释其目的、意义和方法，取得产妇和家属的配合。

五、注意事项

（1）胎膜早破，先露高浮者，应抬高臀部，以防脐带脱垂；胎头已固定，不限制活动。

（2）注意保护产妇隐私。根据产妇意愿处理胎盘。

（3）使用自由体位接产,做好体位安全措施,防止跌倒或坠床。

（4）膀胱充盈者及时排空膀胱,必要时导尿,以免影响宫缩及先露下降,引起产后出血。

（5）严格掌握会阴切开的指征,不提倡常规侧切。

（6）掌握接产要领,控制胎头娩出的速度,避免造成会阴严重撕裂。

（7）当判断胎肩娩出困难时,保持镇静,立即寻求帮助,按肩难产处理。

（8）婴儿出生后无自主呼吸或喘息,应尽快断脐到辐射台进行复苏,注意保暖。

（9）娩出胎盘时,不要过分用力牵拉脐带和按压子宫。

（10）产后2小时是产后出血的高发时段,应密切监护,正确估算出血量。及早发现产后出血,快速查找原因,对症处理。

（王　慧）

第四节　催产、引产的观察与护理

一、概述

(一)定义

1.催产

催产是指正式临产后因宫缩乏力需用人工及药物等方法,加强宫缩促进产程进展,以减少由于产程延长而导致母儿并发症。催产常用方法包括人工破膜、缩宫素应用、刺激乳头、自然催产法(如活动、变换体位、进食饮水、放松等)。

2.引产

引产是指在自然临产之前通过药物等手段使产程发动,达到分娩的目的,是产科处理高危妊娠常用的手段之一。引产是否成功主要取决于宫颈成熟程度。但如果应用不得当,将危害母儿健康,因此,应严格掌握引产的指征、规范操作,以减少并发症的发生。促宫颈成熟的目的是促进宫颈变软、变薄并扩张,降低引产失败率、缩短从引产到分娩的时间。若引产指征明确但宫颈条件不成熟,应采取促宫颈成熟的方法。

(二)主要作用机制

1.催产

通过输入人工合成缩宫素和/或刺激内源性缩宫素的分泌,增加缩宫素与体内缩宫素受体的结合,达到诱发和增强宫缩的目的。

2.引产

通过在宫颈口放置前列腺素制剂,改变宫颈状态,宫颈变软、变薄并扩张;或通过人工破膜、机械性扩张等,刺激内源性前列腺素释放,诱发宫缩,从而促使产程发动,达到分娩的目的。

(三)原则

严格掌握催产和引产的指征、规范操作,以减少并发症的发生。

二、护理评估

(一)健康史

既往病史、孕产史、分娩史、月经周期及末次月经、本次妊娠经过,查看历次产前检查记录,核对孕周。

(二)生理状况

1.评价宫颈成熟度

目前公认的评估成熟度常用的方法是 Bishop 评分法,包括宫口开大、宫颈管消退、先露位置、宫颈硬度、宫口位置五项指标,满分为 13 分,评分≥6 分提示宫颈成熟。评分越高,引产成功率越高。评分<6 分提示宫颈不成熟,需要促宫颈成熟。

2.产科检查

判断是否临产及产程进展(有规律宫缩及每小时 1 cm 的宫口开大)、母儿头盆关系。

3.辅助检查

行胎心监护,了解胎儿宫内状况;行超声检查,了解胎盘功能及胎儿成熟度。

(三)适应证和禁忌证

1.引产的主要指征

(1)延期妊娠(妊娠已达 41 周仍未临产者)或过期妊娠。

(2)妊娠期高血压疾病:达到一定孕周并具有阴道分娩条件者。

(3)若母体合并严重疾病则需提前终止妊娠,如严重的糖尿病、高血压、肾病等。

(4)足月妊娠胎膜早破,2 小时以上未临产者。

(5)胎儿及其附属物因素,如严重胎儿生长受限、死胎及胎儿严重畸形;附属物因素如羊水过少、生化或生物物理监测指标提示胎盘功能不良,但胎儿尚能耐受宫缩者。

2.引产绝对禁忌证

(1)孕妇严重合并症及并发症,不能耐受阴道分娩者或不能阴道分娩者(如重型肝肾疾病、重度子痫前期并发器官功能损害者等)。

(2)子宫手术史,主要是指古典式剖宫产术,未知子宫切口的剖宫产术,穿透子宫内膜的肌瘤剔除术,子宫破裂史等。

(3)完全性及部分性前置胎盘和前置血管。

(4)明显头盆不称,不能经阴道分娩者。

(5)胎位异常,如横位,初产臀位估计经阴道分娩困难者。

(6)宫颈浸润癌。

(7)某些生殖道感染性疾病,如疱疹感染活动期。

(8)未经治疗的人类免疫缺陷病毒感染者。

(9)对引产药物过敏者。

(10)其他包括生殖道畸形或有手术史,软产道异常,产道阻塞,估计经阴道分娩困难者;严重胎盘功能不良,胎儿不能耐受阴道分娩;脐带先露或脐带隐性脱垂。

3.引产相对禁忌证

臀位(符合阴道分娩条件者),羊水过多,双胎或多胎妊娠,分娩次数≥5 次者。

4.催产主要适应证

宫颈成熟的引产,协调性宫缩乏力,死胎,无明显头盆不称者。

5.缩宫素应用禁忌证

胎位异常或子宫张力过大如羊水过多、巨大胎儿或多胎时避免使用。多次分娩史(6 次以上)避免使用。瘢痕子宫(既往有古典式剖宫产术史)且胎儿存活者禁用。

6.前列腺素制剂应用禁忌证

孕妇有下列疾病,包括哮喘、青光眼、严重肝肾功能不全、急性盆腔炎、前置胎盘或不明原因阴道流血等;有急产史或有 3 次以上足月产史的经产妇;瘢痕子宫妊娠;有宫颈手术史或宫颈裂伤史;已临产;Bishop 评分≥6 分;胎先露异常;可疑胎儿窘迫;正在使用缩宫素;对地诺前列酮或任何赋形剂成分过敏者。

(四)心理-社会因素

(1)渴望完成分娩,难以忍受缓慢的产程进展,管理"不确定"有困难。

(2)担心孩子在子宫内的情况,又担心催产、引产方法及药物对孩子不好。

(3)害怕疼痛,自感无力应对,担心强烈的宫缩会导致子宫破裂。

(4)担心引产不成功,要做剖宫产。

三、护理措施

(一)引产的护理

(1)核对预产期,确定孕周。

(2)查看医师查房记录和辅助检查结果,了解宫颈成熟度、胎儿成熟度、头盆关系、妊娠合并症及并发症的防治方案。

(3)协助完成胎心监护和超声检查,了解胎儿宫内状况。

(4)若胎肺未成熟,遵医嘱,先完成促胎肺成熟治疗后引产。

(5)根据医嘱准备药物:①地诺前列酮栓是一种可控制释放的前列腺素 E_2 栓剂,含有 10 mg 地诺前列酮,以 0.3 mg/h 的速度缓慢释放,需低温保存。②米索前列醇是一种人工合成的前列腺素 E_1 制剂,有 100 μg 和 200 μg 两种规格。

(6)做好预防并发症的准备,包括阴道助产及剖宫产的人员和设备准备。

(二)用药护理

协助医师完成药物置入,并记录上药时间。

1.地诺前列酮栓促宫颈成熟

(1)方法:外阴消毒后将地诺前列酮栓置于阴道后穹隆深处,并旋转 90°,使栓剂横置于阴道后穹隆,在阴道口外保留 2~3 cm 终止带以便于取出。

(2)护理:置入地诺前列酮栓后,嘱孕妇平卧 20~30 分钟以利于栓剂吸水膨胀;2 小时后经复查,栓剂仍在原位,孕妇可下地活动。

2.米索前列醇促宫颈成熟

(1)方法:外阴消毒后将置米索前列醇于阴道后穹隆深处,每次阴道内放药剂量为 25 μg,放药时不要将药物压成碎片。

(2)护理:用药后,密切监测宫缩、胎心率及母儿状况。

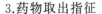

3.药物取出指征

出现下列情况,应通知医师评估后取出药物。①规律宫缩,Bishop 评分≥6 分;②自然破膜或行人工破膜术;③宫缩过频(每 10 分钟 5 次及以上的宫缩);④置药 24 小时;⑤有胎儿出现不良状况的证据:胎动减少或消失、胎动过频、电子胎心监护结果分级为Ⅱ类或Ⅲ类;⑥出现不能用其他原因解释的母体不良反应,如恶心、呕吐、腹泻、发热、低血压、心动过速或者阴道流血增多。

(三)催产护理

根据产程评估情况,选择催产方法,并准备相应设备、用具和药品。

(1)选择人工破膜者,按人工破膜操作准备。

(2)选择自然催产法者,提供活动放松、变换体位、进食、饮水的支持和指导。

(3)选择应用缩宫素者,则遵医嘱准备药物及溶酶、胎心监护仪,安排专人守护。

(四)用药护理

缩宫素应用。

(1)开放静脉通道。先接入乳酸钠林格液 500 mL(不加缩宫素),行静脉穿刺,按8滴/分调节好滴速。

(2)遵医嘱,配置缩宫素。方法:将 2.5 U 缩宫素加入 500 mL 林格液或生理盐水中,充分摇匀,配成0.5%浓度的缩宫素溶液,相当于每毫升液体含 5 mU 缩宫素,以每毫升 15 滴计算相当于每滴含缩宫素0.33 mU。从每分钟 8 滴开始。若使用输液泵,起始剂量为 0.5 mL/min。

(3)根据宫缩、胎心情况调整滴速,一般每隔 20 分钟调整 1 次。应用等差法,即从每分钟8 滴(2.7 mU/min)调整至 16 滴(5.4 mU/min),再增至 24 滴(8.4 mU/min);为安全起见也可从每分钟 8 滴开始,每次增加 4 滴,直至出现有效宫缩(10 分钟内出现 3 次宫缩,每次宫缩持续30~60 秒)。最大滴速不得超过每分钟 40 滴(13.2 mU/min),如达到最大滴速仍不出现有效宫缩,可增加缩宫素的浓度,但缩宫素的应用量不变。增加浓度的方法是以乳酸钠林格注射液500 mL中加 5 U 缩宫素变成 1%缩宫素浓度,先将滴速减半,再根据宫缩情况进行调整,增加浓度后,最大增至每分钟 40 滴(26.4 mU/min),原则上不再增加滴数和缩宫素浓度。

(4)专人守护,密切监测宫缩情况、产程进展及胎心率变化,有条件者建议使用胎儿电子监护仪连续监护。

(五)心理护理

(1)关注孕妇焦虑、紧张程度并分析原因;营造安全舒适的环境,缓解紧张情绪,降低焦虑水平。

(2)向孕产妇及其家属讲解催产、引产相关知识,做到知情选择。

(3)专人守护,增加信任度和安全感,降低发生风险的可能。

(4)允许家人陪伴,可降低孕产妇焦虑水平。

(六)危急状况处理

若出现宫缩过强/过频(连续两个 10 分钟内都有 6 次或以上宫缩,或者宫缩持续时间超过120 秒)、胎心率变化(>160 次/分或<110 次/分,宫缩过后不恢复)、子宫病理性缩复环、孕产妇呼吸困难等,应进行下述处理。

(1)立即停止使用催产、引产药物。

(2)立即改变体位呈左侧或右侧卧位;面罩吸氧 10 L/min;静脉输液(不含缩宫素)。

(3)报告责任医师,遵医嘱静脉给子宫松弛药,如利托君或25%硫酸镁等。

(4)立即行阴道检查,了解产程进展,未破膜者给予人工破膜术,观察羊水有无胎粪污染及其程度。

(5)如果胎心率不能恢复正常,进行可能剖宫产的准备。

(6)如母儿情况、时间及条件允许,可考虑转诊。

四、健康指导

(1)向孕妇及其家属讲解催产、引产的目的、药物和方法选择,达到充分知情,理性选择。

(2)讲解催产、引产的注意事项。①不得自行调整缩宫素滴注速度。②未征得守护医护人员的允许,不得自行改变体位及下床活动。

(3)随时告知临产、产程及母儿状况的信息,增强催产、引产成功的信心。

(4)孕产妇在催产、引产期间须经守护的医护人员判断,符合如下条件:①缩宫素剂量稳定;②孕产妇情况稳定,没有并发症;③胎儿情况稳定,没有窘迫的征象时,才被允许活动、改变体位。

(5)指导孕产妇利用呼吸的方法来放松及减轻宫缩痛。

五、注意事项

(1)严格掌握适应证及禁忌证,杜绝无指征的引产。

(2)催产、引产前,一定要认真阅读患者的病历,仔细核对预产期,尽量避免被动、单纯执行医嘱,防止人为的早产和不必要的引产。

(3)严格遵循操作规范,正确选择催产方法,尽量应用自然催产法。

(4)遵医嘱准备和使用药物时,认真核对药物名称、用量、给药途径及方法,确保操作准确无误,不能随意更改和追加药物剂量、浓度及速度。

(5)密切观察母儿情况,包括宫缩强度、频率、持续时间、产程进展及胎心率变化。有条件的医院,应常规进行胎心监护并随时分析监护结果,及时记录。

(6)对于促宫颈成熟引产者,如需加用缩宫素,应该在米索前列醇最后一次放置后4小时以上,并阴道检查证实药物已经吸收;地诺前列酮栓取出至少30分钟后方可。

(7)应用米索前列醇者应在产房观察,监测宫缩和胎心率,如放置后6小时仍无宫缩,在重复使用米索前列醇前应行阴道检查,重新评估宫颈成熟度,了解原放置的药物是否溶化、吸收,如未溶化和吸收者则不宜再放。每天总量不得超过50 μg,以免药物吸收过多。一旦出现宫缩过频,应立即进行阴道检查,并取出残留药物。

(8)因缩宫素个体敏感度差异极大,应用时应特别注意:①要有专人观察宫缩强度、频率、持续时间及胎心率变化并及时记录,调好宫缩后行胎心监护。破膜后要观察羊水量及有无胎粪污染及其程度。②应从小剂量开始循序增量。③禁止肌内、皮下、穴位注射及鼻黏膜用药。④输液量不宜过大,以防止发生水中毒。⑤警惕变态反应。⑥宫缩过强应及时停用缩宫素,必要时使用子宫收缩抑制剂。

(9)因缩宫素的应用可能会影响体内激素的平衡和产后宫缩,而愉悦的心情会增加内源性缩宫素的分泌,故应创造条件,改变分娩环境,允许家属陪伴产妇,让产妇愉快、舒适、充满自信,保持内源性缩宫素的分泌,尽量少用或不用缩宫素。

(王 慧)

第五节 分娩期非药物镇痛的应用与护理

一、概述

(一)定义

1.分娩痛

分娩痛是分娩时子宫平滑肌生理性收缩的独有的特征,分娩痛伴随着分娩的发动而出现,分娩的结束而消失,因有节律性,也称分娩阵痛。

2.分娩期非药物镇痛

分娩期非药物镇痛是帮助孕产妇应对分娩疼痛的有用的工具和方法,可用来替代类鸦片活性肽和硬膜外镇痛或作为其辅助手段而使母婴受益。常用方法:①自然分娩法(于 20 世纪 30 年代由 Dick-Read 创建);②Lamaze 呼吸减痛分娩法(于 1951 年由法国产科医师 Lamaze 创建);③陪伴分娩(于 20 世纪 80 年代提出,已作为现代助产服务模式的基本内容之一);④自由体位;⑤水疗法(20 世纪 80 年代开始出现在产科文献上);⑥针刺或经皮电刺激法(中国传统治疗方法之一)。

(二)主要镇痛机制

1.自然分娩法

认为分娩痛源于社会诱导的期待,"恐惧-紧张-疼痛"综合征是大部分分娩痛的原因,通过产程教育,纠正关于分娩痛的错误期待,将呼吸技巧与放松技巧结合应用,并鼓励丈夫参与,共同面对,达到疼痛缓解。

2.Lamaze 呼吸减痛分娩法

Lamaze 呼吸减痛分娩法又称精神预防性无痛分娩法、心理助产法,是一种分娩预备和训练方法,将孕产妇的正条件反射和产程教育结合起来,通过训练放松来缓解肌肉的紧张,通过集中精力于呼吸的调整来建立新的注意中心,分散对产痛的注意,达到呼吸的频率与宫缩的节律相一致;呼吸的深度与宫缩的强度相协调,从而于宫缩时放松身体,增加子宫肌的供氧,达到缓解疼痛的效果。

3.陪伴分娩

通过陪伴者持续的情感支持(陪伴、倾听、承诺、鼓励、分享信息等)来降低产妇的紧张情绪,从而缓解疼痛。

4.自由体位

产妇通过频繁变换身体姿势,找到相对舒适的体位,增加产妇的自我控制能力和自主感受的能力,达到减轻疼痛的效果。

5.水疗法

通过浮力、流体静压及特殊的热量,达到镇静和放松的作用。

6.针刺或经皮电刺激法

针刺疗法通过纠正"气"的不平衡来缓解分娩痛;经皮电刺激通过电刺激传入神经系统来阻

断痛觉的传导,达到止痛的效果。

(三)原则

所有措施必须安全、无不良反应。世界卫生组织提倡非药物性镇痛。

二、护理评估

(一)健康史

既往病史、孕产史、分娩史、月经周期及末次月经、本次妊娠经过,查看历次产前检查记录,核对孕周。

(二)生理状况

1.临床表现

(1)疼痛评估与分级:可选用 McGill 疼痛调查表或简易疼痛评估量表。

(2)产程进展情况:评估宫颈变化及宫颈口扩张情况;宫缩持续时间、间隔时间、节律性、极性;胎先露下降程度及速度;胎方位及头盆关系等。

(3)胎儿情况:大小、胎心率及胎儿宫内状况。

2.适应证和禁忌证

非药物镇痛技术适用于所有孕产妇,没有禁忌证。

3.辅助检查

行胎心监护,了解胎儿宫内状况;行超声检查,了解胎盘功能及胎儿成熟度;实验室检查,血尿常规及出凝血时间。

(三)心理-社会因素

(1)孕产妇对自然分娩是否充满信心及对产痛的恐惧程度。

(2)孕产妇及其家人对分娩期非药物镇痛技术的了解及接受程度。

(3)家人的支持及孕产妇配合程度。

(4)医院能否提供单间产房、分娩陪伴及责任制助产服务等。

三、护理措施

(一)一般护理

同分娩期妇女的护理。

(二)分娩期非药物镇痛的护理

1.自然分娩法的应用

做好正常分娩产程教育,纠正错误的分娩观念;进行肌肉放松和呼吸技巧的训练;提供条件让丈夫参与训练,并教其在产妇分娩中紧紧围绕。

2.Lamaze 呼吸减痛分娩法的应用

(1)廓清式呼吸的训练。①目标:身体真正放松。②应用时间:每项运动开始和结束前。③训练方法:坐、躺皆可,眼睛注视一个焦点,身体完全放松,用鼻慢慢吸气至腹部,用口唇像吹蜡烛一样慢慢呼气。④检查判断放松的程度:将检查的部位(一般选择上肢和下肢)慢慢抬起时会感觉肢体的重量,放开时,被抬起的部位会因重力作用而重重下垂,则表示完全松弛;否则应继续练习,直到孕妇完全放松。

(2)神经-肌肉控制运动。①目标:通过缩紧身体的某一部位,模拟宫缩,同时训练身体其他部位的放松,直到形成条件反射,一旦宫缩真正来临,即可在宫缩时,达到身体放松;②应用时间:妊娠期间,≥1 次/天,15～20 分/次;③训练方法、廓清式呼吸→缩紧身体的某一部位(右臂、左臂、右腿、左腿、右手右腿、左手左腿、右手左腿、左手右腿,每次一个部位)→放松→廓清式呼吸。

(3)呼吸运动。①目标:用意志控制呼吸,建立新的注意中心。②应用时间:妊娠满 7 个月后至分娩时。将产程分为 4 个阶段,即初步阶段(生产早期,收缩波不太规则,宫口开大约 3 cm)、加速阶段(收缩波高且持久,宫口开 4～8 cm)、转变阶段(收缩波起伏而尖锐,宫口开 8～10 cm)、胎儿娩出阶段。不同阶段采用不同呼吸模式,呼吸时间与宫缩时间一致。③训练方法:初步阶段胸式呼吸,由鼻孔吸气口吐气,腹部保持放松,一次吸气吐气过程为 8～10 秒;加速阶段浅而慢加速胸式呼吸,随宫缩增强而加速呼吸,随宫缩减缓而减慢呼吸,每次缩短 2～4 秒,至宫缩峰位时快速吸吐,宫缩减弱时每次增加 2～4 秒,直到平常状态呼吸;转变阶段浅的胸部高位呼吸,微张嘴快速吸吐,气流在喉头处打转发出"嘻嘻"音,又称"嘻嘻轻浅式呼吸",完全用口呼吸,吸气与呼气相等量,避免换气过度;胎儿娩出阶段,学会聆听身体的感受,直到有不由自主用力的冲动,大口吸气,憋气(下巴往前缩,眼睛看肚脐),往下用力(像解大便一样),吐气(预产期前 3 周开始练习,只可模拟不要真的用力);哈气运动,嘴巴张开,像喘息式急促呼吸,同时全身放松,直至想用力地冲动过去。训练时偶尔下口令:"不要用力",及时哈气,达到快速的本能反应。

(4)体操运动。①运动种类:腿部运动、盘腿坐式、脊柱伸展运动、产道肌肉收缩运动、腰部运动、膝胸卧式。②训练方法:在日常起居中有意识进行,随时可做。③目标:锻炼腹肌、臀肌、肛提肌、会阴肌群等分娩中使用的组织和器官,增加其韧性与支撑力,有利于分娩正常进行。

3.陪伴分娩的应用

分娩过程中有一个支持伙伴是帮助孕产妇处理疼痛的最成功方式之一。

4.自由体位的应用

分娩时常用体位有立位、行走、跪立、双手双膝位、蹲坐位、仰卧及侧卧位。①完成孕期自然分娩教育,教会使用各种分娩支持工具(分娩球、助行车等);②分娩时,为产妇提供各种分娩支持工具,供选择分娩体位时使用;③按常规监测孕产妇及胎儿情况,并做好记录。

5.水疗法的应用

提供水疗环境和设备;调节好水温;保持水的清洁,防止交叉感染。

6.针刺或经皮电刺激法的应用

针刺法因效果缺乏实证资料且操作有创而要求高,临床几乎不用;经皮电刺激法伴随技术的改进与革新,有一定的应用空间。

(三)心理护理

(1)鼓励产妇表达自己的感受与需求,加强与医护人员的沟通,消除紧张和恐惧的情绪。

(2)提供陪伴支持,充分发挥陪伴的作用,应用各种非药物镇痛技术,增加分娩信心。

四、健康指导

(1)讲解分娩的生理过程。

(2)解读分娩痛,让孕妇认识分娩痛的性质,了解分娩痛的影响因素及分娩痛对母儿健康的意义和影响。

(3)详细介绍分娩期非药物镇痛的原理、方法、效果、适用性和局限性、分娩的帮助、相关要求及注意事项,取得孕产妇及家人的认同。

(4)指导并示范 Lamaze 呼吸减痛分娩法,鼓励陪伴者共同参与,以便更有效地帮助孕产妇。

(5)在孕妇学校就教会使用各种分娩支持工具。

五、注意事项

(1)客观评价孕产妇疼痛的程度及耐受水平,做好记录。

(2)根据孕产妇对分娩痛知识的了解、孕期教育训练程度、镇痛的愿望及可提供的镇痛技术选择镇痛方法。

(3)非药物镇痛,目的不是消除分娩痛,而是通过心理暗示、转移注意力、放松技巧、呼吸运动等将疼痛降低到可以忍受的程度,因此,应预先告知,非药物镇痛不能达到绝对无痛。

(4)Lamaze 呼吸减痛分娩法的原理是条件反射,强调充分的教育和训练,其效果和技巧的掌握与训练程度密切相关,因此特别强调孕期训练。

(5)分娩期非药物镇痛方法彼此不相冲突,应结合产程不同阶段,产妇的信念、意愿和偏好,综合应用各种方法,并提供帮助。

(6)分娩痛易受精神心理因素的影响,家属的支持及工作人员良好的态度是一剂好的镇痛药,因此应努力改善分娩环境、允许家属陪产。

(7)产房环境安全、舒适、洁净,可满足分娩活动的需要。

（王　慧）

第六节　分娩期焦虑及疼痛产妇的护理

一、焦虑产妇的护理

分娩是一个生理过程,但对产妇而言却是一个持久而强烈的应激源。由于分娩阵痛的刺激及对分娩结局的担忧、产室环境陌生、分娩室的紧张氛围等常使产妇处于焦虑不安甚至恐惧的心理状态。其护理要点如下。

(一)心理护理

建立良好的护患关系,尊重产妇并富有同情心,态度和蔼,耐心听取并解答产妇及家属的疑惑,促使产妇积极配合。允许家属陪伴,减轻产妇的焦虑心理。

(二)产前教育

认真仔细地向产妇讲明妊娠和分娩的经过、可能的变化及出现的问题,帮助产妇了解分娩的过程,还要教给产妇一些分娩过程中的放松技术,使产妇对分娩有充分的思想准备,增强顺利分娩的信心,以减轻产妇的焦虑、恐惧心理。勤测胎心音和监测产妇的生命体征,让产妇休息好,鼓励产妇在宫缩间歇期间,少量多次进食易消化、富有营养的食物,供给足够的饮水,以保证分娩时充沛的精力和体力。

(三)产时指导

指导或帮助按摩下腹部及腰骶部以减轻疼痛,避免消耗过多的体力。第一产程适时鼓励产妇下地活动,促进产程进展。第二产程指导产妇正确使用腹压,使产妇保持信心,顺利娩出胎儿。待产妇有过度换气时,指导其进行深而慢的呼吸,并应用放松技巧,转移其注意力。

(四)做好家属的宣教工作

发挥社会支持系统的作用,产前向产妇的丈夫、父母讲解有关知识和信息,如分娩过程及必要的检查、治疗等,鼓励家人参与及配合,帮助产妇减轻焦虑情绪。

二、疼痛产妇的护理

分娩疼痛主要来自宫缩、宫颈扩张、盆底组织受压、阴道扩张、会阴拉长等,产妇对疼痛的感受因人而异。通过药物性或非药物性干预,疼痛可以减轻。其护理要点如下。

(一)心理支持

态度和蔼,认真听取产妇有关疼痛的诉说,对其予以同情和理解。让产妇的丈夫、家人或医务人员陪伴在旁以便让其随时诉说疼痛,有助于缓解疼痛。

(二)产前教育

向产妇解释分娩过程可能产生的疼痛及原因、疼痛出现的时间及持续时间,使产妇有充分的思想准备,增加自信性和自控感。指导产妇减轻分娩疼痛的方法(如呼吸训练)和放松的方法。

(三)产时指导

在活跃期后,除指导产妇做深呼吸外,医务人员可按压腰骶部的酸胀处或按摩子宫下部,减轻产妇的疼痛感。

(四)暗示、转移方法

通过让产妇听音乐、看相关图片,或和产妇进行谈话等方法转移产妇对疼痛的注意,也可用按摩、热敷、淋浴等方法减轻疼痛。

(五)配合应用镇痛药、麻醉药

按医嘱给予镇静止痛剂可缓解疼痛。用药前应认真评估,并取得产妇同意;用药时应注意剂量、时间、方法;用药后观察产妇及胎儿对药物的反应,发现异常应及时报告医师并进行相应护理。

(王 慧)

第七节 硬膜外麻醉分娩镇痛的观察与护理

一、概述

(一)定义

硬膜外麻醉分娩镇痛是指通过向硬膜外腔隙置管后,选择注入局麻药、阿片类药和/或肾上腺素及一些新药,以达到阻滞分娩过程中痛觉神经的传导,解除由于宫缩引起的疼痛,用于阴道分娩及剖宫产分娩。常用方法:①连续硬膜外麻醉镇痛;②产妇自控硬膜外麻醉镇痛;③腰麻-硬膜外联合阻滞等。

(二)主要机制

1.分娩致痛机制

造成疼痛的原因尚不明确。一般认为,分娩痛有如下几种可能的原因:①收缩致子宫肌缺氧;②交锁的肌束压迫宫颈和下段神经节;③宫颈扩张中的牵拉;④宫底覆盖腹膜的牵拉。

2.分娩痛的神经传导机制

分娩痛的主要感觉神经传导至 $T_{11} \sim S_4$ 脊神经后,经脊髓上传至大脑痛觉中枢,因此,阴道分娩麻醉镇痛需将神经阻滞范围控制在 $T_{11} \sim S_4$。

3.分娩镇痛机制

通过药物的应用,阻断特定神经纤维的传导作用,抑制痛觉向中枢的传递,达到解除疼痛的作用。

(三)原则

理想的分娩镇痛技术的应用,应对维护母婴健康有意义。基本原则:①简便;②安全;③对胎循环无影响。

二、护理评估

(一)健康史

既往病史、孕产史、分娩史、月经周期及末次月经、本次妊娠经过,查看历次产前检查记录,核对孕周。

(二)生理状况

1.临床表现

(1)疼痛评估与分级。

(2)宫缩情况、宫口开大、产程阶段及进展情况。

(3)胎儿大小、胎方位、胎心率及胎儿宫内状况。

2.适应证和禁忌证

(1)适应证:①无剖宫产适应证;②无硬膜外麻醉禁忌证;③产妇自愿。

(2)禁忌证:①产妇拒绝;②凝血功能障碍、接受抗凝治疗期间;③局部皮肤感染和全身感染未控制;④产妇难治性低血压及低血容量、显性或隐性大出血;⑤原发性或继发性宫缩乏力和产程进展缓慢;⑥对所使用的药物过敏;⑦已经过度镇静;⑧合并严重的基础疾病,包括神经系统严重病变引起的颅内压增高、严重主动脉瓣狭窄和肺动脉高压、上呼吸道水肿等。

(3)辅助检查:行胎心监护,了解胎儿宫内状况;行超声检查,了解胎盘功能及胎儿成熟度;实验室检查,血尿常规及出凝血时间。

(三)高危因素

(1)孕产妇基础疾病、妊娠分娩合并症及并发症。

(2)麻醉的问题包括直立性低血压、胃食管反流、药物过敏、麻醉意外。

(3)知情不够充分。

(四)心理-社会因素

(1)孕产妇的身心状态、对产痛的恐惧程度及对镇痛技术的渴求。

(2)孕产妇及其家人对分娩镇痛观念的认同、技术的了解及接受程度。

(3)家人的支持及孕产妇配合程度。

三、护理措施

(一)一般护理

同分娩期妇女的护理。

(二)硬膜外麻醉镇痛的护理

(1)评估孕产妇疼痛的程度、耐受性、镇痛愿望及身心状态等,做好记录。

(2)详细介绍硬膜外麻醉镇痛的适应证、禁忌证、镇痛效果及利弊,同时介绍可以提供的其他分娩镇痛的方法(包括药物镇痛和非药物镇痛),让孕产妇知情选择。

(3)备麻醉穿刺间,配齐麻醉穿刺及急救所有物品和设备,包括多普勒听诊仪、胎心监护仪、正压通气复苏囊、给氧面罩、喉镜(母儿各1套)、气管导管(多种型号)、吸氧装置及氧源、吸痰装置、自控式给药泵、分娩支持工具、紧急呼叫系统。

(4)若孕产妇选择硬膜外麻醉分娩镇痛,则由专业麻醉师完成术前谈话,签署知情同意书。做好下列准备:①常规建立输液通道;②留取血标本,进行血常规及出凝血时间检查,并进行交叉配血备用;③监护孕产妇生命体征及胎儿情况;④协助孕产妇摆好麻醉体位。

(5)麻醉术后配合麻醉师,严密监测生命体征,防止并发症发生。

(6)密切观察产程进展及母儿情况变化,完善各项记录。

(7)做好接产、可能剖宫产及新生儿复苏的准备。

(三)心理护理

(1)鼓励产妇表达自己的感受、意愿与需求,加强与医护人员的沟通,消除紧张和恐惧的情绪。

(2)提供陪伴支持,增加分娩信心。

(四)危急状况处理

主要是麻醉相关并发症的处理与预防。

1.麻醉相关并发症

低血压(心血管虚脱);局麻药毒性反应;高位阻滞;麻醉意外。

2.处理

配合麻醉医师进行相应急救处理(麻醉医师应在产妇身边守护);团队协作,包括助产士、产科医师、麻醉师、新生儿医师。

3.预防

要避免与麻醉相关的并发症和产妇死亡,需要对麻醉医师进行良好的培训、选择恰当的麻醉药物、仔细谨慎地用药;倡导非药物镇痛。

四、健康指导

(1)讲解分娩的生理过程。

(2)告诉孕产妇及其家属一般情况下,分娩痛属生理性的,可以承受且不构成伤害,然而,分娩时剧烈的疼痛也可以导致体内一系列神经内分泌反应,对产妇及胎儿产生相应的影响。

(3)逐项介绍分娩镇痛的方法、效果、适用性和局限性、对母儿健康的影响、相关要求及注意事项,包括非药物镇痛、药物镇痛和麻醉镇痛等镇痛技术的利与弊,达到充分知情,理性选择。

五、注意事项

(1)客观评价孕产妇疼痛的程度及耐受水平,做好记录。

(2)掌握疼痛评估技术,并能正确评价、解读分娩痛。

(3)客观解读硬膜外麻醉分娩镇痛技术的效果及注意事项,不可夸大宣传和刻意引导,孕妇及其家属在知情基础上理性选择。

(4)熟悉理想的分娩镇痛的标准,能合理选择分娩镇痛技术并有效实施。理想的分娩镇痛的标准是以下几点:①对产妇及胎儿不良反应小。②药物起效快,作用可靠,便于给药。③避免运动阻滞,不影响宫缩和产妇活动。④产妇清醒,能配合分娩过程。⑤能满足整个产程镇痛要求。

(5)严格执行操作规程,不可小视风险的存在,做好充分应对风险的准备。

(6)尽量让产妇避免持续仰卧位。

(7)实施麻醉分娩镇痛时,麻醉医师必须坚守在产妇身边,不时地检查并与产妇交谈,对药物滴注速度或局麻药的浓度进行必要的调整,及时识别任何导管进入血管或蛛网膜下腔的迹象,并与产科医师、助产士密切合作,共同监测,注意药物的不良反应。

(8)注意产程进展,不严格控制第二产程,经产妇分娩镇痛者允许达 3 小时,初产妇分娩镇痛者允许达 4 小时。

(9)做好可能剖宫产、新生儿复苏及产妇抢救准备。

(郭圣洁)

第八节　阴道分娩辅助技术

一、缩宫素的应用观察技术

缩宫素是由下丘脑分泌的一种激素,其重要作用是选择性兴奋子宫平滑肌,可促进宫颈成熟、增强宫缩力及收缩频率,故临床上广泛应用于妊娠后期引产及产程中加强宫缩,以及在产后促进宫缩,减少产后出血发生率。本节主要介绍缩宫素应用方法及观察注意事项。

(一)药理

1.刺激子宫平滑肌收缩

小剂量缩宫素能使宫缩力增强、收缩频率增加,但仍保持节律性、对称性及极性。若缩宫素剂量加大,能引起肌张力持续增加,乃至舒张不全导致强直性宫缩。

2.刺激乳腺的平滑肌收缩

有助于乳汁自乳房排出,但并不增加乳腺的乳汁分泌量。

(二)适应证

1.母体方面(引产、催产及产后止血)

(1)妊娠高血压疾病:胎儿已成熟,子痫控制后 24 小时无产兆,并具备阴道分娩条件者。

(2)妊娠期母亲并发症,需提前终止妊娠。

（3）胎膜早破：孕周≥36周,胎儿已成熟,24小时未自然临产者。

（4）延期或过期妊娠：妊娠达41周以上。

（5）有潜伏期延长趋势,潜伏期超过8小时,经过休息后排除不协调宫缩和头盆不称者。

（6）活跃期继发宫缩乏力者（排除头盆不称）。

（7）新生儿娩出后促进宫缩,减少产后出血。

2.胎儿方面

主要适用于胎死宫内及胎儿畸形。

（三）禁忌证

1.绝对禁忌证

（1）子宫手术史,如子宫肌瘤剔除术肌瘤较大、数目较多,手术透过内膜进入宫腔,子宫穿孔修补术等。

（2）前置胎盘,尤其是完全性前置胎盘。

（3）绝对或相对头盆不称及胎位异常,不能经阴道分娩者。

（4）严重胎盘功能不良等,胎儿不能耐受阴道分娩负荷者。

（5）待产妇不能耐受阴道分娩负荷,如心功能障碍、子痫前期重度等。

（6）脐带脱垂。

（7）软产道异常,包括宫颈浸润癌、宫颈水肿或者有生殖感染性疾病等。

2.相对禁忌证

子宫下段横切口剖宫产史,分娩次数≥5次者,双胎及多胎妊娠,臀位和羊水过多。

（四）用法用量

输液瓶上要做醒目标记,若需使用微量泵控制滴数和用量时,以12 mL/h计算;若无微量泵,以滴管1 mL＝15滴计算,调节好滴速后再加入缩宫素同时摇匀溶液。24小时用药量不超过80 U。

1.引产或催产

缩宫素2.5 U加入5%葡萄糖溶液500 mL中（5 mU/mL）静脉滴注,开始时1 mU/min（滴速约3滴/分）,每15～30分钟增加1～2 mU,调至有效宫缩,即宫缩间隙2～3分钟,每次宫缩持续40秒以上,宫腔压力不超过8.0 kPa（60 mmHg）,通常滴速为8～15滴/分,即2～5 mU/min。缩宫素引产一般在白天进行,一次性用液量不超过1 000 mL葡萄糖溶液为宜,不成功者考虑其他引产方式。

2.控制产后出血

20～40 mU/min,胎盘排出后可肌内注射5～10 U。

3.产前宫缩无力

缩宫素2.5～5 U加入5%葡萄糖500 mL内做缓慢静脉滴注（滴速10～30滴/分）。

（五）观察事项

（1）静脉滴注前观察胎心,测血压和脉搏,胎膜早破需观察羊水的色、质、量,确认无胎儿宫内窘迫进行用药。

（2）专人床旁守护负责观察和调节滴速,静脉滴注5分钟应监测胎心,以后每15分钟观察一次待产妇的血压、脉搏、胎心率、宫缩的频率、强度和持续时间及主诉等,并记录。

（3）密切观察产妇的产程进展变化及主诉。有条件者可使用胎心监护仪连续监测宫缩、胎心率及胎动反应。若待产妇出现突然破膜现象,应及时通知医师,若发现血压升高,应减慢滴注速度。当胎心持续减速、晚期减速、宫口开全 2 cm 时,停缩宫素并更换平衡液同时更换输液器。

(4)注意观察缩宫素的变态反应及不良反应:向产妇及其家属交代缩宫素使用过程中可能出现的意外情况。变态反应的临床表现为胸闷、气急、寒战及休克,一旦发现变态反应及时停用,抗休克抗变态反应治疗。不良反应有恶心、呕吐、心率加快或心律失常。

(六)结局评价

助产士准确评估产妇状况,安全应用缩宫素并密切观察。

(七)技术拓展

(1)卡贝缩宫素适用于选择性硬膜外或腰麻下剖宫产术后,预防宫缩乏力和产后出血,于胎儿娩出后 1 分钟内缓慢推注 100 μg。

(2)卡前列素氨丁三醇适用于难治性宫缩迟缓引起的产后出血和妊娠 13～20 周的流产。于胎儿娩出后深部肌内注射 250 μg。

(3)卡前列甲酯适用于终止早期或中期妊娠,预防和治疗宫缩迟缓引起的产后出血。常为 1 mg 阴道给药。

二、胎膜早破护理技术

临产前发生胎膜破裂,称为胎膜早破。未足月胎膜早破指在妊娠 20 周以后、未满 37 周胎膜在临产前发生的胎膜破裂。妊娠满 37 周后的胎膜早破发生率 10％;妊娠不满 37 周的胎膜早破发生率 2.0％～3.5％。孕周越小,围生儿预后越差,胎膜早破可引起早产、胎盘早剥、羊水过少、脐带脱垂、胎儿窘迫和新生儿呼吸窘迫综合征,孕产妇及胎儿感染率和围生儿死亡率显著升高。

(一)目的

学会检查胎膜是否破裂的方法,同时了解羊水性状,防止发生脐带脱垂,确保胎儿的安全。

(二)用物准备

无菌窥阴器、无菌手套、无菌棉球、无菌镊子、干净患者服、一次性垫巾、pH 试纸。

(三)操作程序

1.评估

(1)孕妇评估:沟通、理解和合作能力。

(2)环境评估:环境是否安全、安静、私密,温度是否适宜。

2.准备

(1)助产士准备:着装整齐,剪指甲,戴口罩、帽子,洗手。

(2)物品准备:备齐用物,将用物放在合适的位置。

(3)孕妇准备:向孕妇及其家属解释操作目的,取得其合作。

3.操作

(1)调节室温(24～26 ℃),拉好帘子,保护隐私。

(2)协助孕妇取平卧位,臀部放置一次性垫巾,脱下左侧裤腿放置在右侧大腿上,左侧下肢盖上被子,两腿屈膝分开。

(3)消毒会阴部,顺序依次为大阴唇、小阴唇、阴阜、会阴体、肛门。

（4）戴无菌手套,合上窥阴器上下叶,左手分开左右小阴唇,暴露阴道口,右手竖放窥器进阴道后转横向打开窥器的上下叶,充分暴露宫颈和穹隆部。

（5）如果见活动性液体自宫颈流出或后穹隆较多积液,可诊断胎膜早破。

4.整理患者衣物

协助孕妇更换患者服,注意保暖。

5.其他

用物整理,洗手,并记录。

（四）注意事项

（1）如果阴道内触及搏动性或条索状物,可诊断脐带脱垂,立即予以头低脚高位或臀部垫高,行紧急剖宫产手术准备。

（2）如果窥阴器打开没有见到宫颈有活动性流液,可采用阴道液 pH 试纸进行辅助检查:正常阴道呈酸性,羊水 pH 为 7.0～7.5。若 pH≥7,提示胎膜早破,准确率 90%。血液、尿液、宫颈黏液、精液及细菌污染可出现假阳性。

（五）结局评价

（1）助产士操作正确。

（2）孕妇对操作过程满意,对检查评估结果知情。

（六）技术拓展

（1）观察羊水性状:妊娠足月羊水略混浊、不透明,可见羊水内悬有小片状物。胎便污染的羊水分为 3 种:①Ⅰ度羊水呈淡绿色或淡黄色、稀薄;②Ⅱ度羊水呈深绿色、混浊质厚有粪块;③Ⅲ度羊水呈深褐色、黏稠呈糊状,胎儿皮肤、脐带、胎膜、胎盘均可黄染。

（2）胎膜早破后临产,通常因为羊水少和引起脐带受压,增加胎儿窘迫风险,注意加强胎心监测。

三、人工破膜及观察技术

人工破膜即人为方式干预撕破宫口处羊膜,以便观察羊水颜色、加强宫缩、加速产程进展,是自然分娩过程中较为常见的一种引产方式。

（一）目的

（1）观察羊水的颜色,从而间接观察胎儿在宫内的情况。

（2）宫缩欠佳时破膜可以加强宫缩,缩短产程。

（二）用物准备

听诊器或胎心监护仪、无菌窥阴器、无菌手套、无菌长弯血管钳。

（三）操作程序

1.评估

（1）待产妇评估:宫颈条件是否成熟,先露是否紧贴宫颈,先露是否固定。待产妇精神状态及有无并发症。

（2）环境评估:环境是否安全、安静、温度是否适宜,保护隐私。

2.准备

（1）助产士准备:着装整齐,洗手,剪指甲,戴口罩、帽子。

（2）物品准备:备齐用物,将用物放在合适的位置。

（3）待产妇准备：向待产妇及其家属解释操作目的，取得其合作，排空膀胱上产床。

3.操作

（1）协助待产妇取膀胱截石位，持续胎心监护，常规消毒外阴，铺巾，戴无菌手套。

（2）使用窥阴器打开阴道检查阴道黏膜、宫颈清洁情况，消毒阴道。

（3）用左手示指、中指伸入阴道，了解软产道及骨产道有无异常，然后将两指伸入宫颈内，了解有无脐带，同时扩张宫颈。

（4）右手持长弯血管钳，在阴道内左手示指、中指的指引下进入宫口触到前羊膜囊，并在宫缩间歇期钳破胎膜。无明显羊膜囊时，为避免伤及胎儿头皮，可在窥阴器直视下钳破胎膜。

（5）阴道内左手两手指应堵住破口处，控制羊水缓慢流出，以免宫腔骤然缩小，引起胎盘早剥和脐带脱垂。若羊水不多，可上推胎儿或用手指扩张破口，以便羊水流出。

（6）观察羊水性质、羊水量、胎心及宫缩情况，至少等待一次宫缩过后，再把手退出。

4.保暖

撤去臀下垫巾，垫产妇垫，摆体位，盖被保暖。

5.健康宣教

告知待产妇注意事项，破膜后最好卧床休息，等待宫缩。

6.其他

用物整理，洗手。记录破膜时间、羊水性质、羊水量、胎心及宫缩情况。

（四）注意事项

（1）注意消毒外阴，防感染。

（2）为防止羊水栓塞，破膜操作应在两次宫缩间隙时进行。

（3）一般破膜后2～6小时可出现宫缩，如破膜达12小时仍未临产，应减少阴道检查次数，可使用缩宫素引产，尽可能在24小时内结束分娩。

（4）破膜前后均要听胎心音。

（5）正常羊水呈清白色液体，若羊水呈黄色或黄绿色或稠厚糊状深绿色均示有胎粪污染，疑胎儿窘迫。

（五）结局评价

待产妇人工破膜，无不良反应，羊水无污染，产程加速。

（六）技术拓展

正常情况下，胎膜破裂一般在宫口开全时，破膜后有利于胎头下降，直接降至子宫下段压迫宫颈，引起子宫反射性收缩，加速产程。但人工破膜能增加宫内感染的风险，因此，无指征的人工破膜往往弊大于利。人工破膜的指征主要包括以下几条。

（1）过期妊娠者，可使用缩宫素催产并于宫口开大2 cm时行破膜术。

（2）产程进展缓慢，但无明显头盆不称、横位或臀位等异常胎位可行破膜术加速产程。

（3）疑胎儿窘迫时为了解胎儿宫内情况，可人工破膜观察羊水情况。

（4）宫口开全仍未破膜者。

四、臀位助产技术

臀位助产技术是指胎儿先露部为臀位时，通过助产者的牵引力，促进后出的胎儿部分如躯干上部、上肢、胎头等顺利娩出的辅助技术。若分娩时助产操作不当，易导致围生儿窒息、损伤及死亡;母体可致产道损伤、产后出血及感染。狭窄骨盆、软产道异常、胎儿体重＞3 500 g、胎儿窘迫、妊娠合并症、高龄初产、有难产史、不完全臀先露等,均不宜臀位助产。

（一）目的

降低母婴的发病率及死亡率,改善母儿结局。

（二）用物准备

接产包、利多卡因、10 mL注射器、无菌手套、新生儿复苏台、气管插管等复苏器材和药品。

（三）操作程序

1.操作前准备

（1）排空膀胱。

（2）行阴道检查,确定臀位类型、宫口是否开全、先露的高低、是否破膜及有无脐带脱垂。

（3）分娩过程中持续胎儿胎心电子监护。

（4）初产妇或会阴较紧者要行会阴切开术。

（5）做好新生儿抢救准备。

2.操作步骤

（1）娩出或牵引胎儿臀部:①腿直臀位或完全臀位时,产力良好的情况下,胎儿后臀部于会阴6点处自然娩出,前臀从耻骨联合下娩出,同时胎儿躯体外旋转使骶骨转向前方,胎体自然下降,此时胎体下降至胎儿脐部,并暴露出脐带。②完全臀位接产时,常规外阴消毒后,将一无菌巾折叠后覆盖阴道口,宫缩时以手掌堵住阴道口(图7-1),防止足部脱出。当产妇向下屏气用力,手掌感到相当大冲力时,松开手掌,胎儿臀部即自然娩出。

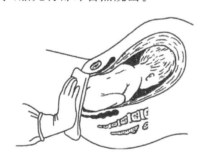

图7-1 手掌堵住阴道口

（2）娩出胎儿下肢和躯干:腿直臀位时,待胎儿躯干和骶骨旋转至耻骨联合下方后,适当上举胎体,逐一娩出胎儿双下肢。若为完全臀位,当胎足及小腿露于阴道口外时,以手术巾或纱布包裹,向后下方向牵引,使下肢和臀部相继娩出。以手术巾包裹胎儿下肢和骨盆,双手拇指置于胎儿骶骨两侧,另四指握持胎儿双侧髋部和骨盆,牵引胎体(图7-2),使肋缘、肩胛相继显露,注意避免挤压胎腹,以防内脏损伤。脐部娩出后,将脐带轻轻向下牵拉以避免脐带过度受压(图7-3)。

（3）娩出胎儿肩部和上肢:可采用两种方式娩出胎儿肩部和上肢,助产时根据具体情况选择使用。①先娩出前肩:双手握持胎体逆时针旋转并向下牵引,自耻骨弓下暴露并娩出前肩和前上肢,向相反方向旋转可娩出另一胎肩和上肢。②先娩出后肩:右手握持胎儿双足向上方牵引,于会阴部暴露后肩,左手示、中指伸入阴道,按压胎儿后上肢肘关处,助后臂及肘关节沿胸前滑出阴道。再将胎体放低,前肩和前上肢由耻骨弓下娩出(图7-4)。

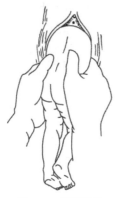 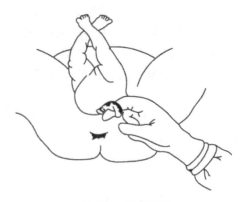

图 7-2 牵引胎体　　　　　　　　　　图 7-3 轻拉脐带

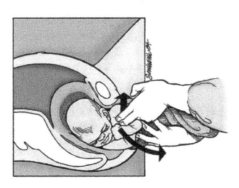

图 7-4 先娩出后肩法

(4)娩出胎头:双肩和上肢娩出后将胎背转向前方,助产者一只手的示指和无名指放在胎儿的颧骨上,不能伸入口中,防止引起上颌骨骨折,屈曲胎头,将胎儿身体放在同侧手掌和前臂上,双腿骑跨在前臂上。另一手中指放于胎儿枕部,示指和中指放于胎儿双肩及锁骨上。向下牵拉使胎头俯屈,同时,助手在耻骨联合上适当加力,以助胎头俯屈。当枕骨结节到达耻骨联合下方时,以此为支点,使胎头逐渐上抬,相继娩出下颌、口、鼻、眼、额(图 7-5)。

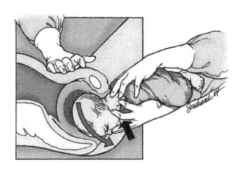

图 7-5 胎头的娩出

(5)检查软产道,如有宫颈、阴道裂伤应即刻缝合。

(四)注意事项

(1)产程中应尽量保持胎膜完整,除非在胎儿即将娩出时,一般不做人工破膜。出现胎膜破裂时应及时听胎心并做阴道检查,了解有无脐带脱垂。

(2)胎儿脐部娩出后一般应于8分钟内结束分娩,以免因脐带受压时间过长而致新生儿缺氧。

(3)临产后羊水中混有胎粪并不提示胎儿有缺氧,因此胎儿腹部受压可能会有粪便排出。

(4)产程中出现以下情况应考虑改行剖宫产术:①宫缩乏力,产程进展缓慢;②胎儿窘迫;③脐带脱垂胎儿尚存活,能适时进行剖宫产者;④宫口开全后先露位置仍高,估计经阴道分娩有困难者。

(5)检查新生儿有无股骨、肱骨、锁骨骨折、臂丛神经损伤及颅内出血。

(五)结局评价

(1)臀位助产技术操作正确、熟练,新生儿出生后Apgar评分好,无新生儿窒息表现,无新生儿股骨、肱骨及锁骨骨折、臂丛神经损伤及颅内出血。

(2)母亲产道损伤小,产后出血不多。

(六)技术拓展

扶着法娩出胎头,即Bracht法。主要用于单臀先露,即腿直臀位。由于胎儿伸直的下肢与躯干能较好地扩张宫颈及阴道,并保持两臂在胸前交叉,防止上举,故单臀先露在无指征时,勿过早干预,尽量任胎臀自然娩出,至娩出达脐部时使胎背向上,术者两拇指放于胎儿大腿后面,其余四指放于骶部握住胎臀,将胎体上举并轻轻牵引,至双足脱出阴道后,即可按堵臀法娩出胎儿其余部分(图7-6)。

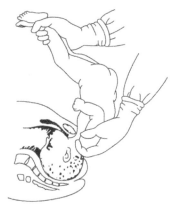

图7-6 扶着法娩出胎头

五、持续性枕后位助产技术

持续性枕后位助产技术是指经阴道徒手旋转胎头,协助枕后位旋转成枕前位分娩的助产技术。持续性枕后位者,如处理不当,手术产率、母婴并发症增多。通过积极处理包括加强宫缩和徒手旋转胎头,超过1/2的产妇可以阴道分娩,近1/3可能顺产。但在头盆不称、胎儿窘迫、巨大胎儿等情况时,应考虑剖宫产。

(一)目的

促进产程进展,降低母婴并发症,降低剖宫产率。

(二)用物准备

接产包、无菌手套、臀部垫巾、利多卡因、10 mL注射器、新生儿复苏台、气管插管等复苏器材和药品。

(三)操作程序

1.评估

(1)产妇评估:沟通、理解和合作能力。

(2)环境评估:环境是否安全、安静、私密,温度是否适宜。

2.准备

(1)助产士准备:着装整齐,洗手,剪指甲,戴口罩、帽子。

(2)物品准备:备齐用物,将用物放在合适的位置。

(3)产妇准备:向产妇解释操作目的,取得其合作,并行连续胎心监护。

3.操作

(1)协助产妇取截石位,臀部放置一次性垫巾。消毒外阴,导尿。

(2)检查阴道:了解骨盆径线,明确宫口扩张情况,先露高低及胎方位。

(3)旋转胎头:一手掌侧朝上插入阴道,4指放置要转至前位的侧面,拇指在对侧。

右枕后时,用左手沿顺时针方向旋转枕骨;左枕后位时用右手。等待2~3次宫缩后才取出手。

(4)更换产妇臀部垫巾,注意保暖。

(5)整理用物,洗手。

(6)记录。

(四)注意事项

(1)操作中胎头不能上推过高,避免脐带脱垂。

(2)宫缩间歇时方能旋转胎头。

(3)胎头转正后,应同时用右手示指及中指将水肿的宫颈前唇上推,宫口即迅速开全。

(4)手转胎头时,如有胎心变化,应立即停止旋转,以产钳或胎头吸引器助产。

(5)在旋转胎头时,如发现脐带脱垂或脐带隐性脱垂,应立即停止操作,抬高床尾,帮助脐带缩回,并改用其他方式,立即结束分娩。

(五)结局评价

(1)徒手旋转胎头正确、熟练,新生儿出生后Apgar评分好,无新生儿窒息表现。

(2)母亲产道损伤小,产后出血不多。

(六)技术拓展

判断胎方位的方法有2种。

1.触摸胎头颅缝法

术者将右手沿骶凹进入阴道,示指及中指触摸胎头颅缝,如颅缝呈"十"字形,则为大囟门,小囟门为"人"字形。但产程较长时,可致产瘤,颅骨重叠变形,颅缝不易查清。

2.触摸胎耳法

术者右手伸入阴道较高位,以示指及中指触摸及拨动胎儿耳郭,耳郭边缘所在方向为枕骨的方向。因胎儿耳郭柔软,一定要仔细辨认耳轮、耳孔及耳根,方可确定胎方位。

六、肩难产助产技术

肩难产胎头娩出后,胎儿前肩被嵌顿于耻骨联合上方,用常规助产手法不能娩出胎儿双肩,称为肩难产,其术式称肩难产助产术。肩难产发生于胎头娩出后,情况紧急,如处理不当会发生严重的母婴并发症,发生新生儿重度窒息和新生儿死亡。巨大胎儿肩难产发生率远高于正常体重儿,临床上怀疑有巨大胎儿时,宜放宽剖宫产指征。

(一)目的

缩短第二产程,减少母婴严重并发症,改善母儿结局。

(二)用物准备

产包、利多卡因、10 mL注射器、新生儿复苏台、气管插管等复苏器材和药品。

(三)操作程序

1.评估

(1)胎儿评估:胎头娩出后前肩能否顺利娩出,胎儿此时是否有缺氧危险。

(2)产妇评估:产妇配合能力、精神、产力和会阴情况。

2.准备

(1)助产士准备:在有肩难产高危因素的产妇顺产时,应事先告诉上级医师、新生儿科医师及做好新生儿抢救准备。

(2)物品准备:备齐用物,将用物放在合适的位置。

(3)产妇准备:向产妇及其家属解释目前状况及操作目的,安抚产妇,取得其合作。

3.操作

(1)寻求帮助:胎头娩出后,经外旋转轻轻牵拉不能娩出胎肩或出现胎头龟缩现象,应意识到发生肩难产,立即启动院内急救系统,呼叫多名援助人员协助,包括麻醉科医师、新生儿科医师、产科医师及有经验的助产士。

(2)判断是否会阴侧切:未行侧切者立即行会阴切开术,若会阴切口过小应将切口延长。若经产妇会阴软组织较松,也可直接进行手法处理。

(3)屈曲大腿:McRobert法,简称Mc法。将产妇大腿压向腹部,使髋部屈曲,目的是拉直腰椎及骶椎突起,增加骨盆前后径,增大骨盆的入口平面,减少骨盆的倾斜度,可松解嵌顿的前肩。

(4)耻骨上加压:产妇屈大腿,助手在耻骨联合上方触到胎儿前肩后,在此处加压30~60秒,将其推入耻骨联合下,也可从侧方(胎背位)施压,使胎肩内收,缩小双肩径,同时接产者向下、向后缓慢牵引胎头,协助嵌顿的前肩入盆并娩出。

(5)阴道内操作:即旋肩法。①Rubin操作:从会阴后方进入到胎儿前肩的后部,施力于肩胛骨,使肩膀内收,并旋转到斜径上,以松解嵌顿的前肩使其娩出。②Woods旋转操作:术者手沿着骶凹进入阴道,示指和中指放在胎儿后肩的前方,向胎背侧用力,旋转180°,使后肩转成前肩,通过旋转,使嵌顿的前肩从耻骨联合下松解娩出。Rubin操作和Woods旋转操作技巧是一致的,只是胎儿前后不一样。

(6)牵出后臂:明确胎背的朝向,胎儿背部在母体右侧用右手,在母体左侧用左手。术者手顺着骶凹进入阴道,顺着胎儿后臂到胎儿肘前窝后,示指和中指在肘前窝加压使前臂顺着胸部屈曲,然后握住胎儿的手,以洗脸样动作轻柔拉出后臂,后臂娩出后,轻柔地牵引胎头。

(7)转为四肢着床位:Gasbin法。当采用以上手法均无效时,协助产妇转身后双手、双膝着力,跪在产床上,增加骨盆前后径,试行所有阴道内操作,转动及利用胎儿的重力协助后肩通过骶骨岬,娩出胎儿。

(8)锁骨离断法:若上述方法均无效,可切断锁骨,使双肩径缩小后娩出,再固定缝合锁骨和软组织。

(四)注意事项

(1)严格按照肩难产的步骤有序进行,考虑从增大骨盆的空间和减小双肩径两个方面接触嵌顿的胎肩,不可忙乱地按压宫底及粗暴牵拉胎头。

(2)在行耻骨上加压时,绝对不能在耻骨联合上面向下加压而加重胎肩嵌顿。

(3)行锁骨离断法时应避免损伤肺脏。

(五)结局评价

(1)肩难产分娩操作正确,新生儿顺利娩出,产妇及新生儿无严重并发症。

(2)产妇及家属对操作过程满意,对肩难产具有一定认知。

(六)技术拓展

处理肩难产手法的顺序很重要,估计胎儿体重<4 000 g,优先采用屈大腿法+耻骨上加压法;若失败可采用屈大腿法+Woods操作。当胎儿体重≥4 000 g,则建议屈大腿法+Woods操作,或者屈大腿法+Rubin操作。大部分肩难产经过上述方法处理均能娩出胎儿。若处理30~60秒未达预期效果,要立即更换处理措施。操作过程中注意动作轻柔,切勿硬拉生拽,同时注意与产妇的交流。

七、产钳助产技术

产钳助产技术是指利用产钳作为牵引力或旋转力协助胎头下降及胎儿娩出的产科手术。正确而熟练地运用产钳助产技术,可以有效缩短第二产程,对产妇及胎儿均有利。产钳助产技术适用于第二产程延长、因妊娠合并心脏病等需缩短第二产程及存在胎儿窘迫的产妇。对于存在骨盆狭窄或头盆不称,宫口未开全或胎头未衔接,颏后位、额先露、高直位或其他异常胎位,严重胎儿窘迫,估计产钳术不能立即结束分娩的产妇,禁忌使用产钳助产术。

(一)目的

(1)缩短第二产程,帮助产妇顺利完成阴道分娩。

(2)降低剖宫产率,减少母儿损害的发生。

(二)用物准备

产钳、利多卡因、20 mL注射器、外阴切开剪、新生儿复苏台、气管插管等复苏器材和药品。

(三)操作流程

1.评估

(1)产妇评估:结合产妇精神状态、有无膀胱充盈、骨盆条件、宫口扩张情况、胎方位及胎头位置综合评估是否用产钳助产。

(2)胎儿评估:术前应评估胎儿是否存活,是否存在宫内窘迫,有无实行产钳助产的必要。

2.交代病情

使用产钳助产前,在可能的情况下应对产妇及其家属讲明手术的原因。

(1)产妇:采取保护性医疗,让产妇明白手术能帮助其尽快分娩,取得产妇配合。

(2)家属:需讲明产钳的适应证、术中及术后可能出现的并发症。

3.术前准备

(1)物品准备:备齐用物,特别检查产钳的性能,将用物放在合适的位置。

（2）术者准备：着装整齐，戴口罩、帽子，洗手，穿无菌衣，戴无菌手套。

（3）导尿：常规导尿排空膀胱。

（4）阴道检查：阴道检查应轻巧、仔细、确切，应全面了解会阴、阴道有无异常；骨盆大小、形态，有无头盆不称；宫口是否开全，有无脐带脱垂，胎膜是否破裂；胎头位置、胎方位。

（5）麻醉：常用会阴神经阻滞麻醉。

（6）会阴侧切：侧切剪开要够大，一般需剪开 4 cm 左右，剪子与中线成 45°。

4.产钳助产

操作步骤基本分为 5 步：放置、扣合、检查、牵引、取出（图 7-7）。

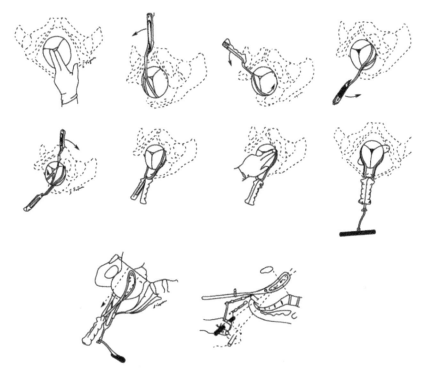

图 7-7　产钳助产操作步骤

（1）放置左叶产钳：术者左手执笔式持左钳柄，钳匙凹面朝胎头。右手自骶后凹伸入阴道壁，固定胎头在枕前位，右手示指扣住胎儿左耳孔，中指抵住大囟门在 6 点处作为枕前位的标志，使左钳沿右手掌面慢慢伸入胎头与阴道壁之间，当钳匙缓缓伸入时，钳柄亦由垂直渐向下的同时，左手改握钳柄逆时针旋转，按照左手示指的标志，将左钳匙放置在胎儿左耳前的面颊部，使产钳的纵轴与胎头的顶颏径相平行，钳叶的尖端最好在上下颌间的咬肌前。

（2）放置右产钳：术者右手执笔式持右钳柄，左手四指伸入胎头与阴道右后壁之间，将右叶产钳按放置左叶产钳的方法沿左手掌滑行至左手掌与胎头之间，使之达到左钳匙相对应的位置。

（3）合拢钳锁：术者两手握两叶产钳柄部，随即扣合。若不能扣合，提示产钳位置不当，可先适当调整右钳匙，若仍不能扣合，应取出产钳重新放置。

（4）检查胎方位：术者以右手示指伸入阴道内，检查胎头矢状缝是否位于骨盆出口前后径上，钳匙与胎头之间有无软产道组织或脐带夹入。

(5)试牵引:术者一只手的示指、中指和无名指扣握钳柄向外牵引,另一只手固定于握钳的手背部,其示指抵住胎头。试牵引时,如示指始终抵着胎头表示产钳无滑脱可能,则可正式牵引。

(6)牵引产钳:于宫缩时轻轻并拢钳柄,左手握产钳径部,右手手掌向下,中指、示指及无名指分别放在钳锁和钳柄侧突部,缓缓向下,向外牵引;另一方法为术者双手拇指抵住钳柄后侧,双手示指、中指互握钳锁,无名指和小指扣住钳径,以坐姿,靠臂力循产轴牵引。当胎头枕骨结节越过耻骨弓下方时,逐渐将钳柄向上提,使胎头逐渐仰伸而娩出。

(7)卸下产钳:当胎头双顶径牵出后,即以右手握住钳柄,按放置产钳的相反方向取出右叶产钳,卸右钳时,应将钳柄向左上倾斜取出,不可与产道平行抽出,以防损伤。同理卸下左叶产钳。

(8)牵出胎体及胎头娩出:按自然分娩机制旋转牵出胎体,随后协助胎盘娩出。

(9)检查软产道、缝合切口:检查会阴、阴道及宫颈有无裂伤,侧切口有无上延,然后逐层缝合。

5.其他

用物整理,洗手,记录。

(四)注意事项

(1)阴道检查要仔细,正确了解胎头骨质最低部及双顶径的高低,以及矢状缝方向和胎耳,可指引钳匙放在胎儿两侧面颊部。

(2)放置产钳后,进行阴道检查,了解是否有软产道组织位于产钳内。试扣产钳,如钳锁不易合拢,应仔细查找原因后再做适当的调整及处理,不可强行用力合拢钳锁。

(3)扣合产钳后,进行试牵,应在宫缩时再牵引产钳,用力要均匀、适当,速度不宜过快,也不能将钳柄左右摇晃。

(4)当胎头大径即将娩出时,应减慢牵引,与助手协作,保护会阴,防止会阴撕裂。

(5)如牵引 2 次,胎先露仍不下降或产钳滑脱,改为剖宫产,以免失去抢救胎儿的时机。

(五)结局评价

(1)产钳助产操作正确、及时、得当,缩短第二产程,产妇并发症少。

(2)缩短新生儿宫内窘迫时间,降低死产率,新生儿预后良好。

(六)技术拓展

产钳术的分类:根据胎头双顶径及骨质最低部在骨盆内位置的高低分为高位产钳术、中位产钳术、低位产钳术三类。高位产钳术是指胎头未衔接,胎头双顶径在骨盆入口之上,先露骨质最低部未达到坐骨棘水平,因为位置较高,常引起产妇及胎儿严重损伤,已基本被剖宫产取代。中位产钳术是指胎头已衔接,先露骨质最低部未达坐骨棘下 2 cm。低位产钳术是指双顶径已达坐骨棘水平以下,先露骨质最低部已达到或超过坐骨棘下 2 cm。

八、胎头吸引技术

胎头吸引技术是采用一种特制的喇叭样或扁圆帽状空心装置置于胎头顶部,抽吸负压后,吸附于胎头上,通过牵引借以协助娩出胎头的助产方式。胎头吸引技术适应证:产妇有合并症或并发症,需缩短第二产程者;宫缩乏力,第二产程延长者;胎儿窘迫;持续性枕后位或者持续性枕横位,旋转胎头。但须在以下条件必备情况下,才可使用胎头吸引技术:无明显的头盆不称;宫口已开全或者近开全;只用于顶先露;胎头双顶径已达坐骨棘平面,先露骨质部已达 S^{+3} 或以下;胎膜已破。

(一)目的

(1)缩短第二产程,帮助产妇顺利完成阴道分娩。

(2)降低剖宫产率,降低母儿损害的发生率。

(二)用物准备

胎头吸引器(包括吸头器、橡皮导管及抽吸器)、20 mL 注射器、利多卡因、外阴切开剪、新生儿复苏台、气管插管等复苏器材和药品。

(三)操作程序

1.评估

(1)胎儿评估:胎儿是否有宫内窘迫,程度如何,胎位及胎先露部是否正常。

(2)产妇评估:产妇骨盆是否适合顺产、宫缩强度如何、膀胱充盈情况。

2.准备

(1)助产士准备:戴好口罩帽子,洗手消毒,穿手术衣,戴无菌手套。

(2)物品准备:备齐用物,将用物放在合适的位置。

(3)产妇准备:向产妇及其家属解释目前状况以及操作目的,安抚产妇,取得其合作。

3.操作

(1)产妇应导尿以排空膀胱,行阴道检查,行阴部内神经阻滞麻醉,侧切开会阴。

(2)吸引。①放置吸头器:将吸头器头端及其边缘用无菌生理盐水润滑,以左手示、中两指分开阴道后壁,右手持吸头器,先将其头端下缘沿阴道后壁送入并抵达胎儿顶骨后部(图7-8),再依次拨开阴道右、前、左侧壁,吸头器随之滑入,保持其与胎先露部贴合紧密(图7-9)。将吸头器放置在胎儿后囟前 3 cm,正贴矢状缝。②检查吸头器附着情况:以左手固定吸头器,右手的示、中指沿吸头器边缘触摸开口端是否与胎头紧贴、有无阴道壁或宫颈组织夹于其中。同时,调整牵引柄使之与胎头矢状缝一致或垂直,作为旋转胎头的标记(图7-10)。③抽吸负压:使用 50 mL 注射器抽吸导管,形成负压至所需程度,钳夹橡皮导管。负压形成后,再次检查吸头器,确认无误后开始牵拉。④牵引吸头器:一般采用拉式或握式持吸头器(图7-11)。先试牵拉一下,确认有无漏气或滑脱,然后于宫缩及产妇屏气时按分娩转向开始牵拉(图7-12)。待双顶径娩出时,解除负压,取下吸头器,继之娩出胎儿。

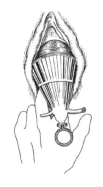

图 7-8　送入吸头器抵达胎儿顶骨后部

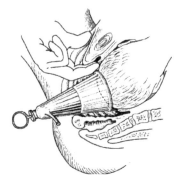

图 7-9　放置吸头器与胎先露贴合

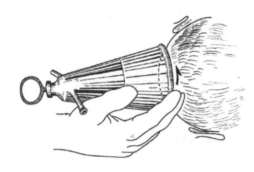

图 7-10　调整牵引柄

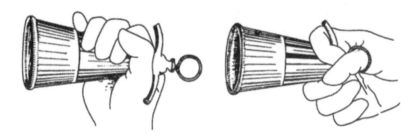

图 7-11　持吸头器

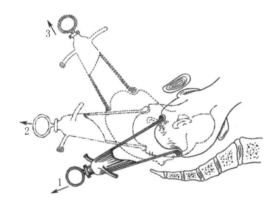

图 7-12　牵拉吸头器

(3)待胎儿、胎盘娩出后,检查产道,缝合会阴切口。

(四)注意事项

(1)产妇必须已经破膜才能实施胎头吸引术。

(2)吸头器应安放正确,保持与胎先露部贴合紧密。

(3)牵拉吸头器时应配合产力同时进行,以提高助产效果,减轻对胎儿的损伤。

(4)牵引时间达 10 分钟仍不能结束分娩时,应及时改用产钳术或剖宫产术。

(五)结局评价

(1)胎头吸引操作正确,新生儿顺利娩出,产妇及新生儿无严重并发症。

(2)产妇及其家属对操作过程满意,对胎头吸引具有一定认知。

（六）技术拓展

吸头器内的负压一般要求在 40.0 kPa(300 mmHg)左右,可使用自动负压形成装置,也可使用注射器抽气,金属锥形吸头器一般抽吸 150～180 mL,硅胶喇叭形吸头器抽吸 60～80 mL。抽吸负压达到所需程度,带产瘤形成后再牵引。

牵引时吸头器漏气或滑脱原因:①吸头器本身损坏;②负压不足;③吸头器放置有误;④牵引过早;⑤牵引旋转方向有误;⑥头盆不称、阻力过大或牵引力过大。吸头器滑脱两次以上者应改用其他助产方式。

九、徒手剥离胎盘术

胎盘滞留是指胎盘多在胎儿娩出后 15 分钟内娩出,若 30 分钟后胎盘仍不排出,将导致产后出血。若胎盘尚未完全剥离而出血多时(200 mL)或第三产程超过 30 分钟胎盘仍未排出且出血不多时,此时应采取徒手剥离胎盘术。

（一）目的

协助胎盘娩出,减少产后出血。

（二）用物准备

氯己定消毒液及棉球、无菌镊子、无菌洞巾、无菌手套、无菌手术衣。

（三）操作程序

1.评估

(1)产妇评估:沟通、理解和合作能力。

(2)环境评估:环境是否安全、安静、私密,温度是否适宜。

2.准备

(1)助产士准备:着装整齐,剪指甲,戴口罩、帽子,手消毒。

(2)物品准备:备齐用物,将用物放在合适的位置。

(3)产妇准备:向产妇解释操作目的,取得其合作。若检查发现宫颈内口较紧者,必要时肌内注射阿托品 0.5 mg 及哌替啶 100 mg。

3.操作

(1)术者更换无菌手术衣及手套。

(2)台下助产士冲洗会阴部,台上助产士用无菌棉球湿润手套表面。

(3)将一手手指并拢呈圆锥状直接伸入宫腔,手掌面向着胎盘母体面,手指并拢以手掌尺侧缘缓慢将胎盘从边缘开始逐渐自子宫壁分离,另一手在腹部协助按压宫底(图 7-13)。

(4)待确定胎盘已全部剥离方可取出胎盘。

(5)取出后应立即肌内注射子宫收缩药。

4.其他

用物整理,洗手,记录。

（四）注意事项

(1)操作必须轻柔,避免暴力强行剥离或用手指抓挖子宫壁,防止子宫破裂。

(2)若找不到疏松的剥离面无法分离者,可能是胎盘植入,不应强行剥离。

(3)取出的胎盘应立即检查是否完整。若有缺损,应再次徒手伸入宫腔,清除残留胎盘及胎膜。

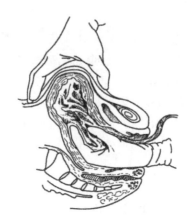

图 7-13　协助胎盘胎膜娩出

（4）应尽量减少进入宫腔操作的次数。

（五）结局评价

助产士操作正确，产妇对操作过程满意，对结果知情。

（六）技术拓展

1.胎盘滞留

胎盘滞留常见原因：①膀胱充盈，使已剥离胎盘滞留宫腔；②胎盘嵌顿，子宫收缩药应用不当，宫颈内口附近子宫肌出现环形收缩，使已剥离的胎盘嵌顿于宫腔；③胎盘剥离不全，第三产程过早牵拉脐带或按压子宫，影响胎盘正常剥离，胎盘已剥离部位血窦开放而出血。

2.胎盘植入

胎盘植入是指胎盘绒毛在其附着部位与子宫肌层紧密连接。胎盘植入主要引起产时出血、产后出血、子宫破裂和感染等并发症，穿透性胎盘植入也可导致膀胱或直肠损伤。

常见原因：①子宫内膜损伤，如多次人工流产、宫腔感染等；②胎盘附着部位异常，如附着于子宫下段、宫颈部或子宫角部，因此处内膜菲薄，使得绒毛易侵入宫壁肌层；③子宫手术史，如剖宫产术、子宫肌瘤剔除术、子宫整形后，尤其是多次剖宫产者，发生前置胎盘并发胎盘植入的概率增加，是导致凶险性产后出血的主要原因；④经产妇子宫内膜损伤及发生炎症的概率较高，易引起蜕膜发育不良而发生植入。

十、软产道检查技术

软产道检查是指产妇阴道分娩后，常规对其外阴、阴道、宫颈、子宫下段进行检查，查看有无活动性出血及软组织裂伤。

（一）目的

预防产后出血，预防产后并发症。

（二）用物准备

无菌手套、拉钩、卵圆钳、纱布。

（三）操作程序

1.评估

（1）产妇评估：明确胎儿娩出时间、出血情况、产妇精神状态及有无并发症，用药情况。

（2）环境评估：环境是否安全、安静，温度是否适宜，注意保护隐私。

2.准备

（1）物品准备：备齐用物，将用物放在合适的位置。

（2）助产士准备：着装整齐，洗手，剪指甲，戴口罩、帽子。

（3）产妇准备：向产妇解释操作目的，取得其合作。排空膀胱，仰卧位，双下肢稍屈曲，腹部放松。

3.操作

（1）左手拇指和示指持无菌纱布分开阴唇，右手用无菌纱布轻轻除去阴道口血块或拭去阴道壁上渗血，也可在阴道口塞入一带层无菌纱条，以阻止宫口内流出血液妨碍视野。

（2）右手示、中两指插入阴道并张开阴道侧壁，或用拉钩牵开阴道前后壁，先查有无阴道裂伤，然后用2把卵圆钳夹住宫颈，环绕宫颈口检查一周。

（3）注意尿道口周围是否有裂伤，应特别注意宫颈两侧（即3点和9点位置），因该处最易发生裂伤。若查到裂伤，要注意裂伤是否延及穹隆及子宫下段，不要遗漏小的裂伤或忽视大的裂伤的深部组织。

（4）对阴道分娩的产妇，产后有持续性大便感觉时应及时做肛门检查，了解有无血肿存在。

（5）产后产妇要留待产房2小时，产后2～4小时常规巡查病房，以免疏漏。

（四）注意事项

（1）产前排除软产道异常，如会阴阴道瘢痕、阴道纵隔、静脉曲张等。

（2）产时产妇配合运用腹压和进行深呼吸运动，助产士适当地保护会阴。会阴坚硬缺乏弹性、会阴体长或胎头过大、先露异常者应会阴切开。宫颈长时间被压迫水肿者，静脉注射地西泮或使用阿托品＋利多卡因宫颈注射，可加速宫颈扩张速度并消除宫颈水肿。同时禁止滥用缩宫素引产，避免宫缩过强。

（五）结局评价

产妇软产道损伤较小，无严重并发症。

（六）技术拓展

当胎儿娩出后立即有持续性鲜红色出血，而宫缩良好者，多考虑为软产道损伤。软产道裂伤的种类如下。

1.会阴、阴道裂伤

会阴、阴道裂伤分为4度（表7-1）。

表 7-1 会阴、阴道裂伤分类

撕裂程度		损伤特点
Ⅰ		会阴部皮肤和/或阴道黏膜撕裂，出血不多
Ⅱ		撕裂会阴部皮肤及其皮下组织和/或阴道黏膜撕裂，出血较多
Ⅲ	不完全撕裂	在Ⅱ度撕裂基础上，肛门括约肌筋膜及部分肛门括约肌撕裂
	完全撕裂	在Ⅱ度撕裂基础上，肛门括约肌完全撕裂
Ⅳ		在完全Ⅲ度撕裂基础上，撕裂累及直肠黏膜

2.宫颈裂伤

(1)宫颈两侧及一侧裂伤(常见)。

(2)宫颈前唇、后唇或多处裂伤(少见)。

(3)宫颈呈环形或半环断裂脱落(罕见)。

(4)严重宫颈裂伤(向下延至阴道穹隆、阴道上段或向上延至子宫下段、子宫体,甚至累及子宫动脉引起大出血或形成阔韧带、后腹膜血肿)。

3.其他

子宫裂破裂、产道血肿。

十一、会阴阻滞麻醉与局部麻醉技术

会阴侧切或会阴阴道撕裂修复前应行麻醉,会阴阻滞麻醉与局部麻醉术是指将局部麻醉药注射入阴道黏膜、会阴、直肠括约肌内,满意的麻醉效果和产妇的配合对良好的暴露和正确的修复非常重要。

(一)目的

(1)若用于会阴侧切缝合术,缓解产妇侧切与缝合术时的疼痛,有利于促进产妇顺利自然分娩;而且产后侧切口无红肿,伤口愈合良好。

(2)若用于阴道手术助产术,头位异常经阴道胎头旋转术,产后检查软产道裂伤等手术,减轻助产过程中的疼痛。

(二)用物准备

20 mL 注射器,9 号细长腰穿刺针,2%利多卡因 10 mL,0.9%氯化钠溶液 10 mL,皮肤消毒液。

(三)操作程序

1.准备

(1)环境准备:保护产妇隐私,关门窗,减少人员走动。

(2)物品准备:检查用物,将用物放在合适的位置。

(3)助产士准备:戴口罩、帽子,洗手,穿手术衣,戴无菌手套。

(4)产妇准备:膀胱截石位,外阴消毒,铺巾,进针局部皮肤黏膜消毒。

2.操作

(1)抽取麻醉药液 2%利多卡因 10 mL,0.9%氯化钠溶液 10 mL。

(2)用 75%乙醇消毒麻醉区皮肤一遍。

(3)术者将一手示指放入阴道内,触清该侧坐骨棘位置,另一手持套有 9 号细长腰穿刺针头的 20 mL 注射器,于宫缩间歇在该侧坐骨结节与肛门连线中点处,先注一皮内小丘,然后在阴道内手指的指引下,水平进针深达坐骨棘内下方,即阴部神经经过部位。

(4)穿刺过程须防止针头穿过阴道刺伤胎儿头皮。

(5)在阴部神经经过部位回抽注射器,如无回血,可注射 1%利多卡因液 10 mL,然后在针头退出的同时进行注射直至皮下,再由穿刺点至在同侧会阴体处,做扇形浸润麻醉。

(6)向产妇及其家属解释麻醉的目的、过程,取得同意与配合。

(四)注意事项

(1)阴部神经阻滞麻醉术在母体方面发生的并发症:①局麻药被直接注入血管内,引起药物

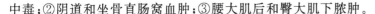

中毒;②阴道和坐骨直肠窝血肿;③腰大肌后和臀大肌下脓肿。

(2)操作者必须按规定执行局部麻药的剂量和质量分数,选用毒性最低的麻醉药,每次用注射器注药之前,必须常规回抽活塞证实无血回流方可注药,切忌将局部麻醉药注入血管或胎儿头皮。

(3)针头穿刺时应找准部位一次成功,避免反复穿刺引起血肿、感染等并发症。

(4)当临床上发现局麻药毒性反应的早期症状如头晕、耳鸣时应立即停止给药。如发生惊厥时应注意保护产妇,以防发生意外损伤,同时吸氧及进行辅助呼吸,立即呼叫麻醉医师,并遵医嘱静脉注射地西泮 10 mL,维持血流动力学稳定。

(五)结局评价

(1)产妇麻醉效果良好,缝合疼痛减轻。

(2)助产士能正确掌握会阴阻滞麻醉与局部麻醉技术,与产妇沟通良好。

(六)技术拓展

会阴阻滞麻醉适合大多数的修复手术,术前满意的麻醉效果和患者配合对良好的显露和正确的修复非常重要,将局部麻醉药注射入阴道黏膜、会阴、直肠括约肌内,可以提供良好的麻醉效果。会阴阻滞麻醉适合大多数的修复手术,是修复Ⅲ、Ⅳ度会阴阴道撕裂理想的局部麻醉,通过对阴蒂背部神经、阴唇神经和直肠下部神经的阻滞,对会阴正中、阴道下部产生良好的镇痛效果。研究发现利多卡因可迅速向胎儿传输,应在分娩前限量使用。对不能忍受在会阴阻滞麻醉下行撕裂修复手术者,可以选择刺静脉或硬膜外麻醉。

十二、会阴侧切及缝合技术

会阴侧切及缝合术是指宫缩间隙期,手术时以左手示、中指伸入阴道与胎头之间,撑起阴道左侧臂,用会阴切开剪以阴唇后联合为起点开始向外旁开 45°,向坐骨结节方向,在宫缩开始时剪开会阴 4～5 cm,若会阴高度膨隆则需向外旁开 60°～70°。胎儿及胎盘娩出后,缝合阴道黏膜、皮下脂肪层及皮肤即为会阴侧切缝合术。

(一)目的

(1)若用于产妇头位分娩时会阴较紧、会阴体长、组织硬韧或发育不良、会阴瘢痕、炎症、水肿或遇急产时会阴未能充分扩张,防止阴道分娩时产妇会阴撕裂。

(2)用于各种原因所致头盆不称,估计切开后能阴道分娩者,以促进自然分娩,防止会阴撕裂。

(3)用于产钳助产,胎头吸引器助产或初产臀位经阴道分娩者,以协助阴道分娩,降低新生儿窒息率,防止会阴撕裂。

(4)用于早产、胎儿宫内发育迟缓或胎儿宫内窘迫需减轻胎头受压并尽早娩出者,降低新生儿窒息率及新生儿,防止新生儿颅内出血。

(5)用于患有心脏病或高血压等疾病的产妇,以缩短第二产程,减少孕妇体力消耗,降低孕妇发生并发症的风险。

(二)用物准备

灭菌产包 1 个(手术衣 1 件、大产单 1 套、脚套 1 副、治疗单 5 块、纱布 5 块、脐卷 1 个、尾纱1 条);接生盘 1 套(血管钳 3 把、直尺 1 把、侧切剪 1 把、组织剪 1 把、持针器 1 把、镊子 1 把、弯盘2 个、小药杯 2 个、聚血器 1 个、气门芯 2 个);2-0 可吸收肠线 1～2 根、3-0 可吸收肠线 1 根、正压呼吸气囊 1 套、吸痰管 1 根、无菌手套 2 副。

(三)操作程序

1.会阴切开术

(1)会阴左侧切开术:阴部神经阻滞及局部浸润麻醉生效后,术者于宫缩开始前将左手示、中指伸入阴道内,撑起左侧阴道壁,右手放入钝头侧切剪,在宫缩高峰时,自会阴后联合中线向左侧45°(会阴高度膨胀时为60°~70°,其角度大小应视会阴体长度、会阴体膨隆程度决定)剪开会阴,长 4~5 cm,长度可根据产妇会阴弹性、胎儿大小、耻骨弓角度等情况调整。切开后,用干纱布压迫切口止血,如有局部小血管断裂而出血不止者,应用 2-0 可吸收肠线结扎小动脉。操作要点:切开不宜过早,剪刀与皮肤垂直,侧切角度应根据会阴扩张程度而定。

(2)会阴正中切开术:局部浸润麻醉后,术者于宫缩时沿会阴后联合正中垂直剪开 2 cm。此法优点为剪开组织少,出血不多,术后组织肿胀及疼痛轻微,切合愈合快;缺点为切口有自然延长撕裂至肛门括约肌的危险,而容易损伤会阴后联合双侧肌腱。

2.娩胎

一手保护会阴,另一手辅助胎儿头俯屈,便于胎头以最小径线娩出,胎儿和胎盘娩出后,检查胎盘胎膜是否完整,胎盘不完整者行徒手胎盘剥离术。应常规检查切口有无延伸裂伤和直肠损伤,有损伤者应按照解剖位置进行逐层缝合。

3.缝合

(1)先用生理盐水冲洗会阴伤口,并使用无菌棉球彻底消毒会阴后,阴道塞入干有尾纱一条,并用止血钳固定尾巴夹在孔巾上。

(2)缝合阴道黏膜:用可吸引 2-0 可吸收肠线从切口顶端上方 0.5 cm 处开始缝合打外科手术结,以约 1.0 cm 的针距间断缝合阴道黏膜及黏膜下组织,注意对合创缘,不留无效腔,不过底,止血彻底,不留活结。最后,对齐切口两侧阴道黏膜创缘,于处女膜内环处缝合并打外科手术结。

(3)缝合肌层:用可吸引 2-0 可吸收肠线从切口下顶端开始间断缝合,根据切口长度一般缝3~4 针,进出针距皮肤切缘约 0.5 cm,注意不留无效腔,针距约 1.0 cm,对称缝合,恢复解剖关系。

(4)缝合皮下及皮肤:用 3-0 可吸收肠线从自距离切口顶端约 1.0 cm 处进针打结,再由此点进针,于切口顶点出针,然后从切口顶端左侧皮缘进针至距离顶点 0.2~0.3 cm 处出针,绷紧对齐切口两侧皮肤,从切口右侧同位置的边缘进针到距离顶点 0.5~0.6 cm 处出针,再以同等针距沿切口左侧进出针,与右侧对称,即"U"形缝合。使顶点两侧皮缘对合严密。缝合至切口的1/3 处时,针距约 0.5 cm,沿两侧切口皮缘连续皮内缝合至处女膜外环处打结。注意皮肤对合完好,针线勿穿透表皮,切口起始处针距窄,切口中部、后部针距宜疏,以利于伤口愈合。

(5)缝合后处理:取出阴道内尾纱,检查缝合处有无血肿或出血,常规肛诊,检查有无肠线穿透直肠黏膜。清点助产器械,注射器针头、穿刺针、缝针对数无误后放入锐器盒,整理用物,协助产妇取舒适的体位。

4.术后护理

(1)保持外阴清洁,一般以侧切口对侧卧位或平卧位,术后 5 天内,每次便后自行会阴清洁,勤换护垫。

(2)外阴伤口水肿疼痛严重者,以 95% 乙醇湿敷或 50% 硫酸镁热敷或局部理疗。

(3)术后每天检查伤口,了解有无感染征象,并指导产妇进行会阴伤口的护理。

(四)注意事项

(1)产前仔细体检,排除软产道异常,如会阴阴道瘢痕、阴道纵隔、静脉曲张等。

(2)做好产前宣教工作,教会产妇运用腹压及深呼吸运动,配合接产者保护会阴。

(3)熟悉分娩机制,重视第二产程对会阴的保护。

(4)严格掌握缩宫素应用指征。

(五)结局评价

会阴侧切缝合术操作正确、熟练,产妇对操作过程满意。

十三、产道损伤修补技术

产道损伤修补术即分娩后对会阴切口或撕裂伤进行修补的技术,包括会阴切开及缝合术、宫颈裂伤修补术、会阴阴道损伤修补术。

(一)目的

(1)修复宫颈、阴道、会阴等裂伤部位的解剖结构,达到解剖上和功能上的修复。

(2)及时处理断裂的血管和生殖道血肿,预防软产道损伤所导致的出血和休克。

(二)用物准备

灭菌产包1个(手术衣1件、大产单1套、脚套1副、治疗单5块、纱布5块、脐卷1个、尾纱1条);接生包1套(血管钳3把、直尺1把、钝头侧切剪1把、组织剪1把或脐带剪1把、线剪1把、持针器1把、镊子1把、弯盘2个、小药杯2个、聚血器1个、气门芯2个);2-0可吸收线1～2根,3-0可吸收线1根,正压呼吸气囊1套,吸痰管1根,无菌手套3副。

(三)操作程序

1.宫颈裂伤评估

(1)阴道拉钩扩开阴道,用宫颈钳或2把卵圆钳钳夹宫颈,并向下牵拉使之充分暴露。

(2)直视下用卵圆钳循序交替,按顺时针或逆时针方向依次检查宫颈1周。

2.宫颈裂伤缝合

(1)发生裂伤处,将2把卵圆钳夹于裂口两侧,自裂伤的顶端,用2-0可吸收线向宫颈外口连续或间断缝合。

(2)宫颈环形脱落伴活动性出血,可循宫颈撕脱的边缘处,用2-0可吸收线做连续锁边缝合。

(3)注意事项:充分暴露宫颈,寻找裂伤顶端,看清裂伤部位,缝合的第一针必须在裂伤的顶端。当宫颈裂伤上延达子宫下段者,应按子宫破裂行剖腹探查。

3.会阴裂伤评估

术者应仔细检查会阴、小阴唇内侧、尿道口周围、阴道、阴道窟窿有无裂伤,有裂伤应立即缝合。①Ⅰ度会阴裂伤:仅累及会阴皮肤及阴道口黏膜的裂伤,一般出血不多。②Ⅱ度会阴裂伤:裂伤深达会阴体肌层,并累及阴道后壁黏膜,或沿侧沟向上延伸,出血较多;会阴皮肤、黏膜、肌肉裂伤,但肛门括约肌是完整的。③Ⅲ度会阴裂伤:裂伤累及肛门外括约肌,会阴皮肤、黏膜、会阴体、肛门括约肌完全裂伤,多伴有直肠壁裂伤。

4.会阴裂伤缝合

(1)外阴皮肤Ⅰ度撕裂:一般用3-0可吸收线做皮内缝合。当阴道黏膜裂伤时,则用2-0可吸收线间断或连续缝合。

(2)外阴皮肤Ⅱ度撕裂：术者左手示、中指置于阴道裂伤的两侧缘，向后下方压迫阴道壁，充分暴露伤口，辨清解剖关系。如肌层撕裂较深，可先用 2-0 可吸收线间断缝合裂伤的肌层，再用 2-0 可吸收线自裂伤的顶端连续或间断缝合阴道黏膜。如肌层撕裂较浅，也可与阴道黏膜合为一层做连续缝合，但须将裂开的肌层全部缝合，勿留无效腔。如果阴道撕裂上延较深，不能暴露裂伤的顶端时，可在肉眼所及之处先缝一牵引线，向下牵拉此线可将裂伤的顶端充分暴露，再自顶端向下缝合。

(3)外阴皮肤Ⅲ度撕裂：如有直肠前壁撕裂，应先用小圆针细线间断褥式缝合直肠前壁，注意不要穿透直肠黏膜。然后用 2 把鼠齿钳分别夹住两侧肛门括约肌断端，用 2-0 可吸收线"8"字缝合 2 针，再以 2-0 可吸收线间断缝合肛提肌。再以 2-0 可吸收线连续缝合阴道黏膜。最后用 3-0 可吸收线连绵缝合皮肤。直肠损伤时立即报告产科医师和外科医师，其充分评估后进行缝合。

(4)前庭球、阴道海绵体或尿道口旁的裂伤有时会引起较多的出血，可用小圆针细线间断缝合，或再辅以兜吊丁字带压迫止血。

(5)直肠评估：缝合后应常规行肛检以确认无缝线穿透直肠壁，若有缝线穿透，应当立即拆除，重新缝合。

5.缝合后处理

取出阴道内尾纱，检查缝合处有无血肿或出血，常规肛诊，检查有无肠线穿透直肠黏膜。清点助产器械，注射器针头、穿刺针、缝针对数无误后放入锐器盒，整理用物，协助产妇取舒适的体位。

6.术后护理

(1)保持外阴清洁，以侧切口反向卧位，术后 5 天内，每次便后会阴擦洗，勤换护垫。

(2)外阴伤口水肿疼痛严重者，以 95％乙醇湿敷或 50％硫酸镁热敷或局部理疗。

(3)术后每天检查伤口，了解有无感染征象，指导产妇进行会阴伤口护理。

(四)注意事项

(1)如果会阴裂伤较深，为避免缝线穿透直肠，将左手示指深抵裂伤的基底，靠指尖感觉，体会缝合深度，使缝针紧贴该手指通过，以达到既不穿透直肠壁，又能确实缝到裂伤的基底而不留无效腔，但此法应小心谨慎，避免发生针刺伤。

(2)缝合完毕后，应仔细检查缝合区域，以确保止血。

(3)常规直肠指检，检查直肠黏膜的完整性。

(4)常规消毒，严格无菌操作。

(五)结局评价

(1)产道损伤修复操作正确、熟练。

(2)产妇及其家属对操作过程满意。

(六)技术拓展

(1)宫颈撕裂不管大小及相应类型均应进行缝合修复，必要时进行开腹修补。

(2)当腹膜后的撕裂伤及子宫动静脉或分支，引起严重的出血或阔韧带血肿时，应剖腹探查。

(郭圣洁)

第八章 介 入 护 理

第一节 介入护理学的任务与现状

一、介入护理学的概念

(一)介入护理学的概念

介入护理学是伴随介入医学的发展而发展起来的。由于介入放射学具有微创、简便、安全、有效的特点,并对一些传统疗法难以治疗或疗效不佳的疾病,如心血管和神经系统及肿瘤性疾病等提供了一种新的治疗途径,具有良好的临床效果。20 世纪 80 年代后,随着介入设备和医用介入材料的不断发展,介入医学的诊治范围更加广泛,介入技术得到了进一步提高,使介入医学有了突飞猛进的发展。

随着国内外介入医学领域的扩大和发展,介入护理学也逐渐成为一门独立的与内、外科护理学并驾齐驱的学科。目前,国内护理学者对介入护理学研究甚少。介入放射学是一门融影像学和临床治疗学于一体的学科,应用范围广,涉及人体多系统、多器官疾病的诊断与治疗,那么介入护理学就是应用多学科的护理手段,从生物、心理、人文社会三个层面,研究接受介入治疗患者全身心的整体护理,帮助患者恢复健康,对各种利用影像介入手段诊治疾病的患者进行全身心的整体护理,并研究和帮助健康人群如何预防疾病,提高生活质量的一门学科。介入护理学是介入医学治疗的一个重要组成部分,是护理学的一门分支学科,是建立在一般护理学基础上一门独立的专科护理学。

(二)介入护理学的目标

护理是帮助人类维护健康,预防疾病,以恢复功能为根本目标。介入护理学更加强调患者术前心理及生理的准备、术中与医师的配合及术后恢复期的护理配合,从而达到治疗疾病、恢复健康的目的。

二、介入护理学的任务和范畴

(一)介入护理学的任务

(1)研究和培养介入性治疗护理人员应具备的职业素质、良好的职业道德和心理素质。

（2）研究和探索介入科病房的人员配备、制度、科学管理方法。

（3）研究和实施对介入治疗患者全身心的护理方法，进行护理评估，找出护理问题，实施护理措施。

（4）研究和实施导管室的护理管理和各种介入诊疗术的术中配合。

（5）帮助实施介入治疗术的患者恢复健康，提高生活质量。

（6）面向患者、家属、社会进行健康教育，广泛宣传介入治疗的方法，让介入放疗学和介入护理学逐渐被人们所熟悉和认知。以促进健康，预防疾病，恢复功能。

（7）介入护理学是一门新兴的学科，许多问题还在研究和探索，对介入护理知识的探索、总结、研究还要不断加强和提高，不断完善，服务于临床。

（二）介入护理学的范畴

随着介入放射学应用范畴的不断扩大，介入护理学的范畴也越来越广，按其不同的介入放射学分类方法，其护理范畴分类如下。

（1）按照穿刺入路途径不同，可分为血管性介入护理学和非血管性介入护理学。

（2）按照操作方法不同，可分为介入成形术护理、介入栓塞术护理、介入动脉内药物灌注术护理、经皮穿刺引流术护理、经皮穿刺活检术护理、肿瘤消融术护理、血管和非血管支架置入术护理等。

（3）按照治疗的领域不同，可分为神经介入护理学、心脏介入护理学和肿瘤介入护理学。

（4）按照护理程序，可分为术前护理、术中护理、术后护理和健康教育。

（三）介入性治疗护士应具备的职业素质

1.具有高度的责任心

护理人员的职责是治病救人，维护生命，促进健康。如果护士在工作中疏忽大意，掉以轻心，就会增加患者的痛苦，甚至丧失抢救患者的时机。

因此，每个护士都应认识到护理工作的重要性，树立崇高的敬业精神，具有高度的工作责任心，全心全意为患者服务。

2.具备扎实全面的业务素质

由于介入放射学不仅涉及全身各系统、器官，还涉及影像、内、外、妇、儿多个专业。因此，要求护理人员必须具备扎实全面的基础医学知识和多学科的专业知识；要有严格的无菌观念和机智、敏捷的应变能力；较高的外语水平和勤学苦干的工作作风，才会适应飞速发展的介入放射学的护理工作。

3.具备良好的身体素质

介入科急诊患者多、节奏快、高效率，成为介入科护理工作的特点之一，具备良好的身体素质和耐受 X 射线的照射，具有奉献精神，才适合介入手术室的护理工作。因此，健康的身体、开朗的性格、饱满的精神状态和雷厉风行的工作作风是合格的介入科护士的标准。

三、介入护理学的现状与发展

（一）介入护理学的现状

1.国外介入护理学的发展现状

20 世纪 70 年代末、80 年代初，随着介入放射学的蓬勃发展，一些介入放射学家就开始意识到护理对于介入放射学的重要性。在其后尤其是最近的 10 年间，随着介入医学治疗范围的不断拓展和深入,护理学对于介入医学的重要的辅助作用也越来越明显。由于目前介入医学既涉及众多的医学学科,又涉及材料、计算机等相关学科,这就对从业人员提出了更高的要求,从而使护理学在自身的不断发展中又与介入医学密切结合,形成了自己的特色。

最近的研究发现,患者进行介入治疗时住院率可达到 65%,同时一项对欧洲 977 个介入放射学家的调查发现,51% 的介入放射学家拥有观察床位,30% 拥有住院床位。1997 年美国一项大型调查显示,87% 的介入治疗患者需要整体护理。

由此可见,介入治疗学的发展需要与之相适应的介入护理学。另外,研究发现近年来介入医学疗效的改善与护理人员的参与密切相关。

在过去 10 年里介入护理学已经发生了根本性的变化,其中许多变化的发生是源于护理理论知识和实践技能的革命性变化。

研究认为介入护理学的作用是便于随访,改善治疗的基础条件,改善患者与医务人员之间的关系,并缩短治疗时间以及减少并发症的发生,有利于患者的治疗和康复。目前介入护理学关注的重点是患者症状和功能的观察,减少并发症,对患者及其家庭成员的健康教育,对患者住院过程中治疗反应和心理及日常活动的护理等。具体表现为以下几点。①促进本学科的发展:由于介入医学主要是利用微创的导管技术对心血管、神经、肿瘤、消化、呼吸以及肌肉骨骼等疾病进行治疗,同时还有许多新技术的应用,使护理学面临新的挑战,如对于肿瘤介入治疗后疼痛的处理,护理人员应该了解肿瘤的解剖生理功能、介入治疗的知识、药物的毒性反应等,还应注意治疗过程中患者的症状及其生理和心理变化等。另外,由于涉及麻醉等问题,介入护理学还应注意与镇静和麻醉等有关的问题。②提高介入治疗效果:介入护理可以减少穿刺点的出血,除了参与介入治疗的护理管理,护理人员还可以帮助介入医师进行手术操作和诊断,如有经验的护理人员可以辅助介入医师做导管插管进行化疗栓塞等。另外,护理人员在介入治疗复杂疼痛中的支持作用越来越大,护理学通过观察监控和教育患者使操作的成功率明显增加。③提高护理质量:介入放射护理学专家对患者及其家属进行的宣教,可以增加他们对病情的了解和提高满意率。对于恶性肿瘤介入术导致的疼痛,护理宣教和交流能够使疼痛明显减轻,同时护理人员对于介入技术的充分了解,对整个治疗期间患者的护理、术前准备和术后的管理等都非常重要。护理人员了解血管穿刺技术并发症的原因并进行评估和处理,对治疗起着重要的作用。④护理人员的培训:1999 年德国的一项调查发现,介入辅助人员的培训仍然明显低于介入医师,在所有的辅助人员中 73.1% 没有经过任何培训,而在辅助人员中 59.1% 是护理人员。增加护理培训可节约费用,提高疗效和提高患者的满意率。例如,球囊血管成形术促进了心脏介入学的发展,护理人员了解这方面的知识可以对患者进行有效的管理和教育。

2.国内介入护理学现状

国内护理学起步较晚,但发展很快。20 世纪 70 年代开始起步,护士开始与医师配合参与疾病的介入诊治;80 年代部分医院成立导管室,由护士专门负责导管室的管理和术中配合,但需住院介入治疗的患者分散在各临床科室,护理工作由各科护士承担,应用介入技术治疗的患者,专业整体护理未得到实现,在医疗工作中护理质量差。1990 年 4 月卫健委医政司发出"关于将具备一定条件的放射科改为临床科室的通知"以来,一部分有条件的医院相继成立了介入放射科病房,真正地成为临床科室,拥有自己单独的护理单元,使介入治疗的护理工作逐渐走向专业化、程序化、规范化,介入科护士逐渐向专业化发展。2004 年 7 月中华护理学会介入放射护理分会在上海全国第六届介入放射学年会上成立,这是介入护理走向成熟的标志。

(二)介入护理学的发展与未来

介入护理学随着介入放射学的发展而发展,随着介入放射学应用范畴的不断扩大和介入技术的不断提高,介入放射学以其简便、安全、有效、微创的优点越来越被广大患者所接受,并为失去手术机会的晚期恶性肿瘤患者开辟了一条新的治疗途径,已成为继外科、内科之后的第三大临床学科,是最具有潜力和发展前景的专业之一,所以介入护理的前景是光明的。我国的介入护理正处于年轻时期,在实践中不断摸索和总结经验,还需广大介入护理同仁加强交流,互相切磋介入护理工作中的经验,以促进介入护理学的发展和成熟。

(王凌志)

第二节　介入手术中的监护与急救

一、术中配合与护理

术中护理人员的正确配合是保证手术顺利进行的重要环节,及时准确的物品传递可缩短介入治疗术的时间;认真细致的病情观察和正确地实施监护手段,可及时发现患者的病情变化,以便做出预见性处理,减少各种不良反应及并发症的发生,提高介入治疗术的成功率。因此,导管护士在术中应配合医师做好以下工作。

(一)患者的体位

协助患者平卧于介入手术台上,双手自然放置于床边,用支架承托患者输液侧手臂,告知患者术中制动的重要性,避免导管脱出和影响荧光屏图像监视而影响手术的进行。对术中躁动不能配合者给予约束或全麻。术中还应根据介入术的要求指导患者更换体位或姿势,不论哪种姿势都应注意保持呼吸道通畅。

(二)准确传递术中所需物品和药物

使用前再次检查物品材料的名称、型号、性能和有效期,确保完好无损。术中所用药物护士必须再复述一遍药名、剂量、用法,正确无误后方可应用,并将安瓿保留再次核对。

(三)密切观察病情变化,及时预防和处理并发症

1.监测患者生命体征、尿量、神志的变化

最好使用心电监护,注意心率、心律、血压的变化,观察患者有无胸闷、憋气、呼吸困难,警惕心血管并发症的发生。由于导管和高压注射对比剂对心脏的机械刺激,易发生一过性心律失常、严重的心律失常以及对比剂渗透性利尿而致低血压。因此,应加强监护,一旦发生应对症处理,解除机械性刺激后心律失常仍未恢复正常者,应及时应用抗心律失常药物和开放静脉通道输液、输血及应用升压药。

2.低氧血症的观察与护理

对全麻、小儿、肺部疾病患者,术中应注意保持呼吸道通畅,预防舌后坠及分泌物、呕吐物堵塞呼吸道而影响肺通气量。给予面罩吸氧,加强血氧饱和度的监测,预防低氧血症的发生。

3.下肢血液循环的观察与护理

术中由于导管、导丝的刺激及患者精神紧张等,易发生血管痉挛,处于高凝状态及未达到肝

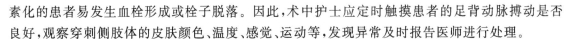

素化的患者易发生血栓形成或栓子脱落。因此,术中护士应定时触摸患者的足背动脉搏动是否良好,观察穿刺侧肢体的皮肤颜色、温度、感觉、运动等,发现异常及时报告医师进行处理。

4.对比剂变态反应的观察与护理

尽管目前非离子型对比剂的应用较广泛,但在血管内介入治疗中,造影药物仍是变态反应最常见的原因,尤其是在注入对比剂后及患者本身存在过敏的高危因素时易发生。如出现面色潮红、恶心、呕吐、头痛、血压下降、呼吸困难、惊厥、休克和昏迷时,应考虑变态反应。重度变态反应可危及患者的生命,故应引起护士的高度重视。

5.呕吐的观察及护理

肿瘤患者行动脉栓塞化疗术时,由于短时间内注入大剂量的化疗药可致恶心、呕吐。护士应及时清除呕吐物,保持口腔清洁,尤其是老年、体弱、全麻、小儿等患者,咳嗽反射差,一旦发生呕吐应将患者的头偏向一侧,防止呕吐物误吸,必要时使用吸痰器帮助吸出口腔呕吐物,预防窒息的发生。护士应站在患者身旁,给患者以支持和安慰。术前30分钟使用止吐药可预防。

6.疼痛的观察和护理

术中当栓塞剂和/或化疗药到达靶血管时,刺激血管内膜,引起血管强烈收缩,随着靶血管逐渐被栓塞,引起血管供应区缺血,出现组织缺血性疼痛。对轻微疼痛者护士可给予安慰、鼓励,对估计可能疼痛程度较重的患者,可在术前或术中按医嘱注射哌替啶等药物,以减轻患者的痛苦。

二、监护与急救

(一)心率和心律的监测

在各种介入检查治疗过程中,由于导管对心肌和冠状动脉的刺激、对比剂注射过多或使用离子型对比剂、导管嵌顿在冠状动脉内等因素,均可导致心律失常,因此应加强心率、心律的监测。常用多导生理仪进行监测,将电极安放在肢体及胸前相应的部位上,可观察各种心律失常,如窦性心律不齐、窦性心动过速、窦性心动过缓、房性期前收缩、心房颤动、心房扑动、室上性心动过速、室性期前收缩、短阵室速、心室颤动、房室传导阻滞等。对患者出现的各种心律失常应及时报告医师,根据具体情况做相应的处理。如窦性心动过缓和房室传导阻滞可用阿托品静脉注射,若仍不恢复可埋置心脏临时起搏器,必要时埋置永久性心脏起搏器。心房扑动、心房颤动应给予毛花苷C、普罗帕酮、胺碘酮等药物静脉注射。室上性心动过速可静脉注射维拉帕米、普罗帕酮、胺碘酮等药物。室性期前收缩、短阵室速可用利多卡因静脉注射。心室颤动是最严重的心律失常,应立即给予电除颤并准备好抢救药品和器械。

(二)动脉压力监测

在心脏疾病介入术中常用,通过股动脉、股静脉、桡动脉直接穿刺,连接压力换能器,然后与监护仪压力传感器相连,显示收缩压、舒张压、平均压、动脉压的波形。动脉压力监测在冠脉疾病介入术中多指冠脉压力口的监测。术中压力突然升高而压力波形示动脉压波形时,应给予患者舌下含化降压药,待压力恢复正常后再进行操作;若压力突然降低,可能与导管插入过深、冠状动脉开口或起始处病变造成的导管嵌顿有关,回撤导管后压力仍不恢复,应及时给予升压药如多巴胺、间羟胺并做好抢救准备。

(三)血氧饱和度监测

血氧饱和度是指氧和血红蛋白的结合程度,即血红蛋白含氧的百分数。正常范围为96%~97%,反映机体的呼吸功能状态及缺氧程度。在介入术中,全麻患者或发生休克、严重心律失常等患者易发生低氧血症,故护理中应加强血氧饱和度监测,有利于指导给氧治疗。同时注意患者的皮肤温度、指甲颜色、指套松紧等变化。

(四)介入治疗中急救

由于疾病本身引起的脏器功能损害、操作技术引起的不良反应、疼痛、药物变态反应等因素,均可引起患者的呼吸、循环及中枢神经系统意外,甚至心跳呼吸骤停。因此应密切注意患者心电监护及生命体征的监测,发现异常及时向医师反映,一经确定心搏和/或呼吸停止,应迅速进行以下有效抢救措施挽救患者的生命。

1.保持呼吸道通畅

清除口腔内异物,如假牙、呕吐物,托起下颌。

2.人工呼吸

人工呼吸多采用口对口(鼻)人工呼吸法,有条件时应立即改行气管插管,采用呼吸器或呼吸机辅助呼吸。

3.人工循环

在心搏骤停1分钟内,心前区叩击可能触发心脏电兴奋而引起心肌收缩,使循环恢复,出现窦性心律。叩击后心跳仍未恢复者可行胸外心脏按压。

4.电除颤

后期复苏时,室颤应以效果肯定的电除颤(非同步)治疗为主。电除颤的指征为心肌氧合良好,无严重酸中毒,心电图显示为粗颤。成人胸外除颤电能为200 J,小儿为2 J/kg。首次除颤未恢复节律心跳者,应继续施行心脏按压和人工呼吸,准备再次除颤,电量可适量加至300~400 J。

5.起搏

对严重心动过缓、房室传导阻滞的患者突发心跳停止,经复苏心跳恢复但难以维持者,可考虑放置起搏器。

6.复苏药物

用药途径以静脉为主,也可术者台上动脉导管给药。肾上腺素是首选的常用药,为心脏正性肌力药物,可使室颤由细颤变为粗颤,易于电除颤成功,每次0.5~1 mg。利多卡因可治疗室性心律失常,剂量1 mg/kg静脉注射。阿托品可降低迷走神经张力,每次1 mg。呼吸兴奋剂如尼可刹米、洛贝林、二甲弗林。升压药如多巴胺、间羟明。纠正酸中毒的药物如碳酸氢钠等。

7.护理

在抢救患者的过程中,护士应密切观察患者生命体征、意识、瞳孔、尿量的变化,并认真记录。维持静脉通路,保持有效循环血容量。严格按医嘱给药,用药剂量、途径、时间要准确。在抢救患者的同时遵医嘱进行血气分析、电解质监测,以指导用药。做好患者家属的安慰、解释工作,及时向患者家属通报患者的病情及抢救经过,以取得家属的配合,提高抢救成功率。

(王凌志)

第三节 冠状动脉粥样硬化性心脏病的介入护理

一、基本操作

(一)动脉入路
动脉入路包括股动脉入路和桡动脉入路两种。

(二)指引导管
指引导管是冠脉内治疗的输送管道,一般由3层构成,最内层为润滑的聚四氟乙烯,中层为钢丝或其他编织材料,外层为聚乙烯。为适合不同冠脉的解剖特点,有很多种构形的指引导管,常用的有:①Judkins系列,包括JL和JR,可以用于大多数正常形态且病变较为简单的冠脉;②Amplatz系列,包括AL和AR,主要用于开口异常的冠脉和需要强支撑的病变;③XB和EBU,支撑力强,用于困难的左冠病变。另外,指引导管还有不同的外径,常用的为6 F和7 F。在经冠状动脉介入术(PCI)时,需根据冠脉形态、病变特征和操作者熟练程度等方面来选择指引导管,选择合适的指引导管可以起到事半功倍的效果。

(三)指引导丝
冠脉内指引导丝为球囊、支架和其他器械到达病变提供轨道,由导丝头、中心钢丝和润滑涂层组成,其直径现多为0.036 cm,长度有175~180 cm和300 cm两种,有不同的硬度、表面涂层和尖端构形,以适用于不同的病变。导丝功能的优劣主要体现在其调节力、柔顺性、推送力和支撑力4个方面,需根据不同病变选择不同的特性导丝。对普通病变应选择既具有良好的支持力,又具备优异的操纵性和顺应性、尖端柔软的导丝;对于扭曲成角病变要求导丝具有易于通过扭曲血管的柔软尖端,还应具备良好的血管跟踪性及顺应性,同时应有较强的拉伸扭曲血管的能力,以使球囊、支架能够顺利通过扭曲、成角血管到达病变处;对于冠状动脉分叉病变,特别是边支血管粗大、供血范围广泛的血管,在对主支血管进行介入治疗时,往往需要对边支血管送入导丝进行保护,另外当主支血管置入支架影响边支血流或主、边支血管以特殊的术式进行支架置入治疗后,需对吻球囊扩张时,往往需要选择一些操控灵活、顺应性、支持力均好的导丝,以求顺利穿过支架网孔到达边支;对于重度狭窄和急性闭塞病变,尽量不主张使用聚合物涂层的超滑导丝(特别是对于初学者),因为超滑导丝的尖端触觉反馈性能差,导丝极易进入假腔而术者浑然不觉,故对急性闭塞病变建议使用缠绕型导丝,增加尖端的触觉反馈能力,减少进入夹层的概率,而对于慢性完全闭塞病变,需要操纵性强,通过病变能力好、尖端硬度选择范围宽的导丝。

(四)球囊导管
目前最常用的球囊导管是快速交换球囊,包括球囊、导管杆部、抽吸和加压口、导丝腔四部分,其主要作用就是对血管病变进行扩张。

根据其顺应性可分为预扩张球囊(高顺应性)和后扩张球囊(低顺应性),前者在置入支架前对病变进行预扩张,而后者一般是在置入支架后对支架进行再次扩张以使其贴壁良好。球囊导管根据球囊的扩张后外径和长度有多种型号,应根据病变的情况来进行具体选择。

(五)支架

单纯球囊扩张(PTCA)有可能造成血管急性闭塞,而且扩张效果往往不理想,再狭窄比例过高,而冠脉内支架的应用可以有效地避免这些问题的发生。目前使用的支架绝大多数是球囊扩张支架,主要有金属裸支架和药物洗脱支架两大类。金属裸支架的优点是血栓发生率较低、双联抗血小板药物治疗时程短、价格相对便宜,但是再狭窄发生率较高;药物洗脱支架的优点是再狭窄发生率低,但需要一年以上的双联抗血小板治疗,并有一定的血栓发生率。

二、适应证

(一)稳定性冠心病的介入治疗

(1)具有下列特征的患者进行血运重建可以改善预后:左主干病变直径狭窄＞50%(ⅠA);前降支近段狭窄≥70%(ⅠA);伴左心室功能减低的2支或3支病变(ⅠB);大面积心肌缺血(心肌核素等检测方法证实缺血面积大于左心室面积的10%,ⅠB)。非前降支近段的单支病变,且缺血面积小于左心室面积10%者,则对预后改善无助(ⅢA)。

(2)具有下列特征的患者进行血运重建可以改善症状:任何血管狭窄≥70%伴心绞痛,且优化药物治疗无效者(ⅠA);有呼吸困难或慢性心力衰竭,且缺血面积大于左心室的10%,或存活心肌的供血由狭窄≥70%的罪犯血管提供者(ⅡaB)。优化药物治疗下无明显限制性缺血症状者则对改善症状无助(ⅢC)。

(二)非ST段抬高型急性冠脉综合征(NSTE-ACS)的介入治疗

对NSTE-ACS患者应当进行危险分层,根据危险分层决定是否行早期血运重建治疗。推荐采用全球急性冠状动脉事件注册(GRACE)危险评分作为危险分层的首选评分方法。

冠状动脉造影若显示适合冠状动脉介入术,应根据冠状动脉影像特点和心电图来识别罪犯血管并实施介入治疗;若显示为多支血管病变且难以判断罪犯血管,最好行血流储备分数检测以决定治疗策略。建议根据GRACE评分是否＞140及高危因素的多少,作为选择紧急(＜2小时)、早期(＜24小时)及延迟(72小时内)有创治疗策略的依据。

需要行紧急冠状动脉造影的情况:①持续或反复发作的缺血症状;②自发的ST段动态演变(压低＞0.1 mV或短暂抬高);③前壁导联$V_2 \sim V_4$深的ST段压低,提示后壁透壁性缺血;④血流动力学不稳定;⑤严重室性心律失常。

(三)急性ST段抬高型心肌梗死(STEMI)的介入治疗

对STEMI的再灌注策略的主要建议如下:建立院前诊断和转送网络,将患者快速转至可行直接冠脉介入术的中心(ⅠA)。若患者被送到有急诊冠脉介入术设施但缺乏足够有资质医师的医疗机构,也可考虑上级医院的医师(事先已建立好固定联系者)迅速到该医疗机构进行直接冠脉介入术(ⅡbC);急诊冠脉介入术中心须建立每天24小时、每周7天的应急系统,并能在接诊90分钟内开始直接冠脉介入术(ⅠB);如无直接冠脉介入术条件,患者无溶栓禁忌者应尽快溶栓治疗,并考虑给予全量溶栓剂(ⅡaA);除心源性休克外,冠脉介入术(直接、补救或溶栓后)应仅限于开通罪犯病变(ⅡaB);在可行直接冠脉介入术的中心,应避免将患者在急诊科或监护病房进行不必要的转运(ⅢA);对无血流动力学障碍的患者,应避免常规应用主动脉球囊反搏(ⅢB)。

(四)心源性休克

对STEMI合并心源性休克患者,不论发病时间也不论是否曾溶栓治疗,均应紧急做冠状动脉造影,若病变适宜,立即直接冠脉介入术(ⅠB),建议处理所有主要血管的严重病变,达到完全血管重建;药物治疗后血流动力学不能迅速稳定者应用主动脉内球囊反搏支持(ⅠB)。

(五)特殊人群血运重建治疗

1.糖尿病

冠心病合并糖尿病患者无论接受何种血运重建治疗,预后都较非糖尿病患者差,再狭窄率也高。对于 STEMI 患者,在推荐时间期限内冠脉介入术优于溶栓(ⅠA);对于稳定的、缺血范围大的冠心病患者,建议行血运重建以增加无主要不良心脑血管事件生存率(ⅠA);使用药物洗脱支架以减少再狭窄及靶血管再次血运重建(ⅠA);对于服用二甲双胍的患者,冠状动脉造影/冠脉介入术术后应密切监测肾功能(ⅠC);缺血范围大者适合行冠脉搭桥术(特别是多支病变),如果患者手术风险评分在可接受的范围内,推荐行冠脉搭桥术而不是冠脉介入术;对已有肾功能损害的患者行冠脉介入术,应在术前停用二甲双胍(ⅡbC),服用二甲双胍的患者冠状动脉造影或冠脉介入术术后复查发现肾功能有损害者,亦应停用二甲双胍。

2.慢性肾病

慢性肾病患者心血管病死率增高,特别是合并糖尿病者。若适应证选择正确,心肌血运重建可以提高这类患者的生存率。建议术前应用估算的肾小球滤过率(eGFR)评价患者的肾功能。对于轻、中度慢性肾病,冠状动脉病变复杂且可以耐受冠脉搭桥术的患者,建议首选冠脉搭桥术(ⅡaB);若实施冠脉介入术应评估对比剂加重肾损害的风险,术中尽量严格控制对比剂的用量,且考虑应用药物洗脱支架,而不推荐用裸金属支架(ⅡbC)。

3.合并心力衰竭

冠心病是心力衰竭的主要原因。合并心力衰竭者行血运重建的围术期死亡风险增加 30%～50%。对于心力衰竭合并心绞痛的患者,推荐冠脉搭桥术应用于明显的左主干狭窄、左主干等同病变(前降支和回旋支的近段狭窄)及前降支近段狭窄合并 2 支或 3 支血管病变患者(ⅠB)。左心室收缩末期容积指数>60 mL/m² 和前降支供血区域存在瘢痕的患者,可考虑行冠脉搭桥术,必要时行左心室重建术(ⅡbB)。如冠状动脉解剖适合,预计冠脉搭桥术围术期病死率较高或不能耐受外科手术者,可考虑行冠脉介入术(ⅡbC)。

4.再次血运重建

对于冠脉搭桥术或冠脉介入术后出现桥血管失败或支架内再狭窄、支架内血栓形成的患者,可能需要再次冠脉搭桥术或冠脉介入术。选择再次冠脉搭桥术或冠脉介入术应由心脏团队或心内、外科医师会诊决定。

(六)特殊病变的冠脉介入治疗

1.慢性完全闭塞病变(CTO)的冠脉介入术

CTO 定义为>3 个月的血管闭塞。疑诊冠心病的患者约1/3造影可见≥1 条冠状动脉 CTO病变。虽然这部分患者大多数(即使存在侧支循环)负荷试验阳性,但是仅有 8%～15% 的患者接受冠脉介入术。这种 CTO 发病率和接受冠脉介入术的比例呈明显反差的原因,一方面是开通 CTO 病变技术要求高、难度大,另一方面是因为开通 CTO 后患者获益程度有争议。因此目前认为,若患者存在临床缺血症状,血管解剖条件合适,由经验丰富的术者(成功率>80%)开通CTO 是合理的(ⅡaB)。CTO 开通后,与置入金属裸支架或球囊扩张对比,置入药物洗脱支架能显著降低靶血管重建率(ⅠB)。

2.分叉病变的介入治疗

如果边支血管不大且边支开口仅有轻中度的局限性病变,主支置入支架、必要时边支置入支架的策略应作为分叉病变治疗的首选策略(ⅠA)。若边支血管粗大、边支闭塞风险高或预计再次送入导丝困难,选择双支架置入策略是合理的(ⅡaB)。

3.左主干病变 PCI

冠状动脉左主干病变占全部冠脉造影病例的3%～5%,一般认为左主干狭窄＞50%需行血运重建。冠脉搭桥术(CABG)一直被认为是左主干病变的首选治疗方法。球囊扩张治疗无保护左主干病变在技术上是可行的,但手术中和术后3年的病死率很高,不推荐使用。支架的应用有效解决了冠状动脉弹性回缩和急性闭塞的问题,使手术即刻成功率大幅提高,但是术后再狭窄依然是一个重要问题。在药物洗脱支架时代,PCI 的结果和风险得到改善,可以明显减少再狭窄的发生率,有关试验显示左主干 PCI 具有与 CABG 相当的近中期甚至远期疗效。多中心注册资料显示:心功能障碍时预测是无保护左主干病变 PCI 不良临床事件的主要危险因素,因而绝大多数学者主张对无保护左主干病变的患者行 PCI 宜选择 LVEF＞40%的患者。由于左主干病变多合并其他血管病变,应尽可能达到完全血运重建。此外,左主干病变的其他特征如病变位于体部、开口抑或末端分叉、左主干直径、右冠脉情况等同样是决定能否进行 PCI 的重要因素。血管内超声(intravas-cular ultrasound,IVUS)能准确提供病变的信息,判断支架是否贴壁良好,故在左主干 PCI 时是必须的手段。

三、围术期药物治疗

(一)阿司匹林

术前已接受长期阿司匹林治疗的患者应在冠脉介入术前服用阿司匹林100～300 mg。以往未服用阿司匹林的患者应在冠脉介入术术前至少2小时,最好24小时前给予阿司匹林300 mg 口服。

(二)氯吡格雷

冠脉介入术术前应给予负荷剂量氯吡格雷,术前6小时或更早服用者,通常给予氯吡格雷300 mg 负荷剂量。如果术前6小时未服用氯吡格雷,可给予氯吡格雷600 mg 负荷剂量,此后给予75 mg/d 维持。冠状动脉造影阴性或病变不需要进行介入治疗可停用氯吡格雷。

(三)肝素

肝素是目前标准的术中抗凝药物。与血小板糖蛋白(GP)Ⅱb/Ⅲa 受体拮抗药合用者,围术期普通肝素剂量应为50～70 U/kg;如未与 GPⅡb/Ⅲa 受体拮抗药合用,围术期普通肝素剂量应为70～100 U/kg。

(四)双联抗血小板药物应用持续时间

术后阿司匹林100 mg/d 长期维持。接受金属裸支架的患者术后合用氯吡格雷的双联抗血小板药物治疗至少1个月,最好持续应用12个月(ⅠB)。置入药物洗脱支架的患者双联抗血小板治疗至少12个月(ⅠB)。但对 ACS 患者,无论置入金属裸支架或药物洗脱支架,双联抗血小板药物治疗至少持续应用12个月(ⅠB)。

四、常见并发症及处理

(一)急性冠状动脉闭塞

急性冠状动脉闭塞指 PCI 时或 PCI 后靶血管急性闭塞或血流减慢至 TIMI 0～2 级。急性冠状动脉闭塞常由冠状动脉夹层、痉挛或血栓形成所致。某些临床情况下,冠状动脉解剖和 PCI

操作技术因素可增加急性冠状动脉闭塞发生的危险性。明确潜在夹层存在,及时应用支架植入术,通常是处理急性冠状动脉闭塞的关键。高危患者(病变)PCI 前和术中应用血小板糖蛋白Ⅱ b/Ⅲ a受体拮抗药有助于预防血栓形成导致的急性冠状动脉闭塞。

(二)慢血流或无复流

慢血流或无复流指冠状动脉狭窄解除,但远端前向血流明显减慢(TIMI 2 级,慢血流)或丧失(TIMI 0～1 级,无复流)。多见于急性心肌梗死、血栓性病变、退行性大隐静脉旁路血管 PCI、斑块旋磨或旋切术时,或将空气误推入冠状动脉。目前认为,无复流的治疗包括冠状动脉内注射硝酸甘油、钙通道阻滞药(维拉帕米或地尔硫䓬)、腺苷、硝普钠、肾上腺素等,必要时循环支持(包括多巴胺和主动脉内球囊反搏)以维持血流动力学稳定。若为气栓所致,则自引导导管内注入动脉血,以加快微气栓的清除。行大隐静脉旁路血管 PCI 时,应用远端保护装置可有效预防无复流的发生,改善临床预后。对慢血流或无复流的处理原则应是预防重于治疗。

(三)冠状动脉穿孔

冠状动脉穿孔可引起心包积血,严重时产生心脏压塞。慢性完全闭塞性病变 PCI 时使用中度、硬度导引钢丝或亲水涂层导引钢丝,钙化病变支架术时高压扩张,球囊(支架)直径与血管大小不匹配,可能增加冠状动脉穿孔、破裂的危险性。一旦发生冠状动脉穿孔,先用球囊长时间扩张封堵破口,必要时应用适量鱼精蛋白中和肝素,这些对堵闭小穿孔常有效。对破口大、出血快、心脏压塞者,应立即行心包穿刺引流,置入冠状动脉带膜支架(大血管)或栓塞剂(小血管或血管末梢)。必要时行紧急外科手术。

(四)支架血栓形成

支架血栓形成是一种少见但严重的并发症,常伴急性心肌梗死或死亡。学术研究联合会建议对支架血栓形成采用新的定义:①肯定的支架血栓形成,即有急性冠脉综合征并经冠脉造影证实存在血流受阻的血栓形成或病理证实的血栓形成。②可能的支架血栓形成,即冠脉介入治疗后 30 天内不能解释的死亡,或未经冠脉造影证实靶血管重建区域的心肌梗死。③不能排除的支架血栓形成,即冠脉介入治疗30 天后不能解释的死亡。同时,根据支架血栓形成发生的时间分为 4 类:急性,发生于介入治疗后24 小时内;亚急性,发生于介入治疗后 24 小时至 30 天;晚期,发生于介入治疗后 30 天至 1 年;极晚期,发生于 1 年以后。

支架血栓形成可能与临床情况、冠状动脉病变和介入操作等因素有关。急性冠脉综合征、合并糖尿病、肾功能减退、心功能障碍或凝血功能亢进及血小板活性增高患者,支架血栓形成危险性增高。弥散性小血管病变、分叉病变、严重坏死或富含脂质斑块靶病变,是支架血栓形成的危险因素。介入治疗时,支架扩张不充分、支架贴壁不良或明显残余狭窄,导致血流对支架及血管壁造成的剪切力可能是造成支架血栓形成的原因。介入治疗后持续夹层及药物洗脱支架长期抑制内膜修复,使晚期和极晚期支架血栓形成发生率增高。一旦发生支架血栓形成,应立即行冠脉造影,对血栓负荷大者,可用血栓抽吸导管做负压抽吸。PCI 时,常选用软头导引钢丝跨越血栓性阻塞病变,并行球囊扩张至残余狭窄<20％,必要时可再次植入支架。通常在 PCI 同时静脉应用血小板糖蛋白Ⅱ b/Ⅲ a 受体拮抗药(如替罗非班)。对反复、难治性支架血栓形成者,则需外科手术治疗。

支架血栓形成的预防包括控制临床情况(如控制血糖,纠正肾功能和心功能障碍)、充分抗血小板和抗凝治疗,除阿司匹林和肝素外,对高危患者、复杂病变(尤其是左主干病变)PCI 术前、术中或术后应用血小板糖蛋白Ⅱ b/Ⅲ a 受体拮抗药(如替罗非班)。某些血栓负荷增高病变 PCI 后可皮下注射低分子肝素治疗。PCI时,选择合适的支架,覆盖全部病变节段,避免和处理好夹层撕裂。同时,支架应充分扩张,使其贴壁良好;在避免夹层撕裂的情况下,减低残余狭窄。必要时在 IVUS 指导下行药物洗脱支架植入术。长期和有效的双重抗血小板治疗对预防介入术后晚期和极晚期支架血栓形成十分重要。

(五)支架脱载

较少发生,多见于以下情况:病变未经充分预扩张(或直接支架术);近端血管扭曲(或已植入支架);支架跨越狭窄或钙化病变阻力过大且推送支架过于用力;支架植入失败回撤支架至导引导管时,因管腔内径小、支架与导引导管同轴性不佳、支架与球囊装载不牢,导致支架脱落。仔细选择器械和严格操作规范,可预防支架脱落。一旦发生支架脱落,可操作取出,但需防止原位冠状动脉撕裂。也可沿引导钢丝送入小剖面球囊将支架原位扩张或植入另一支架将其在原位贴壁。

五、介入护理

(一)护理评估

1.评估患者的心理

急性心肌梗死来势都比较急,大多数患者是在清醒的精神状态下,是非常紧张的;处于心源性休克的患者只要有意识也是非常恐惧的。护理人员必须对患者的心理状态和配合能力给予客观的评估。

2.了解患者的病史

了解患者的既往史、现病史、药物过敏史、家族史及治疗情况,根据患者的一般情况,评估介入手术的风险、并发症的发生概率、对比剂的使用种类。尤其要了解本次心肌梗死的部位,以评估再灌注心律失常的种类。

3.了解社会的支持系统

急性心肌梗死的介入治疗虽然风险很高,但患者的受益比溶栓得到的更快且彻底,不能忽略的是患者的家属虽然也是非常着急和恐惧,但他们来自社会的不同阶层,对介入治疗和疾病的认识程度不一,经济承受能力不同,承担风险的意识也不同,需给予正确的评估,并注意观察患者及家属签署知情同意书等相关医疗文件时有无疑虑。

4.身体评估

观察患者的一般状态及生命体征等是否符合手术要求。

5.实验室检查及其他检查结果

了解心电图及心肌酶等情况,评估介入手术的风险、发生再灌注心律失常的种类、心肺复苏的发生概率及术中备药情况。了解患者肝脏、肾脏的功能和血糖情况,选择合适的对比剂。

6.术中评估

了解穿刺入路、麻醉方式、介入医师的操作技能,根据心肌梗死发病到数字减影血管造影术(DSA)的时间,评估血管再通后再灌注心律失常的发生概率,根据心电图上的变化和造影的情况评估病变的部位和再灌注心律失常的种类,以及相关的备用药品、物品是否齐全。

7.物品和材料

急性心肌梗死的导管材料同冠状动脉的介入治疗。所需评估的是通过造影了解病变的部位,冠状动脉开口的情况。药品和抢救物品的评估,要根据患者的一般情况、术前诊断或造影的结果,进行整体的评估。

(二)护理措施

1.术前护理干预

(1)患者的心理干预:护理人员必须对患者的心理状态有针对性地给予个体认知干预、情绪干预及行为干预。具体做法:根据患者的意识、生命指征的情况,有针对性地提供心理疏导,解除患者焦虑、恐惧的心理,让患者树立起信心,保证患者以最佳的心理状态接受治疗。调整导管室内的温度,安排患者平卧于 DSA 床上,保证体位舒适,解开患者的上衣,暴露患者的胸部和需要穿刺的部位,注意保暖。保持环境舒适、整洁、安静,为舒适护理创造条件。

(2)根据病史给予相关的护理干预:造影是发现病变的重要手段,根据冠状动脉介入治疗指南与标准,结合患者的造影情况,给予相关的护理干预。首先限定对比剂的使用种类,在做好细化护理准备的同时,进行有序地护理;其次随时观察患者的状态和感觉,注视生命指征的变化,保持输液通路的通畅,及时做好再灌注心律失常等并发症的准备。

(3)物品的准备:①导管材料除按冠状动脉介入治疗的物品准备外,还要备好抽吸导管等材料,并根据造影的结果、介入治疗的顺序,将所需导管材料(常用的和不常用的都需备全)有序地摆放好,用后要做好登记,贵重材料要将条形码一份粘贴在耗材登记本上,一份要粘贴在患者巡回治疗单上。②设备急救设备必须在备用状态并放在靠近患者左侧但不能影响球管转动的位置上,电极贴导联连线必须安放在不影响影像质量的位置上,氧饱和感应器,有无创压力连线传感器,微量输液泵的连线要有序,不能影响球管的转动,整个环境应该是紧张、安静、有序、整洁,并做好心肺复苏的准备。

(4)药品的准备:急性心肌梗死的介入治疗的药物准备,主要是及时有效地处理再灌注心律失常和心肺复苏的用药,常用药物都要精确配备,阿托品、多巴胺、硝酸甘油等按要求稀释好,并注明每毫升所含的浓度。需要替罗非班治疗时,配药要精确,给药要及时。

2.术中护理要点

(1)时间的重要性:根据时间就是心肌的理念,急患者所急,因为能挽救心肌的时间窗很窄,必须把握每一个环节争取时间。

(2)掌握再灌注心律失常的规律:术前不管从心电图还是医师的诊断中必须了解心肌梗死的部位,便于血管再通后再灌注心律失常的处理。因为直接 PTCA 与再灌注心律失常的危险和获益有着直接相关的因素,心肌缺血的时间越短,再灌注心律失常的发生率就越高,但这是开通闭塞血管重建有效的心肌灌注最快最可靠的手段。

一般情况下右冠状动脉或左冠状动脉的回旋支闭塞,血运再通后通常出现的心律失常是缓慢心律失常,高度房室传导阻滞较常见。可能是窦房结缺血或迷走神经过度兴奋所致,阿托品是一种 M 胆碱受体阻滞药,能拮抗迷走神经过度兴奋所致的传导阻滞和心律失常,必要时置入临时起搏器,但起搏器电极常常可以诱发快速室性心律失常,导致心室颤动(室颤),其发生率统计在 35.3%,并且起搏器电极还可以导致心脏穿孔,必须谨慎使用。

前降支闭塞或广泛前壁心肌梗死的患者血运重建后的再灌注心律失常,多以室性心律失常常见,出现室性心动过速的机制包括跨膜静息电位降低,梗死组织与非梗死组织间不应期差异造成的折返和局灶性自律性增高。自主节律可能只是一种再灌注心律失常,并不提示室颤发生的危险会增加。非持续性心动过速持续时间<30 秒,最佳处理应该是先观察几分钟,血流动力学稳定后心律可恢复正常,持续性心动过速持续时间>30 秒,发作时迅速引起血流动力学改变,应立即处理,尤其室性心动过速为多源性发作>5 次搏动应给予高度重视。利多卡因有抗室颤的作用,必要时可直接静脉注射,或静脉注射胺碘酮,出现室颤时如果室颤波较细,直接除颤效果可能不好,可首先选择心前区叩击或使用副肾上腺素让室颤波由细变粗,此时采取非同步除颤。

(3)静脉通路及要求:不管患者是从急诊室带来的输液通路,还是医护人员建立的,其原则都必须保证其通畅,如果通路在患者的右侧,必须用连接管延长到患者的左侧并连接三通,这是患者的生命线,是决定能否及时给药挽救患者生命的关键。

(4)护士站立的位置:跟台护士一般都是安排一人,尤其在夜间所有的护理工作都由一个护士来承担,这样护士很难固定自己的位置,患者和医师的需要会给护理工作带来非常烦琐和忙碌的场面。首先,护士要分清主次并给予有序的护理干预。传递完医师相关的材料后,马上站到患者的左侧,将除颤仪调试好,并排放在与患者胸部接近的位置,术前配置好的药物随身携带到患者的左侧,检查患者的输液通路、血氧饱和度及有创压力的衔接情况,随时观察患者的生命征象。

(5)备好抽吸导管:如FFCA后,罪犯血管无血流,有可能是患者血管内有大量的血栓,在备好抽吸导管的同时,将替罗非班12.5 mg稀释成10 mL,让台上的医师抽吸1.25 mg再稀释到10 mL经导管直接注入冠状动脉,剩余的11.25 mg再稀释到50 mL的空针中,用微量输液泵以2 mL/h的速度给患者输入,如是夹层的原因应立即植入支架。

(6)给予全方位的评估:当急性心肌梗死的患者造影结果与患者的症状不相符合时,应给予全方位的评估,在患者血压及生命指征相对稳定的情况下,将硝酸甘油100~200 μg经导管直接注入冠状动脉,避免因血管痉挛或血栓的形成导致冠状动脉某支血管的阙如或不显影,尤其在主支与分支分叉的位置,容易将显影的分支误认为是主支,而错过了真正的主支最佳血管再通的时机甚至延误了治疗。

(王凌志)

第四节　心脏瓣膜病的介入护理

一、二尖瓣狭窄的介入治疗

(一)病因

绝大多数二尖瓣狭窄是风湿热的后遗症,极少数为先天性狭窄或老年性二尖瓣环或环下钙化。好发于20~40岁的青壮年,其中2/3为女性,约40%的风湿性心脏病患者为单纯性二尖瓣狭窄。

(二)病理

由于瓣膜交界处和基底部炎症水肿和赘生物形成,纤维化和/或钙质沉着,瓣叶广泛粘连,腱索融合缩短,瓣叶僵硬,导致瓣口变形和狭窄,狭窄显著时成为一个裂隙样的孔。按病变进程分为隔膜型和漏斗型。隔膜型主瓣体无病变或病变较轻,活动尚可;漏斗型瓣叶明显增厚和纤维化,腱索和乳头肌粘连和缩短,整个瓣膜变硬呈漏斗状,活动明显受限,常伴有不同程度的关闭不全。瓣叶钙化进一步加重狭窄,并可引起血栓形成和栓塞。

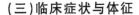

(三)临床症状与体征

1.症状

通常情况下,从初次风湿性心肌炎到出现明显二尖瓣狭窄的症状可长达10年,此后10～20年逐渐丧失活动能力。常见的症状有呼吸困难、咳嗽、咯血、疲乏无力等。左心房扩大和左肺动脉扩张压迫喉返神经可引起声音嘶哑,左心房明显扩大可压迫食管引起吞咽困难,右心衰竭时可出现食欲缺乏、腹胀、恶心等症状。

2.体征

(1)心尖区舒张中晚期低调的隆隆样杂音是其最重要的体征。

(2)心尖区第一心音亢进及开瓣音常见于隔膜型,高度提示狭窄的瓣膜仍有一定的柔顺性和活动力,有助于隔膜型二尖瓣狭窄的诊断,对决定手术治疗的方法有一定意义。

(3)肺动脉瓣区第二心音亢进、分裂,是肺动脉高压的表现。

(4)其他,二尖瓣面容,表现为面颊、口唇及耳垂发绀,这是心排血量降低、末梢血氧饱和度降低的结果,是中重度的表现。右心室扩大时可产生三尖瓣相对关闭不全的体征,右心功能不全时可出现体循环淤血的体征。

(四)影像学检查

1.心电图检查

左心房显著扩大时,可出现二尖瓣型P波。当合并肺动脉高压时,则显示右心室增大,电轴亦可右偏。

2.X线检查

X线所见与二尖瓣狭窄的程度和疾病的发展阶段有关。仅中度以上狭窄病例在检查时方可发现左心房增大,肺动脉段突出,左支气管抬高,并可有右心室增大等。后前位心影呈梨状,右前斜位显示左心房向后增大,充钡的食管向后移位。其他尚有肺淤血、间质性肺水肿等征象。

3.超声心动图

超声心动图为定性和定量诊断二尖瓣狭窄的可靠方法。二维超声心动图可显示狭窄瓣膜的形态和活动度,测绘二尖瓣口面积。用连续和脉冲多普勒可测定二尖瓣口血流速度,计算跨瓣压差和二尖瓣口面积,还可提供房室大小、室壁厚度和运动、心功能、肺动脉压等信息。

(五)诊断与鉴别诊断

1.诊断

中青年患者有风湿热史,心尖区舒张期隆隆样杂音伴X线、心电图及食管钡餐检查显示左心房扩大,一般可做出诊断,确诊有赖于超声心动图。

2.鉴别诊断

(1)可引起心尖区舒张期杂音的疾病:如重度主动脉瓣关闭不全产生的Austin-Flint杂音、风湿性心瓣膜炎产生的Carey-Coombs杂音等,应结合各特点加以鉴别。

(2)左心房黏液瘤,可产生类似二尖瓣狭窄的症状和体征,但其杂音往往间歇出现,随体位而改变。超声心动图可见二尖瓣前叶后方的云团状肿瘤反射回声,在收缩期退入左心房。

(六)经皮穿刺球囊二尖瓣成形术(PBMV)

PBMV是一种非外科手术治疗二尖瓣狭窄的新技术,于1982年由Inoue等首先报道,方法为经静脉穿刺房间隔后进行二尖瓣球囊扩张术。迄今,PBMV已积累了不少临床经验,取得了较满意的近期临床疗效。

1.适应证

有症状的二尖瓣狭窄患者,心功能在Ⅱ～Ⅲ级,二尖瓣口面积 0.5～1.5 cm²,瓣叶较柔软、有弹性、无明显增厚及钙化,左心房内无血栓是理想的病例。

2.禁忌证

(1)合并中度或中度以上二尖瓣关闭不全者。

(2)二尖瓣有显著的钙化或硬化者。

(3)右心房巨大者。

(4)心房内有血栓形成或最近 6 个月内有体循环栓塞者。

(5)有严重心脏或大血管转位者。

(6)升主动脉明显扩张者。

(7)脊柱畸形者。

(8)进行抗凝治疗的患者。

(9)有风湿活动者。

(10)全身情况差、不能耐受心导管手术者。

3.操作要点

患者仰卧位,右股静脉穿刺,将直径为 0.081 mm 的导丝送至上腔静脉,沿导丝将心房间隔穿刺导管送至上腔静脉,退出指引导丝,在透视下行房间隔穿刺。房间隔穿刺成功的标志:穿刺针的压力监测显示心房压力增高,波形变为左心房压力波形曲线;从穿刺针腔抽出的血流为动脉血,颜色鲜红;从穿刺针注射对比剂时在左心房中弥散。退出穿刺针,注射肝素抗凝,插入专用导丝,扩张股静脉及房间隔穿刺孔,选择 Inoue 球囊导管,一般选 26～29 mm 直径的球囊,送球囊进入左心房,再进入左心室,向球囊注入稀释的对比剂充盈球囊前半部,并在心室内来回移动 2～3 次以防球囊卡在腱索间。然后将球囊导管回拉致使球囊中央正好嵌在二尖瓣口,助手迅速将事先准备好的稀释对比剂推进球囊,使之完全充盈,充盈后立即回抽排空球囊,一次扩张即告完成。球囊在充盈初期因受狭窄的二尖瓣口挤压而呈腰状征,在扩张后期随球囊膨胀力的增加,使二尖瓣口扩大而显示腰状征消失。如一次扩张不满意,可如上反复扩张4～8 次。在整个操作过程中需持续监测血压和心电,同时应有心外科医师做好紧急开胸的手术准备,以协助处理可能发生的严重并发症。

4.并发症

(1)心脏压塞:多由于房间隔穿刺所引起。

(2)二尖瓣反流:多因球囊过大、钙化的联合部扩张后不能对合所引起。如有严重二尖瓣反流者,应及时进行二尖瓣置换术。

(3)栓塞:术前通过食管超声心动图检查观察心房内有无血栓,有助于减少并发症。

(4)心律失常:可能发生多种心律失常,一般不需特殊处理。

(5)其他:短暂低血压、胸痛、短暂意识障碍、血肿和感染等。

二、主动脉瓣狭窄的介入治疗

(一)病因和病理

1.风湿性心脏病

风湿性炎症导致瓣膜交界处粘连融合,瓣叶纤维化、僵硬、钙化和挛缩畸形,因而瓣口狭窄。

几乎无单纯的风湿性主动脉瓣狭窄,大多伴有关闭不全和二尖瓣损害。

2.先天性畸形

先天性二叶瓣畸形为最常见的先天性主动脉瓣狭窄的病因。单叶、四叶主动脉瓣畸形偶有发生。

3.退行性老年性主动脉瓣狭窄

为65岁以上老年人单纯性主动脉瓣狭窄的常见原因。无交界处融合,瓣叶主动脉面有钙化结节限制瓣叶活动,常伴有二尖瓣环钙化。

(二)临床症状与体征

1.症状

大多数狭窄较轻的病例无症状。但如果瓣膜口足够的狭窄,则可发生心绞痛、眩晕、昏厥,并可引起心力衰竭。左心衰竭表现为活动后气促、阵发性呼吸困难、端坐呼吸及肺水肿,随后出现右心衰竭的症状。

2.体征

最主要的体征是主动脉瓣区粗糙的喷射性Ⅲ级以上收缩期杂音,常伴有收缩期震颤;杂音沿动脉传导,甚至达肱动脉;一般杂音越长、越响,收缩高峰出现越迟,狭窄越严重;动脉血压差缩小。

(三)影像学与实验检查

1.心电图

可有左心室肥厚、劳损。

2.X线检查

显示不同程度的左心室增大,在侧位透视下可见主动脉瓣钙化。

3.超声心动图

超声心动图为定性和定量主动脉瓣狭窄的重要方法。二维超声心动图可探测主动脉瓣异常,有助于确定狭窄和病因;借助于连续多普勒可计算出跨瓣压差和瓣口面积。

(四)诊断及鉴别诊断

1.诊断

根据主动脉瓣区收缩期杂音的特点及伴有的震颤,不难做出诊断。确诊有赖于超声心动图。

2.鉴别诊断

(1)先天性主动脉瓣狭窄:本病于幼年便可发现,超声心动图可发现畸形。

(2)肥厚型梗阻性心肌病:由于收缩期二尖瓣前叶前移至左心室流出道梗阻,产生收缩中期或晚期喷射性杂音,最响部位在胸骨左缘,不向颈部传导,有快速上升的重搏脉。超声心动图可助诊断。

(五)经皮腔内球囊主动脉瓣成形术(PBAV)

PBAV虽然已经成为常规介入治疗手段,但仍然存在许多重要限制,例如,多数患者术后仍有较明显的残余狭窄、主动脉瓣口面积增加幅度有限、远期再狭窄率和病死率相对较高。但对于一些经过慎重选择的病例,仍然是一种可以选择的有效治疗手段。

1.适应证

(1)主动脉瓣明显狭窄但存在主动脉瓣置换术禁忌证,如高龄、一般情况差或伴有其他重要脏器疾病。

（2）需优先进行非心脏手术，可以先进行 PBAV 改善心功能，保证非心脏手术的安全进行，术后再酌情保守治疗或行主动脉瓣置换术。

（3）重度主动脉狭窄引发严重心力衰竭或心源性休克，对这种患者可行急诊 PBAV 稳定血流动力学，为择期主动脉瓣置换术创造条件。

（4）主动脉瓣狭窄合并的充血性心力衰竭原因不明，对这种患者可先行 PBAV，如果术后心功能明显改善，说明主动脉瓣狭窄是充血性心力衰竭的主要原因。如果术后瓣口面积扩大，但心功能却改善不明显，则表明充血性心力衰竭是由其他原因所致。

2.禁忌证

主动脉瓣狭窄合并中度以上主动脉瓣关闭不全，或合并严重的冠心病及有一般心导管手术禁忌证者，则不能行 PBAV。

3.操作步骤（经动脉逆行法）

（1）进行左心导管检查和升主动脉造影，测量主动脉跨瓣压差、瓣环直径，计算瓣口面积。

（2）进行冠状动脉造影，检查冠状动脉供血情况。

（3）经猪尾导管将导丝送入左心室，退出猪尾导管，保留导丝。

（4）根据主动脉瓣环直径选择球囊导管，球囊直径与主动脉瓣环直径的比值为 1.1～1.2 较为合适。多数患者选用直径为 15～23 mm 的球囊。

（5）多数术者习惯选用 Inoue 球囊导管，因为其球囊导管直径能准确控制，扩张时球囊能良好固定于主动脉瓣口。如果单球囊扩张效果不满意，可换用双球囊技术进行扩张。

（6）沿导丝将球囊导管送至主动脉瓣口，注射少量对比剂确定球囊位置合适。

（7）手推注射器充盈球囊，扩张 3～5 秒后排空球囊。扩张中透视观察球囊最大充盈时腰部凹陷消失的程度。一般扩张 2～3 次后球囊腰部凹陷即完全消失。

（8）如果单球囊扩张效果不满意，可换用双球囊技术扩张。第二根球囊导管可经对侧股动脉或肱动脉送入，两个球囊直径之和应等于主动脉瓣环直径的 1.2～1.3 倍。通常双球囊技术仅限于单球囊扩张后主动脉瓣压力阶差下降不满意的病例。

4.并发症

（1）血管损伤最常见，主要是由于穿刺和扩张动脉引起。其中 9%～15%需行血管修补术或输血处理。近年来，随着球囊外径减小，其发生率已明显下降。

（2）严重主动脉瓣反流，发生率为 1%～2%，主要原因是球囊直径过大，尤其是当球囊直径大于主动脉瓣环直径 1.3 倍时更易发生。

（3）猝死发生率 4%～5%，手术病死率 1%。死因包括难治性心力衰竭、严重主动脉瓣反流、心脏压塞、脑栓塞、内出血及感染等。心功能差、重度主动脉瓣狭窄及合并严重冠状动脉病变者病死率较高。

三、肺动脉瓣狭窄的介入治疗

（一）病因及病理

肺动脉瓣狭窄最常见的病因为先天性畸形，风湿性极少见。本病的主要病理变化在肺动脉瓣及其上下，分为三型：瓣膜型表现为瓣膜肥厚、瓣口狭窄，重者瓣叶可融合成圆锥状；瓣下型为右心室流出道漏斗部肌肉肥厚造成梗阻；瓣上型指肺动脉主干或主要分支有单发或多发性狭窄，此型较少见。

(二)临床症状与体征

轻中度肺动脉瓣狭窄一般无明显症状,其平均寿命与常人相似;重度狭窄运动耐力差,可有胸痛、头晕、晕厥等症状。主要体征是肺动脉瓣区响亮、粗糙、吹风样收缩期杂音,肺动脉瓣区第2心音减弱伴分裂,吸气后更明显。

(三)影像学及实验室检查

1.心电图

轻度狭窄时可正常,中度以上狭窄可出现右心室肥大、右心房增大。也可见不完全性右束支传导阻滞。

2.X线检查

X线检查可见肺动脉段突出,此为狭窄后扩张所致。肺血管影细小,肺野异常清晰;心尖左移上翘为右心室肥大的表现。

3.超声心动图

可见肺动脉瓣增厚,可定量测定瓣口面积;瓣下型漏斗状狭窄也可清楚判定其范围;应用多普勒技术可计算出跨瓣或狭窄上下压力阶差。

(四)诊断及鉴别诊断

典型的杂音、X线表现及超声心动图检查可以确诊。鉴别诊断应考虑原发性肺动脉扩张,房间隔、室间隔缺损等。

(五)经皮穿刺球囊肺动脉瓣成形术(PBPV)

1.适应证

凡先天性肺动脉瓣膜型狭窄且需进行治疗者,均可采用本法作为首选的治疗方案。若其跨瓣膜收缩期压力阶差>4.0 kPa(30 mmHg)或右心室收缩压>6.7 kPa(50 mmHg),均有做PBPV的指征。

2.禁忌证

如果患者的全身情况很差,有严重肝功能、肾功能损害及对碘过敏者,不宜行PBPV。

3.操作步骤

(1)常规右心导管检查和右心造影,测定血流动力学参数,计算跨瓣压差,测量肺动脉瓣环直径等,为选择球囊和判断成形效果提供参考。

(2)经股静脉送入右心导管,经下腔静脉、右心房、右心室、跨越肺动脉瓣进入左上肺动脉。

(3)通过右心导管送入0.081 mm或0.097 mm的J形交换导丝,进入左上肺动脉末端。

(4)保留导丝,撤出右心导管。间断透视防止导丝移位。

(5)根据肺动脉瓣环直径选择球囊,原则是球囊直径与瓣环直径比值为1.1～1.3。

(6)经导丝送入球囊导管,根据球囊导管的透视影像或标志将球囊中部定位在狭窄的瓣膜处。

(7)术者固定球囊导管,助手快速推注对比剂使球囊充盈,5秒后迅速排空。一般扩张3～5次,直到球囊中部的凹陷消失。撤出球囊导管,重复肺动脉造影和血流动力学参数测量,评价成形效果。

4.注意事项

对于心脏显著扩大和严重肺动脉瓣狭窄的患者,有时右心导管难以跨越肺动脉瓣,此时可采取以下几种方法。

(1)将右心导管送到肺动脉瓣下,再经右心导管送入直导丝,协调配合操作导管和导丝跨越肺动脉瓣。

(2)先将漂浮导管漂至肺动脉瓣下,然后迅速排空气囊,使导管随血流进入肺动脉。

(3)将右冠状动脉指引导管送至肺动脉瓣下,使其顶端开口指向肺动脉瓣口,再沿指引导管送入直导丝,协调操作指引导管和导丝跨越肺动脉瓣。

四、心脏瓣膜疾病的介入护理

(一)护理要点

(1)向患者介绍介入治疗的目的、方法、注意事项,消除顾虑,使其积极配合治疗。

(2)执行术前常规准备。

(3)注意观察听诊心脏杂音的变化,以利于术中、术后对照。

(4)行股动脉穿刺者,穿刺侧肢体制动 12 小时,穿刺点沙袋压迫 6 小时;行股静脉穿刺者,穿刺侧肢体制动 6 小时,穿刺点沙袋压迫 2 小时。观察穿刺点有无渗血、出血及足背动脉搏动和皮肤颜色等情况。

(5)遵医嘱应用药物。

(6)术后注意观察有无二尖瓣反流、瓣叶撕裂或穿孔等并发症。一旦穿刺心房间隔引起心包积血而造成心脏压塞时,需做紧急处理。

(7)注意观察心电监护和心电图的变化,以便及时发现各种类型的心律失常。

(二)健康教育

(1)根据患者的情况指导活动,预防感冒。

(2)遵医嘱应用抗凝药物。

(3)饮食以清淡、低盐、易消化为宜,避免过饱。

(4)定期门诊复查心电图、心脏彩色多普勒、出凝血试验等。

(王凌志)

第五节　肺癌的介入护理

一、概述

(一)疾病概述

原发性支气管肺癌简称肺癌,是当前最常见的恶性肿瘤之一。肺癌的肿瘤细胞源于支气管黏膜和腺体,常有区域性淋巴结转移和血行播散,早期常有刺激性咳嗽、痰中带血等呼吸道症状,病情进展速度与细胞生物特性有关。发病率一般自 50 岁后迅速上升,在 70 岁达到高峰。

(二)临床表现

肺癌早期症状常较轻微,甚至可无任何不适。中央型肺癌症状出现早且重,周围型肺癌症状出现晚且较轻,甚至无症状,常在体检时被发现。

1.咳嗽

咳嗽为常见的早期症状,以咳嗽为首发症状者占 35％～75％。肺癌所致的咳嗽可能与支气管黏液分泌的改变、阻塞性、胸膜侵犯、肺不张及其他胸内合并症有关。典型的表现为阵发性刺激性干咳,一般止咳药常不易控制。对于吸烟或患慢支气管炎的患者,如咳嗽程度加重,次数变频,咳嗽性质改变如呈高音调金属音时,尤其在老年人,要高度警惕肺癌的可能性。

2.痰中带血或咯血

痰中带血或咯血亦是肺癌的常见症状,以此为首发症状者约占 30％。由于肿瘤组织血供丰富,质地脆,剧咳时血管破裂而致出血,咯血亦可能由肿瘤局部坏死或血管炎引起。

3.胸痛

以胸痛为首发症状者约占 25％。常表现为胸部不规则的隐痛或钝痛。大多数情况下,周围型肺癌侵犯壁层胸膜或胸壁,可引起尖锐而断续的胸膜性疼痛,若继续发展,则演变为恒定的钻痛。持续尖锐剧烈、不易为药物所控制的胸痛,则常提示已有广泛的胸膜或胸壁侵犯。肩部或胸背部持续性疼痛提示肺叶内侧近纵隔部位有肿瘤外侵可能。

4.胸闷、气急

约有 10％的患者以此为首发症状,多见于中央型肺癌,特别是肺功能较差的患者。

5.声音嘶哑

有 5％～18％的肺癌患者以声嘶为第一主诉,通常伴随有咳嗽。声嘶一般提示直接的纵隔侵犯或淋巴结长大累及同侧喉返神经而致左侧声带麻痹。

6.体重下降

消瘦为肿瘤的常见症状之一,肿瘤发展到晚期,患者可表现为消瘦和恶病质。

7.发热

肿瘤坏死可引起发热,多为低热。

(三)治疗方法

1.气管动脉灌注化疗药物(BAI)

肺癌主要由支气管动脉供血,即使是肺转移瘤,主要供血动脉仍是支气管动脉。动脉灌注其基本原理是以较小的药物剂量在局部靶器官获得较高的药物浓度,从而提高疗效、减少药物不良反应,减少正常组织损伤及肿瘤耐药性的形成,达到抑制肿瘤生长、延长患者生存期及改善患者生存质量的目的。

2.气管动脉化疗栓塞术(BACE)

BACE 可以阻断肿瘤的血液供应,使处于分裂期、静止期的肿瘤细胞缺血坏死,同时混于碘油内的化疗药物缓慢释放,大大延长化疗药物与肿瘤的接触时间,提高对局部转移病灶的作用。

3.肺动脉灌注化疗术(PAI)及经支气管动脉和肺动脉双重灌注化疗术(DAI)

根据肺癌双重供血理论,通过供血动脉直接灌注化疗药物达到肿瘤局部高浓度化疗作用,同时可减少抗癌药物与血浆蛋白结合,增加游离药物浓度,提高化疗药物的细胞毒性作用,与选择性支气管动脉灌注比较,具有总用药量少,全身不良反应少,见效快等特点。PAI 不仅直接作用于肿瘤局部,也可达到肺门和纵隔等处的淋巴结。

二、适应证

(1)各种类型的肺癌,以中晚期不能手术者为主。

(2)有外科禁忌证和拒绝手术者。

(3)作为手术切除前的局部化疗,以提高手术的成功率,降低转移发生率和复发率。

(4)手术切除后预防性治疗,以降低复发率。

(5)手术切除后胸内复发或转移者。

三、禁忌证

(1)出现恶病质或有心、肺、肝、肾衰竭者。

(2)有高热、感染迹象及白细胞计数少于 $4×10^9/L$。

(3)有严重的出血倾向和碘过敏造影禁忌者。

(4)支气管动脉与脊髓动脉共干或吻合交通者相对禁忌证。

四、护理

(一)术前护理

1.减轻焦虑

患者常因不了解介入治疗的方法、因害怕疼痛、担心手术失败或因经济方面的原因而显得焦虑不安。因此,护士应理解同情患者的感受,耐心倾听患者的诉说,鼓励其说出所担心的问题,对患者提出的问题,应给予明确、有效、积极的解释。耐心地向患者介绍手术目的、方法、大致过程、配合要点及注意事项、可能发生的并发症,说明介入手术的重要性、优越性和安全性,并动员亲属给患者以心理和经济方面的全力支持,使患者减少顾虑,能积极配合治疗。

2.改善肺泡的通气与换气功能,预防术后感染

(1)戒烟:指导并劝告患者戒烟,因为吸烟会刺激肺、气管和支气管,使气管、支气管分泌物增加,妨碍纤毛的活动和清洁功能,不利于痰液排出,容易引起肺部感染。

(2)维持呼吸道通畅:及时清除分泌物,鼓励患者进行有效咳嗽,以利排痰。对久病体弱、无力咳嗽者,以手自上而下、由内向外轻拍患者背部协助排痰。若痰液黏稠不易咳出,可行超声雾化,并注意观察痰液的量、颜色、黏稠度、气味、是否带血,遵医嘱给予抗炎祛痰药物,以改善呼吸状况。

(3)咯血的护理:遵医嘱给予吸氧,静脉滴注止血药物;协助患者取半坐卧位,减少疲劳,并有利于呼吸;大咯血时给予头低脚高俯卧位,及时清除口腔内的血块,改善通气,以防窒息;护士应陪伴在床旁,关心体贴患者,减轻恐惧,必要时给予镇静剂;同时做好气管插管、气管切开等抢救准备;咯血不止时不宜搬动患者。

3.改善营养状况

应给予高蛋白、高热量、高维生素、易消化的饮食,注意食物的色香味,保持口腔清洁,并提供洁净清新的进餐环境,增进食欲,必要时静脉输注营养药物。

(二)术后护理

(1)体位:为防止穿刺动脉出血,患者需卧床休息 24 小时,穿刺侧肢体平伸制动 12 小时,12 小时后可在床上轻微活动,24 小时后可下床活动,但应避免下蹲、增加腹压的动作。肢体制动期间指导患者在床上翻身,以减轻患者的不适。

(2)术后 4~6 小时严密观察体温、脉搏、呼吸、血压,直至生命体征稳定。

(3)穿刺部位的观察与护理:穿刺处绷带加压包扎 24 小时或沙袋压迫 6 小时,观察穿刺部位有无渗血、出血,有无血肿形成,如有出血应立即用双手压迫,并通知医师进行处理。

(4)下肢血液循环的监测:严密观察双下肢皮肤颜色、温度、感觉、肌力及足背动脉搏动情况,警惕动脉血栓形成或动脉栓塞的发生,若出现皮肤颜色苍白、皮温下降、感觉异常、肌力减退等现象,应及时报告医师,遵医嘱使用血管扩张剂及神经营养药物,并配合物理治疗。

(5)并发症的观察与护理。①脊髓损伤:是支气管动脉栓塞术及灌注化疗术较常见且最严重的并发症,其发生原因一般认为是由于支气管动脉与脊髓动脉共干,高浓度的对比剂或药物流入脊髓动脉,造成脊髓细胞损伤或脊髓血供被阻断,致脊髓缺血所引起。表现为术后数小时开始出现横断性脊髓损伤症状,损伤平面高时可影响呼吸,2~3天内发展到高峰,发生率约15%。因此,护士应密切观察患者双下肢运动、感觉、肌力及有无尿潴留的发生。一旦有上述情况发生,应及时通知医师采取措施。可用生理盐水作脑脊液换洗,每5分钟置换10 mL,共200 mL。遵医嘱使用血管扩张剂,如烟酰胺、罂粟碱、右旋糖酐-40、丹参等改善脊髓循环,应用地塞米松或甘露醇脱水治疗以减轻脊髓水肿,中医针刺治疗等有助于恢复或减轻病情的发展。②栓塞后综合征:是支气管动脉栓塞化疗术治疗后常见的并发症。是由于动脉被栓塞后器官缺血、水肿和肿瘤坏死所致。主要表现为发热、胸闷、胸骨后烧灼感等,体温一般不超过38℃,多在一周内缓解。严重者可有高热,体温高于40℃,若高热持续不缓解,伴胸痛、咳脓性痰,应警惕有肺脓肿的发生,该并发症较少见。确诊者遵医嘱应用敏感的抗生素及退热药,嘱患者注意休息,给予高蛋白、高热量、高维生素、营养丰富易消化的饮食,多饮水,出汗后及时更换被服,避免着凉,同时做好患者的心理护理,减轻焦虑。③肋间皮肤坏死和支气管大面积坏死:支气管动脉不仅是支气管、肺、脏层胸膜、肺动静脉的营养血管,它还供血于气管、食管、纵隔淋巴结等组织,而且约有2/3的人右支气管动脉与右肋间动脉共干,因此,支气管动脉栓塞术后,护士应注意观察患者有无咳嗽、咽下疼痛、胸痛、咯血、肋间痛及胸部皮肤有无感觉异常、皮温及颜色的改变。如有上述情况应及时报告医师,遵医嘱应用扩血管药物,咯血者遵医嘱应用止血药和血管升压素,同时做好咯血患者的护理,咽下疼痛者宜进软食和流质。④误栓:肺动脉栓塞术后容易发生,且常易引起脑栓塞,发生率约10%,所以应注意观察患者有无脑栓塞的症状,如失语、偏瘫等,如有应及时通知医师处理,必要时手术取出栓子。⑤化疗药物的不良反应:与术后常见并发症化疗药不良反应的护理相同。

五、护理评价

(1)患者的心理状况如何,能否正确面对疾病,是否主动参与治疗与护理。

(2)患者是否维持正常的呼吸型态。

(3)患者是否发生窒息,窒息后能否得到及时解除。

(4)营养状况是否得到改善,体重是否增加或维持平衡。

(5)患者的疼痛症状是否得到缓解或减轻,对止痛方法表示满意的程度。

(6)对介入治疗方法、术后并发症的了解程度,是否掌握术后注意事项及康复知识。

(7)患者有否并发症,并发症发生后发现和处理是否及时和正确。

六、健康教育

(1)积极治疗原发病 如支气管扩张、肺脓肿、肺结核及霉菌感染等,以及某些寄生虫病(肺阿米巴病、肺吸虫病、肺棘球蚴病)和急性传染病(肾综合征出血热、肺出血型钩端螺旋体病)等。

(2)早期诊断 40岁以上者应定期进行胸部X线普查,中年以上、久咳不愈并出现阵发性、刺激性干咳或出现血痰,应警惕肿瘤的发生,做进一步检查,争取早发现、早诊断、早治疗。

(3)让患者了解吸烟的危害,劝其戒烟。

(4)加强营养,合理休息,增强体质,劝其戒酒。

(5)避免出入公共场所或与上呼吸道感染者接近,避免居住或工作于布满灰尘、烟雾及化学刺激的环境。

(6)支气管动脉栓塞化疗、灌注化疗的患者,在治疗过程中应注意血常规的变化,定期返院复查血细胞和肝肾功能,如有咯血、呼吸困难、高热等症状出现,应及时就诊。

(7)动静脉瘘介入治疗术后的患者要注意休息、减少活动,遵医嘱应用止咳药,以免剧咳导致血管破裂出血。遵医嘱定期复查,如再次出现咯血和缺氧症状或异位栓塞时应及时就诊。

(王凌志)

第六节　原发性肝癌的介入护理

一、疾病概述

(一)病因

肝癌是严重危害人们健康的主要恶性肿瘤之一,在我国和亚洲以原发性肝癌多见,而在欧美地区则以转移性肝癌多见。每年全世界有 250 000 人死于肝癌,其中 40% 在中国。由于肝癌起病隐蔽,患者就诊时大多已属于中、晚期。80% 以上的患者合并不同程度的肝硬化,常伴随肝硬化失代偿和储备功能不良,能手术切除者仅占全部肝癌的 5.4%～24.3%,40%～60% 的肝癌在手术时已发生肝内转移,术后复发率高。肝癌的血管内介入治疗包括肝动脉化疗栓塞(TACE)、经肝动脉栓塞剂治疗(TAE)、肝动脉灌注大剂量化疗药物治疗(TAI)及经门静脉化疗或化疗栓塞。

(二)常见的症状

肝癌起病隐匿,早期多无症状,中、晚期方才出现症状

(1)腹痛,多在右上腹,也可在左上腹或下腹,为持续性钝痛。但在肝肿瘤破裂出血于薄膜时可有剧痛,出血至腹腔时可有腹膜刺激征。

(2)消瘦乏力,且呈进行性加重。

(3)消化道症状,如食欲减退、恶心、呕吐、腹胀、腹泻或便秘。

(4)上腹部发现包块。

(5)黄疸,可因胆管受压、阻塞引起的梗阻性黄疸,也可因肿瘤大量破坏干细胞性黄疸。

(6)发热,多为不明原因的低、中度发热,有时可高热。

(7)肿瘤近膈顶时,部分患者可有右肩痛,常被误认为肩周炎。

(8)转移灶及并发症状。

二、适应证

(1)不能手术切除的中、晚期肝癌。

（2）因其他原因不宜手术切除的肝癌。

（3）癌块过大，化疗栓塞可使癌块缩小，以利二期切除。

（4）肝内存在多个癌结节者。

（5）肝癌主灶切除，肝内仍有转移灶者。

（6）肝癌复发，无再次手术切除可能者。

（7）肝癌破裂出血不适于肝癌切除者。

（8）控制肝癌疼痛。

（9）行肝移植术前等待供肝者，可考虑行化疗栓塞以期控制肝癌的发展。

三、禁忌证

（1）肝功能损害严重，谷丙转氨酶明显增高，有明显腹水、黄疸。

（2）肝癌体积占肝脏 3/4 以上者。

（3）有凝血机制障碍、出血倾向者。

（4）严重的器质性疾病，如心、肺、肾功能不全者。

（5）严重的代谢性疾病，如糖尿病，或严重的代谢紊乱，如低钠血症未予控制者。

（6）门静脉高压中度以上胃底食管静脉曲张者。

（6）碘过敏、解剖变异，无法完成选择性肝动脉插管者。

（7）重度感染者。

四、护理

（一）术前准备

（1）指导患者床上排大、小便练习。

（2）多吃维生素及粗纤维食物以保证体内微量元素的平衡，提高机体的营养状况增加抵抗力。

（3）协助医师了解患者病情，开展心理护理，消除患者和家属的思想顾虑，鼓励患者愉快地接受介入诊断和治疗。执行医疗保护制度，不必要告诉患者的病情，特别是恶性病患者。

（4）作造影剂过敏试验并做好记录。

（5）术区备皮，即术侧大腿上 1/3 至腹股沟部，做穿刺部位区域的皮肤准备。

（6）术前 4 小时禁食、2 小时禁水，防止术中及术后呕吐。

（7）术前 30 分钟遵医嘱给予镇静剂。

（二）术前护理

1.护理评估

（1）既往健康状况：患者以往多有肝硬化，病情的进一步发展，使患者情绪产生变化。

（2）心理-社会状况：患者不仅承受恶性肿瘤的压力和经济负担，还要面对治疗后可能的并发症的心理压力。

2.护理诊断

（1）焦虑与疾病痛苦和对治疗知识缺乏有关。

（2）恐惧与未曾经历介入手术有关。

3.护理目标

（1）焦虑有所减轻，心理和生理上的舒适感有所增加。

(2)恐惧感减轻,恐惧的行为表现和体征减少。

4.护理措施

(1)加强心理支持,减轻焦虑:创造安静、舒适、无刺激的环境,理解、同情患者。倾听和与患者共同分析焦虑产生的原因并对焦虑程度作出评价,对患者提出的问题要给明确、有效、积极的解释。向患者说明焦虑影响身心健康。患者发怒时,如无过激行为不加以限制。指导患者运用转移注意力等松弛疗法以减轻焦虑情绪,并对患者的合作及时给予鼓励,与患者一起制订应对焦虑的方式。

(2)加强宣教,减少恐惧:为患者及家属讲解介入手术的目的、方法、注意事项以及术后的不良反应。对患者的恐惧表示理解,鼓励患者表达自己的感受,耐心做解释工作。谈论患者感兴趣的话题,请家属协助,采用转移注意力和按摩等方式共同缓解患者的恐惧。必要时,请已做过介入手术的患者现身说法并对患者的进步及时给予肯定和鼓励。

(三)介入术中配合

(1)暴露手术区域并配合皮肤消毒。

(2)协助术者铺巾,戴影像增强器消毒布套。

(3)如有刷手护士,可先用肝素生理盐水冲洗导管、导丝、穿刺针等穿刺用品。

(4)准备局部麻醉药、造影剂和其他治疗药物,协助配制肝素生理盐水。

(5)无麻醉医师时,负责观察患者、完成补液、给氧或其他临时治疗措施。

(6)操作结束时,协助包扎穿刺口。

(四)术后注意事项

(1)术后患者平卧位,穿刺肢体制动24小时,穿刺部位沙袋压迫6~8小时,防止出血及血肿形成。

(2)密切观察穿刺部位有无出血、渗血、足背动脉搏动情况和皮肤的颜色、温度。如有异常,立即通知医师处理。

(3)术后当日多饮水,可进流食以后逐渐过渡到半流食和普食。饮食应保持清洁、新鲜、富于营养且易消化、吸收。

(4)根据病情给予抗生素及保肝、止血、止吐等药物,并观察用药后反应。

(5)密切观察患者病情变化,注意尿量及颜色、消化道反应及有无发热、腹痛等,如有异常遵医嘱给予对症处置。

(6)术后观察血压、脉搏,连续测量3天时间温。

(五)术后护理

1.护理评估

(1)化疗药物所致的毒性反应。

(2)组织器官栓塞引起缺血所致的症状。

(3)肿瘤组织坏死、吸收引起的症状。

(4)化疗药物刺激膈神经引起的症状。

2.护理诊断

(1)营养失调:低于机体需要量与食欲缺乏、恶心、呕吐有关。

(2)潜在并发症:栓塞引起局部组织、器官缺血产生疼痛。

(3)潜在并发症:栓塞后局部组织坏死产生吸收热导致体温升高。

(4)潜在并发症:介入化疗药物刺激膈神经引起呃逆。

3.护理目标

(1)恶心、呕吐症状减轻;想进食。

(2)主诉疼痛消除或减轻;能运用有效方法消除或减轻疼痛。

(3)体温不超过 38.5 ℃;患者自诉舒适感增加。

(4)呃逆间隔时间延长;能运用有效方法减轻呃逆。

4.护理措施

(1)加强饮食指导:指导患者进高蛋白、高热量、高维生素、易消化软质低油腻饮食,少量多餐。让患者倾听音乐,分散注意力以减轻恶心不适感。必要时遵医嘱应用止吐药物。

(2)减轻或有效缓解疼痛:观察、记录患者疼痛的性质、程度、时间、发作规律、伴随症状及诱发规律,调整舒适体位,指导患者及家属保护疼痛部位,掌握减轻疼痛的方法。给予精神安慰和心理疏导,指导患者应用松弛疗法缓解疼痛。遵医嘱给予镇痛药,观察并记录用药后效果。

(3)利用有效方法降温:卧床休息,保持室内通风,室温在 18～22 ℃,相对湿度在 50%～70%。鼓励患者多饮水,体温超过 38.5 ℃时根据病情选择不同的降温方法,如冰袋外敷、酒精擦浴、冰水灌肠等。保持口腔清洁,口唇干燥时涂液状石蜡或护唇油,出汗后及时更换衣服,穿衣盖被适中,避免影响机体散热。遵医嘱给予补液、抗生素、退热剂,观察、记录降温效果,高热患者应吸氧。

(4)利用有效方法减轻或消除呃逆:行心理疏导消除精神紧张、抑郁情绪。嘱患者连续缓慢吞咽温开水,增加饮食的花色和种类。双侧足三里注射阿托品 0.25 mg,顽固性呃逆可应用盐酸氯丙嗪。

(六)健康教育

1.加强营养

做好治疗期间的饮食指导,食高蛋白、高维生素、高热量、低脂肪软食,戒烟、酒、辛辣等刺激性食物,多食水果蔬菜保持大便通畅。

2.适当锻炼

活动量以不引起心悸、心累、气短或活动后脉搏不超过活动前的 10% 为宜,避免过劳。

3.调节生活规律

注意养成良好卫生习惯,注意气候变化,避免着凉感冒。

4.按时服药

指导患者遵医嘱按时服药,慎用损害肝脏药物。

5.保持愉悦心情

建议患者从事益于健康的娱乐,如听音乐、看电视、读报等保持心情愉快。

6.定期复查

每 2 个月复查 CT 一次,发现异常症状,随时复诊。

五、并发症及护理

(一)穿刺部位出血及血肿

术中反复穿刺或穿刺点压迫不当、肝素用量过大或患者自身凝血机制障碍引起。对于凝血功能异常的患者,要适当延长压迫时间和行加压包扎。嘱患者咳嗽或用力排便、排尿时应压迫穿刺点。穿刺点如有出血应重新加压包扎。小血肿可再用沙袋压迫 6～8 小时,术侧肢体制动 24 小时;大血肿可用无菌注射器抽吸,遵医嘱适当用止血药;24 小时后可行热敷,以促进吸收。

(二)上消化道出血

由于门静脉高压、患者术前肝功能及凝血功能差、化疗药物损害胃黏膜或术后恶心、呕吐致食管、贲门、胃黏膜撕裂引起出血。密切观察患者生命体征及大便和呕吐物的颜色、性质及量;遵医嘱禁食、卧床休息,行止血、扩容、降低门静脉压力等治疗;出血停止后给予高蛋白、高热量、多种维生素、低盐、低脂软食,少量多餐。

(三)股动脉栓塞

股动脉栓塞是 TACE 术后最严重的并发症。术后每小时观察穿刺侧肢体皮肤颜色、温度、感觉及足背动脉搏动情况,发现患肢肢端苍白、感觉迟钝、皮温下降、小腿疼痛剧烈,提示有股动脉栓塞的可能,可进一步做超声波检查确诊,同时抬高患肢并给予热敷,遵医嘱给予解痉及扩血管药物,禁忌按摩,以防栓子脱落,必要时行动脉切开取栓术。

(四)尿潴留

因介入术后肢体制动、加压包扎、沙袋压迫,且不习惯床上排尿引起。给予心理疏导,做好解释工作,消除紧张情绪;让患者听流水声或热敷腹部,按摩膀胱;腹部加压;必要时行导尿术。

(五)截瘫

TACE 术后引起脊髓损伤致截瘫。术后注意观察患者双下肢皮肤感觉、痛觉有无异常,一旦发现下肢麻木、活动受限、大小便失禁等异常情况,应立即报告医师。

(王凌志)

第七节　肝血管瘤的介入护理

一、概述

肝血管瘤是肝最常见的良性肿瘤,肝血管瘤可分为海绵状血管瘤、硬化性血管瘤、血管内皮细胞瘤和毛细血管瘤 4 种类型,其中以肝海绵状血管瘤最为常见,约占良性肿瘤的 74%,好发于 30～50 岁,女性较为多见,男女比例为 1∶(5～7),病灶大多为单发,也可多发。肝血管瘤瘤体大小不一,小者在显微镜下才能确诊,大者重达十余千克。

二、病理解剖

海绵状血管瘤病灶与正常组织接壤区并非规则,瘤周肝组织内肝细胞索萎缩或消失,血窦明显扩张淤血,并可见一些非正常分布的腔大壁薄的血管。海绵状血管瘤畸形血窦连接于肝动脉、门静脉和肝静脉之间,其血供完全来自肝动脉,部分来自动静脉瘘。海绵状血管瘤瘤体质地柔软。

三、临床表现

本病的临床表现随肿瘤部位、大小、增长速度及肝实质受累程度不同而异。小者无症状,大者可压迫胃肠肌、胆道而引起腹痛、黄疸或消化不良症状。少数因肿瘤自发性破裂、瘤蒂扭转或者外伤撞击而呈急腹症表现。

国内外学者根据肝血管瘤瘤体直径大小将其进行分类。直径<5 cm 称为小血管瘤,直径为 5~10 cm 称为大血管瘤,直径为 10~15 cm 称为巨大血管瘤。此分类方法可对肝血管瘤治疗方案起到参考和指导意义。

四、影像学诊断

因肝血管瘤缺乏特异性临床表现,其诊断主要依靠影像学检查,包括 B 超、CT、MRI、肝动脉造影等。超声检查敏感性很高,表现为均质、强回声、边缘清晰及后壁声增强的肝内回声区。

彩色多普勒超声可显示病灶内血管、血流,其敏感性和特异性较高。CT 或 MRI 增强检查早期表现为病灶边缘强化,随时间延长,强化区逐渐向病灶中心推进。

肝动脉造影,选择性肝动脉造影诊断敏感可靠,主要是动脉早期肝内动脉末端有充盈造影剂的血窦,随着时间延长,血窦充盈越明显,轮廓和范围逐渐清楚。血窦大小不一,局部分布构成"棉花球状"表现。并且造影剂在血窦内持续停留 10 秒以上,到实质期和静脉期血窦仍十分明显,这种特征性表现称之为"早出晚归"。

五、适应证和禁忌证

(一)适应证
(1)肝血管瘤直径>5 cm,有明显不适者。
(2)血管瘤在短期内明显增大者。
(3)肝血管瘤有破裂可能或破裂出血者。

(二)禁忌证
(1)肝、肾衰竭者。
(2)碘过敏者。
(3)有严重出血倾向者。

六、术前护理

(一)心理护理
(1)热情接待患者,及时介绍病区环境和床位医师及责任护士。
(2)耐心向患者及家属做好解释工作,介绍疾病相关知识和介入治疗的优点、目的、方法、术中配合及术后注意事项,以消除患者的顾虑,积极配合治疗。

(二)完善术前准备
(1)术前检查肝、肾功能,监测甲胎蛋白、血常规及出凝血时间等。
(2)术前 1 天做好碘过敏试验,并做好记录。
(3)穿刺部位皮肤准备。
(4)术前根据医嘱交代患者禁食及手术中使用的药物。
(5)训练患者穿刺时呼吸配合。

七、术中护理配合

(1)患者平卧于手术床上,双下肢分开并外展。护理配合:热情接待患者入室,做好心理疏导,稳定患者情绪。核对患者姓名、性别、科室、床号、住院号、诊断及造影剂过敏试验结果。协助患者采取适当的体位：平卧位，双下肢分开略外展连接心电、血压及指脉氧监测。建立静脉通路。准备手术物品并备好器械台。协助医师完成手消毒、穿手术衣、戴无菌手套。

(2)皮肤消毒：腹股沟区域，消毒范围上至脐部，下至大腿中部；右季肋区，穿刺点及其外10 cm以上范围。护理配合：聚维酮碘消毒剂消毒手术部位皮肤，并协助铺单。协助抽取造影剂。

(3)经动脉途径。①经股动脉插管，行肝动脉造影检查：递送穿刺针、4 F穿刺鞘、0.035 in导丝(150 cm)、4 F肝弯导管。②行肝动脉超选择性造影检查：递送微导管、微导丝。③行肝血管瘤供血动脉栓塞术：递送各种栓塞剂。④行肝动脉造影复查：递送4 F肝弯导管。

(4)经皮经肝穿刺途径。①B超、CT引导下，经皮经肝穿刺肝血管瘤：递送21 G活检针。②平阳霉素注射硬化治疗：递送平阳霉素。③拔管，复查肝区CT，观察有无出血。术中常规病情观察：严密监测患者心率、血压、脉搏、呼吸等生命体征的变化，做好抢救准备，发现异常及时报告医师处理；观察患者面色，倾听其主诉并给予心理支持，行肝动脉栓塞治疗或经皮肝穿刺时，如主诉疼痛可暂缓操作并肌内注射吗啡等镇痛药；递送纱布置于穿刺处，按压穿刺点10～15分钟，然后用3 M高强度外科胶带加压包扎。

(5)拔除鞘管，妥善包扎穿刺部位，护送患者安返病房。

八、术后护理

(一)体位护理

患者介入术后返回病房，护士应将患者平稳安置到病床上，穿刺侧下肢伸直制动8～12小时，卧床24小时。选用选择性肝动脉栓塞的患者，穿刺点加压包扎4～6小时。

(二)加强巡视，密切观察

观察右腹股沟及右上腹穿刺点有无出血、血肿；穿刺侧肢体皮肤温度、感觉、知觉是否正常；观察患者有无腹痛、腹胀，若患者出现面色苍白、出冷汗、脉细弱、腹痛等出血症状，立即测量血压，报告医师，及时处理。

(三)饮食护理

栓塞治疗1～2天，患者食欲逐渐恢复，鼓励患者进食富营养、低脂易消化饮食，多吃水果及蔬菜，保证有足够的热量，每天热量12 552 kJ，以降低肝糖原分解，减轻肝负担。

(四)栓塞综合征的观察及护理

(1)恶心、呕吐：观察呕吐物的颜色和量，耐心给患者解释恶心、呕吐的原因，安慰患者，并根据医嘱予以止吐药物。患者呕吐时，应及时清理呕吐物，协助漱口，安慰患者，教会放松技巧，如深呼吸等，提高其心理耐受力。

(2)疼痛：栓塞后患者出现不同程度的腹痛，应密切观察疼痛的部位、程度及持续时间，腹部有无压痛、反跳痛及肌紧张，必要时根据医嘱予以镇痛药物。同时教会患者转移注意力。

(3)发热：治疗后患者均有不同程度的发热，与肝动脉栓塞后坏死组织吸收有关。一般体温在37.5～38.5 ℃，多在1周内恢复正常，一般不需要特殊处理。如体温超过38.5 ℃，应予以物理降温或药物降温；出汗较多时应及时擦干汗液并更换衣服，嘱患者多饮水，保证液体入量，防止发生脱水；同时做好口腔及皮肤护理。

(五)并发症的观察及护理

1.肝功能损害

因栓塞物的浸润和异物分布致邻近组织肝损伤,一般栓塞后3天内转氨酶均有一定程度的升高。术后应注意观察小便颜色,观察皮肤巩膜有无黄染及腹围变化,同时注意观察神志情况,警惕肝性脑病发生。抽血检查肝功能情况,并根据医嘱予以保肝支持治疗。保证足够的热量,降低肝糖原分解,减轻肝负担。有肝功能损害的患者,应嘱其卧床休息,保证充足的睡眠。

2.胆囊损伤

胆囊损伤常因术中导管未超越胆囊动脉或灌注栓塞剂及硬化剂时压力过大反流入胆囊动脉使胆囊动脉硬化所致,一般有胆区疼痛,成持续性,可间歇性缓解。术后应注意观察疼痛的部位、性质及持续时间,并根据医嘱予消炎、利胆及镇痛治疗。

3.胃、十二指肠损伤

因硬化剂及栓塞剂反流入胃十二指肠或胃右动脉引起胃和十二指肠球部损伤,甚至有穿孔的危险。术后应观察患者有无腹胀、胃痛等症状,并根据医嘱予以保护胃黏膜治疗,同时饮食宜软易消化。

4.胰腺炎

硬化剂及栓塞剂反流到胰腺供血动脉引起胰腺坏死和炎症,表现为术后上腹背部剧痛,严重者可引起急腹症。轻者对症处理,严重病例按急性胰腺炎处理,必要时外科手术治疗。

九、健康教育

(1)保持情绪稳定,正确对待各种事情,解除忧虑、紧张情绪,避免情志内伤,保持大便通畅,防止发生便秘。

(2)饮食宜清淡易消化,高热量,不宜过饱,忌食油腻食物、烈酒及辛辣食物。

(3)患者出院后3个月避免过重的体力劳动,半年至1年后来院复诊,视病灶消失情况,个别情况下患者必要时行第2个疗程治疗。

(王凌志)

第八节 肾癌的介入护理

一、疾病概述

肾为腹膜外器官,贴附于脊柱两侧的腹后壁。第12肋以下,则有肋下血管神经、腰大肌等,肾周围炎或脓肿时,腰大肌可受到刺激发生痉挛,引起患侧下肢屈曲。两肾前面的毗邻位置不同:右肾前上部是肝右叶,下部有结肠右曲,内临十二指肠降部。

由于肾的毗邻位,一旦感染,刺激神经引起下肢屈曲。由于肾毗邻十二指肠,如果栓塞剂误入十二指肠血管,易引起十二指肠坏死。

二、治疗方法

同原发性肝癌介入治疗。

三、适应证和禁忌证

(一)适应证

(1)不适合开放性手术。

(2)需尽可能保留肾单位功能者。

(3)肾功能不全者。

(4)有低侵袭治疗需求者。

(二)禁忌证

(1)肝功能损害严重,谷丙转氨酶明显增高,有明显腹水、黄疸。

(2)有凝血机制障碍、出血倾向者。

(3)严重的器质性疾病,如心、肺、肝功能不全者。

(4)严重的代谢性疾病,如糖尿病,或严重的代谢紊乱,如低钠血症未予控制者。

(5)碘过敏、解剖变异,无法完成选择性肝动脉插管者。

(6)重度感染者。

四、护理

(一)术前护理

1.心理护理

责任护士术前需主动与患者沟通,鼓励其诉说心里的感受,加以疏导,观察患者的情绪变化,及时提供相应的帮助。根据患者的文化背景和信息接受能力提供疾病相关信息,介绍国内外肾癌介入治疗效果、方法,并向患者介绍手术及麻醉方式、术中、术后可能出现的不适及配合要点,也可以介绍手术成功案例帮助患者建立战胜疾病的信心,以真诚热情的态度关心患者,消除患者及家人的心理顾虑,使其能更好地配合手术治疗。

2.术前指导

向患者和家人讲解肾癌介入治疗相关知识,术后可能出现的不良反应及配合要点。对于老年人或合并有肺部疾病患者进行术前呼吸功能训练尤为重要。该训练可以使肺部最大限度地扩张,改善肺功能,有助于保持较好的血氧饱和度并可预防术后肺部并发症的发生。方法为平静呼吸时深吸一口气,停止呼吸 10～15 秒,然后缓缓呼出,为术中减影做准备,也可用吹气球法进行练习。指导患者做床上练习大、小便;教会患者术后翻身的技巧,下肢运动的方法,包括髋、膝关节及足部旋转运动,预防静脉血栓发生。术前4小时禁食、2小时禁水。触摸并记录双侧足背动脉搏动情况,便于术中、术后进行对照。进手术室前排空膀胱。

3.术区准备

指导患者及家属清洁手术区域皮肤的方法,根据循证护理指南,术区皮肤的准备并不能降低感染,相反不仅会给患者带来痛苦和形象的改变,而且会增加感染的风险。故不推荐术区皮肤的准备。

4.其他准备

完善心电图实验室系列检查、CT/MRI、DSA、X线等相关检查;明确患者的肝、肾功能;积极治疗患者原有合并症,如高血压、冠心病等疾病。高血糖患者应做好血糖的监测工作,由于术前需禁食4小时,应警惕低血糖的发生。对于术前高度紧张的患者,除了常规术前心理护理外,必要时术前30分钟遵医嘱给予镇静剂。

(二)术中护理

1.患者准备

协助患者取仰卧体位,接上心电监护仪,备好动脉导管、注射器、碘化油、吸收性明胶海绵和化疗药物等。协助铺巾和注射化疗药物及栓塞剂。

2.术中配合

采用seldiner技术行股动脉穿刺,成功后采用5 F Cobra导管,注入造影剂在数字减影血管造影(DSA)监视下行肾动脉造影,了解肿瘤的生长部位,大小,侵犯范围,确定肿瘤的供血动脉及其分支,注意是否存在动静脉瘘等情况。先用吡柔比星30～60 mg,氟尿嘧啶0.75～1.0 g灌注,然后用无水酒精加碘化油(3∶1)进行肾动脉栓塞,加用钢圈,再次造影证实靶血管完全闭塞。

3.病情观察

密切观察患者的血压、心率、呼吸和血氧饱和度等变化,及时询问患者有无不适。注意观察患者反应,询问患者感受,必要时轻握其手或鼓励患者,及时告知患者手术进展,让其精神上得到支持,心理上得到放松,积极配合治疗。

4.导管拔后

协助医师用股动脉压迫止血带对股动脉穿刺处进行加压包扎。

(三)术后护理

1.局麻后护理常规

患者回病室后,应由4人协助搬运患者,密切关注手术穿刺部位,减少切口张力,避免压迫手术部位。如有引流,注意保护和固定引流管,勿使其牵拉或滑脱。同时立即给予持续心电监护4小时,遵医嘱吸氧,密切观察患者生命体征、意识、瞳孔及肢体情况。同时进行肾功能监测,严密观察并记录尿量、颜色及性状。嘱患者多饮水,保持尿量每小时＞500 mL,并给予口腔护理。

2.术区护理

告知患者及家属穿刺部位肢体需制动24小时,穿刺部位弹力绷带加压包扎6～8小时,保持敷料干燥,无污染。护士应观察穿刺点有无出血、血肿;穿刺肢体皮肤颜色、温度、知觉是否正常及足背动脉搏动情况。如有穿刺肢体皮肤颜色变紫或苍白、温度下降、麻木感、足背动脉搏动消失,提示穿刺点包扎过紧或者可能有血栓形成,应立即通知医师,给予处置。

3.疼痛护理

由于肾肿瘤栓塞后缺血或痉挛导致患者出现腰部疼痛症状,栓塞开始即可出现,持续6～12小时,疼痛程度与栓塞程度成正比。因此,责任护士应立即评估患者疼痛情况,观察并记录疼痛性质、程度、发作规律等,动态观察疼痛的变化并根据疼痛程度给予镇痛措施,必要时遵医嘱给予镇痛药。

4.卧位护理

术后患者采取平卧位,如有呕吐者,将头偏向一侧,预防窒息。术后24小时可下床活动,下床活动前,可慢慢起身,在床上静坐30分钟,再缓慢下床,先沿床边缓慢走动,逐渐离床活动。

5.饮食护理

术后如无恶心呕吐症状即可进食,鼓励患者进高蛋白、高热量、高维生素、清淡易消化半流质软食,多食水果及蔬菜,同时忌油腻、过冷、过硬及辛辣、刺激食物。鼓励患者多饮水,减轻化学药物对肾脏的损害。如有恶心、呕吐者可暂缓进食。对于不能进食或禁食患者可以遵医嘱给予静脉营养治疗。

6.预防压力性损伤

患者术后平卧位,穿刺肢体制动 24 小时,受压部位极易产生压力性损伤的危险,应保持床单清洁、干燥、平整,责任护士每 2 小时协助患者按摩受压部位,如肩部、背部、骶尾部、臀部、足跟等,移动患者时避免拖拽、推拉。患者营养状况较差者,适当应用预防压力性损伤用品如透明敷贴、气垫床等。

五、康复指导

(1)因肾动脉栓塞后,坏死肿瘤细胞吸收导致患者出现发热症状,护士应耐心解释原因,教会患者掌握应对技巧。如体温超过 38.5 ℃遵医嘱予以物理降温或药物治疗。协助患者做好生活护理,预防感冒。

(2)及时为患者复查血常规,必要时作细菌培养,排除继发感染。嘱患者多饮水,减轻对比剂的毒性作用。给予患者心理疏导,加强功能锻炼,提高患者出院后的生活自理能力。

(3)远期效应观察患者出院后,遵医嘱定时复查或随访。一般术后一个月复查,如有不适及时就诊。

(4)功能锻炼如患者出院则按照出院前医师指导的方法进行功能锻炼,每次活动不超过30 分钟,循序渐进。保证足够的休息和睡眠,促进机体康复。

(5)活动、休息与饮食患者应生活规律,避免情绪激动,每天保证充足的睡眠,可做适当运动,每次活动不超过 30 分钟。饮食方面鼓励进高热量、高蛋白、高维生素、清淡、易消化软食,如鸡蛋、豆制品、肉、鱼、面条等。多吃新鲜蔬菜、水果,不吃或少吃烘、煎、炸、熏制食品,避免食用辛辣刺激性食物。

(6)服药指导出院后仍需服药者,服药时要遵医嘱定时、定量,用药期间如出现不良反应,应立即停药,与医师取得联系,不可擅自更换药物,以免加重病情。

(王凌志)

第九章　血液净化护理

第一节　血液透析概述

一、定义及概述

利用弥散、超滤和对流原理清除血液中有害物质和过多水分,是最常用的肾脏替代治疗方法之一,也可用于治疗药物或毒物中毒等。

二、患者血液透析治疗前准备

(一)加强专科随访

(1)CKD4 期[估算肾小球滤过率 eGFR<30 mL/(min · 1.73 m^2)]患者均应转至肾脏专科随访。

(2)建议每 3 个月评估一次 eGFR。

(3)积极处理并发症。①贫血:建议外周血 Hb<100 g/L 开始促红细胞生成素治疗。②骨病和矿物质代谢障碍:应用钙剂和/或活性维生素 D 等治疗,建议维持血钙 2.1~2.4 mmol/L、血磷0.9~1.5 mmol/L、血 iPTH 70~110 pg/mL。③高血压:应用降压药治疗,建议控制血压于 17.3/10.7 kPa(130/80 mmHg)以下。④其他:纠正脂代谢异常、糖代谢异常和高尿酸血症等。

(二)加强患者教育,为透析治疗做好思想准备

(1)教育患者纠正不良习惯,包括戒烟、戒酒及饮食调控。

(2)当 eGFR<20 mL/(min · 1.73 m^2)或预计 6 个月内需接受透析治疗时,对患者进行透析知识宣教,增强其对透析的了解,消除顾虑,为透析治疗做好思想准备。

(三)对患者进行系统检查及评估,决定透析模式及血管通路方式

(1)系统病史询问及体格检查。

(2)进行心脏、肢体血管、肺、肝、腹腔等器官组织检查,了解其结构及功能。

(3)在全面评估基础上,制订患者病历档案。

(四)择期建立血管通路

(1)对于 eGFR<30 mL/(min · 1.73 m^2)患者进行上肢血管保护教育,以避免损伤血管,为以后建立血管通路创造好的血管条件。

(2)血管通路应于透析前合适的时机建立。

(3)对患者加强血管通路的维护、保养、锻炼教育。

(4)建立血管通路。

(5)定期随访、评估及维护保养血管通路。

(五)患者 eGFR<15 mL/(min · 1.73 m^2)时,应更密切随访

(1)建议每 2~4 周进行一次全面评估。

(2)评估指标包括症状、体征、肾功能、血电解质(血钾、血钙、血磷等)及酸碱平衡(血 HCO_3^-、或 CO_2CP、动脉血气等)、Hb 等指标,以决定透析时机。

(3)开始透析前应检测患者肝炎病毒指标、HIV 和梅毒血清学指标。

(4)开始透析治疗前应对患者凝血功能进行评估,为透析抗凝方案的决定做准备。

(5)透析治疗前患者应签署知情同意书。

三、适应证及禁忌证

患者是否需要血液透析治疗应由有资质的肾脏专科医师决定。肾脏专科医师负责患者的筛选、治疗方案的确定等。

(一)适应证

(1)终末期肾病透析指征:非糖尿病肾病 eGFR<10 mL/(min · 1.73 m^2);糖尿病肾病 eGFR<15 mL/(min · 1.73 m^2)。

当有下列情况时,可酌情提前开始透析治疗:严重并发症,经药物治疗等不能有效控制者,如容量过多包括急性心力衰竭、顽固性高血压;高钾血症;代谢性酸中毒;高磷血症;贫血;体重明显下降和营养状态恶化,尤其是伴有恶心、呕吐等。

(2)急性肾损伤。

(3)药物或毒物中毒。

(4)严重水、电解质和酸碱平衡紊乱。

(5)其他:如严重高热、低体温等。

(二)禁忌证

无绝对禁忌证,但下列情况应慎用。

(1)颅内出血或颅内压增高。

(2)药物难以纠正的严重休克。

(3)严重心肌病变并有难治性心力衰竭。

(4)活动性出血。

(5)精神障碍不能配合血液透析治疗。

四、血管通路的建立

临时或短期血液透析患者可以选用临时中心静脉置管血管通路,需较长期血液透析患者应选用长期血管通路。

五、透析处方确定及调整

(一)首次透析患者(诱导透析期)

1.透析前准备

透析前应有肝炎病毒、HIV和梅毒血清学指标,以决定透析治疗分区及血透机安排。

2.确立抗凝方案

(1)治疗前患者凝血状态评估:评估内容包括患者出血性疾病发生的危险、临床上血栓栓塞性疾病发生的危险和凝血指标的检测。

(2)抗凝剂的合理选择:①对于临床上没有出血性疾病的发生和风险;没有显著的脂代谢和骨代谢的异常;血浆抗凝血酶Ⅲ活性在50%以上;血小板计数、血浆部分凝血活酶时间、凝血酶原时间、国际标准化比值、D-双聚体正常或升高的患者,推荐选择普通肝素作为抗凝药物。②对于临床上没有活动性出血性疾病,血浆抗凝血酶Ⅲ活性在50%以上,血小板数量基本正常;但脂代谢和骨代谢的异常程度较重,或血浆部分凝血活酶时间、凝血酶原时间和国际标准化比值轻度延长具有潜在出血风险的患者,推荐选择低分子肝素作为抗凝药物。③对于临床上存在明确的活动性出血性疾病或明显的出血倾向,或血浆部分凝血活酶时间、凝血酶原时间和国际标准化比值明显延长的患者,推荐选择阿加曲班、枸橼酸钠作为抗凝药物,或采用无抗凝剂的方式实施血液净化治疗。④对于以糖尿病肾病、高血压性肾损害等疾病为原发疾病,临床上心血管事件发生风险较大,而血小板数量正常或升高、血小板功能正常或亢进的患者,推荐每天给予抗血小板药物作为基础抗凝治疗。⑤对于长期卧床具有血栓栓塞性疾病发生的风险,国际标准化比值较低、血浆D-双聚体水平升高,血浆抗凝血酶Ⅲ活性在50%以上的患者,推荐每天给予低分子肝素作为基础抗凝治疗。⑥合并肝素诱发的血小板减少症,或先天性、后天性抗凝血酶Ⅲ活性在50%以下的患者,推荐选择阿加曲班或枸橼酸钠作为抗凝药物。此时不宜选择普通肝素或低分子肝素作为抗凝剂。

(3)抗凝方案。①普通肝素:一般首剂量0.3~0.5 mg/kg,追加剂量5~10 mg/h,间歇性静脉注射或持续性静脉输注(常用);血液透析结束前30~60分钟停止追加。应依据患者的凝血状态个体化调整剂量。②低分子肝素:一般选择60~80 U/kg,推荐在治疗前20~30分钟静脉注射,无须追加剂量。③局部枸橼酸抗凝:枸橼酸浓度为4%~46.7%,以临床常用的4%枸橼酸钠为例。4%枸橼酸钠180 mL/h滤器前持续注入,控制滤器后的游离钙离子浓度0.25~0.35 mmol/L;在静脉端给予0.056 mmol/L氯化钙生理盐水(10%氯化钙80 mL加入到1 000 mL生理盐水中)40 mL/h,控制患者体内游离钙离子浓度1.0~1.35 mmol/L;直至血液净化治疗结束。也可采用枸橼酸置换液实施。重要的是,临床应用局部枸橼酸抗凝时,需要考虑患者实际血流量,并应依据游离钙离子的检测相应调整枸橼酸钠(或枸橼酸置换液)和氯化钙生理盐水的输入速度。④阿加曲班:一般首剂量250 μg/kg,追加剂量2 μg/(kg·min),或2 μg/(kg·min)持续滤器前给药,应依据患者血浆部分活化凝血酶原时间的监测,调整剂量。⑤无抗凝剂:治疗前给予0.4 mg/L的肝素生理盐水预冲、保留灌注20分钟后,再给予生理盐水500 mL冲洗;血液净化治疗过程每30~60分钟,给予100~200 mL生理盐水冲洗管路和滤器。

(4)抗凝治疗的监测:由于血液净化患者的年龄、性别、生活方式、原发疾病以及并发症的不同,患者间血液凝血状态差异较大。因此,为确定个体化的抗凝治疗方案,应实施凝血状态监测。包括血液净化前、净化中和结束后凝血状态的监测。不同的药物有不同的监测指标。

(5)并发症处理:并发症主要包括抗凝不足引起的凝血而形成血栓栓塞性疾病、抗凝太过而导致的出血及药物本身的不良反应等。根据病因不同而做相应的处理。

3.确定每次透析治疗时间

建议首次透析时间不超过 2~3 小时,以后每次逐渐延长透析时间,直至达到设定的透析时间(每周 2 次透析者 5.0~5.5 小时/次,每周 3 次者 4.0~4.5 小时/次;每周总治疗时间不低于10 小时)。

4.确定血流量

首次透析血流速度宜适当减慢,可设定为 150~200 mL/min。以后根据患者情况逐渐调高血流速度。

5.选择合适膜面积透析器

首次透析应选择相对小面积透析器,以减少透析失衡综合征发生。

6.透析液流速

透析液流速可设定为 500 mL/min。通常不需调整,如首次透析中发生严重透析失衡表现,可调低透析液流速。

7.透析液成分

透析液成分常不做特别要求,可参照透析室常规应用。但如果患者严重低钙,则可适当选择高浓度钙的透析液。

8.透析液温度

透析液温度常设定为 36.5 ℃左右。

9.确定透析超滤总量和速度

根据患者容量状态及心肺功能、残肾功能等情况设定透析超滤量和超滤速度。建议每次透析超滤总量不超过体重的 5%。存在严重水肿、急性肺水肿等情况时,超滤速度和总量可适当提高。在 1~3 个月逐步使患者透后体重达到理想的"干体重"。

10.透析频率

诱导透析期内为避免透析失衡综合征,建议适当调高患者每周透析频率。根据患者透前残肾功能,可采取开始透析的第 1 周透析 3~5 次,以后根据治疗反应及残肾功能、机体容量状态等,逐步过渡到每周2~3 次透析。

(二)维持透析期

维持透析患者每次透析前均应进行症状和体征评估,观察有无出血,测量体重,评估血管通路,并定期进行血生化检查及透析充分性评估,以调整透析处方。

1.超滤量及超滤速度设定

(1)干体重的设定:干体重是指透析后患者体内过多的液体全部或绝大部分被清除时的体重。由于患者营养状态等的变化会影响体重,故建议每 2 周评估一次干体重。

(2)每次透析前根据患者既往透析过程中血压和透析前血压情况、机体容量状况以及透前实际体重,计算需要超滤量。建议每次透析超滤总量不超过体重的 5%。存在严重水肿、急性肺水肿等情况时,超滤速度和总量可适当提高。

(3)根据透析总超滤量及预计治疗时间,设定超滤速度。同时在治疗中应密切监测血压变化,避免透析中低血压等并发症发生。

2.透析治疗时间

依据透析治疗频率,设定透析治疗时间。建议每周 2 次透析者为每次 5.0～5.5 小时,每周 3 次者为 4.0～4.5 小时/次,每周透析时间 10 小时以上。

3.透析治疗频率

一般建议每周 3 次透析;对于残肾功能较好[Kru 2 mL/(min · 1.73 m²)以上]、每天尿量 200 mL 以上且透析间期体重增长不超过 3%、心功能较好者,可予每周 2 次透析,但不作为常规透析方案。

4.血流速度

每次透析时,先予 150 mL/min 血流速度治疗 15 分钟左右,如无不适反应,调高血流速度至 200～400 mL/min。要求每次透析时血流速度最低 200～250 mL/min。但存在严重心律失常患者,可酌情减慢血流速度,并密切监测患者治疗中心律的变化。

5.透析液设定

(1)每次透析时要对透析液流速、透析液溶质浓度及温度进行设定。

(2)透析液流速:一般设定为 500 mL/min。如采用高通量透析,可适当提高透析液流速至800 mL/min。

(3)透析液溶质浓度。①钠浓度:常为 135～140 mmol/L,应根据血压情况选择。顽固高血压时可选用低钠透析液,但应注意肌肉抽搐、透析失衡综合征及透析中低血压或高血压的发生危险;反复透析中低血压可选用较高钠浓度透析液,或透析液钠浓度由高到低的序贯钠浓度透析,但易并发口渴、透析间期体重增长过多、顽固性高血压等。②钾浓度:为 0～4.0 mmol/L,常设定为 2.0 mmol/L。对慢性透析患者,根据患者血钾水平、存在心律失常等并发症、输血治疗、透析模式(如每天透析者可适当选择较高钾浓度透析液)情况,选择合适钾浓度透析液。过低钾浓度透析液可引起血钾下降过快,并导致心律失常甚至心搏骤停。③钙浓度:常用透析液钙浓度为 1.25～1.75 mmol/L。透析液钙浓度过高易引起高钙血症,并导致机体发生严重异位钙化等并发症,因此当前应用最多的是钙浓度为 1.25 mmol/L 的透析液。当存在高钙血症、难以控制的继发性甲旁亢时,选用低钙透析液,但建议联合应用活性维生素 D 和磷结合剂治疗;血 iPTH 水平过低时也应选用相对低浓度钙的透析液;当透析中反复出现低钙抽搐、血钙较低、血管反应性差导致反复透析低血压时,可短期选用高钙透析液,但此时应密切监测血钙、血磷、血 iPTH 水平,并定期评估组织器官的钙化情况,防止出现严重骨盐代谢异常。

(4)透析液温度:为 35.5～36.5 ℃,常设定为 36.5 ℃。透析中常不对透析液温度进行调整。但如反复发作透析低血压且与血管反应性有关,可适当调低透析液温度。对于高热患者,也可适当调低透析液温度,以达到降低体温作用。

六、血液透析操作

血液透析操作流程见图 9-1。

操作步骤如以下几个方面。

(一)物品准备

血液透析器、血液透析管路、穿刺针、无菌治疗巾、生理盐水、碘伏和棉签等消毒物品、止血带、一次性手套、透析液等。

护士治疗前应核对 A、B 浓缩透析液浓度、有效期;检查 A、B 透析液连接。

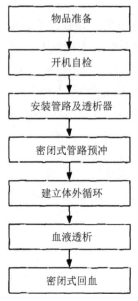

图 9-1　血液透析操作流程

(二)开机自检

(1)检查透析机电源线连接是否正常。

(2)打开机器电源总开关。

(3)按照要求进行机器自检。

(三)血液透析器和管路的安装

(1)检查血液透析器及透析管路有无破损,外包装是否完好。

(2)查看有效日期、型号。

(3)按照无菌原则进行操作。

(4)安装管路顺序按照体外循环的血流方向依次安装。

(四)密闭式预冲

(1)启动透析机血泵 80～100 mL/min,用生理盐水先排净透析管路和透析器血室(膜内)气体。生理盐水流向为动脉端→透析器→静脉端,不得逆向预冲。

(2)将泵速调至 200～300 mL/min,连接透析液接头与透析器旁路,排净透析器透析液室(膜外)气体。

(3)生理盐水预冲量应严格按照透析器说明书中的要求;若需要进行闭式循环或肝素生理盐水预冲,应在生理盐水预冲量达到后再进行。

(4)推荐预冲生理盐水直接流入废液收集袋中,并且废液收集袋放于机器液体架上,不得低于操作者腰部以下;不建议预冲生理盐水直接流入开放式废液桶中。

(5)冲洗完毕后根据医嘱设置治疗参数。

(五)建立体外循环(上机)

1.操作流程

如图 9-2。

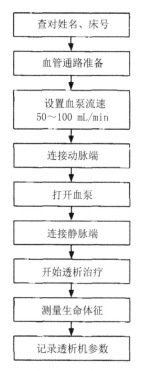

图 9-2 建立体外循环操作流程

2.血管通路准备

(1)动静脉内瘘穿刺。①检查血管通路:有无红肿、渗血、硬结,并摸清血管走向和搏动。②选择穿刺点后,用碘伏消毒穿刺部位。③根据血管的粗细和血流量要求等选择穿刺针。④采用阶梯式、纽扣式等方法,以合适的角度穿刺血管。先穿刺静脉、再穿刺动脉,以动脉端穿刺点距动静脉内瘘口 3 cm 以上、动静脉穿刺点的距离 10 cm 以上为宜,固定穿刺针。根据医嘱推注首剂量肝素(使用低分子肝素作为抗凝剂,应根据医嘱上机前静脉一次性注射)。

(2)中心静脉留置导管连接:①准备碘伏消毒棉签和医用垃圾袋。②打开静脉导管外层敷料。③患者头偏向对侧,将无菌治疗巾垫于静脉导管下。④取下静脉导管内层敷料,将导管放于无菌治疗巾上。⑤分别消毒导管和导管夹子,放于无菌治疗巾内。⑥先检查导管夹子处于夹闭状态,再取下导管肝素帽。⑦分别消毒导管接头。⑧用注射器回抽导管内封管肝素,推注在纱布上检查是否有凝血块,回抽量为动、静脉管各 2 mL 左右。如果导管回抽血流不畅时,认真查找原因,严禁使用注射器用力推注导管腔。⑨根据医嘱从导管静脉端推注首剂量肝素(使用低分子肝素作为抗凝剂,应根据医嘱上机前静脉一次性注射),连接体外循环。⑩医疗污物放于医疗垃圾桶中。

3.血液透析中的监测

(1)体外循环建立后,立即测量血压、脉搏,询问患者的自我感觉,详细记录在血液透析记录单上。

(2)自我查对:①按照体外循环管路走向的顺序,依次查对体外循环管路系统各连接处和管路开口处,未使用的管路开口应处于加帽密封和夹闭管夹的双保险状态。②根据医嘱查对机器治疗参数。

（3）双人查对：自我查对后，与另一名护士同时再次查对上述内容，并在治疗记录单上签字。

（4）血液透析治疗过程中，每小时1次仔细询问患者自我感觉，测量血压、脉搏，观察穿刺部位有无渗血、穿刺针有无脱出移位，并准确记录。

（5）如果患者血压、脉搏等生命体征出现明显变化，应随时监测，必要时给予心电监护。

（六）回血下机

1.基本方法

（1）消毒用于回血的生理盐水瓶塞和瓶口。

（2）插入无菌大针头，放置在机器顶部。

（3）调整血液流量至50～100 mL/min。

（4）关闭血泵。

（5）夹闭动脉穿刺针夹子，拔出动脉针，按压穿刺部位。

（6）拧下穿刺针，将动脉管路与生理盐水上的无菌大针头连接。

（7）打开血泵，用生理盐水全程回血。回血过程中，可使用双手揉搓透析器，但不得用手挤压静脉端管路；当生理盐水回输至静脉壶、安全夹自动关闭后，停止继续回血；不宜将管路从安全夹中强制取出，将管路液体完全回输至患者体内（否则易发生凝血块入血或空气栓塞）。

（8）夹闭静脉管路夹子和静脉穿刺针处夹子，拔出静脉针，压迫穿刺部位2～3分钟。

（9）用弹力绷带或胶布加压包扎动、静脉穿刺部位10～20分钟后，检查动、静脉穿刺针部位无出血或渗血后松开包扎带。

（10）整理用物。

（11）测量生命体征，记录治疗单，签名。

（12）治疗结束嘱患者平卧10～20分钟，生命体征平稳，穿刺部位无出血，听诊内瘘杂音良好。

（13）向患者交代注意事项，送患者离开血液净化中心。

2.推荐密闭式回血下机

（1）调整血液流量至50～100 mL/min。

（2）打开动脉端预冲侧管，用生理盐水将残留在动脉侧管内的血液回输到动脉壶。

（3）关闭血泵,靠重力将动脉侧管近心侧的血液回输入患者体内。

（4）夹闭动脉管路夹子和动脉穿刺针处夹子。

（5）打开血泵，用生理盐水全程回血。回血过程中，可使用双手揉搓滤器，但不得用手挤压静脉端管路。当生理盐水回输至静脉壶、安全夹自动关闭后，停止继续回血。不宜将管路从安全夹中强制取出，将管路液体完全回输至患者体内（否则易发生凝血块入血或空气栓塞）。

（6）夹闭静脉管路夹子和静脉穿刺针处夹子。

（7）先拔出动脉内瘘针，再拔出静脉内瘘针，压迫穿刺部位2～3分钟。用弹力绷带或胶布加压包扎动、静脉穿刺部位10～20分钟后，检查动、静脉穿刺针部位无出血或渗血后松开包扎带。

（8）整理用物。

（9）测量生命体征，记录治疗单，签名。

（10）治疗结束嘱患者平卧10～20分钟，生命体征平稳，穿刺点无出血。

（11）听诊内瘘杂音良好。

（12）向患者交代注意事项，送患者离开血液净化中心。

七、透析患者的管理及监测

加强维持性血液透析患者的管理及监测是保证透析效果、提高患者生活质量、改善患者预后的重要手段,包括建立系统而完整的病历档案和透析间期患者的教育管理,定期监测、评估各种并发症和并发症情况,并做出相应处理。

(一)建立系统完整的病历档案

应建立透析病史,记录患者原发病、并发症和并发症情况,并对每次透析中出现的不良反应、平时的药物及其他器械等治疗情况、患者的实验室和影像学检查结果进行记录。有利于医护人员全面了解患者病情,调整治疗方案,最终提高患者生活质量和长期生存率。

(二)透析间期的患者管理

(1)加强教育,纠正不良生活习惯,戒烟、戒酒、生活规律等。

(2)饮食控制。包括控制水和钠盐摄入,使透析间期体重增长不超过 5% 或每天体重增长不超过 1 kg;控制饮食中磷的摄入,少食高磷食物;控制饮食中钾的摄入,以避免发生高钾血症。保证患者每天蛋白质摄入量达到 1.0~1.2 g/kg,并保证足够的糖类摄入,以避免出现营养不良。

(3)指导患者记录每天尿量及每天体重情况,并保证大便通畅;教育患者有条件时每天测量血压情况并记录。

(4)指导患者维护和监测血管通路。对采用动静脉内瘘者每天应对内瘘进行检查,包括触诊检查有无震颤,也可听诊检查有无杂音;对中心静脉置管患者每天应注意置管部位出血、局部分泌物和局部出现不适表现等,一旦发现异常应及时就诊。

(三)并发症和并发症定期评估与处理

常规监测指标及其检测频率如下(表 9-1)。

表 9-1　血液透析患者常规监测指标及评估频率

指标	推荐频率
血常规,肝、肾功能,血电解质(包括血钾、血钙、血磷、HCO_3^- 或 CO_2CP 等)	每月 1 次
血糖、血脂等代谢指标	每 1~3 个月(有条件者)
铁状态评估血	3 个月 1 次
iPTH 水平	3 个月 1 次
营养及炎症状态评估	3 个月 1 次
Kt/V 和 URR 评估	3 个月 1 次
传染病学指标必须检查(包括乙肝、丙肝、HIV 和梅毒血清学指标)	开始透析 6 个月内,应每 1~3 个月 1 次;维持透析超过 6 个月,应 6 个月 1 次
心血管结构和功能	6~12 个月 1 次
内瘘血管检查评估	

1.血常规、肾功能、血电解质等指标

建议每月检测 1 次。一旦发现异常应及时调整透析处方和药物治疗。血糖和血脂等代谢指标,建议有条件者每 1~3 个月检测 1 次。

2.铁指标

建议每 3 个月检查 1 次。一旦发现血清铁蛋白低于 200 ng/mL 或转铁蛋白饱和度低于 20%,需补铁治疗;如血红蛋白(Hb)低于 110 g/L,则应调整促红细胞生成素用量,以维持 Hb 在 110~120 g/L。

3.iPTH 监测

建议血 iPTH 水平每 3 个月检查 1 次。要求血清校正钙水平维持在正常低限,为2.10~2.37 mmol/L;血磷水平维持在 1.13~1.78 mmol/L;血钙磷乘积维持在 55 mg/dL 及以下;血 iPTH 维持在 150~300 pg/mL。

4.整体营养评估及炎症状态评估

建议每 3 个月评估 1 次。包括血清营养学指标、血 hsCRP 水平、nPCR 及与营养相关的体格检查指标等。

5.Kt/V 和 URR 评估

建议每 3 个月评估 1 次。要求 spKt/V 至少 1.2,目标为 1.4;URR 至少 65%,目标为 70%。

6.传染病学指标

必须检查。包括肝炎病毒标记、HIV 和梅毒血清学指标。要求开始透析不满 6 个月患者,应每1~3 个月检测 1 次;维持性透析 6 个月以上患者,应每 6 个月检测 1 次。

7.心血管结构和功能测定

包括心电图、心脏超声波、外周血管彩色超声波等检查。建议每 6~12 个月 1 次。

8.内瘘血管检查评估

每次内瘘穿刺前均应检查内瘘皮肤、血管震颤、有无肿块等改变。并定期进行内瘘血管流量、血管壁彩色超声等检查。

八、血液透析并发症及处理

(一)透析中低血压

透析中低血压是指透析中收缩压下降超过 2.7 kPa(20 mmHg)或平均动脉压降低 1.3 kPa(10 mmHg)以上,并有低血压症状。其处理程序如下。

1.紧急处理

对有症状的透析中低血压应立即采取措施处理。

(1)采取头低位。

(2)停止超滤。

(3)补充生理盐水 100 mL,或 20%甘露醇、或清蛋白溶液等。

(4)上述处理后,如血压好转,则逐步恢复超滤,期间仍应密切监测血压变化;如血压无好转,应再次予以补充生理盐水等扩容治疗,减慢血流速度,并立即寻找原因,对可纠正诱因进行干预。如上述处理后血压仍快速降低,则需应用升压药物治疗,并停止血透,必要时可以转换治疗模式,如单纯超滤、血液滤过或腹膜透析。其中最常采用的技术是单纯超滤与透析治疗结合的序贯治疗。如临床治疗中开始先进行单纯超滤,然后再透析,称为序贯超滤透析;如先行透析,然后再行单纯超滤,称为序贯透析超滤。

2.积极寻找透析中低血压原因

为紧急处理及以后预防提供依据。常见原因有以下几种。

（1）容量相关性因素：包括超滤速度过快[0.35 mL/(kg·min)]、设定的干体重过低、透析机超滤故障或透析液钠浓度偏低等。

（2）血管收缩功能障碍：透析液温度较高、透前应用降压药物、透析中进食、中重度贫血、自主神经功能障碍（如糖尿病神经病变患者）及采用醋酸盐透析者。

（3）心脏因素：如心脏舒张功能障碍、心律失常（如房颤）、心脏缺血、心脏压塞、心肌梗死等。

（4）其他少见原因：如出血、溶血、空气栓塞、透析器反应、脓毒血症等。

3.预防

（1）建议应用带超滤控制系统的血透机。

（2）对于容量相关因素导致的透析低血压患者，应限制透析间期钠盐和水的摄入量，控制透析间期体重增长不超过5%；重新评估干体重；适当延长每次透析时间（如每次透析延长30分钟）等。

（3）与血管功能障碍有关的透析低血压患者，应调整降压药物的剂量和给药时间，如改为透析后用药；避免透析中进食；采用低温透析或梯度钠浓度透析液进行透析；避免应用醋酸盐透析，采用碳酸氢盐透析液进行透析。

（4）心脏因素导致的应积极治疗原发病及可能的诱因。

（5）有条件时可应用容量监测装置对患者进行透析中血容量监测，避免超滤速度过快。

（6）如透析中低血压反复出现，而上述方法无效，可考虑改变透析方式，如采用单纯超滤、序贯透析和血液滤过，或改为腹膜透析。

（二）肌肉痉挛

肌肉痉挛多出现在每次透析的中后期。一旦出现应首先寻找诱因，然后根据原因采取处理措施，并在以后的透析中采取措施，预防再次发作。

1.寻找诱因

寻找诱因是处理的关键。透析中低血压、低血容量、超滤速度过快及应用低钠透析液治疗等导致肌肉血流灌注降低是引起透析中肌肉痉挛最常见的原因；血电解质紊乱和酸碱失衡也可引起肌肉痉挛，如低镁血症、低钙血症、低钾血症等。

2.治疗

根据诱发原因酌情采取措施，可快速输注生理盐水100 mL（可酌情重复）、高渗葡萄糖溶液或甘露醇溶液，对痉挛肌肉进行外力挤压按摩也有一定疗效。

3.预防

针对可能的诱发因素，采取措施。

（1）防止透析低血压发生及透析间期体重增长过多，每次透析间期体重增长不超过干体重的5%。

（2）适当提高透析液钠浓度，采用高钠透析或序贯钠浓度透析。但应注意患者血压及透析间期体重增长。

（3）积极纠正低镁血症、低钙血症和低钾血症等电解质紊乱。

（4）鼓励患者加强肌肉锻炼。

（三）恶心和呕吐

1.积极寻找原因

常见原因有透析低血压、透析失衡综合征、透析器反应、糖尿病导致的胃轻瘫、透析液受污染或电解质成分异常（如高钠、高钙）等。

2.处理

(1)对低血压导致者采取紧急处理措施。

(2)在针对病因处理基础上采取对症处理,如应用止吐药。

(3)加强对患者的观察及护理,避免发生误吸事件,尤其是神志欠清者。

3.预防

针对诱因采取相应预防措施是避免出现恶心呕吐的关键,如采取措施避免透析中低血压发生。

(四)头痛

1.积极寻找原因

常见原因有透析失衡综合征、严重高血压和脑血管意外等。对于长期饮用咖啡者,由于透析中咖啡血浓度降低,也可出现头痛表现。

2.治疗

(1)明确病因,针对病因进行干预。

(2)如无脑血管意外等颅内器质性病变,可应用对乙酰氨基酚等止痛对症治疗。

3.预防

针对诱因采取适当措施是预防关键,包括应用低钠透析,避免透析中高血压发生,规律透析等。

(五)胸痛和背痛

1.积极寻找原因

常见原因是心绞痛(心肌缺血),其他原因还有透析中溶血、低血压、空气栓塞、透析失衡综合征、心包炎、胸膜炎等。

2.治疗

在明确病因的基础上采取相应治疗。

3.预防

应针对胸背疼痛的原因采取相应预防措施。

(六)皮肤瘙痒

皮肤瘙痒是透析患者常见不适症状,有时严重影响患者生活质量。透析治疗会促发或加重症状。

1.寻找可能原因

尿毒症患者皮肤瘙痒发病机制尚不完全清楚,与尿毒症本身、透析治疗及钙磷代谢紊乱等有关。其中透析过程中发生的皮肤瘙痒需要考虑与透析器反应等变态反应有关。一些药物或肝病也可诱发皮肤瘙痒。

2.治疗

可采取适当的对症处理措施,包括应用抗组胺药物、外用含镇痛药的皮肤润滑油等。

3.预防

针对可能的原因采取相应的预防手段,包括控制患者血清钙、磷和 iPTH 于适当水平,避免应用一些可能会引起瘙痒的药物,使用生物相容性好的透析器和管路,避免应用对皮肤刺激大的清洁剂,应用一些保湿护肤品以保持皮肤湿度,衣服尽量选用全棉制品等。

(七)失衡综合征

失衡综合征是指发生于透析中或透析后早期,以脑电图异常及全身和神经系统症状为特征

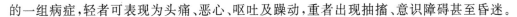

的一组病症,轻者可表现为头痛、恶心、呕吐及躁动,重者出现抽搐、意识障碍甚至昏迷。

1.病因

发病机制是由于血液透析快速清除溶质,导致患者血液溶质浓度快速下降,血浆渗透压下降,血液和脑组织液渗透压差增大,水向脑组织转移,从而引起颅内压增高、颅内 pH 改变。失衡综合征可以发生在任何一次透析过程中,但多见于首次透析、透前血肌酐和血尿素很高、快速清除毒素(如高效透析)等情况。

2.治疗

(1)轻者仅需减慢血流速度,以减少溶质清除,减轻血浆渗透压和 pH 过度变化。对伴肌肉痉挛者可同时输注高张盐水或高渗葡萄糖,并予相应对症处理。如经上述处理仍无缓解,则提前终止透析。

(2)重者(出现抽搐、意识障碍和昏迷)建议立即终止透析,并做出鉴别诊断,排除脑血管意外,同时予输注甘露醇。之后根据治疗反应予其他相应处理。透析失衡综合征引起的昏迷一般于 24 小时内好转。

3.预防

针对高危人群采取预防措施,是避免发生透析失衡综合征的关键。

(1)首次透析患者:避免短时间内快速清除大量溶质。首次透析血清尿素氮下降控制在 30%~40%。建议采用低效透析方法,包括减慢血流速度、缩短每次透析时间(每次透析时间控制在 2~3 小时内)、应用面积小的透析器等。

(2)维持性透析患者:采用钠浓度曲线透析液序贯透析可降低失衡综合征的发生率。另外,规律和充分透析,增加透析频率、缩短每次透析时间等对预防有益。

(八)透析器反应

既往又名"首次使用综合征",但也见于透析器复用患者。临床分为 A 型反应(变态反应型)和 B 型反应(表 9-2)。其防治程序分别如下。

表 9-2　透析器反应

	A 型透析器反应	B 型透析器反应
发生率	较低,<5 次/10 000 透析例次	3~5 次/100 透析例次
发生时间	多于透析开始后 5 分钟内,部分迟至 30 分钟	透析开始 30~60 分钟
症状	程度较重,表现为皮肤瘙痒、荨麻疹、咳嗽、喷嚏、流清涕、腹痛腹泻、呼吸困难、休克、甚至死亡	轻微,表现胸痛和背痛
原因	环氧乙烷、透析膜材料、透析器复用、透析液受污染、肝素过敏、高敏人群及应用 ACEI 等	原因不清,可能与补体激活有关
处理	立即终止透析;夹闭血路管,丢弃管路和透析器中血液;严重者予抗组胺药、激素或肾上腺素药物治疗;需要时予心肺支持治疗	排除其他引起胸痛原因;予对症及支持治疗;吸氧;如情况好转则继续透析
预后	与原因有关,重者死亡	常于 30~60 分钟后缓解
预防	避免应用环氧乙烷消毒透析器和管路;透析前充分冲洗透析器和管路;停用 ACEI 药物;换用其他类型透析器;采用无肝素透析等	换用合成膜透析器(生物相容性好的透析器);复用透析器可能有一定预防作用

1.A 型反应

主要发病机制为快速的变态反应,常于透析开始后 5 分钟内发生,少数迟至透析开始后

30 分钟。发病率不到 5 次/10 000 透析例次。依据反应轻重可表现为皮肤瘙痒、荨麻疹、咳嗽、喷嚏、流清涕、腹痛、腹泻,甚至呼吸困难、休克、死亡等。一旦考虑 A 型透析器反应,应立即采取处理措施,并寻找原因,采取预防措施,避免以后再次发生。

(1)紧急处理:①立即停止透析,夹闭血路管,丢弃管路和透析器中血液。②予抗组胺药、激素或肾上腺素药物治疗。③如出现呼吸循环障碍,立即予心脏呼吸支持治疗。

(2)明确病因:主要是患者对与血液接触的体外循环管路、透析膜等物质发生变态反应所致,可能的致病因素包括透析膜材料、管路和透析器的消毒剂(如环氧乙烷)、透析器复用的消毒液、透析液受污染、肝素过敏等。另外,有过敏病史及高嗜酸细胞血症、血管紧张素转换酶抑制药(ACEI)应用者,也易出现 A 型反应。

(3)预防措施:依据可能的诱因,采取相应措施。①透析前充分冲洗透析器和管路。②选用蒸汽或γ射线消毒透析器和管路。③进行透析器复用。④对于高危人群可于透前应用抗组胺药物,并停用 ACEI。

2.B 型反应

常于透析开始后 20~60 分钟出现,发病率为 3%~5%透析例次。其发作程度常较轻,多表现为胸痛和背痛。其诊疗过程如下。

(1)明确病因:透析中出现胸痛和背痛,首先应排除心脏等器质性疾病,如心绞痛、心包炎等。如排除后考虑 B 型透析器反应,则应寻找可能的诱因。B 型反应多认为是补体激活所致,与应用新的透析器及生物相容性差的透析器有关。

(2)处理:B 型透析器反应多较轻,予鼻导管吸氧及对症处理即可,常不需终止透析。

(3)预防:采用透析器复用及选择生物相容性好的透析器可预防部分 B 型透析器反应。

(九)心律失常

多数无症状。其诊疗程序如下。

(1)明确心律失常类型。

(2)找到并纠正诱发因素,常见的诱发因素有血电解质紊乱,如高钾血症或低钾血症、低钙血症等,酸碱失衡如酸中毒,心脏器质性疾病等。

(3)合理应用抗心律失常药物及电复律对于有症状或一些特殊类型心律失常如频发室性心律失常,需要应用抗心律失常药物,但应用时需考虑肾衰竭导致的药物蓄积。建议在有经验的心脏科医师指导下应用。

(4)严重者需安装起搏器,对于重度心动过缓及潜在致命性心律失常者可安装起搏器。

(十)溶血

表现为胸痛、胸部压迫感、呼吸急促、腹痛、发热、畏寒等。一旦发生应立即寻找原因,并采取措施予以处置。

1.明确病因

(1)血路管相关因素:如狭窄或梗阻等引起对红细胞的机械性损伤。

(2)透析液相关因素:如透析液钠过低,透析液温度过高,透析液受消毒剂、氯胺、漂白粉、铜、锌、甲醛、氟化物、过氧化氢、硝酸盐等污染。

(3)透析中错误输血。

2.处理

一旦发现溶血,应立即予以处理。

(1)重者应终止透析,夹闭血路管,丢弃管路中血液。

(2)及时纠正贫血,必要时可输新鲜全血,将 Hb 提高至许可范围。

(3)严密监测血钾,避免发生高钾血症。

3.预防

(1)透析中严密监测血路管压力,一旦压力出现异常,应仔细寻找原因,并及时处理。

(2)避免采用过低钠浓度透析及高温透析。

(3)严格监测透析用水和透析液,严格消毒操作,避免透析液污染。

(十一)空气栓塞

一旦发现应紧急处理,立即抢救。其处理程序如下。

1.紧急抢救

(1)立即夹闭静脉血路管,停止血泵。

(2)采取左侧卧位,并头和胸部低、脚高位。

(3)心肺支持,包括吸纯氧,采用面罩或气管插管。

(4)如空气量较多,有条件者可予右心房或右心室穿刺抽气。

2.明确病因

与任何可能导致空气进入管腔部位的连接松开、脱落有关,刺针脱落、管路接口松开或脱落等,另有部分与管路或透析器破损开裂等有关。

3.预防

空气栓塞一旦发生,死亡率极高。严格遵守血透操作规章操作,如动脉穿刺避免发生空气栓塞。

(1)上机前严格检查管路和透析器有无破损。

(2)做好内瘘针或深静脉插管的固定,透析管路之间、管路与透析器之间的连接。

(3)透析过程中密切观察内瘘针或插管、透析管路连接等有无松动或脱落。

(4)透析结束时不用空气回血。

(5)注意透析机空气报警装置的维护。

(十二)发热

透析相关发热可出现在透析中,表现为透析开始后1~2小时出现;也可出现在透析结束后。一旦血液透析患者出现发热,应首先分析与血液透析有无关系。如由血液透析引起,则应分析原因,并采取相应的防治措施。

1.原因

(1)多由致热原进入血液引起,如透析管路和透析器等复用不规范、透析液受污染等。

(2)透析时无菌操作不严,可引起病原体进入血液或原有感染因透析而扩散,而引起发热。

(3)其他少见原因如急性溶血、高温透析等也可出现发热。

2.处理

(1)对于出现高热患者,首先予对症处理,包括物理降温、口服退热药等,并适当调低透析液温度。

(2)考虑细菌感染时做血培养,并予抗生素治疗。通常由致热源引起者 24 小时内好转,如无好转应考虑是感染引起,应继续寻找病原体证据和抗生素治疗。

(3)考虑非感染引起者,可以应用小剂量糖皮质激素治疗。

3.预防

(1)在透析操作、透析管路和透析器复用中应严格规范操作,避免因操作引起致热原污染。

(2)有条件可使用一次性透析器和透析管路。

(3)透析前应充分冲洗透析管路和透析器。

(4)加强透析用水及透析液监测,避免使用受污染的透析液进行透析。

(十三)透析器破膜

1.紧急处理

(1)一旦发现应立即夹闭透析管路的动脉端和静脉端,丢弃体外循环中血液。

(2)更换新的透析器和透析管路进行透析。

(3)严密监测患者生命体征、症状和体征情况,一旦出现发热、溶血等表现,应采取相应处理措施。

2.寻找原因

(1)透析器质量问题。

(2)透析器储存不当,如冬天储存在温度过低的环境中。

(3)透析中因凝血或大量超滤等而导致跨膜压过高。

(4)对于复用透析器,如复用处理和储存不当、复用次数过多也易发生破膜。

3.预防

(1)透析前应仔细检查透析器。

(2)透析中严密监测跨膜压,避免出现过高跨膜压。

(3)透析机漏血报警等装置应定期检测,避免发生故障。

(4)透析器复用时应严格进行破膜试验。

(十四)体外循环凝血

1.原因

寻找体外循环发生凝血的原因是预防以后再次发生及调整抗凝剂用量的重要依据。凝血发生常与不用抗凝剂或抗凝剂用量不足等有关。另外如下因素易促发凝血,包括以下几个方面。

(1)血流速度过慢。

(2)外周血 Hb 过高。

(3)超滤率过高。

(4)透析中输血、血制品或脂肪乳剂。

(5)透析通路再循环过大。

(6)使用了管路中补液壶(引起血液暴露于空气、壶内产生血液泡沫或血液发生淤流)。

2.处理

(1)轻度凝血:常可通过追加抗凝剂用量,调高血流速度来解决。在治疗中仍应严密检测患者体外循环凝血变化情况,一旦凝血程度加重,应立即回血,更换透析器和管路。

(2)重度凝血:常需立即回血。如凝血重而不能回血,则建议直接丢弃体外循环管路和透析器,不主张强行回血,以免凝血块进入体内发生栓塞。

3.预防

(1)透析治疗前全面评估患者凝血状态、合理选择和应用抗凝剂是预防关键。

(2)加强透析中凝血状况的监测,并早期采取措施进行防治。包括压力参数改变(动脉压力和静脉压力快速升高、静脉压力快速降低)、管路和透析器血液颜色变暗、透析器见小黑线、管路(动脉壶或静脉壶内)小凝血块出现等。

(3)避免透析中输注血液、血制品和脂肪乳等,特别是输注凝血因子。

(4)定期监测血管通路血流量,避免透析中再循环过大。

(5)避免透析时血流速度过低。如需调低血流速度,且时间较长,应加大抗凝剂用量。

九、血液透析充分性评估

对终末期肾病患者进行充分的血液透析治疗,是提高患者生活质量,减少并发症,改善预后的重要保证。对血液透析进行充分性评估是改进透析,保证透析质量的重要方法。

(一)血液透析充分性评价指标及其标准

广义的透析充分性指患者通过透析治疗达到并维持较好的临床状态,包括血压和容量状态、营养、心功能、贫血、食欲、体力、电解质和酸碱平衡、生活质量等。狭义的透析充分性指标主要是指透析对小分子溶质的清除,常以尿素为代表,即尿素清除指数 Kt/V[包括单室 Kt/V(spKt/V)、平衡 Kt/V(eKt/V)和每周标准 Kt/V(std-Kt/V)]和尿素下降率(URR)。

1.评价指标

(1)临床综合指标:临床症状如食欲、体力等;体征如水肿、血压等;干体重的准确评价;血液生化指标如血肌酐、尿素氮、电解质、酸碱指标;营养指标包括血清蛋白等;影像学检查如心脏超声波检查等。

(2)尿素清除指标:URR、spKt/V、eKt/V 和 std-Kt/V。

2.充分性评估及其标准

达到如下要求即可认为患者得到了充分透析。

(1)患者自我感觉良好。

(2)透析并发症较少,程度较轻。

(3)患者血压和容量状态控制较好。透析间期体重增长不超过干体重 5%,透析前血压低于 18.7/12.0 kPa(140/90 mmHg),透析后血压低于 17.3/10.7 kPa(130/80 mmHg)。

(4)血电解质和酸碱平衡指标基本维持在正常范围。

(5)营养状况良好。

(6)血液透析溶质清除较好。具体标准见后。小分子溶质清除指标单次血透 URR 达到 65%,spKt/V 达到 1.2;目标值 URR 70%,spKt/V 1.4。

(二)采取措施达到充分透析

(1)加强患者教育,提高治疗依从性,以保证完成每次设定透析时间及每周透析计划。

(2)控制患者透析间期容量增长。要求透析间期控制钠盐和水分摄入,透析间期体重增长不超过干体重的 5%,一般每天体重增长不超过 1 kg。

(3)定期评估和调整干体重。

(4)加强饮食指导,定期进行营养状况评估和干预。

(5)通过调整透析时间和透析频率、采用生物相容性和溶质清除性能好的透析器、调整透析参数等方式保证血液透析对毒素的有效充分清除。

(6)通过改变透析模式(如进行透析滤过治疗)及应用高通量透析膜等方法,努力提高血液透析对中大分子毒素的清除能力。

(7)定期对心血管、贫血、钙磷和骨代谢等尿毒症并发症进行评估,并及时调整治疗方案。

(三)Kt/V 测定及评估

Kt/V 是评价小分子溶质清除量的重要指标。主要是根据尿素动力学模型,通过测定透析前后血尿素水平并计算得来。目前常用的是 spKt/V、eKt/V 和 std-Kt/V,其中 spKt/V 因计算相对简单而应用较广。

1.spKt/V 计算

spKt/V＝－In[透后血尿素/透前血尿素－0.008×治疗时间]＋[4－3.5×透后血尿素/透前血尿素]×(透后体重－透前体重)/透后体重

治疗时间单位:小时(h)。

2.eKt/V 计算

这是基于 spKt/V 计算得来。根据血管通路不同,计算公式也不同。

(1)动静脉内瘘者:eKt/V＝spKt/V(0.6×spKt/V)＋0.03。

(2)中心静脉置管者:eKt/V＝spKt/V－(0.47×spKt/V)＋0.02。

3.Kt/V 评价标准

当 Kru<2 mL/(min·1.73 m^2)时,每周 3 次透析患者达到最低要求 spKt/V 1.2(或 eKt/V 1.0,不包括 Kru),相当于 stdKt/V 2.0;如每次透析时间短于 5 小时,达到 URR 65%。目标值是 spKt/V 1.4(或 eKt/V 1.2,不包括 Kru),URR 70%。当 Kru 2 mL/(min·1.73 m^2)时,spKt/V 的最低要求可略有降低(表 9-3),目标值应该比最低要求高 15%。

表 9-3　不同残肾功能和透析频率时 spt/V 最低要求

透析次数(次/周)	Kru<2 mL/(min·1.73 m^2)	Kur 2 mL/(min·1.73 m^2)
2	不推荐	2.0 *
3	1.2	0.9
4	0.8	0.6
6	0.5	0.4

* 一般不推荐每周 2 次透析,除非 Kru>3 mL/(min·1.73 m^2)。

(1)残肾尿素清除率(Kru)2 mL/(min·1.73 m^2)时[相当于 GFR 4.0 mL/(min·1.73 m^2)],spKt/V 的最低要求。①每周 3 次透析:spKt/V 需达到 1.2。②每周 4 次透析:spKt/V 需达到 0.8。

(2)Kru≥2 mL/(min·1.73 m^2)时,spKt/V 的最低要求。①当 Kru 3 mL/(min·1.73 m^2)时,可考虑每周 2 次透析,spKt/V 需达到 2.0。②每周 3 次透析,spKt/V 需达到 0.9。③每周 4 次透析,spKt/V 需达到 0.6。

为保证透析充分,要求无残肾功能、每周 3 次透析患者每次透析时间不能低于 3 小时,每周透析时间需 10 小时以上。

4.血标本的留取

采取准确的抽血方法是保证精确评价患者 Kt/V 的前提。根据患者血管通路及抽血时间等的不同,操作规程如下。

(1)透析前抽血。①动静脉内瘘者:于透析开始前从静脉端内瘘穿刺针处直接抽血。②深静脉置管者:于透析前先抽取 10 mL 血液并丢弃后,再抽血样送检。避免血液标本被肝素封管溶液等稀释。

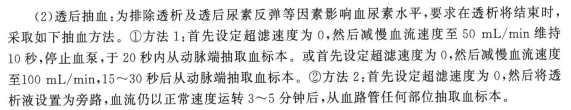

（2）透后抽血：为排除透析及透后尿素反弹等因素影响血尿素水平，要求在透析将结束时，采取如下抽血方法。①方法1：首先设定超滤速度为0，然后减慢血流速度至50 mL/min维持10秒，停止血泵，于20秒内从动脉端抽取血标本。或首先设定超滤速度为0，然后减慢血流速度至100 mL/min，15～30秒后从动脉端抽取血标本。②方法2：首先设定超滤速度为0，然后将透析液设置为旁路，血流仍以正常速度运转3～5分钟后，从血路管任何部位抽取血标本。

5.Kt/V监测

对于透析稳定患者，建议至少每3个月评估1次；对于不稳定患者，建议每月评估1次。

6.Kt/V不达标的原因及处理

（1）原因分析。①治疗时间没有达到透析处方要求。如透析中出现并发症而提前停止或中间暂停透析；患者晚到或因穿刺困难而影响治疗时间；透析机是否因报警等原因而使实际透析时间短于处方透析时间；提前终止透析。②分析绝对血流速度是否达到透析处方要求：因血管通路或透析并发症原因，透析中减慢了血流速度；血流速度相对降低如血管通路因素导致血流速度难以达到透析处方要求，此时虽然设定血流速度较高，但很大部分为再循环血流，为无效血流。③血标本采集不规范可影响Kt/V的估算：检查透前血标本采集是否规范，如是否在开始前采血、中心静脉导管患者抽取送检的血标本前是否把封管液全部抽出并弃除；检查透后抽血是否规范，如是否停止了超滤、血流速度是否调低或停止血泵、是否把透析液设置为旁路、血流调低后是否有一定的稳定时间再抽血；抽血部位是否正确。④应对透析器进行分析及检测：透析器内是否有凝血；透析器选择是否合适（如选择了小面积或KoA小的透析器）；是否高估了透析器性能，如透析器说明书上的清除率数据高于实际清除性能。⑤血液检测：如怀疑血液检测有问题，应该再次抽血重新检测，或送检其他单位；抽取的血样应尽快送检，否则会影响检测结果。⑥其他：透析液流速设置错误；错误关闭了透析液（使透析液旁路了）；患者机体内尿素分布异常，如心功能异常患者外周组织中尿素蓄积量增大。

（2）透析方案调整流程。①保证每次透析时间，必要时需要适当延长透析时间。②保证透析中血流速度达到处方要求。③严格规范采血，以准确评估Kt/V。④定期评估血管通路，检测血流量及再循环情况。至少3个月检测1次。⑤合理选用透析器。⑥治疗中严密监测，包括管路和透析器凝血、各种压力监测结果、各种透析参数设置是否正确等。

（高　欣）

第二节　透析患者心理问题的评估方法

一、评定量表概论

评定量表是评定个人行为的常用工具，是心理卫生评估的重要手段。它具有心理测验的特征，但在形式上又有所区别。在心理咨询和心理治疗中，应用评定量表可以使研究结论具有客观性、可比性和可重复性。

二、评定量表的价值

(一)客观

每个评定量表都有一定的客观标准,不论是谁,也不论在什么时间,在什么条件下评定受评者,都应根据这个标准,做出等级评定。因此,得出的结论比较客观。

(二)量化

用数字代替文字描述(量化),有助于分类研究,便于使观察结果作统计学处理,研究的结果表达符合科学要求。

(三)全面

评定量表的内容全面系统,等级清楚,用它来收集个体资料,评价心理卫生各个方面,估计防治效果,不会遗漏重要内容。

(四)经济

评定量表的操作方法比较容易掌握,完成每一份量表只需要 20~30 分钟,省时、省力、省钱。评定者与受评者都乐于接受。

三、评定量表的应用

(一)SCL-90 症状自评量表

1.SCL-90 症状自评量表的内容

SCL-90 症状自评量表(表 9-4)内容量大,反映症状丰富,准确地刻画了患者自觉症状的特点,做作心理卫生问题的一种评定工具,可以帮助医护人员了解透析患者的心理状况。

表 9-4 SCL-90 症状自评量表

姓名:		性别:		年龄:		病室:		研究编号:			
病历号:			评定日期:					第 评定次			
						没有	很轻	中等	偏重	严重	
1.头痛						[ ]	[ ]	[ ]	[ ]	[ ]	
2.神经过敏,心中不踏实						[ ]	[ ]	[ ]	[ ]	[ ]	
3.头脑中有不必要的想法或字句盘旋						[ ]	[ ]	[ ]	[ ]	[ ]	
4.头晕或昏倒						[ ]	[ ]	[ ]	[ ]	[ ]	
5.对异性的兴趣减退						[ ]	[ ]	[ ]	[ ]	[ ]	
6.对旁人责备求全						[ ]	[ ]	[ ]	[ ]	[ ]	
7.感到别人能控制您的思想						[ ]	[ ]	[ ]	[ ]	[ ]	
8.责怪别人制造麻烦						[ ]	[ ]	[ ]	[ ]	[ ]	
9.忘记性大						[ ]	[ ]	[ ]	[ ]	[ ]	
10.担心自己的衣饰整齐及仪态的端正						[ ]	[ ]	[ ]	[ ]	[ ]	
11.容易烦恼和激动						[ ]	[ ]	[ ]	[ ]	[ ]	
12.胸痛						[ ]	[ ]	[ ]	[ ]	[ ]	
13.怕空旷的场所和街道						[ ]	[ ]	[ ]	[ ]	[ ]	
14.感到自己的精力下降,活动减慢						[ ]	[ ]	[ ]	[ ]	[ ]	

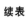

续表

姓名:		性别:		年龄:		病室:			研究编号:	
15.想结束自己的生命						[ ]	[ ]	[ ]	[ ]	[ ]
16.听到旁人听不到的声音						[ ]	[ ]	[ ]	[ ]	[ ]
17.发抖						[ ]	[ ]	[ ]	[ ]	[ ]
18.感到大多数人都不可信任						[ ]	[ ]	[ ]	[ ]	[ ]
19.胃口不好						[ ]	[ ]	[ ]	[ ]	[ ]
20.容易哭泣						[ ]	[ ]	[ ]	[ ]	[ ]
21.同异性相处时感到害羞不自在						[ ]	[ ]	[ ]	[ ]	[ ]
22.感到受骗、中了圈套或有人想抓住您						[ ]	[ ]	[ ]	[ ]	[ ]
23.无缘无故地感到害怕						[ ]	[ ]	[ ]	[ ]	[ ]
24.自己不能控制地大发脾气						[ ]	[ ]	[ ]	[ ]	[ ]
25.怕单独出门						[ ]	[ ]	[ ]	[ ]	[ ]
26.经常责怪自己						[ ]	[ ]	[ ]	[ ]	[ ]
27.腰痛						[ ]	[ ]	[ ]	[ ]	[ ]
28.感到难以完成任务						[ ]	[ ]	[ ]	[ ]	[ ]
29.感到孤独						[ ]	[ ]	[ ]	[ ]	[ ]
30.感到苦闷						[ ]	[ ]	[ ]	[ ]	[ ]
31.过分担忧						[ ]	[ ]	[ ]	[ ]	[ ]
32.对事物不感兴趣						[ ]	[ ]	[ ]	[ ]	[ ]
33.感到害怕						[ ]	[ ]	[ ]	[ ]	[ ]
34.我的感情容易受到伤害						[ ]	[ ]	[ ]	[ ]	[ ]
35.旁人能知道您的私下想法						[ ]	[ ]	[ ]	[ ]	[ ]
36.感到别人不理解您、不同情您						[ ]	[ ]	[ ]	[ ]	[ ]
37.感到别人对您不友好、不喜欢您						[ ]	[ ]	[ ]	[ ]	[ ]
38.做事必须做得很慢以保证做得正确						[ ]	[ ]	[ ]	[ ]	[ ]
39.心跳得很厉害						[ ]	[ ]	[ ]	[ ]	[ ]
40.恶心或胃部不舒服						[ ]	[ ]	[ ]	[ ]	[ ]
41.感到比不上他人						[ ]	[ ]	[ ]	[ ]	[ ]
42.肌肉酸痛						[ ]	[ ]	[ ]	[ ]	[ ]
43.感到有人在监视您谈论您						[ ]	[ ]	[ ]	[ ]	[ ]
44.难以入睡						[ ]	[ ]	[ ]	[ ]	[ ]
45.做事必须反复检查						[ ]	[ ]	[ ]	[ ]	[ ]
46.难以做出决定						[ ]	[ ]	[ ]	[ ]	[ ]
47.怕乘电车、公共汽车、地铁或火车						[ ]	[ ]	[ ]	[ ]	[ ]
48.呼吸有困难						[ ]	[ ]	[ ]	[ ]	[ ]

姓名：	性别：	年龄：		病室：		研究编号：	
49.一阵阵发冷或发热			〔　　〕	〔　　〕	〔　　〕	〔　　〕	〔　　〕
50.因为感到害怕而避开某些东西			〔　　〕	〔　　〕	〔　　〕	〔　　〕	〔　　〕
51.脑子变空了			〔　　〕	〔　　〕	〔　　〕	〔　　〕	〔　　〕
52.身体发麻或刺痛			〔　　〕	〔　　〕	〔　　〕	〔　　〕	〔　　〕
53.喉咙有梗塞感			〔　　〕	〔　　〕	〔　　〕	〔　　〕	〔　　〕
54.感到前途没有希望			〔　　〕	〔　　〕	〔　　〕	〔　　〕	〔　　〕
55.不能集中注意力			〔　　〕	〔　　〕	〔　　〕	〔　　〕	〔　　〕
56.感到身体的某一部分软弱无力			〔　　〕	〔　　〕	〔　　〕	〔　　〕	〔　　〕
57.感到紧张或容易紧张			〔　　〕	〔　　〕	〔　　〕	〔　　〕	〔　　〕
58.感到手或脚发重			〔　　〕	〔　　〕	〔　　〕	〔　　〕	〔　　〕
59.想到死亡的事			〔　　〕	〔　　〕	〔　　〕	〔　　〕	〔　　〕
60.吃得太多			〔　　〕	〔　　〕	〔　　〕	〔　　〕	〔　　〕
61.当别人看着您或谈论您时感到不自在			〔　　〕	〔　　〕	〔　　〕	〔　　〕	〔　　〕
62.有一些不属于您自己的想法			〔　　〕	〔　　〕	〔　　〕	〔　　〕	〔　　〕
63.有想打人或伤害他人的冲动			〔　　〕	〔　　〕	〔　　〕	〔　　〕	〔　　〕
64.醒得太早			〔　　〕	〔　　〕	〔　　〕	〔　　〕	〔　　〕
65.必须反复洗手、点数目或触摸某些东西			〔　　〕	〔　　〕	〔　　〕	〔　　〕	〔　　〕
66.睡得不稳不深			〔　　〕	〔　　〕	〔　　〕	〔　　〕	〔　　〕
67.有想摔坏或破坏东西的冲动			〔　　〕	〔　　〕	〔　　〕	〔　　〕	〔　　〕
68.有一些别人没有的想法或念头			〔　　〕	〔　　〕	〔　　〕	〔　　〕	〔　　〕
69.感到对别人神经过敏			〔　　〕	〔　　〕	〔　　〕	〔　　〕	〔　　〕
70.在商店或电影院等人多的地方感到不自在			〔　　〕	〔　　〕	〔　　〕	〔　　〕	〔　　〕
71.感到做任何事情都很困难			〔　　〕	〔　　〕	〔　　〕	〔　　〕	〔　　〕
72.一阵阵恐惧或惊恐			〔　　〕	〔　　〕	〔　　〕	〔　　〕	〔　　〕
73.感到在公共场合吃东西很不舒服			〔　　〕	〔　　〕	〔　　〕	〔　　〕	〔　　〕
74.经常与人争论			〔　　〕	〔　　〕	〔　　〕	〔　　〕	〔　　〕
75.单独一人时神经很紧张			〔　　〕	〔　　〕	〔　　〕	〔　　〕	〔　　〕
76.别人对您的成绩没有做出恰当的评价			〔　　〕	〔　　〕	〔　　〕	〔　　〕	〔　　〕
77.即使和别人在一起也感到很孤单			〔　　〕	〔　　〕	〔　　〕	〔　　〕	〔　　〕
78.感到坐卧不安心神不定			〔　　〕	〔　　〕	〔　　〕	〔　　〕	〔　　〕
79.感到自己没有什么价值			〔　　〕	〔　　〕	〔　　〕	〔　　〕	〔　　〕
80.感到熟悉的东西变成陌生或不像是真的			〔　　〕	〔　　〕	〔　　〕	〔　　〕	〔　　〕
81.大叫或摔东西			〔　　〕	〔　　〕	〔　　〕	〔　　〕	〔　　〕
82.害怕在公共场所昏倒			〔　　〕	〔　　〕	〔　　〕	〔　　〕	〔　　〕
83.感到别人想占您的便宜			〔　　〕	〔　　〕	〔　　〕	〔　　〕	〔　　〕

姓名：		性别：		年龄：		病室：		研究编号：		
84.为一些有关"性"的想法很苦恼					[ ]	[ ]	[ ]	[ ]	[ ]	[ ]
85.您认为应该因为自己的过错而受到惩罚					[ ]	[ ]	[ ]	[ ]	[ ]	[ ]
86.感到要赶快把事情做完					[ ]	[ ]	[ ]	[ ]	[ ]	[ ]
87.感到自己的身体有严重的问题					[ ]	[ ]	[ ]	[ ]	[ ]	[ ]
88.从未感到和其他人很亲近					[ ]	[ ]	[ ]	[ ]	[ ]	[ ]
89.感到自己有罪					[ ]	[ ]	[ ]	[ ]	[ ]	[ ]
90.感到自己的脑子有毛病					[ ]	[ ]	[ ]	[ ]	[ ]	[ ]

SCL-90 症状自评量表含有 90 个项目,分为十大类即 10 个因子。10 个因子的定义及所含项目为以下几项。

(1)躯体化(反映主观的身体不适应):包括 1、4、12、27、40、42、48、49、52、53、56、58 共 12 项。

(2)强迫症状:包括 3、9、10、28、38、45、46、51、55、56 共 10 项。

(3)人际关系敏感:包括 6、21、34、36、37、41、61、69、73 共 9 项。

(4)忧郁:包括 5、14、15、20、22、26、29、30、31、32、54、71、79 共 13 项。

(5)焦虑:包括 2、17、23、33、39、57、72、78、80、86 共 10 项。

(6)敌对:包括 11、24、63、67、74、81 共 6 项。

(7)恐怖:包括 13、25、47、50、70、75、82 共 7 项。

(8)偏执:包括 8、18、43、68、76、83 共 6 项。

(9)精神病性:包括 7、16、35、62、77、84、85、87、88、90 共 10 项。

(10)其他(反映睡眠及食欲):包括 19、44、59、60、64、66、89 共 10 项。

2.SCL-90 症状自评量表的应用

(1)评分标准:每项采用 5 级评分制。

1 分:无;自觉无该项症状。

2 分:轻度;自觉有该项问题,但发生得不频繁、不严重。

3 分:中度;自觉有该项症状,其严重程度为轻到中度。

4 分:相当重;自觉有该项症状,其程度中到严重。

5 分:严重;自觉有该项症状,频度与程度都十分严重。

凡是自认为没有症状的,都可记 1 分,没有反向评分项目。

(2)判断标准。①总分:将 90 个项目的各单项得分相加便得到总分。总均分=总分/90。总的来说,患者的自我感觉总是介于总均分在 1~5 分之间的某个分值上。阴性项目数:表示患者"无症状"项目有多少。阳性项目数:表示患者在多少项目中呈现"有症状"。阳性症状均分=(总分-阴性项目数)/阳性项目数,表示有"症状"项目的平均得分,可以看出该患者自我感觉不佳的项目范围内的症状,究竟严重到什么程度。例如:某患者总分 130 分,阴性项目为 24,阳性项目则为 90-24=66,阳性症状均分=(130-24)/66=1.61,即阳性症状较轻。②因子分:SCL-90 有10 个因子,每一个因子反映患者某一方面的情况,因此,因子分可了解患者症状分布的特点及其病情的具体演变过程。因子分=组成某一因子各项目的总分/组成某一因子的项目数。例如:某患者偏执因子各项得分之和为 18 分,偏执因子的总项目为6项,所以,其偏执因子得分=18/6=3,

这位患者的偏执因子是 3 分,处于中度水平。

(二)汉密尔顿抑郁量表(HRSD)

1.汉密尔顿抑郁量表(HRSD)的内容

汉密尔顿抑郁量表是汉密尔顿与 1960 年编制,1967 年又发表了新版本。本量表是经典的抑郁评定量表(属于他评量表,见表 9-5),包括 24 条目,方法简单,标准明确,容易掌握。

表 9-5　汉密尔顿抑郁量表(HRSD)

项目	得分					项目	得分				
1.抑郁情绪	0	1	2	3	4	13.全身症状	0	1	2		
2.有罪感	0	1	2	3	4	14.性症状	0	1	2		
3.自杀	0	1	2	3	4	15.疑病	0	1	2	3	4
4.入睡困难	0	1	2			16.体重减轻	0	1	2		
5.睡眠不深	0	1	2			17.自知力	0	1	2		
6.早醒	0	1	2			18.日夜变化	0	1	2		
7.工作和兴趣	0	1	2	3	4	19.人格或现实解体	0	1	2	3	4
8.迟缓	0	1	2	3	4	20.偏执症状	0	1	2	3	4
9.激越	0	1	2	3	4	21.强迫症状	0	1	2		
10.精神性焦虑	0	1	2	3	4	22.能力减退感	0	1	2	3	4
11.躯体性焦虑	0	1	2	3	4	23.绝望感	0	1	2	3	4
12.胃肠道症状	0	1	2			24.自卑感	0	1	2	3	4

2.汉密尔顿抑郁量表(HRSD)的应用

(1)评分标准:采用 5 级评分(0-4 分)。

0 分:无;自觉无该项症状。

1 分:轻度;自觉有该项问题,但发生得不频繁、不严重。

2 分:中度;自觉有该项症状,其严重程度为轻到中度。

3 分:重度;自觉有该项症状,其程度中到严重。

4 分:严重;自觉有该项症状,频度与程度都十分严重。

(2)判断标准:对照标准算出分数:<8 分,无抑郁;>20 分,轻度或中度抑郁;>35 分,严重抑郁。

(高　欣)

第三节　透析患者心理问题的干预策略

心理干预,从广义上讲,是指在心理学原理和有关理论指导下有计划、按步骤地对一定对象的心理活动、个性特征或行为问题施加影响,使之发生指向预期目标变化的过程。

心理治疗则是心理干预中最重要的内容,是相对狭义的但具有更强专业性和规范性的心理干预。

医护人员(心理治疗师)通过应用各种言语和非言语的心理学方法和技术,促使患者或患者的心理、生理和社会功能产生积极的变化,改善其病理心理状态,消除心身症状,重新建立起个体与环境的平衡,从而达到治疗疾病、保持心身健康的目的。

心理治疗一般包括5个基本要素。①专业性:医护人员必须受过专业训练,具备一定的心理学知识和技能;②科学性:正确运用各种心理学的理论和技术;③对象性:治疗应以人为中心,针对的是具有一定精神、躯体或行为问题的人,而不是问题或症状;④有效性:治疗必须遵循一定的规范和程序,是一种积极的人际互动过程;⑤目的性:治疗的目的是恢复患者健全的心理、生理和社会功能,促进心身健康。

一、医护人员的素质要求

(一)必须树立正确的人生观

医疗工作的职业特点决定医护人员的一生都要把患者的利益放在第一位,医护人员品德的高低,直接关系到患者的健康与生命。这就要求医护人员必须树立正确的人生观,端正自己的处世态度,建立一种助人为乐的价值观体系,以积极的人生态度影响患者,懂得换位思考,能够站在患者的立场考虑问题,以谦逊、虚心、慈祥、朴实的态度对待他们,成为患者喜爱的人。

(二)良好的性格

作为医患交往中的一方,医护人员应当心胸宽广,忍耐性强,犹如海纳百川,严律己、宽待人。对待透析患者要诚实、正直、守信,并充分地信任他们。能够忍受个别透析患者的吼叫,耐心解答他们的不合理意见,做到有理也让人。其实,具备这种良好性格特征的医护人员,对于保持自己身心健康和提高工作实效也是非常有益的。

(三)坚强的意志

医护人员在医疗工作中,会遇到很多意想不到的麻烦,如果没有克服困难的坚强意志,就不可能很好地完成本职工作。医护人员完成任务的明确目的和力求达到这一目的的坚强意志,是克服各种困难的内在动力。此外,医护人员的沉着、开朗、大度、自信对患者的意志也会产生深刻的影响。

(四)稳定的心态

积极的情绪使人精神饱满、注意广泛、观察敏锐、工作有序、失误少而效率高;情绪低落时则相反,容易出差错事故。医护人员应当有较强的自我控制能力,保持一种稳定的心态,不要把个人生活及工作中的不愉快发泄到患者身上,这不仅是一种职业道德的要求,也是医护人员自己保持身心健康的重要方法。

(五)精湛的技术

医护人员精湛的技术是与透析患者进行交往的基础。医护人员对于自己的知识与技能,包括知识和技能的更新与局限应有充分的了解。很难想象不能提供技术保障的医护人员能够得到透析患者的信任,能够与他们建立长久良好的医患关系,能够取得最佳的医疗效果。

(六)善于沟通的技巧

沟通技巧是医护人员与透析患者进行交流所需要的一种重要能力。在与透析患者进行沟通时尤应注意与他们的第一次交谈,要善于使用礼貌性语言,尊重透析患者的人格与自信心;善于使用安慰性语言,使他们感到温暖肺腑,终生难忘;善于使用鼓励性语言,让透析患者看到希望;还要善于运用眼神、视线、微笑等非言语手段,使他们得到精神上的满足,顺利地接受治疗。

二、语言疗法

语言是人跟人互通信息，用发音器官发出来的、成系统的行为方式，是人们在社会生活中广泛运用的交际工具，也是心理治疗与心理护理的重要手段。可以说，医护人员在临床实践的全过程中，都离不开要同患者说话，只要说了话，这种语言的刺激就会作用于患者，不起治疗作用，便起致病作用。古人云："良言一句三冬暖，恶语伤人六月寒"。医护人员对患者所说的每一句话，都应想一想可能会产生什么效果，要想获得预期的效果，得到患者的响应，就必须按照对方的脉搏说话，对准听话人的需要和当时的心境说出应该说的话，医护人员要善于说出患者爱听的话。几句贴切温暖的话语能够起到药物治疗所无法起到的作用。因此，医护人员应主动去了解尿毒症和透析患者的心理状态、情绪变化、脾气秉性和性格特点，全面地掌握疾病发生、发展、转归和康复的一般规律，把患者的需求作为工作的出发点和落脚点，懂得患者的社会环境条件尤其是人际关系与疾病的内在联系，懂得如何运用语言，用科学的知识，温和、诚恳的态度，耐心地与患者进行情感和思想交流，达到相互了解的目的。只有这样，患者才会敞开心扉，疏泄情感，说出困难，我们也就更容易地发现他们身上存在的各种心理与精神问题，及时恰当准确地加以解决。

(一)情感和贴近性语言

医患间的心理和行为交往，是医学诊断和治疗过程中时刻相伴的现象，语言则是沟通二者、进行交往的重要工具。要善于运用语言提高患者的信任度，以达到医疗的目的。医护人员对尿毒症和透析患者的语言要富有情感性，遇到问题首先应善于自我调节，一旦进入工作状态，就容易激发出自己的情感，使其处于愉快而冷静的心境之中，油然产生一种同情患者、信任患者、尊重患者的情感与情绪，营造出和谐的氛围，同时要勤于观察、会把握时机，这样才能进入患者的内心世界。与透析患者谈话时，要有强烈的亲切感，精力集中，热情而庄重，在温柔的语态中要带几分维护自尊的肃穆，体现出是"同志式"的交谈。耐心地倾听他们的陈述，懂得换位思考，能站在患者的角度分析病情，同时放慢话语速度，可以适当配合于手势和表情，使患者感到关爱和体贴，于是就会将压抑在内心深处的心理冲突和痛苦向医护人员全部倾吐或发泄出来，而这些常常是患者泪和血的结晶，也是我们久久苦悟而无所得的。对患者所说的事情不耻笑，不讥讽，无形中就缩短了医患之间的心理距离，使患者焦虑、抑郁的情绪减轻，主动地配合医护人员的诊治。

(二)暗示性语言

暗示疗法是一种古老而有效的心理治疗方法，巴甫洛夫认为"暗示是最简单、最典型的条件反射"。暗示多采取言语的形式。从暗示的内容来分，有积极的、消极的。积极暗示就是积极的、愉快的，对治疗有鼓动作用的暗示，我们可以选择那些性格内向、心理承受能力差的尿毒症和透析患者有针对性地应用暗示性语言。例如，医师用坚定有力的语气叙述一件事实、有时也结合有关的治疗来提高疗效，如我们可选用 10% 葡萄糖酸钙 10mL 静脉注射或辅以针灸治疗等作为暗示的手段，使患者对此深信不疑，常能收到意想不到的治疗效果。当然这种暗示治疗能否有效，是以良好的医患关系和医护人员在患者中享有崇高威信为前提的。

(三)形体性语言

医护人员首先要端其自身，与患者谈话要有技巧，要富有逻辑性、艺术性，精其语言，让患者感到你对他的病重视。切不可在患者叙述病情时，心不在焉，眼神疲惫，东张西望，而应当用温和的目光注视着患者，注意倾听，并不时点头示意。问话时用亲切通俗的语言，可以使患者烦躁、紧

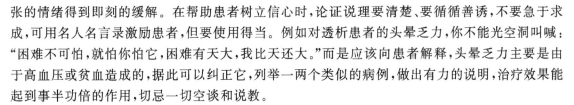

张的情绪得到即刻的缓解。在帮助患者树立信心时,论证说理要清楚、要循循善诱,不要急于求成,可用名人名言录激励患者,但要使用得当。例如对透析患者的头晕乏力,你不能光空洞叫喊:"困难不可怕,就怕你怕它,困难有天大,我比天还大。"而是应该向患者解释,头晕乏力主要是由于高血压或贫血造成的,据此可以纠正它,列举一两个类似的病例,做出有力的说明,治疗效果能起到事半功倍的作用,切忌一切空谈和说教。

(四)沟通性语言

在整个诊疗过程中,医护人员必须认真履行职业责任,主动征求患者对治疗的看法,交流双方意图和需求,以取得患者的理解和信任,要学会用百姓语言解释疾病的本质和特点。例如,解释尿毒症或透析患者为什么会出现种种不适(列举症状不超过就诊患者本身的表现),这些不适是如何发生和发展的,哪些是外因?哪些是内因?哪些是原始的起因?哪些是附加的因素?如何互为因果,心理问题对躯体疾病的影响等,把治病的武器交给患者,一定要充分调动患者自身战胜疾病的积极性,要说服患者和家属与医护人员积极配合,只有医患双方共同努力,才能使他们从病痛的桎梏中解脱出来,才能从根本上改善他们的生存质量。

总之,语言疗法只是心理治疗中履行医学目的的一种尝试,尚有待于在实践中去逐步完善,切忌将心理治疗的研究与应用掉入一个简单机械的模式中去,应当结合每个尿毒症和透析患者的具体情况辨证地分析其治疗效果,并且一旦取得初步疗效后,要立即"扩大战果"。让他们从自己的切身感受中尝到病情好转的"甜头",体会到医护人员的分析、判断是正确的,治疗是有效的。这样,医护人员的言语信号作为良性刺激,反复强化、灵活应用,再配合其他的相应治疗,一定能获得对临床真正有益的结果。

三、行为疗法

行为疗法又称为行为治疗,是基于现代行为科学的一种非常通用的新型心理治疗方法,是根据学习心理学的理论和心理学实验方法确立的原则,对患病个体进行反复训练,达到矫正适应不良行为的一类心理治疗。

目前,行为治疗的种类和应用范围正在日益增多和扩大,它不仅在临床实践中被广泛地应用,而且已经成为一个跨学科的研究领域,在心身医学、临床心理学、临床精神病学、社会精神病学以及行为医学等领域都受到了高度的重视。行为治疗的方法除了系统脱敏法、冲击疗法和厌恶疗法以外,还有操作条件法、行为塑造法、自我调整法、自信训练法、松弛疗法、生物反馈疗法以及认知行为疗法等。行为治疗不仅用于治疗各种神经官能症,如强迫性神经症、恐怖性神经症和焦虑性神经症等,而且对于继发性的心理、精神疾病(如尿毒症、手术创伤、透析治疗等原因所致)的治疗也有许多值得借鉴的地方。由于行为结果来自特殊的前因和患者自身状态的相互作用,人类的行为也离不开亲近温和的人际关系。所以,行为治疗不能忽略医患之间人际关系的作用。

行为疗法的特点是,在治疗开始前,首先应对患者的整体情况(躯体、心理)进行详尽的分析与评估,要有明确的治疗目标,在帮助患者达成目标的过程中,医护人员要扮演主动和指导者的角色,在设计治疗计划时,医护人员(应有心理医师参与)要个体化地设计对透析患者最适合的技术与程序,笔者认为,应着重从以下 5 个方面入手,准确、恰当地应用到每一个患者的独特需求上。

(一)积极的期望(教育)

这是对透析患者实施行为治疗的基础与前提。积极的期望乃是让他们重视疾病,正视现实,引导患者改变对尿毒症、血管通路手术与透析治疗的不正确认识，从死神的魔爪中把生命夺回来。尽管接受透析治疗的患者有一些已经离开了人世，但总还有相当多的人因此而延长了生命。要让他们知道，要想生存，积极的期望是首要的，那些能够大胆地面对疾病，充分认识危及他们生命的病魔，并坚决与它进行殊死抗争的人，才有可能生存下去。

(二)坚定的信心(鼓励)

患了尿毒症，特别是那些即将进入透析治疗阶段的患者产生一系列复杂的心理反应是难免的，医护人员应当不失时机地选择一些治疗成功的典型病例(事实)教育、鼓励患者，使他们逐步地认识到，尿毒症并不可怕，就怕你怕它，与其束手就擒，坐而待毙，不如奋起拼搏。于是，他们当中的一些人产生了乐观、豁达、自信、拼搏、愉快的心理，显然，这种心理能够减轻病痛，其中，自信起着关键性的作用，有了信心，就能激发起拼搏精神，就会产生顽强的意志，保持坦然的心境，培养乐观的态度，就能挖掘出自身抗病的潜在能力，从而战胜疾病。诗人说的好："信心是半个生命，淡漠是半个死亡"。

(三)适当的运动锻炼

运动可以放松心情，提高人体的神经系统对外界反应的灵活性，增强自我调节与控制能力，促使神经和身体活动能够较好地适应经常变化着的外界环境。即使对于那些已经进入透析治疗的患者来说，也可以通过运动训练的方式，在医护人员的指导下，按照科学性、针对性、循环渐进和个体化的原则(运动处方)进行适当的运动锻炼。实践证明，适当的运动锻炼不仅可以最大限度地恢复尿毒症和透析患者已经丧失或减弱了的运动功能，提高自身机体素质，改善疲乏无力的状态，预防和治疗肌肉萎缩及关节僵硬，还可以疏导心理压力，使他们思维充实，恢复生活信心，解除紧张、恐惧，忘记忧愁、烦恼，保持乐观愉快的生活情趣，最终达到改善或缓解患者全身和局部并发症的目的。

(四)学会自我安慰、担负一定的工作

尿毒症患者接受透析治疗后，就进入了一个新的治疗阶段，无论是患者的躯体还是心理、精神状态都将发生一些新的变化，要让透析患者充分地认识到这将是一个相当漫长的过程，要做好打持久战的准备。要教会、引导他们如何去适应这些变化，帮助他们学习和掌握自我安慰的理论与技巧，使他们能够经常地抱有积极的期望，不断地朝着一定的目标安慰自己，这对缓解和稳定病情是十分有益的。同时，要根据患者身体的康复情况，有计划让他们参与一些社会活动，包括家庭成员内部的婚丧嫁娶，外出旅游、病友联谊会和娱乐比赛等，使他们在社会活动的参与中，感受到自己仍是社会当中的一员，同样可以享受到人生的乐趣，从而重新树立起生活的信心和目标。此外，患者的家庭、单位、社会(社区)也要积极地创造条件为病情相对稳定的尿毒症和透析患者提供适当的工作机会，体现他们的自身价值，这将有利于促进他们身心的不断康复。

(五)适时进行评估

根据每个透析患者的自身特点，为其制订个体化的治疗康复方案，指导、督促他们能够按计划完成。同时，对他们取得的每一点进步都要给予充分的肯定，适时进行评估(包括身体状况、血管通路情况、治疗方案的更改、工作状态、业余时间的活动安排、健康评估问卷等)并不断地调整、完善这些方案，力求达到患者利益的最大化，使他们成为真正的受益者。

总之，医学既是实践的科学，也是人学，医疗活动中形成的判断不单是一个科学上的判断，患者得了什么病？应该如何去治疗？也是一个价值上的判断，怎样用最完美的方法治疗，使患者在未来实现其生命的全部价值。医学目的的实践过程，实质上是医患间在技术上、文化心理上及经

济上的互动过程。医患间的心理互动必然延伸为行为互动,在医患间的语言交流中同时存在着行为互动,在医患行为互动过程中,医护人员的主动性和主导性是十分明显的,医护人员在组织着诊断治疗和护理工作,提出诊断意见、治疗和护理方案,让患者配合,并通过治疗结果的显示,使患者对医护人员更为信赖和依靠,医护人员的主动性和主导性才会得到更好的发挥。

(刘 娟)

第四节 透析患者精神异常的防治

透析患者出现的精神异常临床上多为反应性精神病,属于心因性精神疾病的范畴,与单纯的心理障碍有所不同,它以精神异常为主,多由剧烈持久的精神紧张或精神创伤直接引起。临床上常见于刚被确诊为尿毒症、即将接受透析(HD 或 PD)治疗或透析治疗初始不顺利的患者。主要表现为起病比较突然,多发生在存在个性缺陷(胆怯、敏感等)或神经类型偏弱(神经官能症的个性特点)的患者,症状常反映精神刺激的内容,一旦消除了精神刺激或引起发病的处境有了改变,并给予适当的治疗,精神状态通常可以恢复正常,预后良好且不易复发。

一、发病机制

按照巴甫洛夫学派的观点,急遽强烈的刺激作用于高级神经活动过程,可以引起兴奋、抑制或灵活性的过度紧张及相互冲突;中枢神经系统为了避免进一步的损伤或"破裂"则往往引起超限抑制,而在抑制过程的扩散过程中,中枢神经系统低级部位的功能,包括一些非条件反射,就会脱抑制而释放出来,这样就产生了大脑皮质与皮质下活动相互作用异常的各种形式。在临床上可表现为不受意识控制的情绪变化、无目的的零乱动作和原始性反应;由于抑制扩散的深度和广度不同,患者可出现不同程度的意识障碍或呈现出木僵状态;临床上也的确可以经常看到患者先表现为兴奋过程增强,而后转向抑制状态;超强刺激还可激发大脑皮质的惰性兴奋灶,这就是幻觉和妄想发生的病理基础;网状结构上升激活系统功能亢进对皮质兴奋灶的形成,也起着一定的作用。一般认为遗传因素对反应性精神病的发生没有重大作用,根据北京安定医院的资料分析,有精神病家族史者占 29%,其中以患者的父母及兄弟姐妹多见,这是否意味着反应性精神病有遗传素质的倾向,尚有待于做进一步研究。

二、临床特征

大多数尿毒症患者发生反应性精神病有一个逐渐形成的过程。一般多在知道自己患尿毒症这个事实后 1~3 周发病,其前常有烦躁不安、苦思冥想、焦虑难眠、不能自制等情况存在;少数患者呈急性起病或在即将开始做 HD 前 1~2 天发病,也有个别患者在透析数月、数年后发生。

临床上可分为以下四种类型。

(一)反应性意识模糊状态

在国外文献中,常用"confusion"(混乱)或"amentia"(错乱)一词来描述这种状态,它是一种轻度的意识障碍,急性起病中比较常见。通常这一状态持续时间较短,如给予适当治疗,一般 1 周左右即可恢复正常。患者清醒后可有片段回忆,似有大梦一场的感觉。主要表现:①迷惑、注意力涣散及定向力障碍(尤其对时间的定向力),似处于从睡眠到清醒的过渡状态中;②患者的自我意识往往保持良好,可出现幻觉,但较简单,不像在症状性精神病所见到的那样生动和鲜明;③言语零乱,条理性差,有时令人难以理解;显得更为突出的是表情紧张或恐惧,言语不连贯,表现茫然;④动作杂乱而无目的性,或运动性不安,可见冲动性行为;⑤意识障碍的程度极易波动,有时表现为安静合作,有时则兴奋不安,难以接触。

(二)反应性兴奋状态

这一类型病程较短,多数在 1 周左右恢复正常。主要表现:①精神运动性兴奋,哭笑无常、言语错乱,但定向力基本存在;②有时可类似躁狂状态,并有打人毁物现象;③有的患者先表现为一过性木僵,后转入兴奋状态,此时可出现轻度意识障碍,到处乱走,或做出一些无意义的动作;④可有幻觉、错觉体验和妄想症状。

(三)反应性木僵状态

这一类状态比较少见。主要表现:①表情呆木,僵住不动,患者可长时间呆坐或卧床不起,甚至对痛觉刺激也无反应,终日缄默少语,毫无情感反应,难以交谈;②一般历时短暂,通常为几小时,长者 1～2 天恢复正常或转入意识模糊状态。

(四)反应性抑郁症

本型在 MHD 患者中比较常见,尤以中年以上的患者为多,男女差别并不明显。主要表现:①情绪低落、唉声叹气、焦虑苦闷、自责自卑,甚至产生生不如死的绝望念头;②对疾病的痛苦体验不因时过境迁而冲淡,常触景生情、伤心落泪;③由于情绪的影响,入睡困难或易为噩梦惊醒;④患者常主诉疲乏无力、不思饮食及躯体不适等。

三、诊断

有人片面地把凡在起病中有精神因素(特别是负性情绪)参与的,均诊断为反应性精神病,尤其容易与心理疾病混为一谈,以至造成诊断上的扩大化。为此有必要拟出下列 4 条作为本病的诊断标准。

(1)发病由明显的精神刺激所引起,这一刺激对于患者来说具有一定强度,甚至是难以忍受的。

(2)起病在时间上与精神刺激有密切关系。

(3)精神症状在内容上围绕着创伤性体验及其处境,并伴有相应的情感反应,一般无荒唐离奇的思维内容。

(4)通常病程不长,改变环境及接受适当的治疗后可较快地恢复正常。

四、治疗

本病的治疗应以精神治疗为主,配合必要的药物治疗,并针对不同的临床表现采取恰当的综合治疗措施,预后是良好的。

(一)精神治疗

精神治疗一定要因人而异,缓急并重,对个别患者甚至可采取暂时回避的方法(安排家属陪住并提供必要的医疗监护),通常可以有较好的临床效果。具体做法:①采用向患者多解释、安慰和保证等方法,向患者分析并指出如何对待发病的精神刺激,如何正确对待和处理现实生活中的各种困难;②详细讲明尿毒症及透析治疗的本质,解除顾虑,充分调动患者的主观能动性;③同时

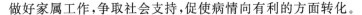

做好家属工作,争取社会支持,促使病情向有利的方面转化。

(二)药物治疗

首先要保证患者充足的睡眠,对具有焦虑不安、心烦不眠的患者,通过延长生理睡眠,可以加强内抑制过程,使弱化的高级神经功能得以恢复,从而调节整个大脑的功能状态。常用的药物有地西泮、咪达唑仑、氟西汀等,并可根据患者的个体情况做相应处理。具体做法如下。

(1)对表现为兴奋、幻觉及妄想症状的患者,可给予氯丙嗪、奋乃静、氟哌啶醇等药物,用中等治疗量即可,如奋乃静 2~4 mg,3 次/天,口服;或氟哌啶醇 1~2 mg,3 次/天,口服;或 5 mg,肌内注射,效果肯定。

(2)对兴奋、激动严重者,可给予氯丙嗪 25~50 mg,肌内注射,1 次/天~2 次/天。

(3)对不能主动进食的患者,如木僵和抑郁状态的患者,应注意给予鼻饲或输液,以保证必要的营养支持。

(赵聪慧)

第五节　透析用水和透析液

一、透析用水的标准

随着科学技术的发展和使用污染透析液对患者产生不良影响的深入研究,以及许多治疗新方法的应用(在线血滤和高通量透析)等,世界各国均制定了相关的透析用水和透析液的国家或行业标准,主要从理化和微生物两大方面对水质进行规范。例如,美国 AAMI、加拿大 Z364.2.2、国际标准 ISO13959 等,我国也于 2005 年正式发布了行业标准 YY0572-2005,分析各国透析用水的标准可以发现,各标准的化学污染物指标和微生物指标基本接近。

二、透析用水的生产系统

透析用水生产系统主要由三部分组成。预处理部分包括砂滤罐、药用碳罐、树脂罐、保安过滤器等。核心部分是反渗透部分,包括反渗透膜、高压泵及电导度监测等,最后一部分是供水系统。

(一)粒子过滤器

粒子过滤器俗称砂滤罐,罐内的滤料多为石英砂,一般装在透析用水处理系统预处理部分的最前端,主要作用是清除水中的悬浮物和颗粒物。也可以在罐内添加一些锰砂,增强对铁的清除。市政水中有细小的悬浮颗粒,这些杂质会影响透析用水设备的性能,如堵塞树脂交联网孔,降低离子交换树脂的交换容量,还会使药用炭老化或失效。经过粒子过滤器后,出水浊度应小于 5 mg/L。为保障过滤效果,应适时设定反冲洗周期以除去蓄积在滤层的泥沙,恢复滤过能力。

(二)离子交换树脂(软水器)

离子交换树脂是带有可交换基团的高分子化合物,内部具有网状结构。由于化学稳定性好、交换容量大、机械强度高等优点被广泛应用于透析用水处理生产系统的软化预处理部分,俗称软水器。为了降低水的硬度和碱度,一般使用 Na 型阳离子交换树脂,用氯化钠做再生剂。当水处理投入运行后,树脂上的可交换 Na^+ 与水中的 Ca^{2+}、Mg^{2+} 进行交换,达到软化水的目的。随着交换反应的进行,当树脂上的可交换 Na^+ 被交换"完了"后,软化器出水中则会有硬度离子"漏过",此时软化器"失效"了,需要"再生",即将一定量的饱和盐水(再生液)用射流的原理吸入软水器,再生液中的 Na^+ 将树脂上的 Ca^{2+}、Mg^{2+} 交换下来,树脂重新获得交换水中 Ca^{2+}、Mg^{2+} 的能力。软水器就是经过"运行—失效—再生—运行"这样的过程来工作的,在正常运行过程中应根据实际使用情况把握好再生周期,保证供给反渗膜前的水硬度达标,同时也不因为频繁再生浪费过多的氯化钠。在透析治疗结束后进行每周数次固定时间及频率的方式进行再生,称为时间控制方式;另一种称为流量控制方式。流量控制方式的优势在于使用两个并联树脂罐,当达到设定用水量时自动切换进行再生,在运行过程中一旦发现透析用水硬度升高,即使还没有达到设定用水量时,也可手动即时进行再生,并同时自动切换到另一支树脂罐供水。

(三)药用炭过滤器

药用炭过滤器简称碳罐,罐内填充物一般应选用优质果壳类的药用炭,以确保良好的机械强度并满足吸附速度快、吸附容量大的要求。在水处理系统中,药用炭过滤器主要有两个作用,一是除去自来水中起消毒作用的游离氯及氯胺,药用炭对氯的吸附不仅是其表面对氯的物理吸附作用,而是由于药用炭表面起了催化作用,促进游离氯的水解和产生新生态氧的过程加速。第二个作用是除去水中的有机物。通过药用炭过滤处理可除去水中 60%～80% 的胶体,50% 左右的铁和 50%～60% 的有机物。为了保证药用炭的正常运行效果,应适时设定反洗周期,以除去药用炭吸附的有机物、避免细菌繁殖。另一方面可以冲去被截留的物质、松动滤料、保持性能稳定。避免杂质堵塞滤料间隔和药用炭表面,从而保证其吸附效果。由于下游的反渗膜对游离氯和氯胺的清除能力有限,如果药用炭失效会导致余氯超标,使溶血性贫血的概率升高,也会使反渗膜过早失效。通常透析用水应配置两个药用碳罐串联,水与药用炭接触时间应大于 10 分钟,并每天检测余氯是否达标。

(四)反渗透膜

反渗膜是整个水处理系统的核心,利用反渗透技术将原水中的无机离子、细菌、病毒、有机物及胶体等杂质去除,以获得高质量的纯净水。其工作原理与渗透原理相反,是渗透的一种反向迁移运动。即在浓溶液一侧施加一个大于渗透压的压力,使溶剂的流动方向与渗透方向相反,在压力驱动下借助于半透膜的选择截留作用,将溶液中的溶质与溶剂分开的分离方法。膜材料主要为乙酸纤维素、芳香族聚酰胺等。复合膜,透水量极大,除盐率高达 99%,是理想的反渗透膜,广泛用于纯水制备和水处理行业中。对高价离子的去除可大于 99%,对单价离子的清除稍低,但也超过了 98%,对分子量大于 100 的有机物的清除也可达 98% 以上。但是由于复合膜的多孔支撑层以聚砜材料最为普遍,尽管有很多优势,其缺点是对水中游离氯敏感,因此在消毒反渗膜时避免使用含氯消毒剂。

(五)反渗水输送管路

由反渗透装置生产出的纯净水通过输送管路到达透析中心每一台透析机,如何避免生物污染是保证水质质量的主要问题。输送管路的连接方法和输送管路的材质有极大影响。如配管材料中不纯物的溶出、黏结剂中有机物的溶出以及管内表面粗糙有利于细菌的繁殖等。应使用符合要求的材料并合理设计流程和施工方法。U-PVC 管材为低溶出材料,价格相对低廉而被普遍应用。另一种 PEX 管材因其耐高温,管壁光滑、机械性能好、易弯曲有取代 U-PVC 的趋势。近年来为了更好地抑制生物污染,配合可以进行热消毒的反渗透系统,316 L 不锈钢管和 Teflon 管也

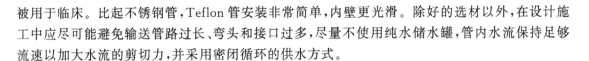

被用于临床。比起不锈钢管,Teflon 管安装非常简单,内壁更光滑。除好的选材以外,在设计施工中应尽可能避免输送管路过长、弯头和接口过多,尽量不使用纯水储水罐,管内水流保持足够流速以加大水流的剪切力,并采用密闭循环的供水方式。

三、透析液的配制

(一)个体配液和集中配液

透析液配制常见有两种模式,一种是血液透析机独立配液模式,即通过透析机将浓缩液和透析用水按比例稀释而成。不同品牌的透析机的稀释比例不同,因此提供的浓缩液配方也不同,但稀释后的透析液离子浓度大致相同。透析机独立的配液系统的优势是可以很方便地提供个体化的透析液处方。另一种是集中配液模式,使用一个单独的配比设备将浓缩液和透析用水按比例稀释成透析液,再通过管道输送到所有的透析机。这种供液方式使得血液透析机的结构设计大大简化,完全替代了血液透析机的配比系统,很大程度上减少了透析机的单机故障率,但是无法实现个体化的透析液处方。

(二)浓缩液配制

浓缩液是指提供给透析机,用于配制透析液的浓缩 A 液和 B 液。有粉剂和桶装液体两种商品选择,两种商品又可以有多种组合。粉剂在透析中心溶解配制,如 A 液 B 粉、A 粉 B 粉、A 液 B 液、A 粉 B 液等。为了保证配液品质,特别是在实施血滤和高通量治疗时,很多品牌血液透析机还配备了联机的一次性使用干粉的装置。如果使用商品 B 液应注意存放环境及时间,过低的温度会使 B 液结晶。另外由于 B 液的主要成分是碳酸氢钠,化学成分不够稳定,容易在曝晒及强烈振动过程中分解。分解后的 B 液中含有大量的碳酸根,在透析液的稀释过程中遇到 A 液中的钙镁离子会产生沉淀,影响透析液的电解质浓度,并会干扰透析机的正常运行。因此如果采用 B 粉统一在透析中心(室)配制时,应现用现配。

控制搅拌时间不宜过长、搅拌力度不宜过强,以保证 B 液成分稳定。寒冷季节可以对配液用水适当加热,温度一般不超过 25 ℃。但应注意避免加热装备带来离子污染,以及用电安全等问题。每天将剩余的碳酸氢盐浓缩液彻底排放。遵循相关规范或配液设备生产厂家的建议,及时对配液桶及储液桶进行有效消毒,消毒结束后为避免消毒液残留,应检查消毒液的残余浓度在安全范围内。

四、透析液的标准

透析液是一类有多种离子和非离子物质的溶液,具有一定的渗透压。关于透析液,国家发布了两个医药标准:YY0572 透析用水和 YY0598 血液透析及相关治疗用浓缩物。因为透析液中的主要成分是水,所以,关于透析用水的相关化学污染物检测和生物学污染检测,适用于对透析液进行检测。透析液直接参与血液透析治疗,能起到充分清除体内代谢废物,提供机体正常代谢所需要的物质(如葡萄糖等)并能维持电解质及酸碱平衡的作用。血液透析液中不能含有毒物质、致热原、重金属等对机体有害的物质。透析液的电解质浓度和正常血浆中的浓度相似,略有不同。由于尿毒症患者普遍存在高钾和酸中毒,因此透析液中钾离子的浓度低于正常值;碳酸氢根高于正常值。透析液的渗透压应与血液渗透压相近。几种市场常见的透析机标准配方〔使用 A、B 浓缩液(粉)混合稀释后的透析液电解质浓度(表 9-6)〕。临床医师还可以根据患者情况,实行透析液个体化治疗方案。透析液生物污染标准根据治疗方法而有不同(表 9-7,AAMI2012)。

表 9-6　透析液电解质浓度(mmol/L)

适用机型	Na$^+$	K$^+$	Ca^{2+}	Mg^{2+}	Cl$^-$	HCO$_3$$^-$	CH$_3$COO$^-$	C$_6$H$_{12}$O$_6$
金宝机 D360 方	A:75	2.0	1.75	0.5	A:82	35	4.0	
1:1.83:34	B:65				B:26			
日装机、贝朗机	A:109	2.0	1.5	0.50	110	29	8.0	1 g/L
1:1.226:32.774	B:29							
费森尤斯	A:103	2.0	1.75	0.5	109	35	3.0	
1:1.225:32.775	B:35							
尼普洛机	A:108	2.0	1.5	0.75	108	30	8.0	1 g/L
1:1.83:34	B:30							
东丽机	A:105	2.0	1.75	0.75	106	30	8.0	1 g/L
1:1.225:32.775	B:30							

表 9-7　选择不同治疗方法的透析液标准(AAMI2012)

	微生物含量(CFU/mL)	细菌内毒素(IU/mL)
普通透析	<100(50)	<1(0.25 E)
高通量透析	<0.1	<0.003(0.001 J)
血液(透析)滤过	<0.03	<10^{-6}

五、透析用水的质量监测

为了保证反渗透装置的正常运行,保证透析用水的产水品质,操作者应全面加强对水处理系统运行状态的监控和记录。

(一)预处理

1.过滤器

前过滤器主要保护前级泵,根据压差更换,过滤器入出口压差超过 10 psi(1 psi=6.89 kPa),就需要更换。后过滤器,也称保安过滤器,一般 1 个月更换 1 次。

2.药用碳罐

药用碳罐性能监测应在每天(班)治疗开始之前检查。检查标准是总余氯<0.1 mg/L;余氯测量透析室一般采用简单易行的比色分析法。它通过试剂与有效氯经过化学反应生成有色物质,根据这一物质颜色的深浅来比较浓度的大小。如果比色超标必须终止治疗,直到问题解决。建议设置双罐串联结构,在双罐中间取样检测,在前一个药用炭失效时,后边第二个药用炭应每小时取样检测一次,并尽快更换前一个药用炭的滤料。目前有的厂家推出在线残余氯连续监测技术,可供使用。发现不可预料的残余氯突然升高时报警。另外为防止填料板结降低效率,应设定合适的反冲周期。

3.树脂罐

用于去除原水中的钙镁离子。每天透析结束后在树脂罐出水口取样检测,硬度应<17.22 mg/L。树脂再生的效果与吸入盐水浓度和总量相关。应提供足够的、稳定的供水压力,确保射流器吸入的饱和盐水量足够。硬度超标如果不能通过缩短再生周期的方式解决,就必须更换填料。虽然

反渗膜也有去除钙镁离子的能力,但是原水硬度超标会使反渗透膜使用寿命缩短。

(二)反渗透装置及供水

1.反渗透膜

反渗透膜是水处理的核心元件,其检验标准就是反渗水的化学污染物和生物学污染物。我国 YY0572-2005 标准中规定了透析用水化学污染物的质量透析用水的最高微量元素的含量,我国卫生和计划生育委员会发布的标准化操作流程(SOP)要求每年应检测一次。这些离子在反渗水中也可以用电导率度量。但水处理电导率的数值并不能用于判断透析用水化学污染物是否合格。单纯的查看反渗水的电导率并持续记录,有助于使用者了解水处理水质的变化规律和变化趋势。由于温度影响反渗膜的产水量,因此反渗水的电导度随水温变化。如果发现电导率的突然变化或短时间内持续升高,须引起操作者的高度重视,可能原因有预处理系统失效、膜的污染及破裂。应及时分析原因并采取补救措施,避免反渗透膜性能急剧下降而最终必须更换。必要时,重新检测透析用水的化学污染物。

反渗透膜的离子清除率一般在 98% 以上,如果由于原水中某种元素的含量非常高,通过一级反渗透不能达到透析用水标准,就必须要使用双级反渗透。很多双级反渗透设备在说明书上都会提示,双级反渗透可以单级使用。但是前提是要做每个单级的水质化学污染物检测,单级水也必须符合要求,否则不能单级运转;即使可以单级使用也仅应用于应急方案,因为双级反渗透的任何一级的浓水回收率都是和独立单级不同,长时间使用可能会对设备造成不可逆的伤害。

2.生物污染物

虽然理论上认为,通过反渗透技术处理过的水可以清除细菌、病毒、内毒素等,但是水处理在运行过程中受诸多因素影响,无法杜绝生物污染。生物污染是膜材料、流体流动参数(如溶解物、流动速度、压力等)和微生物间复杂的相互作用的结果。黏附是饥饿幸存的微生物求生存的方式,黏附的结果是生成十分复杂的微生物薄膜,并不断释放内毒素,从而污染透析液。透析液中的内毒素会通过透析膜进入血液,导致患者致热源反应。而少量的内毒素进入人体虽然不足以立刻出现明显反应,但会引起患者体内炎性介质和细胞因子的增加,成为一些透析常见的慢性并发症的重要原因。由于生物薄膜陈化后去除的难度很大,因此快速反应可以节约大量的精力。AAMI 标准中建议细菌培养结果 >50 CFU/mL 时必须采取干预措施。过氧醋酸类的消毒剂是比较通用的,浓度为 0.2% 左右。市场上也有专用于反渗膜的商品消毒剂,在消毒的同时还有清洁的作用。然而由于目前很多医院采用用于培养致病菌的血琼脂平板之类的富营养培养基和方法来培养透析用水和透析液中的细菌,造成有些时候我们的细菌培养结果得不到正确的反馈信息,会低估透析用水和透析液中的真正的细菌数量。而结合内毒素的监测更有意义。培养应使用 YY0572 推荐的膜过滤技术,滤过 500~1 000 mL 透析用水,接种于如 R2A 这样的低营养琼脂培养基上,28~32 ℃下培养 5 天或更长时间。国内也有一些研究通过适当提高温度、缩短时间来改进 EBPG 建议的方法从而更方便临床使用。例如使用 R2A 培养基、37 ℃ 条件下培养 48 小时。

定期的消毒是必要的保障手段。消毒方法、消毒剂的使用与膜材料相关,应参照设备的使用说明书进行。

3.反渗水输送

为了降低透析用水的生物学污染,一些品牌的反渗机设计增加细菌过滤器。细菌过滤器应参照说明书规定更换,否则可能会成为附加的污染源。也有些设计在反渗水出口位置加装紫外线消毒灯,虽然细菌被杀死,但仍然可能会发生透析用水的内毒素超标。传输管道应设置为直供式循环回路,即使没有透析机在使用,也要定时启动以保证管道内的反渗水流动,抑制细菌在管道内繁殖及生物膜的形成。同时还需要进行预防性消毒。除常规化学消毒外,目前市场上很多品牌的水处理设备具有膜或管路热消毒功能,与化学消毒相比更加方便,因而可以更频繁地进行输送管路的消毒。

六、透析液的质量监测

透析液的质量主要从电解质浓度和生物污染 2 个方面监测。

(一)电解质浓度

所有透析机都是利用电导度来监视透析液浓度,并将电导度换算成钠离子浓度反馈给操作者,但是通过取样检查实际的透析液电解质浓度是必要的。透析液在采样时,应对样本做出标记:如机器编号、采样时显示浓度等。否则化验结果无法和样本、机器对应,失去参考价值。实验室的化验结果也可能存在一定的偏差范围。国家行业标准 YY0598 规定的离子检测方法适用于浓缩液生产厂家。医院的一些针对血液中的离子化验设备,用来化验透析液得到的结果也会有一定程度的偏差。另外在采样时使用了可调钠程序也会使测得的透析液离子浓度偏离预设值。总之,参照化验室的检测结果,透析工程师应核对浓缩液及透析机混合配比是否正确,并定期校准。必要时,可用生理盐水作为参照物同时送检来验证化验结果。

(二)生物污染

在一般情况下,细菌无法通过透析膜,所以,国家标准的要求中透析液并不是绝对无菌的,允许<100 CFU/mL。透析液中的细菌来源主要有两个方面:透析用水和浓缩液。由细菌产生的内毒素及其片段可以通过透析膜,是产生生物污染相关不良反应的主要原因。当透析液细菌培养超过 50 CFU/mL 时需要检查反渗膜出水、透析机入水、浓缩液 A、浓缩液 B、透析液以及容器等部位,用排除法来确定出现问题的主要部位,便于临床有针对性地制订解决方案。参照卫生和计划生育委员会所制定的 SOP 的要求,每个月应对反渗水及透析液的细菌含量进行监测,每 3 个月监测内毒素检测。内毒素和细菌培养的样本采样时,应避免采样干扰。有些品牌透析机在透析器快速接头的管路上,有硅胶帽型采样口,可以通过外表消毒针刺采样的方式采样。但是这种采样口多次采样后,可能会有泄漏,必须定期更换。还可以在透析器的快速接头处采样,但是应掌握取样技巧避免再污染。最好使用内毒素检测专用采样工具。

随着透析技术的发展,越来越多高通量透析器应用于临床,并取得了很好的疗效。而容量控制的透析机在超滤率较小、高通量透析情况下反超是不可避免的,也就是说产生了从透析液侧到血液侧的对流现象,相当于一定剂量的血液透析滤过(HDF)后稀释。因此对透析液的质量控制也提出了更高的要求。超纯透析液应运而生,对延缓血液透析患者的并发症,提高生活质量起到了积极的作用。普通的低通量透析时,要求透析液细菌含量不超过 200 CFU/mL,内毒素不超过 2 EU/mL;当进行没有置换液的高通量透析时,要求透析液细菌含量不超过 0.1 CFU/mL,内毒素不超过 0.03 EU/mL;当进行血液滤过和血液透析滤过时,要求置换液达到静脉输液标准,即细菌数不超过 0.03 CFU/mL,内毒素不超过 10^{-6} EU/mL。

(高　欣)

第六节 影响透析效率的因素

血液透析中影响溶质清除效率的主要因素有血流素、透析液流速、透析器性质及效能、溶质分子量及浓度梯度。

一、血流速

随着血液流速的增加,透析弥散清除效率也相应会增加,但是二者并不是线性关系,即血流增加到一定程度后,对溶质的清除效率增加会变缓。如在透析液流速不变情况下,当血流速从200 mL/min增高至400 mL/min时,对尿素的清除率仅能增加30%~40%。对于正常体型的成人,通常血液流速设置为200~300 mL/min,美国血液透析患者常可以到达400~500 mL/min。在一些特殊的透析情况下,血流速可能会降低至<200 mL/min。如为了避免透析失衡,刚进入血液透析患者的诱导透析中常把血流速设置为150~200 mL/min。在透析时间明显延长的情况下,如CRRT以及日间延长的透析等模式时,血流速也会相应降低。

二、透析液流速

通常设置的透析液流速为500 mL/min,低于此值会使透析效率降低。透析液流速进一步增加会增加溶质清除效率,但是效果有限,并且要求血流速也达到一定的较高范围。如在用高效透析器进行透析时,如果血流速设置在350 mL/min以上,将透析液流速从500 mL/min提高到800 mL/min,仅可以使尿素清除率大约增加12%。与降低血流速一样,在夜间透析、延长的日间透析或持续性肾脏替代治疗模式时,因为透析时间延长会增加透析溶质清除率,这些情况下可以相应降低透析液的流速。新开始透析的患者在诱导透析时可以将透析液流速设置为300 mL/min,以避免失衡综合征。

三、透析器性能

透析器效能直接影响透析效率。在血流速与透析液流速相同情况下,使用较大膜表面积、壁薄、孔径大、透析液与血液能充分接触的透析器可以获得更高的溶质清除率。

通常来说,由于各种透析器对水溶性小分子毒素(如尿素)的弥散效率都很高,通过增加膜表面积即可提高小分子毒素的清除效率。如果通过合理地提高血流速和/或透析液流速仍然不能使患者尿素清除达标,则可以选用透析膜面积更大的透析器来进行治疗。

透析器的通量反映对水的清除能力。高通量透析器对弥散作用没有太大提高,即小分子溶质清除影响不显著,但是高通量膜孔径增加可以使对流效率及对流清除溶质的分子量阈值大大提高。

四、溶质分子量

(一)弥散

溶质分子量影响分子热运动的速度。分子量越小的溶质运动越快、弥散越快。随着分子量增加,溶质分子热运动的速率下降、与膜碰撞的概率减低,弥散效率也随之下降直至消失。即使用了更大孔径的透析膜,中大分子溶质也几乎不能通过弥散清除。常规低通量透析以弥散为主要毒素清除方式,可以较好地清除分子量<500 Da 的小分子水溶性毒素。如血液通过透析器后,尿素(MW60)可以清除 75%,肌酐(MW113)可以清除 60%。分子量大于 1 000 Da 的毒素弥散清除显著降低,如维生素 B_{12}(MW1355)的清除仅为 25%。中分子及大分子毒素则完全不能清除。

(二)对流

分子量还影响到对流时的溶质通过膜的阻力,分子量越大、阻力越高,清除效率越低。但是对流比弥散可以清除更大的分子。对于分子量较大、弥散不能清除的溶质,可以通过对流清除,如菊粉(MW5200)。当溶质分子量增加至大于透析膜孔径时,$β_2$-微球蛋白(MW11818),即使对流也不能清除这些溶质。这时可以采用膜孔径更大的高通量透析膜来满足特定溶质清除需求,可以很好地清除分子量 50 000 Da 以下的溶质。

五、溶质蛋白结合率

由于透析膜不能透过蛋白质,或仅能通过少量清蛋白,因此蛋白结合率会明显影响溶质的清除。高蛋白结合率的毒素不宜被常规透析清除,常在体内蓄积导致透析长期并发症。蛋白结合的溶质清除率除了受上述因素影响外,还取决于其在血浆中的游离浓度以及与蛋白的解离速度。蛋白结合率高、解离速度慢的溶质用常规透析方法清除非常有限,在紧急情况下如高蛋白结合率的药物中毒时,通常采用吸附材料如药用炭、吸附树脂来进行清除。

六、超滤量

由于对流方式清除溶质仅伴随着超滤而发生,而对流是中分子毒素的主要清除方式,因此超滤量主要影响中分子毒素的清除率,对小分子毒素的清除也会轻度有影响。增加超滤量可以增加对流清除。用传统的低通量透析器进行血液透析时,每次透析中超滤量等于患者透析间期增加的体重,为 1~4 kg,对流清除非常有限,并且膜孔径小基本不能清除分子量较大的溶质,导致 $β_2$-微球蛋白等中分子毒素在体内蓄积及相关并发症的发生,并可能会增加患者的死亡率。为了增加中分子毒素的清除,使用膜孔径更大的高通量透析器,并通过透析管路向血液中注射置换液,同时等速将与置换液相同体积的液体经透析器超滤出来的技术——血液滤过技术,可以数十倍地增加透析中的超滤量,从而较好地清除中分子毒素。使用高通量透析器进行的血液透析,由于透析中存在反向超滤现象,因此在没有补充置换液的情况下也使实际通过透析膜的超滤量明显增加,从而也可以明显增加透析时中分子毒素通过对流方式的清除。

(高　欣)

第七节　诱导透析和高通量透析

一、诱导透析

用非透析疗法无法维持肾衰患者生命时,即可考虑透析疗法。血液透析过程可导致内环境的剧烈波动,需要进行几次低效率透析,使患者适应血液透析过程,并逐渐过渡到常规透析,这个使患者适应的低效率透析称为诱导透析,这个时期称为诱导期。

(一)诱导透析前准备

开始透析前必须先了解病情、询问患者症状、各种化验检查数据。根据对患者的全面了解,综合分析,制订出透析诱导方案。

(二)诱导透析方案

在透析过程中,由于水溶性溶质丢失导致血浆渗透压明显下降,而细胞内液、脑脊液渗透压下降缓慢,形成血浆与其他体液之间的渗透梯度,导致体液向细胞内液和脑脊液重新分布,可形成脑水肿和颅内高压。临床上可出现恶心、呕吐、头痛、血压增高、抽搐、昏迷等所谓"失衡综合征"表现。诱导的目的是通过降低透析效率,增加透析频率,使血浆渗透压缓慢下降,使机体内环境有平衡适应过程,减少不良反应,使患者逐渐耐受透析过程。

(三)诱导应包括以下措施

1.使用小面积低效率透析器

使用面积为 0.7～0.8 m² 空心纤维透析器,血流量 100～150 mL/min,也可适当减少透析液流量。

2.多次短时透析

首次透析最好 2 小时,次日再透析 3 小时,逐渐过渡到规律透析。

3.增加血浆渗透压

透析中主要由于尿素等溶质的排除导致血浆渗透压下降,如果同时输入一些对人体无害的渗透性物质,即可以补偿由于尿素的下降所造成渗透梯度变化。

4.选择适当的血液净化方法

对氮质血症显著和病情严重的患者,或心血管功能不稳定的老年患者,对接受血液透析难以耐受者,可以考虑用血液滤过或腹膜透析作为过渡,病情稳定后再转为常规血液透析。

二、高通量透析

(一)高通量血液透析的定义

应用高通量透析器在容量控制的血液透析机上进行常规的血液透析即为高通量透析(HFHD)。透析器的超滤系数[Kuf)<10 mL/(mmHg·h)]称为低通量透析器,Kuf>20 mL/(mmHg·h)称为高通量透析器。HFHD 与常规维持性透析相比,小分子物质的清除效果与普通透析相同或相似,对以 β_2-微球蛋白为代表的中大分子物质的清除增加。

(二)高通量血液透析的临床研究

近年来经多项临床研究表明,HFHD 可保护残余肾功能;因有效清除 β_2-微球蛋白,从而可延迟透析相关性淀粉样变;改善透析患者的慢性炎症和营养状况;减少血脂代谢紊乱;降低 MHD 患者心脑血管并发症的发生;降低患者死亡率。由于 HFHD 可减少长期血液透析所致的各种并发症,故对 MHD 患者的生存率及生活质量有明显改善。

(三)使用高通量血液透析的注意事项

1.透析用水和透析液

低通量透析、无置换液的高通量透析、血液滤过和血液透析滤过对透析用水的品质要求不同,要定期进行透析液的检测。普通的低通量透析时,要求透析液细菌含量不超过 200 CFU/mL,

内毒素不超过 2 EU/mL；当进行没有置换液的高通量透析时，要求透析液细菌含量不超过 0.1 CFU/mL，内毒素不超过 0.03 EU/mL；当进行血液滤过和血液透析滤过时，要求置换液达到静脉输液标准，即细菌数不超过 0.03 CFU/mL，内毒素不超过 10^{-6} EU/mL。

建议使用双反渗超纯水，确保透析液化学污染物达标。为保证透析用水和透析液的质量，保证无致热源，建议透析液要直接使用浓缩液原液，且保证使用时要在浓缩液桶上加盖，以避免被细菌污染。碳酸氢盐浓缩液原液开封后应当天使用，避免细菌生长。建议使用超纯透析液，在透析液进入透析器前加装细菌和内毒素滤器，以阻挡可能从反渗水或浓缩液中而来的致热源。

2.反超滤

反超滤是指透析液在压力作用下对流到血液侧。在透析过程中，血液进入透析器从入口到出口压力逐渐降低，透析液流动方向与血液反之，压力也是从入口到出口逐渐降低。虽然透析器血液侧总体压力要高出透析液侧，但由于 HFHD 透析膜孔径较大、Kuf 高，在血液出口处，透析液侧压力要高于血液侧，即出现了反超滤。若透析用水和透析液无法保证质量，内毒素或其片段即可进入人体，轻者可引起微炎症状态，严重者可引起致热源反应。

3.严格遵守透析机内部水路的消毒规程

根据需要，严格按照透析机制造商的说明完整地进行消毒程序，不可简化流程。在透析机内部水路、反渗水管道进行消毒后，要保证消毒剂无残留。

4.必须使用自动容量控制型血液透析机

由于 HFHD 膜孔径大、Kuf 高，微小的压力变化都可导致脱水速率的巨大改变快速脱水或液体快速进入患者体内。

（高　欣）

第八节　单纯超滤和序贯透析

一、单纯超滤

单纯超滤指血液引入透析器后，不用透析液，单纯依赖增加负压，扩大透析膜跨膜压力差达到清除体内水分的目的。单纯超滤与常规透析时超滤不同，前者是依赖于静水压梯度和跨膜压差达到单纯超滤脱水，不进行透析；后者超滤系在透析的同时进行超滤，它除依赖于静水压梯度外，尚取决于透析液的渗透浓度。单纯超滤与血液滤过也不同，后者一次超滤出液体 18～20 L，并同时从静脉径路内补充置换液；而单纯超滤是单纯清除 1～3 L 水分以减轻体液过多或以控制心力衰竭为目的，一般不需补液，由于超滤量相对少，不能满意清除潴留的溶质和纠正代谢性酸中毒，而体内丢失氨基酸、激素等显著少于血液滤过。

(一)方法

单纯超滤法的操作简单，将中空纤维透析器直立，动脉端朝上，透析液侧出口孔用橡皮塞封紧，透析液入口孔连接在负压瓶上(上有刻度)，后者连接负压泵，当血液引入透析器时启动负压泵，以增加跨膜压差，液体依赖静水压梯度而被超滤入负压瓶内，一般用负压 2.7 kPa(20 mmHg)；亦可使用透析机上配有的单纯超滤系统进行透析。1 小时可超滤水分 1 200～1 500 mL，共 1～

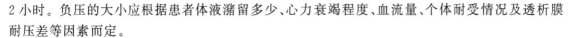

2 小时。负压的大小应根据患者体液潴留多少、心力衰竭程度、血流量、个体耐受情况及透析膜耐压差等因素而定。

(二)临床应用

1.对中小分子量物质和水的清除

单纯超滤系血浆水在跨膜压力作用下通过半透膜被清除出体外,在这一过程中,血浆水中小于膜孔的溶质分子也随水分一起被动地被清除,但因单纯超滤清除体内水分 1～3 L,以减轻体液过多或控制心力衰竭为主要目的,由于超滤量较少,随水分被清除的溶质和中分子量物质有限,不能达到有效清除氮质、钾离子和纠正酸中毒的目的,如在单纯超滤前或后进行弥散透析,则可达到此目的。

2.对血流动力学的影响

单纯超滤为等张性脱水。其次,单纯超滤时血浆去甲肾上腺素及血浆肾素Ⅱ的含量均显著上升,此可能是单纯超滤不易发生低血压的原因。

3.适应证

单纯超滤法能迅速有效地清除体内过多水分,在 1～2 小时内控制或改善心力衰竭症状,疗效确切,操作方便,不良反应少。因此,本疗法最适用于下列情况。①尿毒症性急性肺水肿或严重充血性心力衰竭的急救。②维持性血液透析的尿毒症患者,未能满意控制体液潴留者。③常规透析易发生低血压者。④老年患者、心血管状态不稳定者。⑤肾移植术前准备:有体液潴留的受肾者,术前超滤净脱水 2～3 L,以减轻心脏负荷能力,增加术中快速补液的耐受能力。

4.不良反应

(1)低血压:单纯超滤一般安全可靠,但过度或过快超滤脱水亦可发生低血压。

(2)心脏骤停:对重危患者,特别对终末期尿毒症患者伴心脏明显扩大或严重心力衰竭和急性肺水肿者,要掌握超滤量与速度,注意透析低氧血症的发生和程度,重危患者用单纯超滤纠正心力衰竭后不要立即转为弥散透析,以策安全。在整个治疗过程中仍应严密观察血压、心率和呼吸,以防止发生透析意外。

二、序贯透析

常规血液透析系将弥散和超滤两个过程同时进行。序贯超滤弥散透析(简称序贯透析)则是将超滤和弥散两个过程分别进行,即在单纯超滤时不进行弥散透析,只靠增加跨膜压力差,以清除体内水分;在单纯弥散时不用负压超滤脱水,只单纯清除溶质。这样可明显降低症状性低血压发生率,它特别适合于伴有心力衰竭或症状性低血压的急慢性肾衰竭患者的急救。

(一)方法

序贯透析在单纯超滤结束时,撤去负压瓶及泵,将透析器倒置,静脉端朝上,透析器的透析液孔连接到透析液供给装置,继续血液透析 3～5 小时。当然也可将弥散过程置于超滤之前。目前有行序贯透析的透析机,操作更方便。序贯透析时氮质清除效果与常规透析相同,水分清除多于常规透析,超滤总量也易控制,低血压发生率低,但因弥散与超滤分别进行,故每次治疗时间稍长于常规透析。

(二)临床应用

1.单纯超滤与血液透析的顺序

超滤与弥散透析顺序,视病况决定。一般在有明显体液潴留、心力衰竭时应先行单纯超滤,若有严重高钾血症、代谢性酸中毒时应先行弥散透析,无心力衰竭患者先弥散后超滤,低血压发生率更少。超滤后透析可获得较好的疗效,对少数病例无论先超滤或先透析均易引起低血压,这时应将超滤和血液透析隔时分开进行,以免透析不良反应的发生。

2.序贯透析适应证

序贯透析后体内潴留的氮质下降和二氧化碳结合力的上升均较单纯超滤显著,故除了急救目的或垂危病例不宜透析者外,凡能耐受单纯超滤的体液潴留尿毒症患者均可选择序贯透析,这样既能清除水分控制心力衰竭症状,又能达到清除体内代谢废物、改善尿毒症症状的目的。

(高　欣)

第九节　连续性动静脉血液滤过和透析

一、连续性动静脉血液滤过

已广泛应用于重症监护室中急性肾衰竭伴多脏器衰竭的急救。

(一)方法

临时建立血管通路,血液经动脉(目前多用颈内静脉或股静脉 CVVH)引入一小型高效能、低阻力的滤过器,依赖血液在滤器内跨膜压差,每分钟可超滤血浆水 5~10 mL,然后血液经滤过器静脉端回输到体内,如此 24 小时不断进行超滤,每天可清除水分 7~14 L,既防治了体液潴留,又保证了治疗计划包括全静脉内营养的实施。回补液常用静脉端补液(后稀释法)。

1.滤器

目前有美国 Amicon 公司 Diafilter20 和 30,瑞典金宝公司 FH55 和费森尤斯公司 F8 等。不使用血泵时,滤器应置于患者心脏或床面等高位置。CVVH 需用血泵驱动,保证血流量和静水压。

2.置换液

由于 CVVH 的每天超滤量多在 7~10 L 或以上,故需补充液体。补液成分因患者而异,常需每天调整,原则上电解质补充应接近细胞外液成分,此外尚需补充碱基。目前虽然有市售商品,但仍需进行若干变动以符合患者要求。置换液输入方法可经滤器前端(动脉端)管路输入(前稀释)或滤器后端(静脉端)管路输入(后稀释法)。临床上多采用后稀释法,从静脉端输入置换液。

3.肝素的应用

无活动性出血病例,滤器与血路管道应先用含肝素的生理盐水(1 万 U/2 L)冲洗、预充。滤过开始后经动脉端补充 10 U/(kg·h)或每小时 5 mg 以维持滤器静脉端试管法凝血时间在 30~45 分钟,对有出血倾向及有活动性出血病例应严格掌握肝素用量,防止创面和腔道出血。有条件者应使用枸橼酸抗凝。

(二)影响滤过率的因素

主要的影响因素为跨膜压,其次为血流量等因素。影响净跨膜压的因素如下。

1.静水压

滤器内静水压远较平均动脉压力为低,为 4.0~5.3 kPa(30~40 mmHg),其压力降低与否

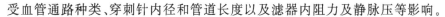

受血管通路种类、穿刺针内径和管道长度以及滤器内阻力及静脉压等影响。

2.滤液侧压力

当滤器位置高于滤液收集袋时,滤液侧为由势能引起的相对压力差,该压力差是产生超滤的主要因素,其大小取决于滤液收集袋与滤器之间的垂直距离,每相距 1 cm,可产生 0.1 kPa(0.74 mmHg)差压,若相距40 cm,则有 4.0 kPa(30 mmHg)差压。理论上跨膜压等于静水压和滤液侧相对压力差之和。

3.胶体渗透压

为抵消跨膜压的反作用力,即胶体渗透压愈高,跨膜压愈低,由于超滤结果滤器出口端血浆蛋白浓度常较入口端为高,该部位胶体渗透压常等于跨膜压,使胶体跨膜压为零,导致滤过停止,使用血泵可增加血流量,提高静水压。

(三)适应证

(1)任何原因引起的急性肾衰竭少尿期,尤其是需行静脉营养疗法者。

(2)急性肾衰竭伴多脏器衰竭,如肺弥散功能障碍伴循环衰竭。

(3)体液过多,如心脏手术后,心肌梗死急性期,败血症,对强心、利尿无效的泵衰竭,容量负荷的心力衰竭和急性肺水肿。

(4)严重电解质紊乱、酸碱平衡失调,特别是高钠、低钠、代谢性酸中毒。

(四)优缺点

主要优点:①方法简便,不需透析装置,可在 20 分钟内投入急救。②滤器生物相容性好,低氧血症较轻,适于多脏器衰竭治疗。③持续低流率地替代肾小球滤过,维持体液容量及其成分相对稳定,对心血管功能影响少,在血压偏低时仍可缓慢超滤。④对高分解状态可施行静脉内高营养疗法。

缺点是滤器内凝血,清除血氮质有限,故近年又发展了连续性动静脉血液滤过透析。

二、连续性动静脉血液滤过透析

为弥补 CVVH 清除血氮质不足而设计,连续性静脉静脉血液滤过透析(continuous venous-venous hemofiltration and dialysis,CVVHD)在 CVVH 的同时施行弥散透析。CVVHD 与一般血液透析不同之处在于透析液量仅为常规透析的 3%,不需人工肾供液装置,故亦可用于床旁急救。透析液可用腹膜透析液经调整后替代,每小时用 1 L,故透析液液量近 17 mL/min,清除率为 22~27 mL/min。若透析液每小时用 2 L 则透析液流量增至 34 mL/min,加上超滤 10~16 mL/min,则每分钟清除率达44~50 mL/min,故 CVVHD 除具有 CVVH 优点外,尚能增加溶质清除。近年来已用于治疗重危急性肾衰竭伴高分解状态。

三、日间连续性静脉静脉血液滤过透析

CVVHD 已被全球公认为治疗急性肾衰竭,特别是伴多脏器衰竭和需要全静脉营养患者较为有效的方法,但这一方法有 3 个缺点。①需要连续 24 小时治疗和监护。②需要连续 24 小时补充肝素和出凝血监护。③需要 24 小时调整水、电解质和酸碱平衡。为了克服上述缺点,有学者采用 DTCVVHD 方法,即在日间进行 8~12 小时 CVVHD,每天超滤量 6~8 L,这样可满足全静脉营养补液需要,且调节电解质及酸碱平衡较为方便,需要肝素量少,对相对稳定急性肾衰竭需全静脉营养的病例较为合适,若因透析时间缩短清除氮质少,可采取增加每小时透析液量的

方法增加清除率,如每小时用 2 L 透析液等,对人力紧张,患者病情许可时,不失为明智之举。

四、连续性高通量透析

伴高分解代谢的 ARF 患者,尿素清除率需达 30 L/d 以上才能较好地控制氮质血症。全身炎症反应综合征常引起急性肾衰竭和多系统脏器功能衰竭,这些患者血浆中存在大量化学介质、血管活性物质及细胞因子(肿瘤坏死因子、白细胞介素等),通过血液净化清除上述物质,可能有助于控制病情发展。采用高通量、筛选系数大的合成膜血滤器进行血液净化治疗,增加对流清除溶质,可能达到这一目的。CHFD 首先由 Ronco 提出,该系统包括连续性血液透析和一个透析液容量控制系统,采用高通量血滤器,10 L 碳酸氢盐透析液以 100 mL/min 速度再循环。超滤过程由速度不同的两个泵控制,第一个泵输送已加温的透析液,第二个泵调节透析液流出量和控制超滤。透析 4 小时左右后,透析袋中的尿素和肌酐浓度与血浆中浓度达到平衡,此时更换透析液继续 CHFD。该系统尿素清除率可达 60 L/d,菊粉清除率可达 36 L/d。如连续进行治疗,周 Kt/V 指数很容易达到 7~10,可很好控制氮质水平。有研究显示清除炎症介质可减轻全身炎症反应综合征,降低病死率。

五、高容量血液滤过(HVHF)

在连续血液滤过治疗中,增加滤过量,使每天滤过达到 50 L 以上,称为 HVHF。据报道如此大量的滤过可降低全身炎症反应综合征患者血浆炎症介质和细胞因子,改善败血症患者的血流动力学参数,但此举是否能改善这类患者的预后,仍有待证实。HVHF 有两种方法。①使用 CVVH,使滤过量维持3~4 L/h。②夜间用 CVVH 维持,白天以 6 L/h 滤过,滤过总量>60 L/d。要求应用高通量滤器,面积1.6~2.2 m²。

(高　欣)

第十节　持续肾脏替代治疗

一、定义

持续肾脏替代治疗(continuous renal replacement therapy,CRRT)是近年来血液净化治疗技术的一项重要发展,它不仅使急性肾损伤及多脏器衰竭的治疗出现了新局面,也为其他危重患者的救治带来了新途径。实际临床应用范围已远远超出了肾脏病的领域。具体指持续肾脏替代治疗是采用每天持续 24 小时或接近 24 小时的一种长时间连续的体外血液净化疗法以替代受损的肾功能。

根据治疗模式的不同,常用的 CRRT 技术有以下几种。

(一)连续性动(静)静脉血液滤过

连续性血液滤过是 CRRT 技术中首先描述的,它是一种以对流为基础的血液净化技术。当血液流经血滤器时,在血液与超滤液之间有一跨膜压梯度,使血液中的水分经高流量膜过滤出来。当水分通过膜时,一些小的及大中分子物质可随水的流出而被清除,同时,可经滤器前或后补充置换液(平衡的电解质溶液)来补充超滤液的丢失,使体内液体相对平衡但是又能达到相对大量的超滤及超滤带来的对流清除。

(二)连续性动(静)静脉血液透析

连续性血液透析是 CRRT 技术中以弥散为基础的血液净化技术。当血液流经透析器时,在血液与透析液之间存在溶质的浓度梯度,使血液中的一些小分子水溶性物质向透析液中弥散。而水分的清除靠施加在透析液侧的负压造成的跨膜压来完成。

(三)连续性动(静)静脉血液透析滤过

在连续性血液滤过的基础上,在滤器膜外侧运行透析液,是透析与滤过的结合。但因设置及操作更复杂一些,不如连续性血液滤过和连续性血液透析应用普遍。

(四)缓慢连续超滤

SCUF 也是 CA(V)VH 的一种类型,不同点是不补充置换液,也不需要透析液。主要机制是超滤脱水来降低容量负荷,对溶质清除很少。

(五)缓慢低效透析

也称为"延长的每天透析"(extended daily dialysis,EDD)。它不是持续 24 小时的治疗,但每天透析治疗时间为 6~8 小时或更长一些,采用较低的血流速和透析液流速。它不仅有利于体内毒素及过多水分的清除、维持血流动力学的稳定性,减少肝素的用量及出血的危险,还可使患者夜间得到休息。可采用 CA(V)VH 或 CA(V)VHDF 模式。

二、临床适应证

(一)连续性动(静)静脉血液滤过

对于存在严重水潴留并且血流动力学不稳定的患者,特别是需要清除大中分子物质时,此方式可以在保证血浆渗透压相对稳定的前提下,缓慢脱水和清除毒素。

(二)连续性动(静)静脉血液透析

对于存在较高尿毒症毒素水平伴水潴留和高分解代谢的患者,该方法可以较快地清除小分子毒素,维持水电解质和酸碱平衡。

(三)连续性动(静)静脉血液透析滤过

当患者既需要清除大中分子物质也需要清除小分子物质的时候,可采用此方法,但需要的置换液和透析液累计量会很大,且比较老式的设备可能不具有此功能。

(四)缓慢连续超滤

适用于液体潴留突出者,毒素水平不高,或者每天需接受大量的液体输注,如药物治疗及营养物质的供给的患者。

(五)缓慢低效透析

适用于以小分子毒素蓄积为主和水潴留不很严重的患者,或者每天需要补充一定量的药物和液体,生命体征相对还稳定但不能耐受常规血液透析的患者。

不同的 CRRT 技术模式有着各自的特点,医师应该根据患者的具体情况和所在单位的技术条件,灵活选择。即使是同一例患者,根据治疗过程中的病情变化,也可选择不同的方式。

CRRT 技术问世至今,其临床使用范围越来越广,已经超出肾脏病范畴,成为整个危重症医学领域的不可缺少的利器。

CRRT 的临床适应证可以归纳为以下几种类别。

(1)各种原因造成的急性肾损伤并伴有：①血流动力学不稳定；②外科手术后(心脏、肺、肝等)；③心肌梗死；④败血症；⑤肾病综合征；⑥其他并发症：心力衰竭、脑水肿、高分解代谢。

(2)慢性肾衰竭合并：①急性肺水肿或者肺部感染并伴有呼吸衰竭；②尿毒症脑病或者脑血管疾病并有严重的神志障碍；③心肌梗死或心力衰竭需要行心脏监护治疗；④其他原因导致的血流动力学不稳定。

(3)肾脏病以外的一些领域：①多器官功能障碍综合征；②全身炎症反应综合征；③ARDS；④挤压综合征；⑤乳酸酸中毒；⑥急性坏死性胰腺炎；⑦慢性心力衰竭；⑧肝性脑病；⑨药物或毒物中毒；⑩严重液体潴留；⑪需要大量补液；⑫电解质和酸碱代谢紊乱。

三、血管通路的选择

CRRT技术在问世之初，因为多属于紧急抢救手段，且受设备及环境条件制约，很多人采用动静脉分别插管作为血管通路，利用动静脉之间的压力阶差驱动血液流动，不需要电力驱动的血泵，这也是命名上CAVH、CAVHD、CAVHDF等名称的由来。随着设备的进步，人们多采用两根静脉插管作为血管通路，并由电力驱动的血泵控制合适的血流量，大大提高了安全保证，因此，动静脉分别插管的方式已经几乎没有人使用。但在一些极其特殊的场合，比如没有电力供应，没有现成的设备甚至血泵，动静脉分别插管仍有可能是唯一的选择。

随着单根双腔中心静脉导管的广泛普及，利用双腔静脉导管作为CRRT的血管通路已经成为目前国际上最广泛使用的手段。因此，目前的CRRT技术的命名，基本上都是CVVH、CVVHD、CVVHDF等。

目前双腔中心静脉留置导管有两种，一种是不带有涤纶套、不需要建立皮下隧道的导管，简称临时导管；一种是带有涤纶套和需要建立皮下隧道的导管，简称长期导管。根据目前的一些国际上的指南，临时导管留置时间一般仅为数天，如颈内静脉临时导管留置时间一般建议为1周，最长不超过3周。股静脉临时导管仅适用于卧床患者，留置时间不超过1周。长期导管的留置时间则可有数天到数月不等。

CRRT作为一种紧急的救治措施，通常治疗的时间不超过2周，基于此观点，KDIGO指南建议使用临时导管作为CRRT的首选血管通路。如果患者已经留置有长期导管，可用来做CRRT。如果急性肾衰竭患者，且预计肾功能不可能恢复，可使用带涤纶套的导管，以给后期建立的自体动脉静脉内瘘一个成熟期。

中心静脉双腔导管的留置部位，首选为双侧颈内静脉，如果考虑到患者将来有可能转为维持性透析，颈内静脉插管的部位要选择在未来打算做瘘的肢体的对侧。当颈内静脉不能选择时，次选的静脉是双侧股静脉。锁骨下静脉要作为最后的选择，因为此部位发生中心静脉狭窄机会最高。

成年人中心静脉临时导管的直径一般为11～13 Fr，颈内静脉导管的长度为13～16 cm(右侧稍短，左侧偏长)，股静脉导管的长度为大于19 cm，锁骨下静脉的长度为14～16 cm。

对于已经有成熟的动静脉内瘘的患者，CRRT是否可用动静脉内瘘作为血管通路目前没有指南和建议。多数人不建议使用动静脉内瘘，这是因为CRRT的治疗时间通常是常规血液透析的数倍。用于动静脉内瘘的穿刺针需要留置的时间会很长，可能造成患者不适、不好护理且很容易造成内瘘的损伤、停止治疗后的压迫止血也存在一定的难度。

四、选择透析器(血液滤过器)

CRRT 治疗的模式有很多种,患者的病情差别也很大。因此,在透析器(滤器)的选择上可以有很多种方案。

对于以清除大中分子物质为主要目的的治疗,多选用高通透性滤器,此时往往使用对流的原理,单位时间大量的液体要进行跨膜转运,滤器的通透性和超滤系数要大,生物相容性要好。有些材料的滤器,膜材料还具有对一些炎症介质的吸附功能(如 AN69 膜),可以增加炎症介质的清除,因此多用在炎症状态明显的患者,比如败血症、重症胰腺炎等。

对于炎症状态不明显、以小分子物质清除为主,可以利用弥散的原理,采用 CVVHD 的模式,甚至采用缓慢低效率透析模式。此时可以使用常规的普通低通量透析器或者高通量透析器。此类透析器价格低廉,方便得到,对于纠正严重的酸碱平衡紊乱,水电解质紊乱效果已经足够。

CRRT 的特点是长时间缓慢的清除毒素和水分,不太追求单位时间的清除效果,因此膜面积的选择一般不必太大,成年人通常 $0.8 \sim 1.3 \ m^2$ 即可。

五、透析液和置换液

CRRT 设备大多数采用袋装置换液和透析液,而且两者为同一成分。如同常规血液透析,碳酸氢盐置换液/透析液具有最佳的生物学性能,但其中的碳酸氢盐和钙离子会产生沉淀,目前国际上仅有少数几种成品置换液解决了这个问题,国内还没有完美解决这个问题的成品,仍需要在使用前临时配制或者采用另外的通路分开输注碳酸氢钠和钙。乳酸盐置换液成品可以长期保存和运输,使用也简单方便,但对于肝脏功能不全和乳酸酸中毒的患者,使用上有所禁忌。

腹透液的基本成分和乳酸置换液(透析液)相似,但制剂标准是只能用于透析模式,不能作为置换液直接入血。因此,在一些确定只使用低通量透析器进行 CVVHD 的场合,可以使用腹透液代替。但腹透液仍存在乳酸盐的问题,一定要注意。

大多数 CRRT 模式都是 CVVH,采用的滤器也是高通透性的膜材料。置换液直接进入血液,即使是 CVVHD 模式,很多透析器采用的也是高通量的透析器或者使用滤器代替,这时透析液通过反超滤在透析器进入血液,因此,置换液/透析液的配制和制剂标准视同静脉输液。在没有完美的成品置换液时,国际上大多数采用 Port 配方。

一个循环包括 4 组。①1 组:生理盐水 1 000 mL+10%$CaCl_2$ 10 mL。②2 组:生理盐水 1 000 mL+50%$MgSO_4$ 1.6 mL。③3 组:生理盐水 1 000 mL。④4 组:5%碳酸氢钠 250 mL+5%葡萄糖 1 000 mL。

根据患者血钾情况酌情加入一定量的 15%氯化钾。

如要配成含钾 3.0 mmol/L 的透析液,则每一循环液体中共加入 15%氯化钾 7 mL,平均分配在各组液体中。Port 配方中电解质含量(mmol/L)。①钠离子:143。②氯离子:116。③钙离子:2.07。④镁离子:1.56。⑤碳酸氢根:34.9。⑥葡萄糖:65.6。

此配方是高糖溶液,在糖尿病或血糖不稳定的患者,需要使用胰岛素泵进行调节。

实际使用中,该配方分成 4 组分别输注,特别是在需要置换液量很大的时候,很不方便,因此很多改良方案都建议将 3 组生理盐水合并成一组,配方中的 50%$MgSO_4$ 1.6 mL(国内多用 25%$MgSO_4$ 3.2 mL),15%氯化钾(根据病情调整用量),5%葡萄糖 1 000 mL 也一并加入,成为 4 000 mL 的一袋溶液(3 000 mL 的袋装生理盐水可以容纳)。不同的地方是 5%碳酸氢钠

250 mL和10%CaCl₂ 10 mL只能选其中一种加入。推荐将5%碳酸氢钠250 mL加入,剩下的10%CaCl₂ 10 mL可用注射器泵(甚至设备上的肝素泵)由治疗管路的滤器前按照置换液流量的相应速度泵入。这样的好处是不需要额外使用输液泵输注碳酸氢钠,超滤量也不需要额外调整,患者的酸碱状态也不需要经常检查以调整碳酸氢钠的输注速度。

六、置换液补充方案

(一)前稀释、后稀释

在单纯的CVVH模式下,置换液补充途径有两种:补充到滤器前叫前稀释(也有叫前置换),补充到滤器后叫后稀释(也有叫后置换)。两种方法各有优缺点。

前稀释的时候,进入滤器的血液被大量的置换液稀释,滤器内部分血液的血细胞比容减少,不容易凝血。但滤器内的血液里各种物质浓度也降低,清除效率下降。后稀释的时候,滤器内血液浓缩,容易凝血,但滤出液物质浓度高,清除效率高。

CVVHDF模式的时候,有些设备可能不允许在置换液的补充上进行前后稀释的选择。

(二)剂量和预后

早期的CRRT治疗,置换液(透析液)的流量相对于当今趋势,都是低剂量。一般的置换液流量为1 000~2 000 mL/h。这个剂量对于纠正电解质酸碱紊乱和水的平衡是足够的。2000年Ronco等人研究指出对于危重患者,置换液流量与患者的生存相关,高流量的置换液组患者的生存率显著高于低流量置换液组。由此掀起了一阵高流量CRRT的热潮。置换液流量一般认为要达到35 mL/(kg·h)。此研究的对象主要是伴有脓毒血症的外科手术后患者。随后欧洲和美国又进行了更大样本的针对内科疾病监护室患者的RCT研究(ATN和RENAL研究),结果却证实高剂量并没有显示出额外的优势。更多的关于剂量和生存率的研究和争论还在进行中,比较共同的观点是认为针对不同的患者,存在一个合适的剂量(治疗窗口),低于和超过这个窗口剂量,可能都是无益的。

目前多数人采用的剂量是35 mL/(kg·h),可以按照体重计算。曾有人基于常规血液透析的Kt/V方法设计过很多繁琐的公式,多数以尿素浓度作为评价CRRT剂量的依据,实际临床操作中意义不大。笔者以为,临床上主要是依据治疗的目的。清除小分子物质,置换液2 000 mL/h即可;如果患者伴有脓毒血症等炎症状态明显的疾病,通常要给到3 000~4 000 mL/h的补液量。如果以清除炎症介质为主要目的的治疗,除了要高流量外,考虑到膜材料的吸附饱和问题,可能还需要6~12小时更换滤器来保证清除效果。

七、设备

(一)无设备方案

CRRT技术诞生在血液透析技术之后,最早的临床实践是在不能移动的重症患者床边进行的,当时状态下,没有现成的CRRT设备,常规血液透析设备也不可能搬到患者床边,只能采用动静脉插管的方式,利用动静脉的压力差,驱动血液流动经过滤器,产生超滤液,清除患者体内过多的水分和毒素。随着各种成熟的设备问世,这种方法已经淘汰。但改良的无设备方案仍有其存在的价值。当没有现成的设备时,我们可以只使用一个简单的血泵,搭建一套简单的CRRT系统,在一些特殊的场合,确实能起到挽救患者生命的奇效。

通过调整输液泵的速度和透析液流出透析器的速度来调整脱水速度。如果使用高通量滤器

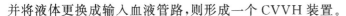

并将液体更换成输入血液管路,则形成一个 CVVH 装置。

(二)常用设备

目前,绝大多数 CRRT 都是利用专业的设备进行的。这类设备整合了整个治疗所需要的治疗剂量、治疗模式、抗凝方案,以及完善的安全监测保护系统。工作人员经过简单的培训即可操作。设备的功能也从早期的 3 个泵标准(血泵、补液泵、出液泵,只能进行 CVVH 或者 CVVHD)发展到现在的 4 个泵标准(血泵、置换液泵、透析液泵、废液泵,可以进行 CVVHDF)。更加先进的设备还配有枸橼酸体外抗凝系统。

八、设定超滤速率

接受 CRRT 治疗的患者,几乎都有容量平衡问题。危重症病情又需要每天大量的各种液体进入体内。多数患者还伴有血流动力学不稳定的状态。因此,不论是哪一种 CRRT 模式,可能都要使用超滤功能。常规的普通血液透析模式(每周 3 次或者隔天 1 次,每次 4 个小时)肯定是不适合这种患者的。研究表明,超滤速度比起超滤总量更能影响患者的血流动力学稳定。

根据既往研究,脱水速度越快越容易发生低血压,当脱水率平均为 $0.1\sim0.2$ mL/(kg·min) 时的低血压发生率仅为 $10\%\sim15\%$,而脱水率达到 $0.5\sim0.6$ mL/(kg·min)时,低血压的发生率高达 $60\%\sim100\%$。

有人比较了 CAVH、CAVHD 和常规血液透析三种模式对于血压的影响,发现 CAVH (CVVH)对血压的影响最小,甚至还有好的改善作用;而 CAVHD,特别是常规透析,血压的下降最剧烈。

因此,对于血流动力学不稳定的患者,特别是已经有低血压的患者,应首选 CVVH 模式。同时,使用尽可能低的超滤速度。超滤总量要根据患者每天的出入量进行评估,特别是一定要考虑到每天患者液体出入量的正负平衡状态。总之,CRRT 的超滤速度、超滤总量和治疗时间都要结合到一起进行准确计算。

九、抗凝方案

CRRT 治疗是基于体外循环的血液净化技术,因此需要抗凝作为顺利实施的保障。而且 CRRT 的特点又是持续时间长,抗凝本身带来的风险会更大。

(一)肝素

肝素是目前在血液净化领域采用最广泛的抗凝剂,包括普通肝素和低分子肝素。

普通肝素首剂:2 000 IU(16 mg),追加:500 IU/h(4 mg)。监测 ACT,维持在 $180\sim250$ 秒,试管法凝血时,维持在正常值的 $2\sim2.5$ 倍。

低分子量肝素由于引起出血的风险较普通肝素低,是目前 CRRT 中使用较普遍的抗凝剂。但因抗Ⅹa 活性并非常规检测,加之个体凝血状况的不同,尚无成熟方案,应用方法有待进一步探讨。通常的经验方法是首剂量:3 000~5 000 抗Ⅹa IU,追加量:开始后 12 小时,每 4 小时追加 3 000~4 000 抗Ⅹa IU,开始后的 12~24 小时,每 6 小时追加 3 000~4 000 抗Ⅹa IU,24 小时以后,每 8 小时追加 3 000~4 000 抗Ⅹa IU。用药过程中应密切观察出血倾向,根据情况可调整剂量或给药间隔,为避免凝血发生,给药间隔期可予生理盐水冲洗。

(二)无肝素方法

CRRT 的治疗时间比常规血液透析要长的多,单纯靠盐水定时冲洗管路来达到顺利完成全程治疗几乎不可能,但当患者存在凝血功能障碍的时候,则有可能持续数小时甚至数十小时的无抗凝剂治疗。近来有些滤器的膜材料可以有一定的吸附肝素功能,在治疗前使用浓肝素溶液冲洗滤器,可以减少全身肝素的用量甚至无肝素治疗,效果还是要依赖于患者自身的凝血状况。至于不具备肝素吸附能力的滤器,浓肝素盐水冲洗滤器的方式效果甚微。

(三)局部枸橼酸盐抗凝

体外抗凝技术是利用一些抗凝剂能被特异性拮抗剂中和的原理,达到仅在体外循环管路产生抗凝效果,而不影响患者体内血液系统的凝血功能来保证治疗过程顺利完成的方案。目前国际上最常用的方法是局部枸橼酸盐抗凝。在血液管路的动脉端输注枸橼酸盐,该物质可以结合血液中的钙离子,从而抑制血液凝固过程,达到管路里抗凝的效果。同时在血液管路的静脉端补充适量的钙离子,使得血液流回患者体内的时候,血液中的钙离子恢复正常,凝血状态也恢复正常,从而不影响患者体内的凝血状态。

具体方法:不论是 CVVH 还是 CVVHD,均应使用无钙低碱基置换液(透析液)。枸橼酸盐的输注:一般使用 4% 枸橼酸钠溶液,按照 140~200 mL/h(有报道认为 17~26 mmol/h)的速度输注在治疗管路的动脉端,血流量一般在 150~200 mL/min,在静脉端输注钙离子,可以使用氯化钙或者葡萄糖酸钙,控制补钙的速度在 2~4 mmol/h。治疗过程中一定要定期监测全身和体外部分的游离钙离子水平。通常可以将体外管路里的游离钙离子(枸橼酸盐输注口之后)控制在 0.2~0.4 mmol/L,而全身(体内部分,可以在外周血管取血,或者在治疗管路的枸橼酸盐输注口之前取血)的游离钙离子水平应该在正常范围。同时还要监测全身的血钠水平和碳酸氢根水平,枸橼酸在体内代谢生成碳酸氢根,因此治疗中应该减少碳酸氢盐的使用量,甚至可以停止使用。具体用量要根据患者血气的结果进行调整。同样,枸橼酸盐可导致高钠血症,也要注意监测和调整。通常这些指标在治疗开始的几个小时应该每间隔 2 小时查一次,稳定后可以 4~6 个小时检查一次。总之要在治疗过程中,保证患者血液里的钙离子、钠离子和碳酸氢根离子的水平在安全范围内。在设定超滤速度时,要将枸橼酸盐的补液速度考虑在内。也有人将枸橼酸盐加入到置换液中,进行前稀释的 CVVH 治疗,来代替从动脉端直接输注枸橼酸钠溶液,仍从静脉端补充钙剂,也可成为局部枸橼酸盐抗凝的方法之一。需要计算好置换液里枸橼酸钠的浓度和置换液输注的速度,保证枸橼酸盐进入管路时的速度在 17~26 mmol/h,好处是可以不必在超滤率中加上枸橼酸盐的补液速度,据报道引起高钠血症和代谢性碱中毒的概率也低一些,但仍需要不断的监测以调整各种溶液的输注速度。

(四)凝血酶抑制物

目前报道的一些凝血酶抑制物,如水蛭素,Nafamostate Mesylate 等,可以用于对肝素不耐受的患者,如肝素诱导的血小板减少症(HIT)患者。但国内尚未见到,且价格昂贵,大规模临床应用尚有待时日。

十、药物清除

危重症患者的救治过程中各种药物的使用会很多,与之同时进行的 CRRT 则会对药物产生不同程度的影响,主要是对药物的清除,可能会导致药物的治疗效果下降。但到目前为止,大多数药物在 CRRT 时的药代动力学资料仍很缺乏,这主要是由于 CRRT 的治疗参数变异很大,各种膜材料对药物的清除和吸附能力也很不同,再加上患者本身的生理病理状态差别也很大(如肝肾功能),因此,用于研究的各种药物动力学模型的计算公式可能并不适用于临床的具体情况。

最理想的状态是根据药物在 CRRT 时的血液浓度变化,进行相应的给药剂量和频率调整。但这种方法在大多数临床实践中的可操作性较差,除非一些治疗浓度窗口较窄,毒性较大的药物,我们必须依赖血药浓度不断地进行调整,大多数药物只能参考药物本身的资料,甚至只能依赖临床效果,如各种血管活性药物。对于没有任何有关 CRRT 时剂量调整资料的药物,我们可以参考药物的蛋白结合率。一般认为,蛋白结合率大于 80% 的药物,CRRT 的清除量很小。对于蛋白结合率小的药物,特别是小分子量的药物,CRRT 的清除相当于 GFR 15~30 mL/min 的肾脏清除,可供参考。

(高 欣)

第十一节 短时透析

以每周 12~15 小时透析时间为主要特征的标准血液透析已成为最主要的透析方式,但患者几乎每隔一天就要花费白天的一半时间在透析机旁,它不仅给患者的生活和工作带来诸多不便,增加精神压力,而且标准透析仍存在透析不充分问题,故透析界一直在探索由标准透析进一步缩短透析时间的方法和技术,以求提高透析效果和满足透析患者及其家属省时的期望。国外使用数年后发现并发症和死亡率略高于常规血透,故国内目前已很少采用。

一、短时透析的定义和种类

短时透析可将每周透析时间缩短到 6~9 小时,即由传统的每次 4~5 小时缩短为 3 小时或 2 小时。短时透析要求。①每次透析时间<3 小时。②血流速>300 mL/min。③尿素清除率>210 mL/min或>3 mL/(min·kg)。依照采用方法的特点,短时透析可分为以下几种。

(一)高效率透析(high efficiency dialysis,HED)

HED 主要通过增加透析膜面积与血流速度来提高溶质(主要是小分子溶质)的清除率。高效率透析器在高血流速下,超滤率小于 10 mL/(h·mmHg)时尿素清除率较高,高效率透析器费用较低,常规铜仿膜可在较高的血流速下使尿素清除率达到较高的水平。采用碳酸氢盐透析和超滤控制系统,超滤量相当于治疗时所需的脱水量。

(二)高通量透析(high flux dialysis,HFD)

HFD 是应用血液滤过器进行血液透析的一种技术。由于合成的高分子聚合膜具有很高的扩散性能和水通透性,血液与透析液之间有更多的和分子量更大的溶质进行转运,可清除分子量 10~60 D 的物质,如 β_2-微球蛋白。高通量指溶质和/或水高速率通过半透膜从血液侧向透析液侧移动。是否真正属高通量透析取决于所选用透析器膜的超滤系数[需大于 15 mL/(h·mmHg)],而非指血液与透析液的流量,当然若同时提高血液与透析液的流速,透析效果会进一步提高。用高通量透析技术,其溶质清除范围大于高效率透析。在净超滤增高时,反超滤及蛋白漏出会带来新的问题。此技术必须在有容量控制超滤的设备中应用,但不需要像血液滤过机那样复杂的设备,不补充置换液。因有可能出现反超滤,还必须保证透析液无菌和无致热原。

(三)血液透析滤过(hemodiafiltration,HDF)

HDF 是将间断血液滤过与血液透析相结合的一种治疗方法。HDF 结合了弥散和对流两种清除方式的优点,其总清除率比单纯血滤和血透都高。HDF的超滤量明显大于治疗期间体重的增加量,用后稀释法补充置换液,其目的是使清除的溶质大小与肾小球滤过的溶质大小相当。可以使用与高通量透析相同的滤器与设备。

二、短时透析的技术要求

(一)透析器

用于短时透析的透析器要求面积大(>1.4 m^2)、阻力小,即使在血流速为 400 mL/min 时,血液在透析器内也能保持均匀分布,这样才能充分利用透析膜的表面积,以保持溶质交换。高通透性膜现有的材料分为三类,纤维素膜、非醋酸纤维素膜和高通量膜。三种膜材料均能清除小分子物质,但对于中分子物质,高通量膜的清除率及筛漏系数最高,生物相容性最优。改进的铜仿膜生物相容性明显提高,由于膜的厚度薄(5 μm),水的通透性增加,对中分子物质的通透性提高 20%。

(二)血流量

标准血液透析的血流量为 200～250 mL/min,短时透析要求血流量增加至 300～500 mL/min。最好是事先用超声多普勒进行检查。进行高速体外循环时必须有:①高质量血泵。②短而粗(14～15 G)的内瘘穿刺针。③短的血路管道。④成对的泵管。⑤范围较宽的压力报警系统。

(三)透析液流速

短时透析的透析液流速要求提高到 600～700 mL/min,而一般的透析机当透析液流速超过 500 mL/min 时,透析液的配制、加温和压力都会出现问题,故应及时检测上述参数。

(四)透析液

进行短时透析时因有一定量的透析液反超滤到血液中,因此要求透析液无菌、无致热原,常用的方法是用滤器过滤透析液。流水线式置换液制备系统利用反渗水与浓缩液混合,经细菌滤器后制成透析液,临床证明该装置经济、安全。用未过滤的透析液透析前内毒素<1 Eu/mL,透析后>10 Eu/mL,而用过滤后的透析液透析前后的内毒素分别<0.03 Eu/mL 和<0.5 Eu/mL,白介素-1 和肿瘤坏死因子用过滤的透析液透析后亦明显降低。

(五)透析液中的缓冲剂

短时透析必须使用碳酸氢盐透析液,否则会导致醋酸盐过度负荷,发生血流动力学与代谢紊乱。此外,血与透析液中缓冲剂的浓度差、置换液中缓冲剂的浓度与输入量、反滤过量和血液的再循环量等均可影响酸碱平衡。

(六)超滤率

短时透析要求准确控制超滤液,以保证患者能耐受治疗。目前的血透机多采用容量或重量超滤控制系统。

(七)肝素

肝素泵必须能在高达 133.3 kPa(1 000 mmHg)的压力下保证精确的功能。若无此条件且治疗时间为 2.5 小时或更少时,开始的肝素冲击量应轻度增加而不进行连续性肝素输入。

三、影响短时透析效果的因素

(一)透析效率降低

由于短时透析治疗时间短,若在治疗过程中发生报警、透析液短路、低血压、血管通路障碍等

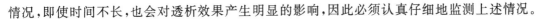

情况,即使时间不长,也会对透析效果产生明显的影响,因此必须认真仔细地监测上述情况。

(二)血流量

当血流量＞300 mL/min 时,泵管内径的误差、动脉内的负压及设定错误等均可影响血流量。

(三)再循环

动脉穿刺的远端形成负压,静脉穿刺的近端压力也增高,这样就形成了两个穿刺之间的再循环。再循环对大分子物质的清除率影响较小,对小分子物质如肌酐,清除率可减少至再循环率的 3/4。短时透析时再循环量可达 20%,显著降低透析效果。

(四)反超滤

反超滤是指液体由透析液侧流向血液侧。是由于透析器内血液与透析器间的压力差所造成。使用通透性强的透析器,其静脉端的透析液平均压力超过血压,结果透析液反超滤到血液中。反超滤也可以使透析液中的内毒素等致热原进入体内。

(五)低血压

低血压是短时透析失败的主要原因,是由于透析时间缩短,使单位时间内去除体内水分量过多过快,组织液未能及时进入血液,引起患者血管容量缺失而造成低血压。低血压的发生率与超滤量呈指数相关关系,若超滤率＞0.7 mL/(kg·min),即每小时 2.4 L,低血压的发生率大于 80%,每小时超滤量在 1.5 L 以下时,低血压的发生率小于 20%,因此必须设定透析间期体重增量范围及透析过程中超滤量。

(六)心血管功能

部分患者心脏储备功能欠佳,用标准醋酸盐透析时低血压发生率＞50%,改用碳酸氢盐透析低血压亦常发生,此类患者不适宜进行短时透析。

(七)失衡综合征

失衡综合征是由于血-脑屏障两侧的渗透压不平衡,导致水分进入脑脊液。避免失衡综合征的措施首先是透析治疗的强度,即透析第 1 周后血浆尿素氮水平也至少为透析前的 80%;控制超滤量和采用高钠透析液亦为避免失衡综合征发生的重要措施。

四、短时透析的优缺点和适应证

短时透析可采用生物相容性较好的膜,有碳酸氢盐透析液(钠浓度可变成高钠)和超滤控制系统,使患者对透析的耐受性增加,溶质的清除范围更广,不仅能清除小分子和中分子物质,还能清除 β_2-微球蛋白等,减少了血透的长期并发症。同时由于治疗时间缩短,提高了患者的生活质量。但患者在透析期间需要更严格地控制饮食和水钠的摄入。由于血流速高,增加了血液回路出现并发症的危险,血管通路的有效寿命会减少,出现进行性狭窄和再循环。还需要严格控制透析用水和透析液浓缩物的质量,需要高流量透析器及昂贵的设备,使其治疗费用增加。短时透析对血透操作人员的要求更高。

短时透析理论上几乎适用于所有透析患者,但下列情况下最好不要进行短时透析。①不能保证血流速在 300～400 mL/min 的血管通路。②透析间期体重增加过快,达 5～6 kg。③心血管功能不稳定。④营养状况欠佳、体重过低的患者。

(高　欣)

第十二节 血 液 滤 过

血液滤过使用具有良好性能的滤过器,在跨膜压作用下,在 4~5 小时内从体内均匀滤过出水分 20~25 L,并依靠输液装置从滤器的动脉端或静脉端同步输入与细胞外液成分相仿的等量或略低于超滤量的置换液。由于模拟了肾小球滤过和肾小球重吸收过程,所以血液滤过是一种更接近于生理状态的血液净化疗法,但超滤液中丢失一定量氨基酸、蛋白质和某些对体内有用的生物活性物质。血液滤过是一个对流过程,它对中分子物质的清除优于血液透析,因滤过量的限制,其对小分子物质的清除逊于常规血液透析。

一、方法

(一)滤过器装置

目前常用的滤过器有瑞典 Gambro 的 FH55、费森尤斯的 F8(聚砜膜)及日本 Toray 的 BK16(聚丙烯酸甲酯膜 PMMA)等。此类滤过膜生物相容性相对好、滤过性能优良、去除中分子量物质多,能负荷的跨膜压力达 66.7 kPa(500 mmHg),每小时可超滤体内血浆水 4~6 L。

(二)调节输液速率平衡控制系统

可自动调节超滤量与补液量平衡,避免血容量不足或过多。动脉端输液(前稀释法)由于血液稀释,可滤过溶质的浓度减低,清除率下降,但非滤过物质不易在滤膜上形成覆盖层,故随着滤过时间延长不至于降低滤液量,滤出量和补入置换液量均增大;而静脉端输液的(后稀释法)主要优点为可滤过物质清除率高,但非滤过物质如蛋白质等易在滤膜上形成覆盖层,致使阻力增加,影响滤液量。目前多使用滤器静脉端的补液法。

(三)置换液成分

补充液体成分应与血浆电解质成分相当。多数使用改良的复方氯化钠溶液,含电解质的浓度(mmol/L)为钠 140 mmol/L,钾 2.0 mmol/L,钙 1.75 mmol/L,镁 1.0 mmol/L,氯 110 mmol/L,乳酸根 34 mmol/L;但乳酸盐系非生理性体液物质,故主张改补碳酸氢盐为宜,每次治疗所需补充碳酸氢盐量为体内所需估计量及从滤液中丢失碳酸氢盐量的总和。

(四)滤过时间

每周 3 次,每次 4~5 小时,一般每次滤出液为 20~25 L,故每分钟超滤血浆水为 80~100 mL。

二、原理

血液滤过是一个对流过程,即血浆内水分在跨膜压力差作用下通过滤过膜时,溶液中小于膜孔的溶质也随着血浆水分被动地转移到滤出液中,这就是溶质的对流转运。若每周滤出 60~75 L 滤出液,则其清除中小分子溶质量是相当可观的,可达到既清除水分又清除溶质的目的。由于它的置换液中缓冲碱可用碳酸氢盐代替,更符合生理状态,免疫学反应也少。

三、临床应用

(一)对中小分子量物质和水的清除

血液滤过对大中分子量物质的清除显著优于血液透析,滤过量增加,清除的溶质也增多。溶质随滤过而被清除,清除率还与超滤率和膜的筛系数有关,一般溶质的筛系数在 0.6 以上属甚满意。血液滤过清除水分属等张性脱水,血浆渗透浓度不降低,且因血液浓缩,其胶体渗透压还有所增加,使细胞间质内水分向血管内移动,而细胞内水分则又向细胞间质转移,故可以认为血液滤过所清除的水分主要来自细胞内,而对有效循环血容量影响甚微。

(二)血液滤过对血流动力学的影响

测定患者在血液滤过前后的各项血流动力学指标,结果表明血液滤过可使心排血量和心搏出量降低,但周围血管阻力增高,故血压保持稳定。此外,血液滤过对血氧、二氧化碳分压、血浆蛋白浓度等改变较一般透析的影响为少。

(三)适应证

血液滤过是治疗慢性肾衰竭患者较为安全且有效的方法。适用于:①慢性肾衰患者采用常规维持性透析不能控制的体液过多、高血压和心力衰竭。②常规透析易发生低血压和失衡综合征者。③明显高磷血症或有严重继发性甲状旁腺功能亢进的患者,经血液滤过可清除较多的甲状旁腺激素,减轻肾性骨营养不良。

(四)不良反应

(1)蛋白质和氨基酸的丢失:有报道血液滤过 5 小时可丢失氨基酸 4～6 g,蛋白质 1 g 左右,故应保证营养,提高蛋白质摄入。

(2)体内生物活性物质的丢失:长期血液滤过可丢失一定量的激素,如皮质素、胰岛素、生长激素,出现激素丢失综合征。此外尚丢失一定量体内必需的微量元素。

(高 欣)

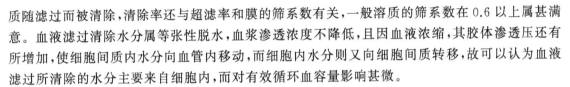

第十三节 血液灌流

血液灌流(hemoperfusion,HP)是指将患者血液引到体外,流经装有固态吸附剂的血液灌流器,以吸附的方法清除体内有害的代谢产物或外源性毒物,达到血液净化的目的。

血液灌流吸附剂包括活性炭及吸附树脂。活性炭是一种广谱吸附剂,能吸附多种化合物,特点是吸附速度快、吸附量大,但机械强度差,易有微粒脱落。树脂是具有网状立体结构的高分子聚合物,聚合物骨架上带有极性基团时称为极性吸附树脂,易吸附极性大且溶于水的物质;而非极性吸附树脂易吸附脂溶性物质。吸附剂小孔的孔径和表面积是影响吸附树脂吸附性能的两个重要因素。血液灌流器一般为圆柱形,容量为 100～300 g 炭量体积。

一、方法

(一)灌流器装置

目前已有空心纤维型的灌流器等多种市售商品,尚有将灌流器和超滤器相连接,而起到解毒、清除溶质和脱水的作用。

(二)消毒方式

所有吸附剂均不能使用化学剂消毒,常用 γ 射线照射消毒。清蛋白包裹的吸附材料也不能用高温消毒。应用明胶子母囊活性炭灌流器,则可用高压蒸汽消毒。

（三）灌流器放置方法

建立临时血管通路后,将动脉血液引入灌流器,为避免空气进入体内,一般将动脉端置于下方,静脉端置于上方,经血液灌流后,血液从静脉端回输入体内。结束前,为减少罐内残存血量和空气进入体内,应将动脉端置于上方,静脉端置于下方。

（四）灌流时间

每次灌流时间取决于所用吸附材料的吸附能力和饱和速度。活性炭吸附剂对大多数溶质的吸附在2～3小时接近饱和。

（五）肝素化剂量

首次剂量为 1.5～2.0 mg/kg,以后每半小时补加 5～6 mg。由于吸附剂表面较透析膜粗糙,故肝素化剂量较血液透析时为多。

（六）灌流开始时注意事项

一般需用血泵,灌流开始时流量以不超过 100 mL/min 为宜,待灌流器及血管通道内预充液已为血液完全替代再逐渐增至并维持在 200 mL/min。减少血液灌流反应的方法有灌流前先用肝素液(10 mg/100 mL)预充灌流器并保留 30 分钟以上,室温低时可对灌流器和/或静脉回路管道加温,如水浴等。

（七）关于灌流后药物、毒物反跳现象

多数镇静催眠药物或有机磷等毒物为高度脂溶性,分布容积大,药物与毒药的清除动力学并非一室模型,所以一次血液灌流后药物或毒物血浓度下降,患者意识转为清醒,但在几小时或一天后,因血浓度又增高,而再次昏迷。故对危重病例应严密观察,必要时留置股静脉导管,以备再次灌流。

二、吸附谱

吸附剂清除毒物的效能,主要取决于吸附剂与毒物间亲和力的大小,血液灌流可清除一些与蛋白质或脂类相结合而为一般血液透析所不能清除的物质。不同吸附剂其吸附谱不同,临床上应按其特点选择,如活性炭和大孔树脂的吸附谱。①安眠药:如巴比妥类、格鲁米特、甲喹酮、地西泮、甲丙氨酯和水合氯醛等。②解热镇痛药:如水杨酸类和对乙酰氨基酚等。③三环类抗抑郁剂:如丙米嗪和阿米替林等。④洋地黄、某些抗癌药和异烟肼等。⑤有机磷和有机氯等。⑥毒蕈类。⑦尿毒症毒素和可能导致肝性脑病的代谢毒物等。

三、临床应用

目前血液灌流的适应证主要为急性药物和毒物中毒。对镇静催眠药和神经安定药引起的深昏迷,应首选血液灌流。对已知药物或毒物可被有效清除,理应选择本法,效果较血液透析为优;对未知可否被吸附的严重中毒患者可从疑似物质的理化特性推测血液灌流清除能力,加以选择。一般认为分子结构总体或大部分表现为亲脂性或带有较多芳香环及带有较长的烷基碳链可适时试行血液灌流。如果药物毒性低,中毒剂量不大,程度不深,或用其他疗法已有好转,则不必行血液灌流。

微囊活性炭和中性树脂对有机磷、有机氯等农药中毒有较好的吸附作用,但对重危病例,特别是已发生急性肺水肿、呼吸抑制和休克者疗效欠佳,故应早期治疗。此外,微囊活性炭对有机磷农药解毒剂如解磷定、阿托品等亦有吸附作用,应注意补充这类药物剂量以免影响疗效。

四、不良反应和并发症

血液透析中一切不良反应,如发热、出血、凝血、空气栓塞、失血量过多等均可发生。此外,下列不良反应应予重视。

(一)血相容性和对血小板和凝血因子的影响

各种膜材料的血相容性均不相同,在各种灌流器材料使用中仍需注意出血倾向和血液有形成分的破坏。一般在灌流时血小板计数下降,血白细胞在前 30 分钟下降最显著,以后逐渐回升。

(二)微粒脱落导致血管栓塞

使用的各种材料均需严格检查,灌流后液体中所含微粒等均应符合大补液的药典法规要求。

(三)血容量波动

灌流开始时可发生血压下降等低血容量表现,在结束时,瞬间回血量以及冲洗装置使用盐水或糖水,亦可使血容量骤增导致心力衰竭发生。

(四)由吸附材料引起的其他不良反应

如包膜致孔工艺中洗濯不良,残存醛过多,可引起溶血、头痛或其他毒性。烘干的吸附剂在灌流开始时可放出许多微小气泡不能为空气捕捉器清除,宜在术前先用盐水与吸附剂充分灌流,予以清洗。

(五)对激素和氨基酸的影响

血液灌流吸附血中氨基酸和甲状腺激素、胰岛素以及生长激素等,使这些激素水平下降。

(高　欣)

第十四节　血　浆　置　换

血浆置换(plasma exchange,PE)是指将患者血液引至体外,经离心法或膜分离法分离血浆和细胞成分,弃去血浆,而把细胞成分以及所需补充的清蛋白、血浆及平衡液等回输体内,以清除体内致病物质,包括自身抗体、免疫复合物、胆固醇、胆红素、药物和毒物等。

血浆置换可分为非选择性血浆置换和选择性血浆置换两大类,后者可选择性去除血浆中的病理性因子,大大减少置换液量和治疗费用。目前此技术已广泛地应用于治疗急进性肾炎和各种难治性自身免疫性疾病。

一、方法

(一)血浆分离装置

早期多采用离心分离装置,目前常用的为膜式。膜式血浆滤过器有空心纤维型和平板型,前者常用,可分为单滤器或双滤器,滤过膜系采用不同的合成膜,最大截留分子量为 300 万 D 和 10～50 万 D。整个置换系统类似血液滤过装置。

(二)血管通路

大多数膜式血浆分离装置血流量为 50～80 mL/min,故多采用肘前或股静脉穿刺置管作为输出径路,一般选用 16 号有背侧孔的穿刺针,血液回路可选用 18 号针穿刺浅表静脉。血浆置换的不良反应与置换液回输速度有关,置换液回输以 30~50 mL/min 为宜。对那些有潜在肾功能损害的患者(如各种急进性肾炎),要选择股静脉或颈内静脉穿刺置管,以保留周围静脉以备日后作内瘘所需。

(三)抗凝

可用肝素和枸橼酸抗凝。首次肝素剂量为 2 000~5 000 U,以后 300~1 200 U/h 持续注射。枸橼酸(ACDA)用量与血液量为 1∶15~1∶30。有严重出血倾向患者肝素应减量,并注意监测 APTT。

(四)操作技术

血浆滤过器的跨膜压力应保持在 13.3 kPa(100 mmHg)以下,高于 13.3 kPa(100 mmHg)易引起破膜。每次置换量应根据患者的病情决定,一般为每次置换 2 L 左右,随着交换量的增加,总的清除效率反而下降。置换液从另开的静脉处等量输入。常用的置换液为含 4%~5% 人体血清蛋白的林格液。为了减少费用也可使用代血浆(如中分子右旋糖酐),但不能超过置换量的20%。对于凝血功能障碍的患者可选用新鲜冰冻血浆。

(五)血浆交换间隔时间和总疗程

主要根据病情严重程度和疗效而定,一般每周 3~4 次,亦有每天 1 次,共 3~5 次后改为隔天或每周 2 次,或隔天或每隔 2 天 1 次。

二、临床应用

(一)适应证

据报道血浆置换可治疗 200 多种疾病,目前常用于:①抗肾小球基膜抗体肾小球肾炎。②非抗肾小球基膜新月体肾炎。③其他类型肾炎,如 IgA 肾炎、膜增生性肾炎Ⅱ型、韦格纳肉芽肿及多发性动脉炎的肾损害。④多种风湿病如重症系统性红斑狼疮等。⑤自身免疫溶血性贫血、溶血性尿毒症综合征和血栓性血小板减少性紫癜等。⑥重症肌无力,多发性神经根炎。⑦甲状腺危象。⑧肾移植,如肾移植后急慢性排异反应,移植前清除细胞毒性抗体及移植肾复发肾小球疾病。⑨急性药物毒物中毒,用血液灌流疗效欠佳。

(二)不良反应

包括变态反应、低血压、发热、低钙血症、低球蛋白血症、易诱发感染及肝素引起的不良反应等。有报道每 500~3 000 次治疗中有 1 次发生意外死亡。

（高　欣）

第十五节　免疫吸附

免疫吸附技术是将特异性的抗原或抗体或具某种特定理化特性的物质与吸附材料结合制备成吸附剂,当血浆或全血通过吸附剂时,即可选择性或特异性地吸附清除体内相应的致病因子。根据吸附剂选择性的不同,可将免疫吸附剂分为非选择性、半选择性和高度选择性三种。非选择性吸附剂(如硫酸右旋糖酐、苯基丙氨酸)可同时吸附血浆中多种类型物质,如纤维蛋白原、脂质和免疫球蛋白等,半选择性的吸附剂(如葡萄球菌 A 蛋白,SPA)只对血浆中的某种类蛋白有亲和力,高选择性吸附剂则清除血浆中的某特定物质,而对其他成分无影响。根据吸附剂与被吸附物质之间的作用原理,又可将免疫吸附剂分为物理化学亲和型及生物亲和型,后者又分为抗原抗体结合型、补体结合型和 Fc 结合型。物理化学亲和型指吸附剂与被吸附物质靠静电作用力而结合。抗原抗体结合型则是将抗原或抗体固定在载体上,利用抗原抗体可特异性结合的特点,吸附清除血浆中的相应抗原或抗体,常用以吸附抗 DNA 抗体、抗血型物质抗体、抗因子 Ⅷ 抗体和低密度脂蛋白等。补体结合型采用 C1q 作配基,通过 C1q 与免疫复合物的 Fc 段结合吸附血液循环中的免疫复合物。Fc 结合型则以 SPA 为配基,吸附 IgG 的 Fc 片段。SPA 是葡萄球菌壁上的多肽物质,其氨基末端含有 4 个高度类似的免疫球蛋白结合区,能吸附免疫球蛋白,对 IgG 及其碎片的吸附具有特异性强、敏感性高的特点,且 SPA 性质十分稳定,高度耐热、耐酸。用琼脂为载体包裹 SPA 制成的吸附柱,目前在临床上应用得最多。

免疫吸附治疗可采用血浆灌注和全血灌注两种方式,因吸附剂可能导致血细胞损伤,全血灌注已很少采用。进行血浆灌注时,分离出来的血浆通过吸附柱,再与细胞成分汇合并回输体内。至于治疗的频度和强度,尚无定论。免疫球蛋白既分布在血管内,也分布于血管外,二者大致相等,炎症反应常发生在组织内而不是在血管内,免疫吸附仅清除血液循环中的免疫球蛋白,故不一定能阻断炎症过程。治疗后常可见到抗体或被吸附物质的反跳现象。因此,除非重复多次治疗,并在每次治疗时吸附足够多的血浆量,否则难以得到较好和持续的疗效。静脉输注大剂量丙种球蛋白也是治疗自身免疫性疾病的方法之一,若在静脉输注免疫球蛋白期间实行免疫吸附治疗,可降低免疫吸附的疗效。

免疫吸附与血浆置换的临床适应证相似,已被用于下列疾病。①神经系统疾病:如吉兰-巴雷综合征、多发性硬化、肌肉萎缩、帕金森病等。②肾脏疾病:如 Goodpas ture 综合征、局灶性硬化性肾小球肾炎、狼疮性肾炎、血管炎肾损害、抗 HLA 阳性的肾移植受者等,个别学者用该技术治疗膜性肾病和紫癜性肾炎等。③自身免疫性疾病:如系统性红斑狼疮、干燥综合征、混合性结缔组织病和类风湿关节炎等。④消化系疾病:如原发性胆汁性肝硬化、溃疡性结肠炎和克罗恩病等。⑤内分泌疾病:如糖尿病。⑥血液系统疾病:如血栓性血小板减少症、血友病 A 和 B、恶性贫血、浆细胞病。⑦其他:心脏疾病如扩张型心肌病、地高辛中毒。⑧恶性肿瘤:如艾滋病相关性卡波肉瘤、结肠腺癌、乳腺癌、非燕麦细胞性肺癌等。绝大多数关于免疫吸附疗效的认识都来源于缺乏对照的观察或个案报道,由于治疗的例数都较少,缺乏前瞻性的对照研究,针对免疫吸附治疗在治疗以上疾病中的作用和地位尚难定论。目前主要推荐应用于抗 HLA 阳性的肾移植受者、Ⅰ 型快速进展型急进型肾小球肾炎、药物治疗引起的溶血性尿毒症综合征、威胁生命的自身免疫性疾病或对细胞毒药物治疗有禁忌的自身免疫性疾病患者。联合应用免疫吸附治疗和免疫抑制剂是否可降低后者的用量亦未定论。

与血浆置换相比,免疫吸附治疗回输自身血浆,不需替代液,不增加传染性疾病如病毒性肝炎的传染机会;由于选择性吸附,对正常血浆成分如凝血因子等几无影响,价格亦较便宜。其不良反应主要有:激活补体系统、凝血系统和纤溶系统等,刺激血管活性物质的释放,损伤血细胞,其程度与免疫吸附柱、血浆分离装置及血液通道的生物相容性有关,一般表现为发热、寒战、全身酸痛等流感样症状,偶有皮疹、恶心、呕吐、心跳加速、头晕、关节痛、血压降低或升高等,数小时后多可自愈,个别病例反应剧烈,需及时中断治疗并给予糖皮质激素等治疗。过多清除血液循环中的 IgG,将增加感染并发症。

（高　欣）

第十六节　血液净化患者管理质量评价

持续质量改进是一个根据问题制订解决方案、实施方案、总结实施效果、发现新的问题、重新制订方案并实施的一个循环上升过程。此过程的重复执行，使得血液净化管理质量持续得到提高。

血液透析室或腹膜透析中心需要定期召开质量评估会议，整理一段时间来日常工作中收集的数据，与本室（中心）的既往资料进行对比，也可与国际资料和国内同行的资料进行横向比较和纵向比较，寻找可质量改进的关键点。例如，上个月的中心静脉插管感染率是20/200，偏高，这是个问题。应根据这一问题寻找可能的原因，制订改进措施，并实施这些措施。本月如果感染率下降到10/200，说明措施有效，但仍然偏高，需要继续寻找另外的原因并采取措施；如果本月感染率仍居高不下，应寻找其他方面的原因并采取措施。在这种循环上升的过程中感染率逐渐下降，质量得到提高。

血液透析室或腹膜透析中心可以根据自身情况制订持续质量改进方案。例如可针对贫血治疗达标率过低、高血压构成比过高、住院率过高、高钾血症发生率过高和透析过程中低血压发生率过高等问题制订相应的质量改进措施，并实施和跟踪。

医院内血液透析室或腹膜透析中心的各监管部门也应定期对质量管理的诸方面进行督查，并提出改进意见。

一、血液透析和腹膜透析管理通用评价指标

（一）死亡率

透析室某时间点有维持性透析患者100例，当年住院10人，粗略估计年住院率为10％。这种情况只适合透析室透析患者数恒定、很少发生进入透析和退出透析的情况。但是，当1年内接受透析治疗的患者变化较大时，这个粗住院率就不精确，例如年初透析室有50例患者，年内死亡5例，年内进入透析的患者70例，非死亡退出透析的患者15例，年底有100例患者。按照上述方法计算年度死亡率是5％，这显然不合理。可以用年初患者数和年底患者数的均值作为基数来计算死亡率，为6.7％。但是，这样做仍然不合理。

合理的计算方法是使用（患者年）作为基数来计算死亡率。例如某透析室在2012年共治疗了3例患者。A患者在2012年从1月1日到12月31日都在本透析室接受治疗，其患者年为1；B患者从7月1日到12月31日在本透析室治疗，其患者年为0.5；C患者从4月1日到6月30日接受治疗，其患者年为0.25；假设C患者死亡。这样A、B和C三患者的（患者年）为（1.0＋0.5＋0.25）1.75，该透析室2012年的死亡率为（1/1.75）0.57例/（患者年）。当死亡率很低时，可以将基数放大，例如0.57例/（患者年）＝57例/（100患者年）。

对本年度死亡原因的分析，有助于采取适当的预防措施。

（二）住院率

计算方法同死亡率。不同的是，一例患者在年度内可反复住院，因此报告的住院率的形式类似57例次/（100患者年）的样子。

对本年度导致住院原因的分析有助于采取措施降低住院率。可提炼出反复住院的患者,并对其病因进行分析。

(三)血红蛋白达标率

应根据最新指南的要求,血红蛋白的质量控制以月作为评估时间段。应报告当月在透患者的血红蛋白检测率,例如 10 月份在透析 100 例,90 例接受了检测,检测率为 90%。每月对此指标进行评估和改进。

对当月血红蛋白化验值进行分析。计算低于指南建议的目标范围、高于目标范围和达到目标范围的患者构成比例。

(四)透析充分性达标率

小分子毒素透析充分性的质量控制仍以月作为质量控制时间段。除了报告在透患者接受检验的百分比,还要统计 stdKt/Vurea 达到 2.0 的患者比例。

(五)钙、磷和全段甲状旁腺激素达标率

钙、磷的评估应每月一次,全段甲状旁腺激素的评估应每 3 个月至少一次。评估检测率和达标率。

(六)血源传播性疾病发生率和患病率

每半年筛查乙型肝炎病毒、丙型肝炎病毒、艾滋病病毒、梅毒螺旋体等血源性传播疾病,记录筛查率和阳转率。

(七)高钾血症发生率

每月至少一次血清电解质化验,计算检测率、高钾血症的发病率。

二、血液透析管理使用的评价指标

(一)自体动脉静脉内瘘使用率

一个是年度新患者自体动脉静脉内瘘使用率。在本年度新进入透析的患者中,使用自体动脉静脉内瘘的患者占全部新入患者的比例。

另一个是时间点在透患者自体动脉静脉内瘘使用率。某时间点全部在透的患者中,使用自体动脉静脉内瘘的患者所占比例。

(二)中心静脉插管感染率

中心静脉插管感染率的计算方法与年度住院率的计算方法类似。一根导管年度内可能多次感染,因此,可用类似 15 例次/(100 导管年)的形式报告。

(三)透析过程中各种症状发生率

在一年进行的 10 000 次透析治疗过程中,可能发生了 1 000 例次各种症状,则症状的发生率为 10%。

可列表表示透析中出现的各种导致了医学干预的症状或异常的构成比,例如高血压、低血压、低血糖、心律失常等。找出经常出现的透析过程中异常,从而可采取措施尽快降低透析过程中症状的发生率。

也可列表找出经常在透析过程中出现症状的患者。这可能是责任护士的操作方法所致、也可能是患者自身疾病使然。

三、腹膜透析管理使用的评价指标

(一)腹透导管功能不良发生率

统计结果用 20 例次/(100 患者年)的方式表达。方法同住院率的计算,可提取反复功能不良患者分析其原因并采取措施纠正。

(二)创口感染发生率

统计结果用 20 例次/(100 患者年)的方式表达。方法同住院率的计算,可提取反复创口感染的患者分析其原因并采取措施纠正。

(三)腹膜炎发生率

统计结果用 20 例次/(100 患者年)的方式表达。方法同住院率的计算,可提取反复腹膜炎的患者分析其原因并采取措施纠正。

(四)腹膜透析掉队率

统计结果用 20 例/(100 患者年)的方式表达。可列表显示掉队原因构成比,针对性采取措施降低掉队率。

(高 欣)

参考文献

[1] 崔国峰,何小云,邓小凤,等.临床护理策略与个案[M].南昌:江西科学技术出版社,2022.

[2] 包玉娥.实用临床护理操作与护理管理[M].上海:上海交通大学出版社,2023.

[3] 郑紫妍.常见疾病护理操作[M].武汉:湖北科学技术出版社,2022.

[4] 徐凤杰,郝园园,陈苤,等.护理实践与护理技能[M].上海:上海交通大学出版社,2023.

[5] 刁咏梅.现代基础护理与疾病护理[M].青岛:中国海洋大学出版社,2023.

[6] 秦倩.常见疾病基础护理[M].武汉:湖北科学技术出版社,2022.

[7] 曹娟.常见疾病规范化护理[M].青岛:中国海洋大学出版社,2023.

[8] 陈晓燕.内科护理[M].北京:北京师范大学出版社,2023.

[9] 郑泽华.现代临床常见病护理方案[M].南昌:江西科学技术出版社,2022.

[10] 刘丹,徐艳,计红苹.护理理论与护理实践[M].北京:中国纺织出版社,2023.

[11] 张海豫,吴裕满,林月明,等.临床疾病护理措施与分析[M].南昌:江西科学技术出版社,2022.

[12] 李建波,刘畅,齐越.现代护理技术与疾病护理方法[M].北京:中国纺织出版社,2023.

[13] 王建敏.实用内科常见疾病护理[M].上海:上海交通大学出版社,2023.

[14] 李艳.临床常见病护理精要[M].西安:陕西科学技术出版社,2022.

[15] 毕艳贞.实用临床护理技术与应用[M].南昌:江西科学技术出版社,2022.

[16] 梁艳,甄慧,刘晓静,等.临床护理常规与护理实践[M].上海:上海交通大学出版社,2023.

[17] 廖巧玲.临床护理思维及案例分析[M].南昌:江西科学技术出版社,2022.

[18] 夏述燕.护理学理论与手术护理应用[M].汕头:汕头大学出版社,2023.

[19] 仝建.临床疾病护理精析[M].南昌:江西科学技术出版社,2022.

[20] 刘明月,王梅,夏丽芳.现代护理要点与护理管理[M].北京:中国纺织出版社,2023.

[21] 史永霞,王云霞,杨艳云.常见病临床护理实践[M].武汉:湖北科学技术出版社,2022.

[22] 杨正旭,贤婷,陈凌,等.基础护理技术与循证护理实践[M].上海:上海科学技术文献出版社,2023.

[23] 高本梅.临床护理与操作规范[M].武汉:湖北科学技术出版社,2022.

[24] 李阿平.临床护理实践与护理管理[M].上海:上海交通大学出版社,2023.

［25］于翠翠.实用护理学基础与各科护理实践［M］.北京：中国纺织出版社,2022.

［26］刘晓.临床护理集萃与案例［M］.南昌：江西科学技术出版社,2022.

［27］宋桂珍,吴小霞,刘莎,等.现代护理理论与专科护理［M］.上海：上海交通大学出版社,2023.

［28］温艳娣,任广琴,张文,等.现代专科护理要点及个案详解［M］.南昌：江西科学技术出版社,2022.

［29］程艳华.临床常见病护理进展［M］.上海：上海交通大学出版社,2023.

［30］夏五妹.现代疾病专科护理［M］.南昌：江西科学技术出版社,2022.

［31］周宇.现代疾病护理对策与案例分析［M］.南昌：江西科学技术出版社,2022.

［32］王燕,韩春梅,张静,等.实用常见病护理进展［M］.青岛：中国海洋大学出版社,2023.

［33］张海燕,陈艳梅,侯丽红.现代实用临床护理［M］.武汉：湖北科学技术出版社,2022.

［34］兰洪萍.常用护理技术［M］.重庆：重庆大学出版社,2022.

［35］郑玉莲,刘蕾,赵荣凤,等.内科常见病护理规范［M］.上海：上海科学技术文献出版社,2023.

［36］吴小青,喻林林,邹淑钱,等.改良灌肠法在儿童结肠镜肠道准备中的效果［J］.护理实践与研究,2023,20(17):2665-2668.

［37］雷雪英,龚智娴,李毛毛,等.新入职护士 CICARE 标准化护患沟通能力培养模式的临床应用效果［J］.医药前沿,2023,13(29):23-26.

［38］张梦元."一对一"责任制助产护理对高龄产妇分娩结局的影响分析［J］.中文科技期刊数据库(引文版)医药卫生,2022(4):194-197.

［39］张琳.个性化综合护理在老年重症肺炎护理中的应用效果［J］.益寿宝典,2022(16):119-121.

［40］李雪客,李敏华,蔡文秀,等.优质护理对急性糜烂性胃炎的护理效果观察［J］.中文科技期刊数据库(全文版)医药卫生,2023(10):117-120.